Rudolf Schweitzer

Bewegungsapparat

Die Heilpraktiker-Akademie

Rudolf Schweitzer

Bewegungsapparat

Die Heilpraktiker-Akademie

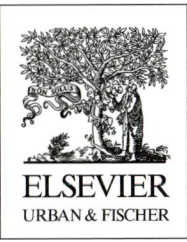

URBAN & FISCHER München

Zuschriften und Kritik an:
Elsevier GmbH, Urban & Fischer Verlag, Hackerbrücke 6, 80335 München

Wichtiger Hinweis für den Benutzer
Die Erkenntnisse in der Medizin unterliegen laufendem Wandel durch Forschung und klinische Erfahrungen. Der Autor dieses Werkes hat große Sorgfalt darauf verwendet, dass die in diesem Werk gemachten therapeutischen Angaben (insbesondere hinsichtlich Indikation, Dosierung und unerwünschter Wirkungen) dem derzeitigen Wissensstand entsprechen. Das entbindet den Nutzer dieses Werkes aber nicht von der Verpflichtung, anhand weiterer schriftlicher Informationsquellen zu überprüfen, ob die dort gemachten Angaben von denen in diesem Buch abweichen und seine Verordnung in eigener Verantwortung zu treffen. Wie allgemein üblich wurden Warenzeichen bzw. Namen (z. B. bei Pharmapräparaten) nicht besonders gekennzeichnet.

Bibliografische Information der Deutschen Nationalbibliothek
Die Deutsche Nationalbibliothek verzeichnet diese Publikation in der Deutschen Nationalbibliografie; detaillierte bibliografische Daten sind im Internet über http://www.d-nb.de/ abrufbar.

Um den Textfluss nicht zu stören, wurde bei Patienten und Berufsbezeichnungen die grammatikalisch maskuline Form gewählt. Selbstverständlich sind in diesen Fällen immer Frauen und Männer gemeint.

Planung: Ingrid Puchner, München
Projektmanagement: Dr. rer. nat. Andreas Dubitzky, München
Redaktion: Dr. med. Stefanie Gräfin v. Pfeil, Kirchheim/Teck
Herstellung: Marion Kraus, München; Kerstin Wilk, Leipzig
Satz: abavo GmbH, Buchloe; TnQ, Chennai/Indien
Druck und Bindung: Printer Trento S.r.l., Trento/Italien
Fotos/Zeichnungen: siehe Abbildungsnachweis
Umschlaggestaltung: SpieszDesign, Büro für Gestaltung, Neu-Ulm
Titelbild: © fotolia

ISBN Print   978-3-437-58090-1
ISBN e-Book 978-3-437-59622-3

Aktuelle Informationen finden Sie im Internet unter **www.elsevier.de** und **www.elsevier.com**

Vorwort

Das wichtigste Ziel der vorliegenden Lehrbuchreihe besteht darin, den Heilpraktiker-Studenten auf eine Weise zur Prüfung zu begleiten, dass der Weg dorthin trotz aller Anstrengungen Spaß macht. Die Heilpraktikerprüfung hat sich in den zurückliegenden Jahren verändert. Sie wurde um zahlreiche Krankheitsbilder erweitert und hinsichtlich abgefragten Detailwissens erheblich erschwert. Während zuvor vergleichsweise einfache medizinische Grundkenntnisse zum Bestehen der Prüfung ausreichten, geht es nun darum, Erkrankungen unterschiedlichster Fachbereiche nicht nur hinsichtlich ihrer Symptome zu kennen, sondern sie tatsächlich auch in all ihren Aspekten verstanden zu haben. Überprüft wird zunehmend medizinisches Verständnis. Dies muss man nicht bedauern. Der berufliche Alltag des Heilpraktikers kann nur gewinnen, wenn eher vage medizinische Vorstellungen durch Sachverstand ersetzt werden.

Die Heilpraktikerprüfung setzt sich aus einem schriftlichen und einem mündlichen Teil zusammen, wobei in beiden Teilen nahezu ausschließlich schulmedizinische Inhalte abgefragt werden. Es kann demzufolge in der üblichen zwei- bis dreijährigen Ausbildung nicht darum gehen, Teilbereiche der komplementären oder Ganzheitsmedizin zu erlernen. Vielmehr reicht diese Zeitspanne gerade dazu aus, sich die Prüfungsinhalte anzueignen – als Fundament für angestrebte Spezialisierungen im Anschluss an die Prüfung.

Die Lehrbuchreihe ist aus Skripten hervorgegangen, die unterrichtsbegleitend beständig und über viele Jahre an die sich verändernde Prüfungssituation und damit an die jeweils neu zu optimierende Ausbildung angepasst worden sind. Ihr Zweck besteht darin, dem angehenden Heilpraktiker medizinische Lehrbücher an die Hand zu geben, die es ihm ermöglichen, sich den vollständigen Prüfungsstoff aus einem einzigen Werk zu erarbeiten. Die Lehrbuchreihe erhebt den Anspruch, auf jede Frage, die jemals in den Prüfungen gestellt worden ist, eine vollkommen ausreichende Antwort zur Verfügung zu stellen. Sie geht zusätzlich immer dann über dieses Ziel hinaus, wenn ein vollständiges Verständnis medizinischer Inhalte andernfalls nicht hätte erreicht werden können. Von daher werden Sachverhalte so manches Mal eingehender als unbedingt notwendig erörtert, denn Medizin wird genau dann interessant bzw. geradezu spannend, wenn man die Zusammenhänge ganz versteht. Und sie wird mühsam und unbefriedigend, wenn verlangt wird, endlose Auflistungen von Fakten auswendig zu lernen – ganz abgesehen davon, dass auswendig Gelerntes, Unverstandenes sehr schnell in Vergessenheit gerät. Zusätzlich soll das angestrebte Verständnis Reserven für die Heilpraktikerprüfung wie für den nachfolgenden medizinischen Alltag schaffen.

Die Vollständigkeit der Lerninhalte ermöglicht es dem ausgebildeten Therapeuten gleichzeitig, das Lehrbuch in den Folgejahren zum schnellen Nachschlagen zu benutzen, um verloren gegangenes Wissen wieder aufzufrischen. Diesem Ziel dienen zusätzlich einzelne Kapitel, die sich mit wichtigen medizinischen Themen befassen, die (noch) nicht prüfungsrelevant, jedoch auf besondere Weise praxisorientiert sind. Um den Lernenden im Hinblick auf die Prüfung nicht zu überfordern, sind solche Themenbereiche gesondert gekennzeichnet.

Einzelne medizinische Fächer kann man als Puzzlesteinchen betrachten. Sie müssen, um ein Bild zu ergeben, zusammengesetzt werden. Dies beinhaltet auch, dass die Einzelteile zunächst noch kein vollständiges Verständnis erzeugen können, weil dieses Verständnis im Ganzen liegt und nicht in seinen Teilen. Fächer wie Herz/Kreislauf, Atmung, Endokrinologie oder Hämatologie müssen getrennt voneinander erarbeitet werden, doch greifen sie ineinander, sind abhängig voneinander, können im wachsenden Verständnis nicht isoliert bleiben. Von daher benötigt der Studierende zunächst nicht nur Fleiß, sondern auch sehr viel Geduld. Nicht alles wird auf Anhieb verstanden werden. Erst wenn das Bild beginnt, Gestalt anzunehmen, wenn in nachfolgenden Fächern bereits gelernte Inhalte aus neuer Perspektive betrachtet werden, beginnt der eigentliche medizinische Denk- und Lernprozess. Und so besteht ein weiteres Ziel dieser Lehrbuchreihe darin, den Lernenden bis zum Ende seiner Ausbildung dorthin zu führen, wo er begreift, dass Medizin nicht nur spannend ist, sondern letztendlich auch äußerst logisch und in weiten Teilen fast naiv in dem Sinne, dass alles aufeinander aufbaut, das eine aus dem anderen folgt und der Studierende die Symptome einer Krankheit selbst formulieren kann, sobald er ihr Wesen ganz verstanden hat.

Aus dem Erreichen dieses Ziels resultiert gleichzeitig die Befähigung zu medizinisch verantwortlichem Handeln. Ich wünsche den Studenten auf dem Weg dorthin Fleiß und Ausdauer, aber auch sehr viel Freude beim Betrachten des entstehenden Bildes.

Es ist mir ein Bedürfnis, an dieser Stelle denjenigen Dank zu sagen, die auf besondere Weise zum Gelingen der Lehrbuchreihe beigetragen haben. Treffender formuliert wäre sie ohne die Mitwirkung dieser Personen nicht zustande gekommen. Auf Seiten des Verlags ist dies Frau Ingrid Puchner, die das anspruchsvolle Werk von Anfang an in verantwortlicher Position begleitet und mit großem Sachverstand und menschlicher Kompetenz an allen Hindernissen vorbei zum Ziel geführt hat. In besonderer Dankbarkeit blicke ich auch auf die Redaktionsarbeit, für die in Gestalt der geschätzten Kollegin Dr. Gräfin v. Pfeil eine dem Anspruch der Reihe höchst angemessene, ungewöhnlich kompetente Redakteurin gefunden wurde. Die menschliche und fachliche Kompetenz beider Persönlichkeiten finden sich schließlich auch in meiner geliebten Frau Florentine wieder. Sie hat dieses Werk viele Jahre lang mitgetragen, fachliche und sprachliche Unsauberkeiten aufgedeckt, Unverständliches angeprangert und nicht zuletzt klaglos auf zahllose Stunden gemeinsamer Zeit verzichtet.

Bad Wurzach, im Juli 2012
Rudolf Schweitzer

Optimale Nutzung des Buches

Aufbau des Buches

Das Buch gliedert sich in 4 Teile:
- Anatomie und Physiologie: vermittelt den Aufbau und die Funktion des Bewegungsapparats
- Untersuchung: liefert eine Anleitung zu den Untersuchungsmethoden des Organsystems
- Chirotherapie: informiert über wichtige Zusammenhänge zwischen den Bewegungseinschränkungen (Blockaden) einzelner Gelenke und den umschriebenen oder systemischen Auswirkungen, die damit verbunden sein können
- Krankheitsbilder: behandelt ausführlich Krankheitsentstehung, Symptomatik, Komplikationen, Diagnostik und Therapie der einzelnen Erkrankungen

Fachbegriffe

Der Einstieg in die medizinische Terminologie ist für den Anfänger schwierig. Dennoch wird von ihm erwartet, dass er sich die Begriffe aneignet. In diesem Buch werden die fachspezifischen Begriffe erklärt und sowohl die deutsche als auch fremdsprachige Bezeichnung angegeben. Im Text wird dann zwischen den Begriffen gewechselt, wenn beide gebräuchlich sind.

Im Unterkapitel Terminologie des Bandes Basiswissen sind die wichtigsten Bezeichnungen mit Erklärungen erläutert. In diesem Band finden sich
- auf der Innenseite des Rückumschlages: die allgemeinen Lagebezeichnungen und Ebenen des menschlichen Körpers
- auf S. VIII: alle wichtigen Bezeichnungen für den Bewegungsapparat

Kästen

Ein System aus farbigen Kästen erleichtert das Lernen.

─────── **Einführung** ───────
Hinführung zum Thema

ACHTUNG
Hinweise auf unverzichtbare Notfall- oder Vorsichtsmaßnahmen

PATHOLOGIE
direkter Bezug zu Krankheitsbildern

HINWEIS PRÜFUNG
wichtige Anmerkungen zur Prüfung

Abbildungen und Tabellen

Die Abbildungen und Tabellen sind getrennt voneinander innerhalb jedes Kapitels fortlaufend nummeriert.

Die große Menge an Abbildungen zeichnet dieses Buch aus. Nutzen Sie diese zusätzlichen Informationsquellen – ein Bild sagt häufig mehr als viele Worte, ist einprägsam und macht schwierige Zusammenhänge anschaulicher.

Querverweise

Der menschliche Körper ist ein überaus fein abgestimmter Organismus, bei dem unzählige Rädchen ineinander greifen, damit er funktioniert. Verweise finden sich daher auch auf andere Bände dieser Reihe und sind z. B. mit ➤ Fach Dermatologie gekennzeichnet.

Kurzlehrbuch

Das Studium der Kästen „Merke" und „Zusammenfassung" ermöglicht stichpunktartig ein rasches Wiederholen des Stoffes kurz vor der Prüfung. Damit können Sie überprüfen, ob Sie die wichtigsten Fakten parat haben.

Abkürzungen

Die verwendeten Abkürzungen finden sich auf S. VII.

MERKE
Informationen zum Einprägen, hilfreiche, interessante Tipps, Hinweise oder Merksätze

Zusammenfassung
fasst die einzelnen Abschnitte kurz zusammen und bildet mit den Merke-Kästen ein optimales stichpunktartiges „Kurzlehrbuch" zur schnellen Wiederholung aller wichtigen Fakten

EXKURS
interessante Informationen, die über das Thema hinausgehen, um Zusammenhänge aufzuzeigen oder herzustellen

HINWEIS DES AUTORS
Erfahrungen des Autors, die über das allgemeine schulmedizinische und prüfungsrelevante Wissen hinausgehen

Abkürzungsverzeichnis

A. (Aa.)	Arteria (Arteriae)		**LWK**	Lendenwirbelkörper
AP	alkalische Phosphatase		**LWS**	Lendenwirbelsäule
ASS	Acetylsalizylsäure		**M. (Mm.)**	Musculus (Musculi)
ATP	Adenosintriphosphat		**Min.**	Minute(n)
BKS	Blutkörperchensenkungsgeschwindigkeit		**MRT**	Magnetresonanztomographie (Kernspintomographie)
BSG	Blutkörperchensenkungsgeschwindigkeit		**N. (Nn.)**	Nervus (Nervi)
BWK	Brustwirbelkörper		**NNH**	Nasennebenhöhlen
BWS	Brustwirbelsäule		**NSAR**	nicht-steroidale Antirheumatika
cP	chronische Polyarthritis		**OSG**	oberes Sprunggelenk
CRP	C-reaktives Protein		**PHS**	Periarthropathia humeroscapularis
CT	Computertomographie/Computertomogramm (geschichtete Röntgenaufnahmen werden im Computer zu einem Bild hoher Auflösung zusammengesetzt)		**Proc.**	Processus (Fortsatz)
			R.	Ramus (Ast, Zweig, z. B. Gefäßast einer Arterie)
			Std.	Stunden
			STH	Somatotropin
EKG	Elektrokardiogramm		**Tbl.**	Tablette(n)
HWK	Halswirbelkörper		**TEP**	Totalendoprothese
HWS	Halswirbelsäule		**USG**	unteres Sprunggelenk
IfSG	Infektionsschutzgesetz		**V. (Vv.)**	Vena (Venae)
ISG	Iliosakralgelenk		**ZNS**	Zentralnervensystem

Bezeichnungen für den Bewegungsapparat

ab	weg, fort
abduzieren, Abduktion	wegbewegen (nach lateral), die Wegbewegung einer Extremität (zur Seite)
Acetabulum	Hüftgelenkspfanne (wörtlich: Essigschälchen)
Acromion – acromialis	Schulterhöhe – zur Schulterhöhe gehörend
ad	zu, hinzu, heran
adduzieren, Adduktion	heranführen (in Richtung der Körpermitte), die Herbewegung (einer Extremität)
akut	plötzlich einsetzend, kurz dauernd (Gegenteil: chronisch)
Anamnese	Krankengeschichte (eigentlich Erinnerung)
Angulus	Winkel, Ecke (Angulus scapulae = Schulterblattwinkel)
ante	vorne, vorwärts, voraus
Antebrachium	Unterarm
Anteversion	die Nachvornebewegung (z. B. des Armes)
Aponeurose	flächenhaft ausgebreitete Sehnenplatte
Arcus	Bogen (Arcus vertebrae = Wirbelbogen)
Arthralgie	Schmerz eines Gelenks ohne erkennbare Entzündung bzw. Veränderung
Arthritis	sichtbare Entzündung eines Gelenks (meist schmerzhaft)
Arthron	Gelenk (Arthrose = Gelenkverschleiß, mit oder ohne Schmerzen)
Articulatio	Gelenk
Atlas	1. Halswirbel
Atrophie	Rückbildung eines Organs oder Gewebes
Axis	Achse, auch Name des 2. Halswirbels
basilaris	zur (Schädel-)Basis gehörend
Brachium	Arm, Oberarm (A. brachialis = Oberarmarterie)
brevis, breve	kurz (Caput breve = kurzer Kopf, z. B. des zweiköpfigen Oberarmmuskels M. biceps brachii)
Bursa	Beutel, Schleimbeutel (Bursa infrapatellaris = Schleimbeutel unterhalb der Kniescheibe)
Caput	Kopf, Haupt, Gelenkkopf (Caput femoris = Kopf des Oberschenkelknochens)
Carpus (Karpus)	Handwurzel
Cartilago	Knorpel (Cartilago thyroidea = Schildknorpel)
Cervix	Hals (Cervix uteri = Gebärmutterhals)
Chondros	Knorpel; wird nur in zusammengesetzten Wörtern verwendet: Chondrozyt, Chondrosarkom usw., dagegen steht Cartilago für sich alleine
Clavicula	kleiner Knüppel, Schlüsselchen (= Schlüsselbein)
Collum	Hals (Collum femoris = der Hals des Femur)
Columna	Säule (Columna vertebralis = Wirbelsäule)
Commotio	Erschütterung (Commotio cerebri = Gehirnerschütterung)
Condylus	Gelenkkopf, Gelenkknorren (Epicondylus = Knochenfortsatz auf einem Condylus)
Contusio	Prellung (Contusio cerebri = Gehirnprellung)
Corpus	Körper, Rumpf (Corpus vertebrae = Wirbelkörper)
Costa	Rippe (Aa. intercostales = Zwischenrippenarterien)
Coxa	Hüfte (Articulatio coxae = Hüftgelenk)
Crista	knöcherne Leiste, Kante (Crista iliaca = Darmbeinkamm)
Crus, crucis	Unterschenkel (Ulcus cruris = Unterschenkelgeschwür)
Cubitus	Ellenbogen (A. cubitalis = Ellenbogenarterie)
Dens	Zahn (Dens axis = „Zahn" des Axis = knöcherner Fortsatz des 2. Halswirbels, der an einen Zahn erinnert)
Desmos	Band (Syndesmose = bindegewebige Verbindung zwischen 2 aneinandergrenzenden Knochen)
di- (bi-)	zwei (M. digastricus = Muskel mit zwei Bäuchen)
dia-	dazwischen, hindurch, getrennt (Diarthrose = echtes Gelenk, bei dem die artikulierenden Knochen voneinander getrennt sind)
Diaphragma	Zwerchfell (muskuläre Platte zwischen Thorax und Abdomen)
Diaphyse	Mittelstück eines Röhrenknochens
Digitus (D)	Finger, Zehe
Discus	Scheibe (Discus intervertebralis = Zwischenwirbelscheibe)
Elevation	Hebung (des Armes) über die Horizontale hinaus
epi	auf, obendrauf gelegen
Epicondylus	auf dem Condylus (Gelenkkopf) gelegen
Epiglottis	Kehldeckel (das, was der Glottis aufsitzt)
Epiphyse	das, was obendrauf gewachsen ist (phyein = wachsen): 1.) Endstück eines Röhrenknochens, 2.) Hormondrüse des Zwischenhirns
Extension	Streckung
Fascia	Binde – die straffe bindegewebige Umhüllung der Muskeln
Femur	Oberschenkelknochen (A. femoralis = Oberschenkelarterie)
Fibrose, Fibrosierung	Vermehrung von Bindegewebe
Fibula	Wadenbein
Flexion	Beugung
Foramen	Loch (Foramen venae cavae = Loch für die V. cava)
Fossa	Graben, Grube (Fossa supraspinata = Einsenkung oberhalb der Spina des Schulterblatts)
Fovea	kleine Grube, Delle
Fraktur	Knochenbruch
Frons	Stirn
frontal	vorne, der Stirne zu gelegen (Os frontale = Stirnbein)
Ganglion	Überbein (auch: Ansammlung von Nervenzellen, Nervenknoten)
Genu	Knie (Gonarthrose = Verschleiß des Kniegelenks)
Gony	Knie (Gonarthritis = Entzündung des Kniegelenks)
Hallux	Großzehe (Hallux valgus = nach lateral gebogene Großzehe)
hemi	halb (Hemiparese = Halbseitenlähmung)
Humerus	Oberarmknochen, Oberarm
Hypothenar	Kleinfingerballen
inguinal	in der Leistengegend gelegen (Lig. inguinale = Leistenband)
Inklination	Krümmung, Neigung (z. B. des Kopfes)
inter	dazwischen (Interkostalraum = Zwischenrippenraum)
Ischium – ischiadicus	Gesäß – zum Gesäß gehörend
Karpus	Handwurzel (der Karpaltunnel befindet sich im Bereich der Handwurzelknochen)
Labrum	Lippe von Gelenkpfannen (Labrum acetabulare = Gelenklippe der Hüftgelenkpfanne)
Lamina	Platte, Scheibe (Lamina cribrosa = durchlöcherte Platte des Os ethmoidale)
Larynx	Kehlkopf (Laryngitis = Kehlkopfentzündung)
latus	breit, weit, großflächig (M. latissimus dorsi = der allerbreiteste Muskel des Rückens)
Ligamentum (Lig.)	Band (Lig. inguinale = Leistenband)

livide	blau-rötliche Verfärbung
longus, longum	lang (Caput longum = langer Kopf, z. B. des zweiköpfigen Oberarmmuskels M. biceps brachii)
Lumbus	Lende (Lumbalgie = Kreuzschmerzen)
Luxation	Verrenkung eines Gelenks (Gelenkkopf und Pfanne haben keinen Kontakt mehr zueinander)
magnus, magna, magnum	groß (V. saphena magna = große Saphenavene)
major, majus	größer (Tuberculum majus = knöcherner Vorsprung am Humerus – der größere von zwei vorhandenen Vorsprüngen)
Mandibula	Unterkiefer
Manubrium	Handgriff (Manubrium sterni = „Handgriff" des Brustbeins)
Manus	Hand (manuelle Untersuchung = Untersuchung mit den Händen)
Mastoid	brustwarzenähnlicher Knochen dorsal des Ohrs
Maxilla	Oberkiefer
Meniscus	Halbmond (die Menisci des Kniegelenks sind halbmondförmig)
Mentum	Kinn (Foramen mentale = Loch im Unterkiefer bzw. Kinn)
minor, minus	kleiner (Tuberculum minus = kleinerer knöcherner Vorsprung am Humerus von zwei)
Morbus	Krankheit, Erkrankung (Morbus Bechterew = Bechterew-Krankheit)
Musculus (M.)	Muskel (M. brachialis = Oberarmmuskel) (Plural: Musculi = Muskeln)
Myo-	Muskel (Myokard = Herzmuskel)
nasalis	zur Nase gehörend (Os nasale = Nasenbein)
Nasus	Nase
Nervus (N.)	Nerv (Plural: Nn. = Nerven; N. facialis = Gesichtsnerv)
Nucha	Nacken
nuchal	der Bereich des Nackens (nuchale Lymphknoten)
obliquus	schräg (M. obliquus abdominis = schräg verlaufender Bauchmuskel)
occipitalis	zum Hinterhaupt gehörend (Os occipitale = Hinterhauptbein)
Olecranon	Ellenbogen
orbicularis	ringförmig (M. orbicularis oris = Ringmuskel des Mundes)
Orbita	Augenhöhle
Os, oris	Mund (M. orbicularis oris = Ringmuskel des Mundes)
Os, ossis	Knochen, Bein (Os frontale = Stirnbein)
Palatum	Gaumen (Os palatinum = Gaumenbein)
Palma	Handfläche
palmar	im Bereich der Handfläche
Palpation	Untersuchung durch Betasten mit den Händen
para	neben, daneben (parasternal = neben dem Brustbein)
Parästhesie	Missempfindung, Sensibilitätsstörung
Parese	unvollständige Lähmung (Hemiparese = Halbseitenlähmung)
Patella	Kniescheibe
pectoralis	zur Brust gehörend, von Pectus = Brust (M. pectoralis minor = kleinerer Brustmuskel von zweien; Angina pectoris = Enge in der Brust)
Pelvis	Becken

Periost (peri Os)	Knochenhaut (außen um den Knochen herum)
Pes, pedis	Fuß (A. dorsalis pedis = Fußrückenarterie)
Phalanx	Finger- oder Zehenglied
Pharynx	Rachen (Epipharynx = oberer Anteil des Rachens)
Planta	Fußsohle
plantar	im Bereich der Fußsohle
Plegie	vollständige Lähmung (Paraplegie = Lähmung beider Beine)
Pollex	Daumen
Poplitea	Kniekehle (A. poplitea = Kniekehlenarterie)
Processus	Fortsatz (Processus styloideus = griffelartiger Fortsatz)
quadriceps	vierköpfig (quattuor = vier, Caput = Kopf; M. quadriceps femoris = vierköpfiger Muskel am Oberschenkel)
Radius	Speiche (Knochen des Unterarms)
Reklination	Rückwärtsbiegen, z. B. des Kopfes
Retroversion	Bewegung nach hinten (z. B. Arm oder Bein)
Sagitta	Pfeil
Sartor, Sartoris	Schneider (M. sartorius = Schneidermuskel)
Scapula	Schulterblatt (Spina scapulae = Schulterblattgräte)
Spina	Dorn, Stachel, Gräte, knöcherner Vorsprung (Spina iliaca = knöcherner Vorsprung des Darmbeins = Os ilium)
Spondylus	Wirbel (Spondylarthrose = Abnutzung der Wirbelgelenke)
Sternum	Brustbein (das Herz liegt retrosternal)
Stylos	Stift, Griffel (Processus styloideus = griffelartiger Fortsatz)
Symphyse	zusammengewachsen, Verwachsung; im Allgemeinen die Symphyse als Verbindung der beiden Schambeine
syn-, sym-	zusammen, verbunden (Synarthrose = „falsches" Gelenk, bei dem die beiden Knochen ohne Gelenkspalt miteinander verbunden sind)
Tarsus	Fußwurzel (auch bindegewebige Platte des Augenlids)
Tempus	Zeit, Schläfe (Os temporale = Schläfenbein)
Tendo	Sehne
Thenar	Daumenballen
Thorax	knöcherner Brustkorb (A. thoracica = Brustkorbarterie)
Tibia	Schienbein (A. tibialis = Unterschenkelarterie)
Tonus	Spannung, Anspannung (hypertone Muskeln sind vermehrt angespannte Muskeln)
transversus	quer verlaufend (M. transversus abdominis = querer Bauchmuskel)
Trauma	Verletzung, Wunde, belastendes Ereignis
Trochanter	Rollhügel (Trochanter major = größerer knöcherner Vorsprung am Femur von zweien)
Trochlea	Walze, Rolle (Trochlea humeri = walzenförmiges Gelenk am Oberarm)
Tuber – Tuberculum	Höcker – kleiner Höcker (Tuberculum majus = größerer knöcherner Vorsprung am Humerus von zweien)
Ulna	Elle (Knochen des Unterarms)
valgus	nach lateral gekrümmt (Hallux valgus = nach lateral verbogene Großzehe)
varus, vara	nach medial gekrümmt (Coxa vara = nach medial verbogener Schenkelhalswinkel, führt zu X-Beinen)
Vertebra	Wirbel (Columna vertebralis = Wirbelsäule)

Inhaltsverzeichnis

1 Anatomie und Physiologie

Einführung

Man unterscheidet am Bewegungsapparat einen passiven von einem aktiven Anteil. Der **passive** Teil wird von den **Knochen** und **Gelenken** einschließlich ihrer **Hilfseinrichtungen** wie Gelenkkapseln, Schleimbeutel, Sehnen oder Knorpelanteile gebildet. Er ist mit einem Anteil von etwa 10 % am Körpergewicht beteiligt.

Den **aktiven** Teil bildet allein die **Muskulatur**. Sie stellt ⅓ der gesamten Körpermasse – rund 30 % bei der Frau und 40 % beim Mann.

Die offensichtlichste Funktion des Bewegungsapparates besteht in der **Bewegung** des gesamten Körpers oder einzelner Teile. Die Erdanziehungskraft (Schwerkraft) wird unbewusst bei jeglicher Bewegung oder Körperhaltung mitberücksichtigt. Dies wird im schwerelosen Zustand besonders deutlich, wenn zuvor automatisierte Bewegungen überschießend werden und erst in einem mühsamen Lernprozess den neuen Gegebenheiten angepasst werden müssen. Auch **Sprache**,

Mimik und **Gestik**, **Nahrungsaufnahme** und **Atmung** benötigen den Bewegungsapparat zu ihrer Funktion.

Die zweite wichtige Aufgabe v. a. des knöchernen Skeletts besteht im **mechanischen Schutz** lebenswichtiger Organe wie Gehirn und Rückenmark, Herz und Lunge, Oberbauchorgane und Beckeneingeweide. Die Knochen bestimmen die **äußere Form des Körpers** und dienen darüber hinaus als **Blutbildungsstätte** sowie als **Speicherorgan** für lebensnotwendige Mineralsalze.

Der menschliche Körper enthält mehr als **200 einzelne Knochen** (➤ Abb. 1.1):

- Das zentrale Element bildet die **Wirbelsäule**, das sog. **Achsenorgan**, an dem die großen Körperhöhlen und der Kopf gewissermaßen aufgehängt bzw. angelagert sind.
- Der **Schädel** besteht aus dem **Schädeldach** (Gehirnkapsel = Gehirnschädel = Kalotte) und dem **Gesichtsschädel**.
- Der **Thorax** umschließt mit **Brustwirbelsäule** (BWS), **Brustbein** und **12 Rippenpaaren** die Organe der Brusthöhle.

- Der **Schultergürtel**, bestehend aus **Schlüsselbeinen** und **Schulterblättern**, ist dem Thorax locker aufgelagert.
- Das **Becken** (Beckengürtel) gleicht einer nach ventral offenen Schale. Es bietet den Organen des Unterbauchs Schutz und schließt die Bauchhöhle nach unten ab.
- An Schulter- und Beckengürtel sind die **Extremitäten** aufgehängt. Sie bilden eine Kette aufeinanderfolgender Knochen, deren Zahl von proximal nach distal zunimmt. Die Anzahl der einzelnen Knochen stimmt an Armen und Beinen fast vollständig überein, ihre Form nur teilweise.

Jeder Knochen **(Ausnahme: Zungenbein)** ist mit einem oder mehreren weiteren **Knochen verbunden**. Diese Verbindungen können **beweglich** oder weitgehend **starr** erfolgen. Vollständig miteinander verwachsen sind beim Erwachsenen die Knochen des Schädels, Teile der Wirbelsäule (Kreuzbein), Hüftbein und Brustbein.

1.1 Gelenke

1.1.1 Formen von Gelenken

Grenzen **2 Knochen aneinander**, entsteht ein **Gelenk** (Articulatio, Arthron). In Abhängigkeit vom Aufbau der Gelenke und der Beweglichkeit der artikulierenden Knochen, die miteinander verbunden sind, lassen sich **2 Formen** gegeneinander abgrenzen (➤ Abb. 1.2):

- **Synarthrosen:** „falsche" Gelenke, die keine definierten Bewegungen erlauben
- **Diarthrosen:** eigentliche, bewegliche, „echte" Gelenke.

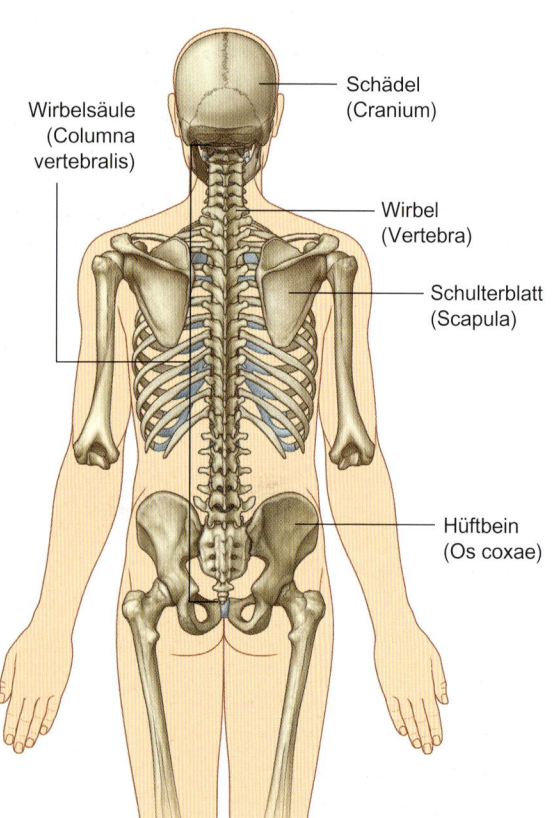

Wirbelsäule (Columna vertebralis)

Schädel (Cranium)

Wirbel (Vertebra)

Schulterblatt (Scapula)

Hüftbein (Os coxae)

Abb. 1.1 Grundelemente des Skelettsystems. [46]

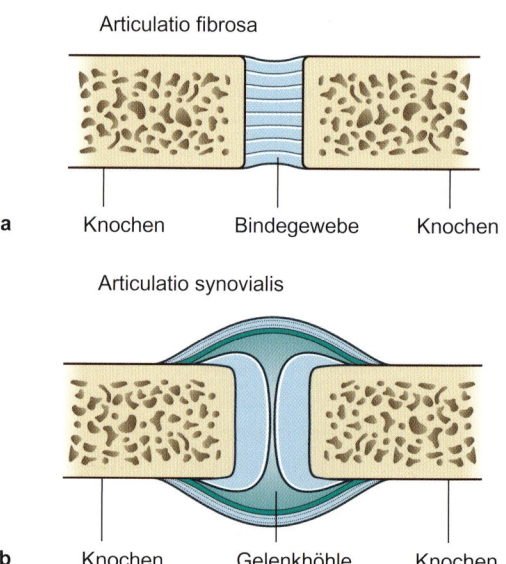

Articulatio fibrosa

a Knochen   Bindegewebe   Knochen

Articulatio synovialis

b Knochen   Gelenkhöhle   Knochen

Abb. 1.2 Schema von Synarthrose (**a**) und Diarthrose (**b**). [46]

Synarthrosen

Synarthrosen sind **unechte Gelenke**. An der Kontaktstelle der aneinandergrenzenden Knochen überbrückt ein Füllgewebe, meist Bindegewebe oder Knorpel, den bei echten Gelenken vorhandenen spaltförmigen Zwischenraum (Gelenkspalt). Da es **keinen Gelenkspalt** gibt, entsprechend auch **keine Gelenkkapsel** und **keine Synovialflüssigkeit**, entsteht in Abhängigkeit vom Aufbau der Gewebebrücke eine höchstens **minimale Beweglichkeit**.

Man spricht bei Synarthrosen auch von **Fugen** oder **Haften** und differenziert je nach dem verbindenden Gewebe in (➤ Abb. 1.3):

- **Bandhaft** (= Syndesmose): besonders häufig verwirklicht; dazu gehört u. a. die distale Verbindung der beiden Unterschenkelknochen
- **Knorpelhaft** (= Synchondrose): Beispiele sind die Schambeinfuge (Symphyse) und die Verbindung der Wirbelkörper über die Zwischenwirbelscheiben
- **Knochenhaft** (= Synostose): Sie entsteht vereinzelt bei knöcherner Durchbauung der Kontaktstelle, z. B. am Kreuzbein. Die Verbindungen der Knochen der Schädelkalotte (Suturen = Nähte) sind in den ersten Lebensjahrzehnten aus Bindegewebe aufgebaut, das ab dem mittleren Lebensabschnitt verknöchert: Die Bandhaften der ersten Lebenshälfte werden zu Knochenhaften.

Bindegewebe oder Knorpel im Zwischenraum von kontaktierenden Knochen müssen teilweise gewaltigen Belastungen und Scherkräften widerstehen. Das Bindegewebe der Bandhaften besteht deshalb grundsätzlich aus einem außerordentlich der-ben, kollagenfaserreichen Bindegewebe und der Knorpel der Knorpelhaften aus **Faserknorpel**.

Diarthrosen

Ein **echtes Gelenk** nennt man Diarthrose. Hier wird an der Verbindungsstelle zweier Knochen ein **bewegliches** Gelenk ausgebildet. Die Form solcher Gelenke kann sehr unterschiedlich sein. Grundsätzlich aber bildet das eine Knochenende einen (Gelenk-)**Kopf** und das korrespondierende eine (Gelenk-)**Pfanne**, in der sich der Kopf bewegen kann.

Wenn 2 Knochenenden ständig aufeinander hin und her bewegt würden, gäbe es Abrieb und kleinere oder größere Ausrisse, was in kürzester Zeit zu einer Blockade der Gelenkbewegungen führen würde. Die **artikulierenden Knochenenden** sind deshalb mit einem glättenden und schützenden **Knorpelüberzug** versehen (➤ Abb. 1.4).

Ähnlich wie in der Technik, wo metallische Gelenkflächen durch einen trennenden Ölfilm vor einer zu großen Reibung geschützt werden, schützt sich die knorpelige Oberfläche durch eine „Gelenkschmiere", die **Synovialflüssigkeit** bzw. **Synovia**. Entsprechend den technischen Gelenken trennt die Synovia die beiden Gelenkenden voneinander. Es bildet sich der **Gelenkspalt**. Der flüssigkeitsgefüllte Gelenkspalt ist sehr schmal. Sein Durchmesser liegt im Bereich eines einzigen Millimeters. Der Zwischenraum zwischen den beiden artikulierenden Knochen, den man in einem Röntgenbild erkennt, ist wesentlich breiter, da er sich aus dem eigentlichen Gelenkspalt und gleichzeitig aus den beiden Knorpelüberzügen zusammensetzt, die im Röntgenbild zumeist nicht zu erkennen sind.

Knorpel ist lebendes Gewebe, besitzt aber **keine Blutgefäße** zur **Ernährung** und **Regeneration**. Die **Synovialflüssigkeit** übernimmt deshalb auch diese Aufgabe durch Diffusion in die Knorpelschichten. Unterstützt wird dieser passive Diffusionsvorgang durch die **Bewegungen der Gelenke** und die dadurch verursachten, wechselnden Druckverhältnisse im Gelenk.

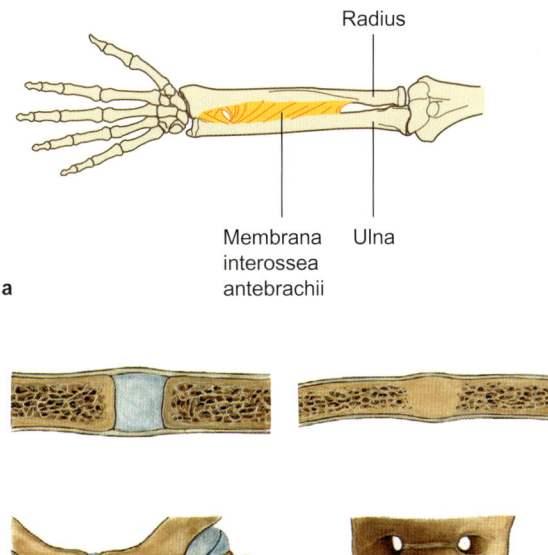

Abb. 1.3 Beispiele für Synarthrosen. **a** Bandhaft (Syndesmose). **b** Knorpelhaft (Synchondrose). **c** Knochenhaft (Synostose). [46]

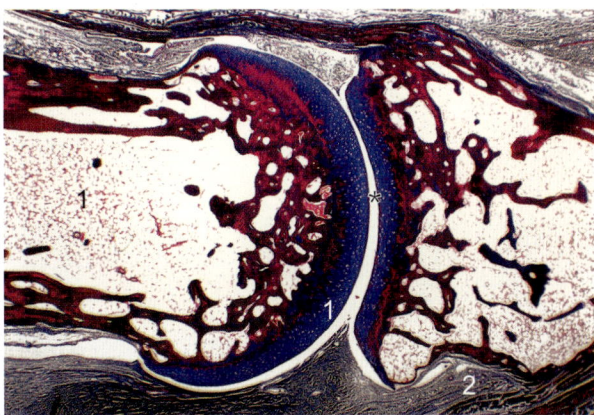

Abb. 1.4 Fingergelenk mit Knorpel (1), Gelenkspalt (*) und Gelenkkapsel (2). [58]

Damit die Gelenkflüssigkeit bleibt, wo sie gebraucht wird, wird jedes echte Gelenk von einer bindegewebigen **Gelenkkapsel** umgeben, die lückenlos das gesamte Gelenk umschließt (➤ Abb. 1.5). Sie besteht aus

- einer äußeren **derben, kollagenreichen Faserschicht**, der **Membrana fibrosa**, welche die **mechanische Stabilität** sichert; sie ist nicht durchblutet
- einer **weichen** innenliegenden **Membrana synovialis**, die reichlich **Blutgefäße** und **Nerven** enthält. Zur Oberflächenvergrößerung stülpt sich die Membrana synovialis faltenartig in die Gelenkhöhle hinein. Aus den Kapillaren dieser reichlich durchbluteten **Synovialzotten** (Plicae synoviales) wird die **Synovialflüssigkeit** abgepresst. Viskös und fadenziehend wird die klare Flüssigkeit durch Substanzen wie (Glyko-)Proteine und Hyaluronsäure, die aus den Fibroblasten dieser bindegewebigen Schicht zusätzlich in sie ausgeschieden werden.

Amphiarthrosen und funktionelle Haften

Vereinzelt gibt es echte Gelenke (Diarthrosen), die aufgrund einwirkender **Extrembelastungen** einen derart **umfangreichen Bandapparat** entwickelt haben, dass eine nur noch **minimale Restbeweglichkeit** übrig bleibt, die an diejenige der Synarthrosen erinnert. Man spricht in solchen Fällen, der resultierenden *Funktion* dieser echten Gelenke entsprechend, von **funktionellen Bandhaften**.

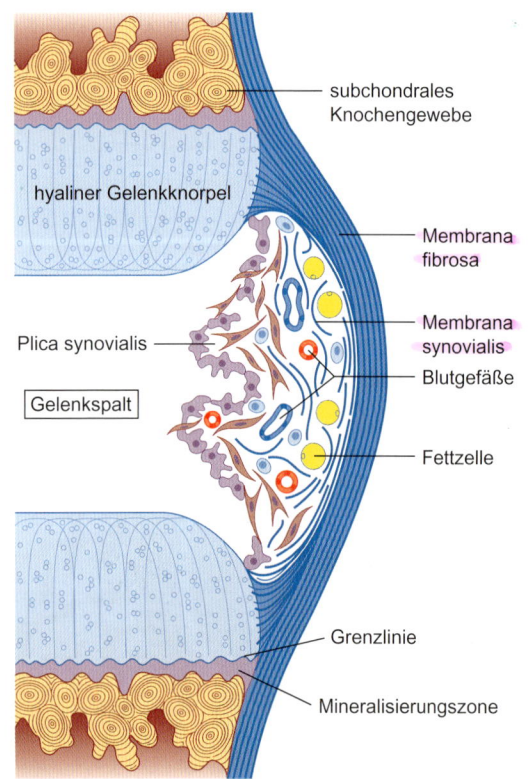

Abb. 1.5 Schema einer Diarthrose mit Gelenkspalt und Gelenkkapsel. [9]

subchondrales Knochengewebe

hyaliner Gelenkknorpel

Membrana fibrosa

Membrana synovialis

Plica synovialis

Blutgefäße

Gelenkspalt

Fettzelle

Grenzlinie

Mineralisierungszone

Ein besonders wichtiges Beispiel für eine funktionelle Bandhaft stellt das **Iliosakralgelenk** dar. Es lässt wegen seines umfangreichen Bandapparates und trotz definierter Gelenkflächen und vorgegebener Bewegungsachse lediglich federnde, „wackelnde" Bewegungen zu und wird deshalb auch als **Wackelgelenk** bezeichnet. Damit stellt dieses Gelenk gleichzeitig eine **Amphiarthrose** dar (amphi = „sowohl als auch"), weil es weder eindeutig zu den Syn- noch zu den Diarthrosen gehört. Weitere Amphiarthrosen bzw. funktionelle Bandhaften finden sich v. a. an Bein und Fußgewölbe.

Sternokostalgelenke

Am vorderen Ende der **Rippen** (Costae) besteht die Besonderheit, dass deren **knorpeliges Endstück** mit dem **knöchernen Brustbein** (Sternum) Gelenke ausbildet. Dabei handelt es sich, abgesehen von der 1. Rippe (= Synchondrose), um bewegliche Diarthrosen mit Gelenkspalt und Kapsel. Die Gelenkköpfe aus hyalinem Knorpel artikulieren bei den Rippen 2–7 also mit den knöchernen, wie üblich knorpelüberzogenen Pfannen des Brustbeins.

1.1.2 Hilfseinrichtungen von Gelenken

Aus unterschiedlichen Gründen gibt es in einzelnen Gelenken zusätzliche Einrichtungen, die dann als Besonderheit auch zusätzlich erwähnt und beschrieben werden müssen. Dazu gehören v. a. knorpelige Scheiben, die zwischen die kontaktierenden Gelenkflächen eingeschoben sind, sowie knorpelige Anbauten an der äußeren Begrenzung einzelner Gelenkflächen.

Disci und Menisci

Am Kiefergelenk, proximalen Handgelenk und Sternoklavikulargelenk finden sich **Scheiben aus Faserknorpel (Disci articulares)**, welche die eigentlichen Gelenkflächen vollständig voneinander trennen. Sie sind widerstandsfähiger als der eigentliche Überzug der Gelenkflächen aus hyalinem Knorpel und erweitern gleichzeitig den Bewegungsumfang dieser Gelenke. Besonders deutlich wird dies am Kiefergelenk, bei dem der Gelenkkopf auf seinem Discus articularis entlanggleiten und die eigentliche Gelenkpfanne in geringem Umfang verlassen kann.

Die **Menisci** der Kniegelenke stellen **halbmondförmige Scheiben** aus **Faserknorpel** dar, die neben der Abpufferung von Stoßbelastungen auch die Inkongruenzen (Unregelmäßigkeiten) der beiden Gelenkflächen zueinander ausgleichen.

Gelenklippen

An **Hüft-** und **Schultergelenk** finden sich Gelenklippen (Labrum), die ebenfalls aus **Faserknorpel** bestehen. Sie sind dem Rand der Gelenkpfannen angelagert und dienen dazu, die Kontaktfläche zu den Gelenkköpfen zu vergrößern.

Schleimbeutel

In der besonders beanspruchten Umgebung mancher Gelenke (v. a. an Knie, Ellbogen und Schulter) sind **Schleimbeutel (Bursae)** eingeschoben. Sie liegen zwischen dem Gelenk und den umgebenden Strukturen, um mechanische Belastungen (z. B. einen Sehnenzug oder einen Druck aus der Umgebung) abzufangen. Schleimbeutel sind flüssigkeitsgefüllte, spaltförmige Hohlräume, deren Wandung derjenigen der Gelenkkapsel entspricht und eine schleimartige Synovialflüssigkeit produziert. Sie kommunizieren *manchmal* mit der Gelenkhöhle benachbarter Gelenke, sodass dann auch Gelenkerkrankungen auf sie weitergeleitet werden können.

1.1.3 Stabilisierung echter Gelenke

Den **Zusammenhalt** der Gelenke gewährleisten verschiedene Strukturen einschließlich der bindegewebigen **Gelenkkapseln** mit ihrer derben Membrana fibrosa sowie der umgebenden **Muskulatur** mit ihren das Gelenk überspannenden **Sehnen**. Den stärksten Zusammenhalt bieten allerdings die stets vorhandenen **Bänder** (Ligamente) – am Kniegelenk z. B. Außen- und Innenband sowie zusätzliche Binnenbänder, die beiden Kreuzbänder (➤ 1.4.8).

Im Bereich von Gelenken, auf die besondere Belastungen einwirken wie u. a. am Fußgewölbe oder an den Iliosakralgelenken, die die gesamte Last des Rumpfes auf den Beckengürtel übertragen müssen und dabei auch noch Scherwirkungen unterworfen sind, ist der Bandapparat derart umfangreich entwickelt, dass kaum noch Gelenkbewegungen übrig bleiben. Die

Diarthrosen werden funktionell zu Synarthrosen (Amphiarthrosen).

1.1.4 Gelenkachsen

Die echten Gelenke (Diarthrosen) sind entsprechend ihrer physiologischen Erfordernisse mit unterschiedlichen **Freiheitsgraden** bzw. **Hauptachsen** ausgestattet (➤ Abb. 1.6).

Einachsige Gelenke

Die einachsigen Gelenke erlauben lediglich eine Beweglichkeit in einer einzigen Richtung – also z. B. nach vorne oder hinten und wieder zurück. Einachsige Gelenke sind in der Regel **Walzengelenke**, zu denen sowohl die **Scharniergelenke** (z. B. Ellbogen- und Kniegelenk) gehören als auch die **Dreh-** bzw. **Radgelenke**, welche die beiden Unterarmknochen oder auch Atlas und Axis (über den Dens axis) miteinander verbinden.

Eine Sonderform eines Walzengelenks entsteht am Knie, wo sich gleich zwei Gelenkköpfe (Kondylen) des Oberschenkelknochens in den zugehörigen Kondylen des Schienbeins bewegen. Man bezeichnet das Kniegelenk deswegen auch als **Kondylengelenk**. Hierbei gilt es zu beachten, dass ein *kugelförmiger Gelenkkopf* als *Caput* bezeichnet wird und aufgrund seiner gleichmäßigen Rundung Bestandteil von 3-achsigen Gelenken ist bzw. zumindest prinzipiell Bewegungen in 3 Richtungen erlaubt. Dagegen ist ein *Kondylus* (Gelenkknorren) ein ungleichmäßig, z. B. eher *walzenförmig geformter Gelenkkopf*, der deshalb lediglich Bewegungen in eine einzige Richtung erlaubt.

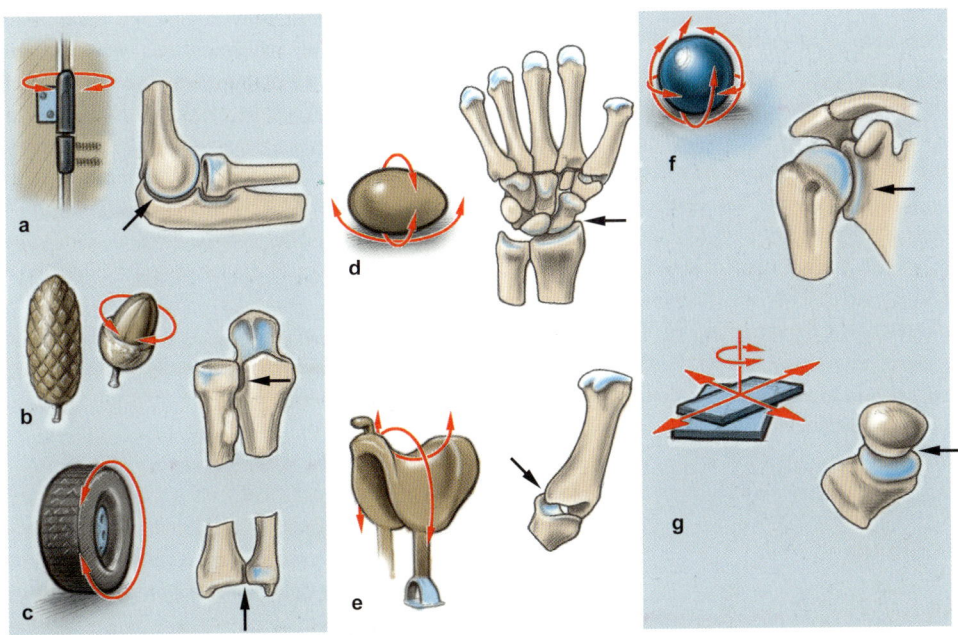

Abb. 1.6 Gelenkachsen. Eine Achse haben Scharniergelenk (**a**), Zapfengelenk (**b**) und Radgelenk (**c**), 2 Achsen haben Eigelenk (**d**) und Sattelgelenk (**e**), 3 Achsen haben Kugelgelenk (**f**) und planes Gelenk (**g**). [36]

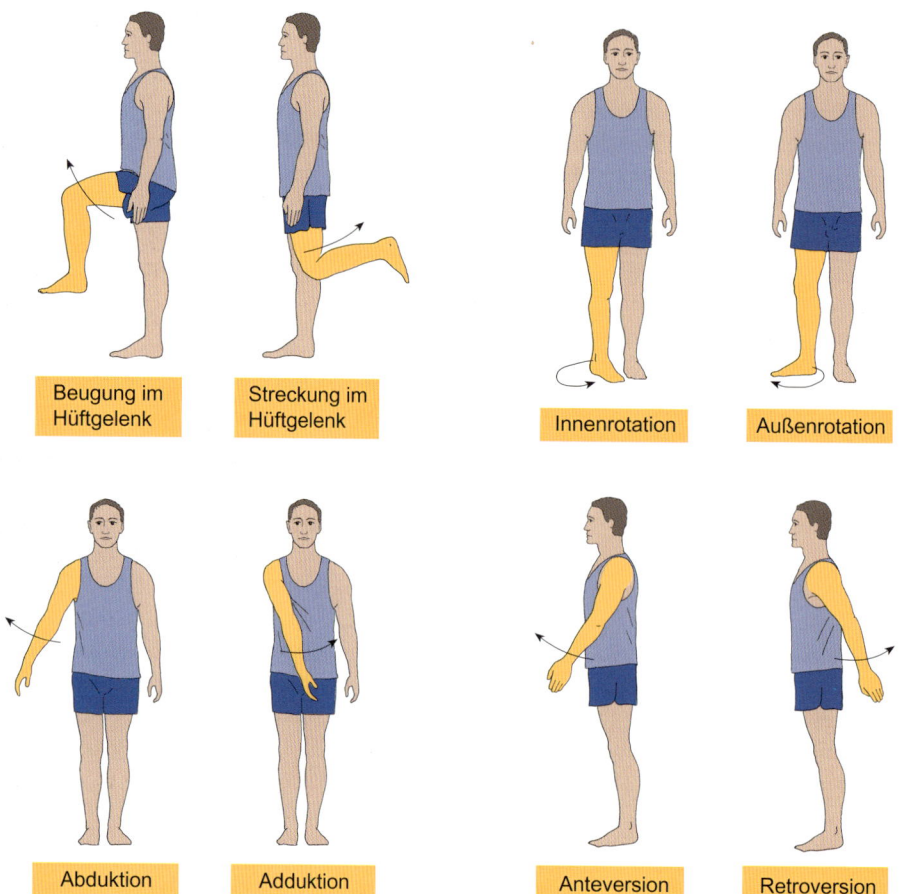

Abb. 1.7 Bewegungsachsen von Kugelgelenken. [41]

Zweiachsige Gelenke

Die zweiachsigen Gelenke ermöglichen entsprechend ihrer Bezeichnung Bewegungen in zwei unterschiedliche Richtungen. Hierher gehört das **Sattelgelenk**, das die Handwurzel über ihr großes Vieleckbein mit dem Mittelhandknochen des Daumens verbindet (Daumensattel- bzw. Daumenwurzelgelenk), sowie das **Eigelenk (= Ellipsoidgelenk)** des proximalen Handgelenks, das ebenfalls Bewegungen in zwei Freiheitsgraden zulässt, die senkrecht aufeinander stehen (Bewegung der Hand einerseits in Richtung Streckseite bzw. Beugeseite des Unterarms, und andererseits als Kippbewegung zur Seite von Daumen bzw. Kleinfinger). Auch das oberste Gelenk der Wirbelsäule, die gelenkige Verbindung zwischen dem Hinterhauptbein (Os occipitale) des Schädels und dem 1. Halswirbel (Atlas), ist ein Eigelenk.

Dreiachsige Gelenke

Dreiachsige Gelenke sind meist **Kugelgelenke**; sie erlauben maximale Beweglichkeit. Man findet sie im Schulter- und Hüftgelenk sowie den Fingergrundgelenken (D2–D5). Die drei Achsen sind im Schultergelenk die Bewegung des Armes nach vorne und hinten (Anteversion und Retroversion), die Bewegung zur Seite und wieder zurück (Ab- und Adduktion) sowie als 3. Achse die Rotation des Armes nach innen und außen (➤ Abb. 1.7). Das Hüftgelenk ist ein Kugelgelenk, hat aber wegen der besonders umfassenden Überdachung des Gelenkkopfes durch die Gelenkpfanne (mehr als 50%; ➤ 1.4.8) auch noch die Sonderbezeichnung **Nussgelenk** oder **Napfgelenk**.

Weitere dreiachsige Gelenke sind die **ebenen Gelenke (= Gleitgelenke)** – z. B. die Intervertebralgelenke der Halswirbelsäule.

Zusammenfassung
Gelenke:
- **echte Gelenke (Diarthrosen):**
  - bestehen aus Gelenkkopf und Gelenkpfanne (beide mit Knorpelüberzug), Gelenkspalt mit Synovia, Gelenkkapsel (aus Membrana fibrosa und Membrana synovialis aufgebaut)
  - einachsige Gelenke: eine Bewegungsrichtung; meist Walzengelenk (Scharnier- oder Radgelenk)
  - zweiachsige Gelenke: zwei Bewegungsrichtungen; Sattel- und Eigelenk

– dreiachsige Gelenke: drei Bewegungsrichtungen; meist **Kugelgelenk**
- **unechte Gelenke (Synarthrosen):** geringe Beweglichkeit, besitzen keinen Gelenkspalt und keine Kapsel
  – Bandhaft (Syndesmose): bindegewebige Verbindung
  – Knorpelhaft (Synchondrose): knorpelige Verbindung
  – Knochenhaft (Synostose): knöcherne Verwachsung
- **Hilfseinrichtungen:**
  – Disci und Menisci: Scheiben aus Faserknorpel
  – Gelenklippen (Labrum): bestehend aus Faserknorpel, am Rand von Hüft- und Schultergelenkspfanne
  – Schleimbeutel (Bursa): flüssigkeitsgefülltes Polster in der Umgebung von Gelenken

1.2 Knorpelgewebe

1.2.1 Aufbau

Bei der **Geburt** bestehen mit Ausnahme von Schädelknochen und Schlüsselbeinen noch sämtliche **Skelettanteile** überwiegend oder ausschließlich aus **Knorpel** (Cartilago bzw. Chondros). Erst im Verlauf der folgenden Lebensjahre entstehen daraus die späteren Knochen mit ihrer großen Festigkeit.

Bei der **Knorpelbildung** sezernieren die häufig in kleinen Gruppen beieinander liegenden Knorpelzellen (**Chondrozyten** bzw. die besonders aktiven **Chondroblasten**) zunächst **Kollagen** und **Grundsubstanz** in ihre Umgebung. Die Grundsubstanz besteht aus einer großen Anzahl von *Glykosaminoglykanen* (**GAGs**), die an fädige Proteinstrukturen gebunden sind und in dieser Form als **Proteoglykane** bezeichnet werden (➤ Abb. 1.8). Die wesentlichen GAGs des Knorpels sind **Chondroitinsulfat, Keratansulfat** sowie **Hyaluronsäure**, die ohne Proteinbindung isoliert in der Matrix liegt. Die Zuckereinheiten der GAGs basieren auf Glukose- und Galaktosemolekülen, die allerdings durch Oxidation zu Uronsäuren und Anlagerung von Sulfatgruppen saure Eigenschaften besitzen. Knorpelzellen stellen Fibrozyten mit vergleichbaren Eigenschaften und Aufgaben dar, die sich lediglich in der Produktion einzelner Proteine und GAGs von den Fibrozyten des normalen Bindegewebes oder auch den Osteozyten des Knochens unterscheiden, wodurch auch die umgebende Matrix eine mehr oder weniger abweichende Struktur erhält.

Wesentlich im Hinblick auf die Eigenschaften des Knorpels ist die Vernetzung der Proteoglykane mit dem Maschenwerk der Kollagenfibrillen zu riesigen Molekülverbänden mit Durchmessern von bis zu > 3 mm sowie eine **besonders umfangreiche Wassereinlagerung**, die durch die Zuckerstrukturen ermöglicht wird. Dabei vermag 1 g GAG nicht weniger als 10 g Wasser zu binden. Gleichzeitig ermöglichen die **zahlreichen negativen Ladungen** Bindung und Austausch von Ionen wie Mg^{2+} oder Ca^{2+}. Damit stabilisieren sie auch die Isotonie der Grundsubstanz. Gleichzeitig können die aus dem überwiegend anaeroben Stoffwechsel der Chondrozyten entstehenden Säuren (Milchsäure) daran gebunden und damit abgepuffert werden (➤ Fach Histologie).

Wenn mit **zunehmendem Lebensalter** die Menge an Proteoglykanen durch unzureichende Neubildung abnimmt, verringern sich damit auch der Wassergehalt und die Widerstandsfähigkeit des Knorpels. Die Kollagenfibrillen an der Oberfläche des Gelenkknorpels liegen dadurch teilweise frei und fasern auf, woraus Rauigkeit und verstärkter Abrieb und damit **arthrotische Degenerationen** resultieren.

1.2.2 Perichondrium

Gesteuert werden **Knorpelbildung und -wachstum** durch eine bindegewebige, aus **2 Schichten** bestehende Umhüllung (Perichondrium), deren innere weiche Schicht reichlich Blutgefäße und Nervenendigungen enthält, die dem eigentlichen Knorpel fehlen. Die **Ernährung** des wachsenden sowie (teilweise) des fertigen Knorpels erfolgt aus diesem Perichondrium durch **Diffusion. Faserknorpel** enthält **kein Perichondrium**; die Versorgung erfolgt hier lediglich durch Diffusion aus den benachbarten Geweben.

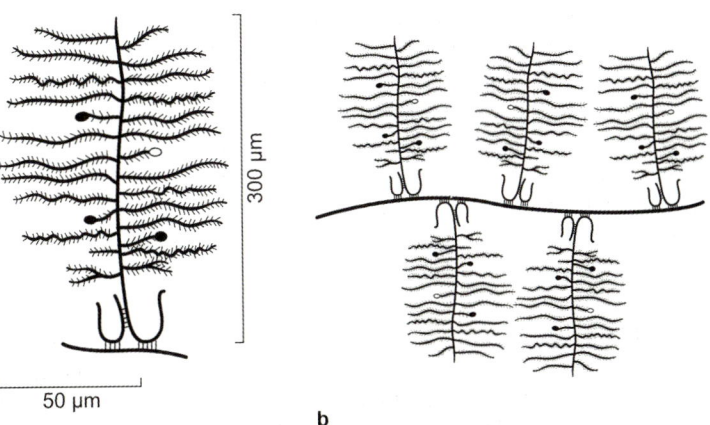

300 µm

50 µm

Abb. 1.8 a Proteoglykan. **b** Mehrere Proteoglykane binden an eine Hyaluronsäure (Eiweißfaden). [51]

a

b

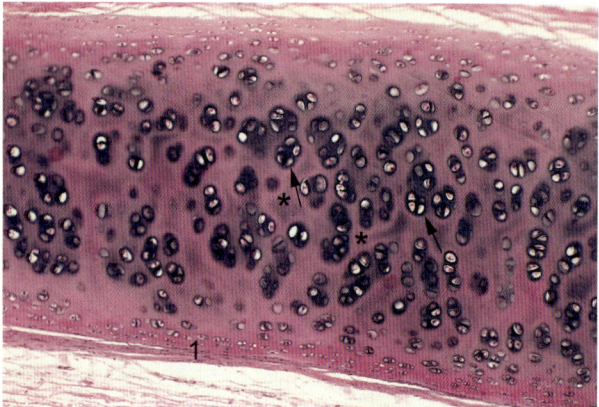

Abb. 1.9 Hyaliner Knorpel (1 = Perichondrium). Die Grundsubstanz des hyalinen Knorpels (*) erscheint sehr homogen und ohne fädige Strukturen, weil sich das Kollagen vom Typ II in den üblichen Färbungen nicht darstellt. Die Chondrozyten liegen in kleinen Gruppen beieinander (Pfeile). [58]

1.2.3 Knorpelvarianten

In Abhängigkeit von der jeweils zu erfüllenden Aufgabe werden drei unterschiedliche Arten von Knorpel gebildet: hyaliner, elastischer und Faserknorpel.

Hyaliner Knorpel

Hyaliner Knorpel ist durch seinen hohen Gehalt an miteinander verschlungenen kollagenen Fasern (vom sog. Typ II) **sehr stabil** (Druckfestigkeit: 150 kg/cm^2), bleibt gleichzeitig aber auch wegen seines reichlichen Wassergehaltes bei höheren Belastungen noch teilweise **nachgiebig** (➤ Abb. 1.9). Die Nachgiebigkeit entsteht dadurch, dass ein anhaltender Druck zu einer Wasserverschiebung führt. Lässt der Druck nach, kann das Wasser zurückströmen, der Knorpel nimmt seine ursprüngliche Form wieder an. **Kurzfristige Drücke** bewirken **keine Verformung**, weil das Wasser nicht so schnell abfließen kann. Der Knorpel bleibt stabil, sofern der Druck nicht zu groß wird und zu Einrissen führt.

Der Knorpel der **Gelenke**, der **Rippen**, der **Nase**, des **Kehlkopfs**, der **Luftröhre**, der **großen Bronchien** sowie des Neugeborenenskeletts besteht überwiegend aus hyalinem Knorpel. Dieser kann bis ins Erwachsenenalter hinein regenerieren, solange das ernährende und steuernde Perichondrium intakt bleibt. Das **Skelett des Neugeborenen** wird in Kindheit und Jugend allmählich in Knochen umgewandelt. Die Handwurzel und wenige weitere Skelettanteile sind erst zum Zeitpunkt der Pubertät vollständig verknöchert.

Die **Knorpelüberzüge der Gelenkflächen** besitzen beim Erwachsenen **kein Perichondrium** mehr. Sie werden allein von der Synovialflüssigkeit durch **Diffusion** ernährt. Die Dicke dieser Schichten liegt bei kleinen Gelenken etwa bei 1 mm, bei großen Gelenken beträgt sie bis zu 3 mm. Aufgrund der langsamen und nicht immer ausreichenden Diffusion kann der Gelenkknorpel beim Erwachsenen nach einer umfangreichen

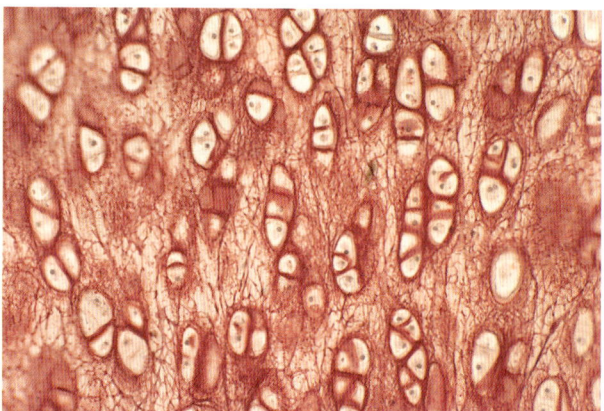

Abb. 1.10 Elastischer Knorpel. Man erkennt das zartfaserige, aber dichte elastische Fasernetz. [58]

Schädigung **nicht regenerieren**. Kleinere Defekte werden allerdings teilweise durch Faserknorpel aufgefüllt.

Elastischer Knorpel

Elastischer Knorpel enthält reichliche Mengen an elastischen Fasernetzen und dafür etwas geringere Mengen an stabilisierendem Kollagen (➤ Abb. 1.10). Er ist also **elastischer** und gleichzeitig auch **weicher** als hyaliner Knorpel. Elastischer Knorpel baut die **Ohrmuschel** und Teile des **äußeren Gehörgangs** auf, die **Ohrtrompete**, die Wand der **kleinen Bronchien** sowie Teile des **Kehlkopfs** (Kehldeckel = Epiglottis).

Faserknorpel

Faserknorpel besitzt den höchsten Kollagengehalt und den geringsten Anteil an Zellen und wasserhaltiger Grundsubstanz (➤ Abb. 1.11). Damit erreicht er die weitaus **größte Festigkeit**, aber auch die **geringste Elastizität** und Nachgiebigkeit.

Faserknorpel findet sich im Anulus fibrosus der **Zwischenwirbelscheiben** (Disci intervertebrales), in der **Schambeinfuge** (Symphyse), in den **Menisci** des Kniegelenks bzw. **Disci articulares** weiterer Gelenke sowie den **Gelenklippen** – also in allen knorpeligen Strukturen, die **extremen Belastungen** ausgesetzt sind. Faserknorpel vermag wegen seiner Zellarmut und des fehlenden Perichondriums, entsprechend dem Gelenkknorpel des Erwachsenen, nach Schädigungen **nicht** vollständig zu **regenerieren**.

Zusammenfassung
Knorpelgewebe:
- **Aufbau:**
  - Knorpelzellen (Chondrozyten, Chondroblasten): sezernieren Kollagen und Grundsubstanz (bestehend aus GAGs + Proteinen = Proteoglykane)
    - GAGs: Chondroitinsulfat, Keratansulfat, Hyaluronsäure

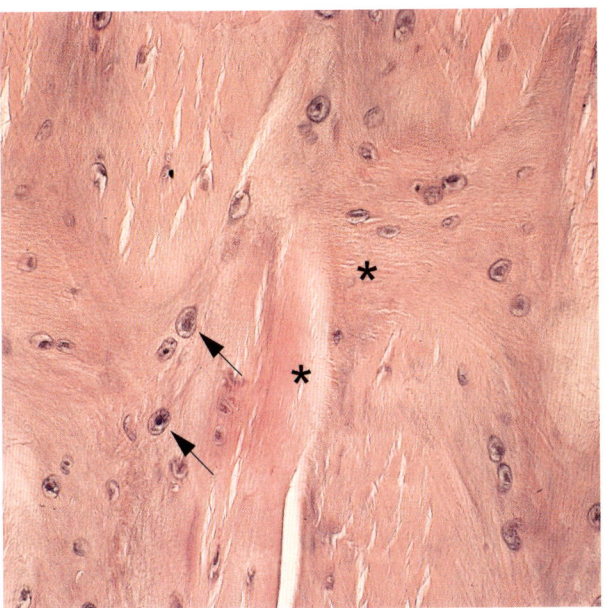

Abb. 1.11 Faserknorpel (Anulus fibrosus einer Bandscheibe). Er besteht überwiegend aus Einzelzellen (Pfeile), zwischen denen dichte Kollagenfaserbündel (*) verlaufen. [58]

– Proteoglykane sind mit Kollagen vernetzt, binden Wasser und Ionen (Mg^{2+}, Ca^{2+})
– Perichondrium (Knorpelhaut): umhüllt und ernährt den Knorpel
• **Arten und Vorkommen:**
– hyaliner Knorpel: z. B. Gelenkknorpel, Knorpel der Atemwege; Skelett des Neugeborenen vor der Verknöcherung
– elastischer Knorpel: z. B. Ohrknorpel, Kehldeckel
– Faserknorpel: Zwischenwirbelscheiben, Schambeinfuge, Menisci und Disci articulares

1.3 Knochengewebe

Der Körper des Menschen wie auch jedes sonstige Gewebe einschließlich desjenigen von Pflanzen und Pilzen besteht überwiegend aus **organischem**, also **lebendem Gewebe**. Das Grundgerüst von Zellen und Grundsubstanz enthält sowohl beim Eiweiß mit seinen Aminosäuren als auch bei den Fetten und den Zuckermolekülen im Wesentlichen Kohlenstoff- und Wasserstoff-Atome mit sporadisch darum herum gruppierten weiteren Elementen – hauptsächlich Stickstoff, Sauerstoff und Schwefel. Die gebildeten Moleküle sind andauernden Umbauvorgängen unterworfen, die sehr gezielt vom jeweiligen Organismus gesteuert werden.

Diese Steuerung erfolgt über Nerven, Hormone und weitere Botenstoffe wie z. B. Zytokine, aus den Chromosomen durch zahlreiche Enzyme, die als Bio-Katalysatoren fungieren, sowie durch Mechanismen, die noch nicht in jedem Detail verstanden werden. Zu denken ist hier u. a. an den Informationsfluss

von Zelle zu Nachbarzelle über spezifische Rezeptoren sowie, nicht allgemein akzeptiert, die Biophotonen des Fritz Albert Popp (**>** Fach Pharmakologie) oder die Einbindung von Geweben in Körpermeridiane.

Im Gegensatz zur belebten steht der Begriff der **unbelebten**, also **anorganischen** Natur, die gewissermaßen aus der Chemie des gesamten Periodensystems der Elemente besteht. Sie kann zwar chemisch miteinander reagieren, unterliegt hierbei aber anderen Gesetzmäßigkeiten wie beispielsweise der Zufuhr einer bestimmten Wärmemenge, um eine Reaktion ablaufen zu lassen. Ein steuernder Eingriff wie beim lebenden Organismus ist weder möglich noch erforderlich, wenn man einmal vom Labor des Chemikers absieht. Es werden zumeist auch keine größeren Moleküle und schon gar nicht die komplexen Riesenmoleküle organischer Strukturen gebildet.

MERKE

Im Wort **Organismus** bzw. **organisch** ist nach allgemeinem Verständnis der Begriff des **Lebendigen** bereits symbolisiert.

1.3.1 Zusammensetzung des Knochens

Der Knochen besteht zu ca. **10 %** aus **Wasser**, zu **25 %** aus **organischer** Substanz (Zellen, Blutgefäße, Nerven, Grundsubstanz und ein dichtes Gerüst aus Kollagen), und zu **65 %** aus **anorganischer** Substanz, wobei hiervon Calcium und Phosphat verbunden zum **Calciumphosphat** die Hauptmasse ausmachen. Daneben kommen in größerer Menge auch **Calciumcarbonat** und **Magnesiumsalze** sowie in geringeren Anteilen zahlreiche weitere Mineralien und Spurenelemente vor.

Hinsichtlich **Calcium**, **Phosphat** und **Magnesium** stellt der Knochen das mit Abstand **größte Speicherorgan** des menschlichen Körpers dar. Zum Beispiel befinden sich **98 % des Körpercalciums** (1,2 kg) im Knochen. Anders ausgedrückt: Mehr als die Hälfte der gesamten Knochenmasse von etwa 7 kg eines Erwachsenen wird alleine durch Calciumphosphat repräsentiert, rund 15 % überwiegend von weiteren Calcium- sowie Magnesiumsalzen und das verbleibende Drittel schließlich durch organische Substanzen einschließlich daran gebundenem Wasser.

MERKE

Jeder Knochen enthält einen **kleineren organischen** und einen **größeren anorganischen Anteil**.

1.3.2 Makroskopischer Aufbau

Nach ihrer makroskopischen Form lassen sich grundsätzlich 3 Arten von Knochen unterscheiden:
• Die längeren oder kürzeren **Röhrenknochen** an Armen und Händen, Beinen und Füßen.

- Die **kurzen Knochen** der Hand- und Fußwurzel sowie der einzelnen Wirbel der Wirbelsäule.
- Die flachen bzw. **platten Knochen** des Schädels, der Rippen, des Brust- und Hüftbeins und des Schulterblattes.

Der Aufbau der kurzen und der platten Knochen ist ungeachtet der divergierenden äußeren Form weitgehend identisch, unterscheidet sich aber von demjenigen der Röhrenknochen.

Röhrenknochen

Sie bestehen aus einem röhrenförmigen Mittelstück, der **Diaphyse (= Schaft)**, und den beiden verdickten Endstücken, den **Epiphysen**. Die knorpelüberzogenen Epiphysen sind mit den angrenzenden Knochen gelenkig verbunden. Den Übergangsbereich zwischen den beiden Enden der Diaphyse und den sich anschließenden Epiphysen nennt man während des Wachstumsalters **Wachstumsfuge** bzw. **Epiphysenfuge** oder auch **Metaphyse** (➤ Abb. 1.12).

ACHTUNG

Die Epiphyse der Röhrenknochen sollte nicht mit der Hormondrüse Epiphyse (= Zirbeldrüse) des Gehirns, und diese nicht mit der Hypophyse (= Hirnanhangsdrüse) verwechselt werden.

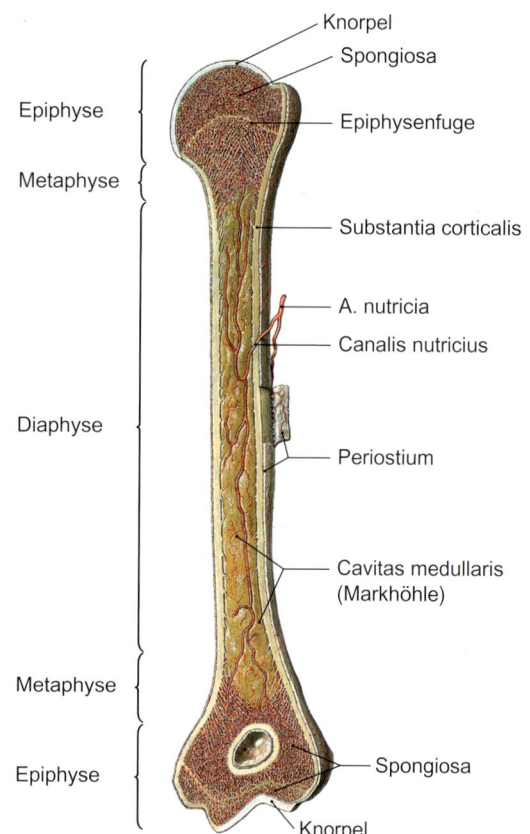

Abb. 1.12 Aufbau der langen Röhrenknochen. [36]

Substantia corticalis

Die **Diaphyse** besteht im Wesentlichen aus einem knöchernen Mantel aus eng aufeinander geschichteten **Knochenlamellen**, der sog. **Kortikalis** oder **Kompakta**, die einen großen Hohlraum, die **Markhöhle**, umschließt (➤ Abb. 1.12). Die Markhöhle enthält Knochenmark und ist nur gering knöchern durchbaut. In den langen Röhrenknochen erreicht die Kompakta eine Dicke von mehreren Millimetern.

Spongiosa

Auch die **Epiphysen** besitzen als äußere Umhüllung eine Kortikalis. In ihrem Inneren sind sie aber nicht hohl, sondern mit einem Geflecht feiner Knochenbälkchen und -lamellen gefüllt (➤ Abb. 1.12), die nun allerdings ihrerseits eine Unmenge kleiner Hohlräume umschließen, wodurch die **Struktur eines Schwammes** entsteht. Die Knochenstruktur im Inneren der Epiphysen heißt deshalb **Spongiosa** (Spongia = Schwamm).

Die Knochenbälkchen der Spongiosa sind nicht wahllos angeordnet. Vielmehr entsteht hier allein aufgrund der auftretenden **körperlichen Belastung** eine **exakt ausgerichtete Struktur**, die dem Knochen maximale Stabilität garantiert. Bei veränderter Beanspruchung oder Fehlstellungen nach Knochenbrüchen wird mittels Umbauvorgängen eine Anordnung der Bälkchen erreicht, die nun wiederum optimal am veränderten Bedarf ausgerichtet ist.

MERKE

Die zahlreichen Hohlräume der Spongiosa tragen wie die großen Markhöhlen der Diaphysen ganz wesentlich zur **Gewichtseinsparung** des Körpers bei. Die Festigkeit und Widerstandsfähigkeit des Knochens v.a. in axialer Richtung bleibt dabei ungeachtet dieser Leichtbauweise unverändert erhalten.

Kurze und platte Knochen

Sie unterscheiden sich lediglich in ihrer äußeren Form und entsprechen in ihrer Struktur den Epiphysen der Röhrenknochen: Unter einer mehr oder weniger dicken **Kortikalis** befindet sich ein mit **Spongiosa** gefüllter Raum. Weitgehend frei von Knochenstruktur sind also lediglich die Diaphysen der Röhrenknochen. Alle anderen Knochen bzw. Knochenanteile enthalten unter ihrer Außenschale, der Substantia corticalis, Spongiosa.

1.3.3 Knochenmark

Im Schwammwerk der **Spongiosa** aller 3 Knochenarten sowie im Hohlraum der **Diaphysen** der Röhrenknochen befindet sich das blutbildende **Knochenmark**. Dort werden aus undifferenzierten Stammzellen Erythrozyten, Leukozyten und Thrombozyten hergestellt und ins Blut abgegeben. In einem Teil der Knochen geschieht dies **lebenslang**.

In den **Diaphysen** der Röhrenknochen dagegen vollzieht sich wegen der Überkapazitäten bereits **ab dem frühen Erwachsenenalter** eine allmähliche **Umwandlung** des Knochenmarks in Fettgewebe. Aus dem roten Knochenmark entsteht **gelbes Fettgewebe**.

HINWEIS PRÜFUNG

Wegen dieser Fetteinlagerung hat der Knochen als Fettspeicher zu gelten, doch entspringt dies eher einem Missverständnis, weil das eingelagerte Fett gar nicht mobilisierbar ist. Es kann allerdings, bei größerem Bedarf des Körpers an blutbildenden Zellen, jederzeit in reguläres rotes Knochenmark zurückverwandelt werden.

1.3.4 Feinbau des Knochens

Knochengewebe gehört zu den **Bindegeweben** des Körpers, spezialisiert im Hinblick auf seine besondere Funktion. Während Bindegewebe lediglich eine einzige Zellsorte zu seinem Aufbau und Erhalt benötigt, die Fibrozyten bzw. Fibroblasten, ist beim Knochen eine weitere Zellart erforderlich, die im Rahmen der beständig stattfindenden Umbauvorgänge für den Abbau der organischen Matrix samt Auflösung der anorganischen Apatitkristalle sorgt. Den Fibrozyten (Fibroblasten) des üblichen Bindegewebes entsprechen die **Osteozyten (Osteoblasten)** des Knochengewebes. Die zweite Zellart stellen die **Osteoklasten** dar (➤ Abb. 1.13).

Auch bei der **Knochenmatrix (Osteoid)** handelt es sich um Bindegewebe, das allerdings seiner besonderen Funktion entsprechend einige Besonderheiten aufweist. Der Kollagenanteil ist mit 90 % weit höher als üblich, sodass bereits ohne Kalzifizierung eine hohe Grund-, v. a. **Zugfestigkeit** entsteht, die beinahe demjenigen von Sehnengewebe entspricht. Der Anordnung der zopfartig geflochtenen Kollagenfibrillen vom sog. Typ I ist die Anlagerung der Apatitkristalle angepasst. Mit der Umlagerung des Kollagens in Abhängigkeit von abweichenden Belastungen verändert sich damit auch die Anordnung der Kristalle. So ist z. B. im Rahmen der Knochenbildung das Kollagengerüst zunächst geflechtartig, also ungeordnet auf die Matrix verteilt, um sich anschließend analog zur Hauptachse auftretender Belastungen neu auszurichten und dabei eine lamellenartige Schichtung einzunehmen.

Weitere Proteine der Grundsubstanz wie z. B. **Osteocalcin** besitzen eine besonders große Affinität zu Calcium und sind von Bedeutung für die Kalzifizierung, also die Anlagerung der Calciumphosphatkristalle (Apatit) ans Kollagengerüst, weil sie eine lokale Konzentrierung von Calcium bewirken. Die Einlagerung der Apatitkristalle steigert die Zugfestigkeit der Kollagenfibrillen des Osteoids weiter und sorgt zusätzlich für die extrem hohe **Druck- und Scherstabilität** des Knochens.

Osteoblasten

Osteozyten entsprechen grundsätzlich den Fibrozyten. Analog zu deren besonders aktiven Fibroblasten werden sie in ihrer **aktiven Form** sprachlich zu **Osteoblasten**, wobei auch

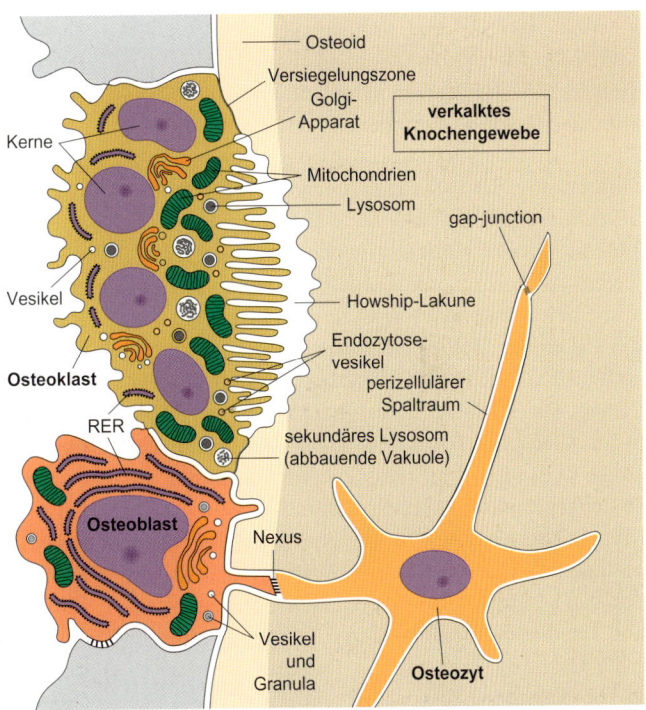

Abb. 1.13 Schema der Knochenzellen (Osteoblasten, Osteozyten und Osteoklasten). [9]

hier die Übergänge fließend und variabel sind, denn es gibt weder „untätige" Fibrozyten noch „untätige" Osteozyten (➤ Abb. 1.13). Allerdings befinden sich die Osteoblasten überwiegend an den äußeren und inneren Oberflächen des Knochens, integriert in die Kambiumschicht von Periost bzw. Endost. Indem das von ihnen aufgebaute Osteoid zunehmend verkalkt, mauert sich ein kleiner Anteil der Osteoblasten gewissermaßen selbst ein, wodurch der Großteil ihrer Aktivität nicht mehr benötigt wird und sie damit sprachlich zu Osteozyten werden. Der größere Teil der Zellen wird allerdings beim Aufbau der Osteone gewissermaßen überflüssig und geht zugrunde (Apoptose).

Osteoblasten **bauen das Knochengewebe auf**. Da dies einen **ununterbrochenen Vorgang** darstellt, der sehr fein auf die jeweils aktuellen Bedürfnisse des Organismus abgestimmt ist, besitzen sie eine Vielzahl von Rezeptoren für unterschiedlichste Moleküle. Im Vordergrund stehen hierbei Hormone und Botenstoffe wie Interleukine oder Prostaglandine.

PATHOLOGIE

Bei der **Osteogenesis imperfecta (Glasknochenkrankheit)** handelt es sich um einen (angeborenen) **Enzymdefekt der Osteoblasten**, der in mehreren Varianten die Proteine des Kollagen Typ I betrifft. Einzelne Formen führen bereits in der frühen Kindheit zum Tod, bei weiteren Formen kommt es „lediglich" zu Minderwuchs, Deformierungen, gehäuften Frakturen und Innenohrschwerhörigkeit. Zur symptomatischen Therapie gibt man versuchsweise Bisphosphonate, Vitamin-D-Abkömmlinge oder Calcitonin (➤ 4.11).

Sämtliche Matrixproteine und Proteoglykane werden von Osteoblasten produziert und nach außen abgegeben. Zusätzlich müssen sie sich aktiv darum bemühen, dass die organische **Matrix des Osteoids** anschließend auch **verkalkt**. Für die Ausfällung von Calciumphosphat ist eine besonders hohe lokale Konzentration der beteiligten Ionen erforderlich. Dieselbe wird zum einen durch das Protein Osteocalcin bewirkt, das an seine negativen Ladungen erhebliche Mengen an Calcium anlagern kann. Zum anderen besitzen Osteoblasten eine Reihe membranumgebener Vesikel, die ein Enzym enthalten, das aus großen Molekülen Phosphat abzuspalten und damit zusätzlich zu Calciumionen in den Vesikeln anzureichern vermag. Dieses Enzym (Phosphatase) hat ein Wirkoptimum im alkalischen Bereich, weshalb es als **alkalische Phosphatase (AP)** bezeichnet wird. Die Vesikel werden aus den Zellen abgegeben und können nun mit den bereits im Osteoid angereicherten Calciumionen erste Kristalle bilden. Dieselben lagern in der Folge weitere Apatitkristalle an, bis schließlich das gesamte Osteoid verkalkt ist. Neben Osteocalcin sind für diesen Vorgang weitere knochenspezifische Proteine der Grundsubstanz wie z. B. Osteonektin oder Osteopontin von Bedeutung.

PATHOLOGIE

Grundsätzlich gelangen die intrazellulären Enzyme sämtlicher Gewebe und Organe in sehr geringem Umfang auch ins Serum – teilweise durch sporadische „Undichtigkeiten" der Zellmembranen, aber auch im Rahmen von Zellerneuerungen. Es besteht demzufolge auch bei ungestörtem Knochenstoffwechsel ständig ein niedriger Spiegel auch an AP, der aus dem Serum nachgewiesen werden kann. Der Serumspiegel ist wegen des gesteigerten Knochenstoffwechsels im Kindesalter deutlich erhöht, was besonders für Phasen starken Wachstums gilt. Eine **Erhöhung des AP-Spiegels** im Erwachsenenalter deutet auf **gesteigerte Umbauvorgänge** in knöchernen Strukturen hin, wie sie u. a. auch bei **Knochentumoren** oder **Knochenmetastasen** erfolgen. Die AP stellt deswegen einen **unspezifischen Marker** für derlei Knochenprozesse dar. Allerdings kommt die AP in höherer Konzentration auch in der Leber und besonders im Epithel der Gallenwege vor, sodass differenzialdiagnostisch bei hohen Serumspiegeln auch **Erkrankungen von Leber und Gallenwegen** infrage kommen bzw. ausgeschlossen werden müssen. Die Erkrankungen sind allerdings durch ihre Symptome und das Muster begleitender Enzymerhöhungen problemlos auseinanderzuhalten.

Osteoklasten

Osteoklasten („Knochenbrecher") leiten sich von Monozyten ab. Sie stellen die **regionären Makrophagen** des Knochengewebes dar, entsprechend u. a. den Kupffer-Sternzellen der Leber, den Langerhans-Zellen der Haut oder der Mikroglia des Gehirns. Im Gegensatz zu den Makrophagen weiterer Gewebe sind im Knochen mehrere Zellen zu bis zu 150 μm großen **Riesenzellen** miteinander verschmolzen, sodass Osteoklasten nicht nur größer sind als übliche Makrophagen, sondern auch mehrere oder zahlreiche Kerne besitzen (➤ Abb. 1.13). Sie befinden sich überwiegend an den äußeren und inneren Knochenoberflächen (Knochenbälkchen). An der Berührungsstelle zum Knochen erzeugen sie durch ihre Tätigkeit kleine Höhlungen, die sog. **Howship-Lakunen**, in denen Auflösung und Resorption des verkalkten Osteoids erfolgt.

Osteoklasten sind sehr spezialisierte Makrophagen bzw. Riesenzellen. Obwohl sie ihre Beweglichkeit beibehalten, besteht ihre Funktion weniger in immunologischen Aufgaben; sie ist primär darauf ausgerichtet, den **Knochen abzubauen** – unter ständiger Feinabstimmung mit den Osteoblasten und unter der Kontrolle sämtlicher Hormone, die Wirkungen am Knochen besitzen. Hierfür sind eine Vielzahl von Rezeptoren in ihre Zellmembranen integriert. Gleichzeitig sezernieren sie eine Reihe von Botenstoffen, die u. a. der Abstimmung mit den Osteoblasten dienen. Knochenabbau bedeutet gleichzeitig, dass das daran gebundene Calcium (und Phosphat) freigesetzt wird und in der Folge den Serumspiegel erhöht. Im hormonell überwachten und gesteuerten **Aufrechthalten des Calcium-Serumspiegels** ist insofern die zweite wesentliche Funktion der Osteoklasten zu sehen.

Interessant ist der Mechanismus, mit dem Osteoklasten die Knochenstruktur abbauen, weil sie hierfür zunächst die überaus harten, vollkommen „unverdaulichen" Calciumphosphatkristalle vom Kollagen ablösen müssen. Allerdings löst sich Calciumphosphat in Säure (< pH4), sodass die Osteoklasten ähnlich wie die Belegzellen des Magens oder die Tubulusepithelien der Niere lediglich Protonen aktiv nach außen zu pumpen brauchen. H^+ bindet an Phosphat ($H_2PO_4^-$). Die entstehende Phosphorsäure (H_3PO_4) ist flüssig und löst sich in der interstitiellen Matrix. Gleichzeitig sezerniert der Osteoklast Enzyme, die das Gerüst der Matrix (Kollagen und weitere Proteine, GAGs, Proteoglykane) spalten und damit die gesamte Knochenstruktur auflösen. Die Spaltprodukte werden vom Osteoklasten aktiv aufgenommen, weiter abgebaut und entweder für den eigenen Zellstoffwechsel benutzt oder in die interstitielle Flüssigkeit der Umgebung ausgeschieden. Ein entsprechender Mechanismus sorgt für die Aufnahme der frei werdenden Calciumionen und ihre Abgabe (im Austausch gegen Natrium) ans Interstitium und damit ans Blut, wodurch der Calcium-Serumspiegel ansteigt. Auch die gerade für Kollagen typischen, im Serum erscheinenden Aminosäuren wie z. B. Hydroxyprolin können als Marker für eine gesteigerte Aktivität der Osteoklasten dienen und aus dem Urin nachgewiesen werden.

PATHOLOGIE

Der Zahnschmelz (= härteste Struktur des menschlichen Körpers) besteht ebenfalls aus Apatitkristallen, allerdings ohne jede begleitende organische Matrix. Ein wenig Milchsäure, produziert von Bakterien der Mundhöhle, genügt vollauf, um ihn auf dieselbe Weise aufzulösen. Es entsteht die **Karies** (➤ Fach Verdauungssystem).

Der Mechanismus, mit dem die Osteoklasten Säure erzeugen und nach außen in den Bereich der Howship-Lakune pumpen, entspricht den Vorgängen u. a. an den Belegzellen des Magens oder an den Nierentubuli. Unter Katalyse der Carboanhydrase (Carboanhydratase) wird aus CO_2 und H_2O Kohlensäure gebildet. Eine Protonenpumpe der Zellmembran pumpt die Protonen der Kohlensäure in die angrenzende Lakune, das übrig bleibende Bikarbonat-Anion landet auf der gegenüberliegenden Seite im Austausch gegen Chlorid in der interstitiellen Flüssigkeit (➤ Abb. 1.14). Die Howship-Lakune mit ihrer sauren und enzymreichen Flüssigkeit wird vom Osteoklasten selbst gegen-über der Umgebung abgetrennt, indem er sich in ihren Randbereichen kreisförmig an den Knochen heftet (sog. Klebezone).

Protonenpumpenhemmer wie Omeprazol und Pantoprazol, die sehr effektiv die Säureproduktion des Magens unterdrücken, scheinen auf die Protonenpumpen der Osteoklasten keine Wirkung zu besitzen. Jedenfalls gehören Störungen der Knochenstruktur nicht zu ihren definierten Nebenwirkungen.

MERKE

Im Zusammenhang mit dem durchaus lebhaften Knochenstoffwechsel sei daran erinnert, dass die Carboanhydrase **zinkabhängig** ist, während für die Kollagensynthese der Osteoblasten große Mengen an **Magnesium** und **Vitamin C** benötigt werden, zusätzlich auch **Vitamin K**. Zur Kalzifizierung muss neben ausreichenden Mengen **Calcium** in der Nahrung auch **Vitamin D** enthalten sein bzw. in der Haut gebildet werden.

PATHOLOGIE

Die **Paget-Krankheit (Osteodystrophia deformans)** gilt als eine seltene, schleichend verlaufende Slow-virus-Infektion der Osteoklasten, die bevorzugt im höheren Lebensalter auftritt. Sie führt zur gesteigerten, unkontrollierten Aktivität der Zellen und damit zu **Knochendefekten**, die in der Folge von Osteoblasten so gut wie möglich repariert werden, wobei allerdings die ursprüngliche Festigkeit nicht mehr erreicht wird. Im Ergebnis entstehen in verschiedenen Lokalisationen des Skeletts Knochenverdickungen und -deformierungen, Schmerzen, Spontanfrakturen und Paresen durch knöcherne Kompression nervaler Strukturen. Ähnlich wie bei der Lues connata oder der kindlichen Rachitis kann es zur **Säbelscheidentibia** kommen – verdickten und v.a. verbogenen Unterschenkelknochen (➤ Abb. 1.15). Manchmal entstehen Hörstörungen. Der Schädel kann vergrößert sein. In der Mehrzahl der Fälle verläuft der Morbus Paget allerdings symptomlos und stellt dann lediglich einen Zufallsbefund dar. Als wesentlichste **Komplikation** entsteht bei einem kleinen Teil der Betroffenen aus einzelnen Herden ein **Osteosarkom**. AP (Serum) und Hydroxyprolin (Urin) sind deutlich erhöht nachweisbar. Im Röntgenbild erkennt man die regellos umgebauten Knochenstrukturen. Zur symptomatischen **Therapie** gibt man Bisphosphonate oder Calcitonin.

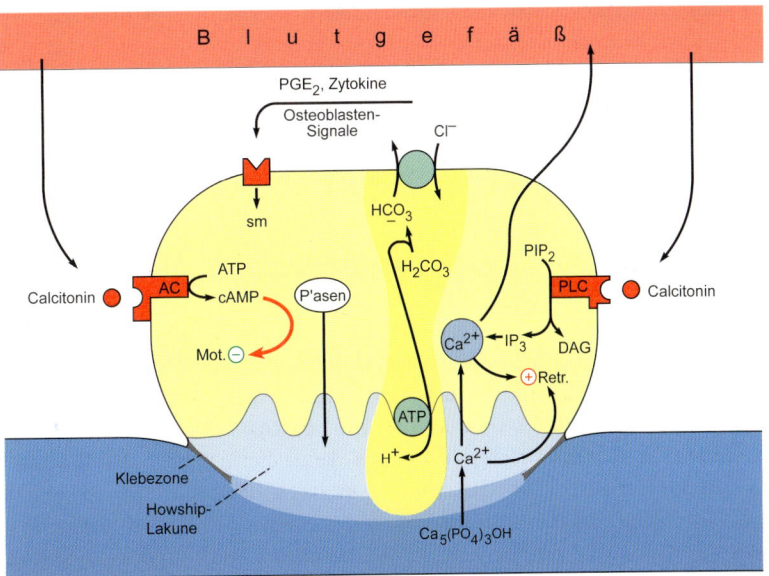

Abb. 1.14 Knochenresorption durch Osteoklasten im Bereich ihrer Howship-Lakune. Nach aktiver Sekretion von H^+ sowie lysosomalen Proteasen und Phosphatasen (P'asen) werden die Mineralphase (dunkelblau) und die nicht mineralisierten Matrixsubstanzen (hellblau) aufgelöst. Der vermehrte Einstrom von Calcium in die Osteoklasten fördert deren Retraktion (Retr.). Calcitonin hemmt die Resorption. Prostaglandin E_2 (PGE₂), Zytokine u. a. fördern den Knochenabbau. [52]

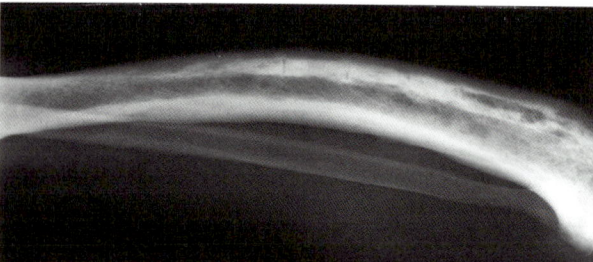

Abb. 1.15 Säbelscheidentibia bei Morbus Paget. [59]

1.3.5 Osteone

Knochengewebe besteht aus einheitlich aufgebauten kleinsten Einheiten, den **Osteonen** oder **Havers-Systemen**. Ursache für diesen Bauplan ist das Erfordernis einer guten Durchblutung des Gewebes, weil eine Diffusion aus der Nachbarschaft wie in Knorpel oder Oberhaut (Epidermis) durch die verkalkten Strukturen hindurch nicht möglich ist. Ein Osteon besteht deswegen aus einem **zentral** befindlichen **Havers-Kanal**, der die Blutgefäße und einzelne Nerven führt, und einer knöchernen **Hülle**, welche die **Osteozyten** enthält, die für den Erhalt der Struktur benötigt werden (➤ Abb. 1.16). Diese Osteozyten liegen in kleinen Höhlen inmitten knöcherner, undurchlässiger Strukturen und besitzen deshalb **lange Zellfortsätze**, mit denen sie über feinste Kanälchen im umgebenden Knochen Kontakt sowohl zu den zentralen Blutgefäßen als auch zu entfernter liegenden Osteozyten aufnehmen. Über diese Kontaktstellen erhalten auch die Osteozyten der Randbereiche die ernährenden Substanzen der zentralen Blutgefäße.

Das Knochengewebe der Osteone ist um die Havers-Kanäle herum **lamellenartig** geschichtet. In jeder Lamelle befindet sich eine geringe Zahl an Osteozyten, die mit ihren Fortsätzen in die benachbarten Lamellen hineinreichen. An der **Kontaktstelle** zu den Fortsätzen benachbarter Osteozyten bestehen **gap junctions**. Durch diese relativ breiten Kanäle der Zellmembranen hindurch findet der Stoffaustausch statt, was auch für Stoffwechselprodukte gilt, die entsorgt werden müssen. Zusätzlich scheinen über die gap junctions auch bioelektrische Signale zu laufen, sodass die Osteozyten eines Osteons auf neue Erfordernisse als Einheit reagieren können. Es entsteht also aus den Arteriolen, Venolen und Kapillaren des zentralen Havers-Kanals eine ununterbrochene Strecke bis zu den Osteozyten der äußersten Lamellen des Osteons. Dabei werden Entfernungen bis zu mehr als 0,2 mm überbrückt, weil der Durchmesser eines Osteons bis zu 0,5 mm betragen kann. In der Länge können Havers-Systeme sogar mehrere Zentimeter erreichen.

Osteone sind im Querschnitt rundlich. An den Kontaktstellen mehrerer Osteone würden aus diesem Grund Bereiche übrig bleiben, die nicht verknöchert wären und damit die Knochenstruktur insgesamt schwächen würden. Dadurch, dass es an diesen Stellen zum Teilabbau von Osteonen mit übrig bleibenden knöchernen Lamellen kommt, werden jedoch auch diese Bereiche durchbaut, sodass keinerlei Lücken übrig blei-

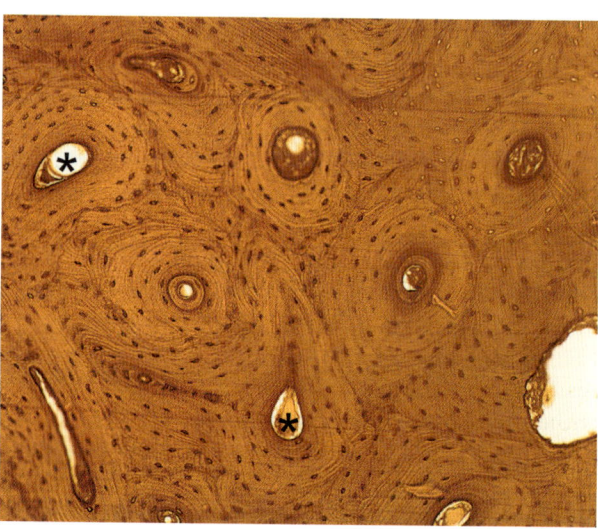

Abb. 1.16 Darstellung eines Osteons. Die Osteozyten gruppieren sich lamellenförmig um den zentralen Havers-Kanal. Gut erkennbar sind die langen Fortsätze der Osteozyten. [58]

ben. Man bezeichnet diese knöchernen Bereiche an den **Kontaktstellen mehrerer Osteone** als **Schaltlamellen**.

1.3.6 Periost und Endost

Periost

Überzogen wird jeder Knochen vom Periost, der **Knochenhaut**. Sie zeigt denselben Aufbau wie die **Gelenkkapsel** mit ihren beiden Schichten und **geht** auch gelenknah **in diese über**. Dies bedeutet, dass die knorpelüberzogenen Gelenkflächen kein Periost besitzen können. Die äußere derbe Bindegewebsschicht (**Stratum fibrosum**) entspricht der Membrana fibrosa, das Äquivalent zur Membrana synovialis bildet eine weiche, zellreiche Schicht (**Stratum germinativum, Kambiumschicht**), die dem Knochen aufliegt. Die **Befestigung** des Periosts auf dem Knochen erfolgt über **kollagene Fasern** (sog. **Sharpey-Fasern**; ➤ Abb. 1.17), die aus dem Stratum fibrosum durch die innere Kambiumschicht hindurch in das kollagene Gerüst des Osteoids ziehen. Besonders zahlreich sind Sharpey-Fasern in Bereichen, in die Sehnen oder Bänder einstrahlen.

Das **Stratum fibrosum** des Periosts ist so **derb** und **widerstandsfähig**, dass es sogar zur Widerstandsfähigkeit des Gesamtknochens beiträgt. Besonders augenfällig wird dies bei der kindlichen **Grünholzfraktur**, bei der das Periost v. a. auf der Konkavseite unversehrt bleibt und den gebrochenen Knochen regelrecht schient und stabilisiert. Auch die Sehnen, die den Muskelzug auf den Knochen übertragen, sind in dieser derben Faserschicht verankert.

Das **Stratum germinativum** aus weichem Bindegewebe enthält reichlich Osteoblasten, Nerven und Blutgefäße. Die **Nerven** sorgen u. a. für die große **Schmerzhaftigkeit** einer Knochenprellung (z. B. Schienbein) und üben hierdurch gleichzeitig auch eine **Warn- und Schutzfunktion** für den Knochen aus. Von den **Osteoblasten** der Periost-Schicht aus erfolgen das **Dickenwachstum** des Knochens und seine **Neubildung** nach einer **Fraktur** (Knochenbruch), wobei an der Frakturheilung auch das Endost mit seinen Osteoblasten beteiligt ist. Zusätzlich zu den reifen Osteoblasten befinden sich in der Kambiumschicht teilungsfähige Vorläuferzellen (Stammzellen), die den Pool der Osteoblasten bei Bedarf vergrößern können.

Endost

Als Endost wird die weit dünnere bindegewebige Haut bezeichnet, die die **inneren Hohlräume** des Knochens als Grenzschicht zum Knochenmark hin auskleidet. Es handelt sich also um einen „häutigen" Überzug bzw. eine Auskleidung der Volkmann- und Havers-Kanäle, der Lamellen der Spongiosa sowie der Innenfläche der Kompakta.

1.3.7 Hormonelle Steuerung

Bei den Hormonen mit Einfluss auf den Knochenstoffwechsel lassen sich v. a. 2 Gruppen voneinander abgrenzen:
- Die eine Gruppe steht im Dienst des **Calciumstoffwechsels** und benutzt den Knochen überwiegend nur zur Einstellung des Calcium-Serumspiegels.
- Die zweite Gruppe steuert über das **Wachstum des Knochens** auch das **Wachstum des Körpers** bzw. sorgt ab der Pubertät für die weitere Dickenzunahme und Stabilität der knöchernen Strukturen.

Osteoklasten, Osteoblasten und Osteozyten werden in ihrer Aktivität von den Hormonen der (Neben-)Schilddrüse, **Calcitonin** und **Parathormon**, gesteuert und erhalten hierdurch v. a. auch die Homöostase von Calcium und Phosphat im Serum. Das **D-Hormon**, das aus Vitamin D entsteht, ist an diesem Gleichgewicht beteiligt. Da dieses Vitamin zur Überführung in seine endgültig wirksame Form einer gesunden Niere bedarf, ist bei einer Niereninsuffizienz auch der Knochenstoffwechsel in Bezug auf seinen eigenen sowie den Gehalt des Blutes an Calcium und Phosphat gestört. Ein weiteres Hormon, das **STH** (Somatotropin = Wachstumshormon) der Hypophyse, ist am Längen- und Dickenwachstum der Knochen beteiligt. Ähnliches gilt für die **Schilddrüsenhormone**.

Die **Sexualhormone** beenden schließlich das Wachstum gegen Ende der Pubertät. Wichtiger ist, dass sie das ganze weitere Leben über für die **Stabilität** des Knochens sorgen. Anders ausgedrückt: Neben der Belastung des Knochens und in der Tragweite annähernd vergleichbar mit ihr gibt es nur noch die Sexualhormone, deren Wirkung auf den Knochen in einer Zunahme der Knochenmasse besteht. Besonders deutlich wird dies bei Frauen nach der Menopause, wenn diese Stabilisierung durch den Wegfall der Östrogene abhanden kommt und die Knochenstruktur in den nachfolgenden Jahrzehnten auch dann beständig abnimmt (Osteoporose), wenn die körperlichen Aktivitäten weitgehend erhalten bleiben. Noch wirksamer als die

Östrogene ist Testosteron, weshalb Männer bereits bei vergleichbarer körperlicher Aktivität dickere Knochen besitzen als Frauen. Da der Testosteronspiegel im Alter geringer wird, jedoch nie auf null abfällt, verläuft auch die Altersosteoporose des Mannes milder als diejenige der Frau. Vergleichbar mit dem Ausfall der Sexualhormone führt ein Übermaß an dem Hormon **Cortisol** zum **Abbau** der Knochenmasse – und damit in jedem Lebensalter zur Osteoporose.

Neben der Vielzahl an Hormonen beeinflussen zahlreiche weitere Faktoren wie z. B. Interleukine und Prostaglandine die Aktivität von Osteozyten und Osteoklasten, die zusätzlich ihrerseits sehr lebhaft miteinander kommunizieren und ihre jeweiligen Aktivitäten aufeinander abstimmen. Daraus kann man ableiten, dass der Knochen des erwachsenen Menschen gerade nicht das statische, gewissermaßen festgemauerte Gebilde darstellt, das es zu sein scheint. Es handelt sich vielmehr um ein ungeheuer dynamisches, in ständigem Umbau begriffenes Gewebe.

MERKE

Es existieren etliche Hormone, die das Wachstum des Knochens sowie seine Funktion beeinflussen – beim Knochen des Erwachsenen ganz zuvorderst **Calcitonin**, **Parathormon**, **D-Hormon** und die **Sexualhormone**. Es gibt aber kein Hormon, das im Knochen selbst hergestellt oder gespeichert würde.
- Hormone der Calciumhomöostase: Calcitonin, D-Hormon, Parathormon
- anabole, knochenaufbauende Faktoren:
  - Belastung des Knochens
  - anabole Hormone (STH, Insulin, Schilddrüsenhormone)
  - Sexualhormone
- katabole, knochenabbauende Faktoren:
  - Immobilisierung
  - Ausfall der Sexualhormone
  - Übermaß an endogenen oder exogenen Glukokortikoiden
  - Mangel an essenziellen Nahrungsfaktoren (z. B. Eiweiß, Vitamine, Calcium, Magnesium)

HINWEIS PRÜFUNG

Die Wirkungen der Hormone auf den Knochen und auf den Serumspiegel der Ionen Ca^{2+}, Mg^{2+} und Phosphat werden im ➤ Fach Endokrinologie genauer besprochen.

1.3.8 Steuerung durch körperliche Belastung

Die **Osteoklasten** stehen mit den Osteoblasten im Gleichgewicht. Diese mehrkernigen Riesenzellen reagieren nicht nur auf eine Vielzahl von Hormonen und Botenstoffen, sie werden grundsätzlich auch bei jeglicher **Inaktivität** des Körpers aktiv; bereits die Inaktivität des nächtlichen Schlafs genügt zu ihrer Aktivierung. Dementsprechend haben die **Osteoblasten** am Folgetag den entstandenen „Knochenschwund" wieder rückgängig zu machen, wobei sie hierzu durch die **Belastung** des Knochens stimuliert werden.

Der Mechanismus, mit dem die Zellen des Knochens ganz unabhängig von den zahlreichen Interaktionen über Hormone und Botenstoffe knöcherne Belastungen erkennen und ihre eigenen Aktivitäten daran ausrichten, scheint v.a. über **Dehnungs-**, **Stauchungs-** und **Biegungsreize** zu laufen, in deren Folge mehr oder weniger Calcium in die Zellen strömt. Dabei werden Knochenanteile, deren Belastungsreize ein gewisses Mindestmaß unterschreiten, abgebaut und Anteile, die überschwelligen Reizen ausgesetzt sind, zusätzlich verstärkt. Osteoblasten und Osteoklasten reagieren, über Zytoskelett und dehnungsempfindliche Calciumkanäle, auf allerfeinste Verbiegungen von wenigen Nanometern, vergleichbar nur noch mit den Haarzellen von Hör- und Gleichgewichtsorgan, die bereits auf Auslenkungen in der Größenordnung eines einzelnen Atoms ansprechen.

Wichtig ist, dass diese Reaktionen auf körperliche Aktivität bzw. Inaktivität in Bezug auf die Struktur des Osteoids zumindest nach abgeschlossenem Wachstum bedeutsamer sind als die Vorgaben, die die Knochenzellen durch Hormone und weitere Botenstoffe erhalten. Während sich ein Mangel oder Überschuss an den Hormonen Parathormon, Calcitonin und D-Hormon primär auf den Calcium- und Phosphatgehalt von Serum und Knochen auswirkt und erst sekundär mehr oder weniger deutlich (→ Morbus Recklinghausen) auch auf die eigentliche Knochenstruktur, das Osteoid, betrifft wechselnde Belastung in erster Linie das Osteoid selbst.

Die strikte Trennung dieser Faktoren mit ihren Auswirkungen ist nicht immer problemlos möglich. Noch am besten kann man sie an den Knochenerkrankungen Osteoporose, Osteomalazie und Recklinghausen-Krankheit festmachen und verstehen:

- Die **Osteomalazie** („Knochenerweichung"; ➤ 4.12) entsteht am Knochen des Erwachsenen immer dann, wenn es aus irgendeinem Grund über längere Zeit zu einem **Calciummangel** kommt. Der erniedrigte Calcium-Serumspiegel führt über den reaktiv erhöhten Spiegel an Parathormon zur **Entkalkung des Knochens**, wobei allerdings dessen Struktur in Gestalt des Osteoids erhalten bleibt, solange die körperlichen Aktivitäten sowie die Spiegel der Sexualhormone nicht vermindert sind. Die Osteomalazie hat deswegen mit der Osteoporose nichts zu tun.
- Bei der **Osteoporose** (➤ 3.11) geht die **Gesamtstruktur des Knochens verloren**. Betroffen sind also das Osteoid einschließlich der daran geknüpften Calciumsalze. Der Knochen wird ausgedünnt, bleibt jedoch in seiner qualitativen Zusammensetzung unverändert. Die Ursachen bestehen in Faktoren, die mit dem Calcium-Serumspiegel nichts zu tun haben, sondern sich primär allein auf das Osteoid auswirken. Dies sind v.a. **körperliche Inaktivität**, ein **Mangel an Sexualhormonen** sowie das Hormon **Cortisol**, das sich des Kollagens aus dem Osteoid bedient, um der Leber zusätzliche Mengen an Aminosäuren zur Verfügung zu stellen (➤ Fach Endokrinologie).
- Bei der **Recklinghausen-Krankheit** des Knochens (Osteodystrophia fibrosa generalisata) kommt es wegen einer pa-

thologischen **Erhöhung des Parathormon-Serumspiegels** zur **Hypercalcämie** (➤ Fach Endokrinologie), die den wichtigsten Stimulus der C-Zellen der Schilddrüse darstellt, sodass gleichzeitig und parallel nun auch der **Calcitonin-Serumspiegel** erhöht ist. Es werden also durch die beiden Hormone sowohl die **Osteoblasten** als auch die **Osteoklasten stimuliert**. Als Ergebnis der anhaltenden Aktivierung entstehen unterschiedliche knöcherne Bereiche, in denen es zur Auflösung der Strukturen bis hin zum Entstehen von zystischen Hohlräumen kommt, und weitere Bereiche, an denen der Knochen eher verdichtet, fibrosiert ist. Dieser regellose Knochenumbau hat also weder mit der Osteomalazie noch mit einer Osteoporose das Geringste zu tun.

1.3.9 Blutgefäße

Die Blutgefäße ernähren den Knochen und entsorgen seine Abfallstoffe. Sie sprossen aus dem Periost durch eigene knöcherne Versorgungskanäle, die **Volkmann-Kanäle**, in die Kortikalis des Knochens (➤ Abb. 1.17). Von den **senkrecht** zur Oberfläche in den Knochen hineinlaufenden Volkmann-Kanälen verzweigen sich in Längsrichtung der Kompakta, also **parallel** zu seiner Oberfläche, die **Havers-Kanäle** mit ihren Blutgefäßen. In der Wandung dieser Kanäle aus geschichteten Knochenlamellen befinden sich die Osteozyten mit ihren langen Zellfortsätzen. Während die knöchernen Strukturen der Kompakta überwiegend aus Blutgefäßen des Periosts über die Volkmann-Kanäle versorgt werden, laufen zur Ernährung von **Spongiosa** und **Knochenmark** eigene Blutgefäße (**Aa. nutriciae**; ➤ Abb. 1.12) durch die Kompakta hindurch zu den knöchernen Hohlräumen.

Die gute Blutversorgung, die mit etwa **10 %** (500 ml) am **Herzzeitvolumen** beteiligt ist, trägt dazu bei, dass Knochenbrüche wesentlich besser und schneller heilen als Knorpelschäden, bei denen allein die langsame Diffusion aus dem Perichondrium bzw. über die Synovialflüssigkeit die Nährstoffe zur geschädigten Zone bringt.

1.3.10 Knochenbildung

Chondrale Ossifikation

Kurze und platte Knochen

Die Bildung der Knochen erfolgt weit überwiegend erst **nach der Geburt** aus vorgeformtem hyalinem Knorpel (**chondrale Ossifikation**). Aus dem **Perichondrium** des Knorpels entsteht das **Periost**, die **Chondroblasten** wandeln sich in **Osteoblasten** um.

Von den Osteoblasten der inneren Periost-Schicht wird zunächst reichlich Grundsubstanz mit eingelagerten Kollagenfasern in die Umgebung ausgeschieden. Die **Kollagenfasern** sind in einem dreidimensionalen Gitter **geflechtartig** mitein-

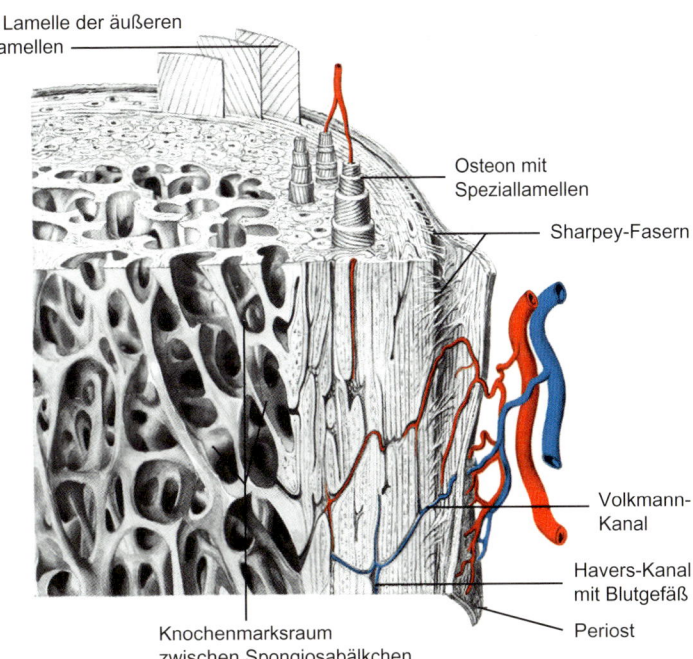

Einzelne Lamelle der äußeren
Generallamellen

Osteon mit
Speziallamellen

Sharpey-Fasern

Volkmann-
Kanal

Havers-Kanal
mit Blutgefäß

Periost

Knochenmarksraum
zwischen Spongiosabälkchen

Abb. 1.17 Blutversorgung der Kompakta. Die Gefäße sprossen aus dem Periost über die Volkmann-Kanäle in die Kortikalis des Knochens ein. [13]

ander verwoben. Mit der allmählichen **Einlagerung von Calciumsalzen** (überwiegend Calciumphosphat = Apatit bzw. Hydroxylapatit) entsteht der sog. **Geflechtknochen**. Zu einem späteren Zeitpunkt, v. a. im Zuge **zunehmender Belastungen**, lagern sich die Kollagenfasern in eine konzentrisch geschichtete Anordnung um, wodurch bei weiterer Calciumeinlagerung ein **lamellenartiges Aussehen** nach Art einer Zwiebelschale entsteht. Es bildet sich der endgültige **Lamellenknochen**. Die anfängliche Entstehung von Geflecht- mit späterer Umlagerung in Lamellenknochen gilt für jede Knochenstruktur, betrifft also die Kompakta oder die Trabekel der Spongiosa genauso wie Knochen, der nach einer Fraktur neu gebildet wird.

Bei sämtlichen 3 Knochenarten beginnt die Verknöcherung der Knorpelstücke an deren Oberfläche, wobei sich die Knorpelstücke selbst parallel zum allgemeinen Körperwachstum andauernd weiter vergrößern. Die zunächst gebildete **Kompakta** kann sich in Kindheit und Jugend verdicken, aber auch den enthaltenen Raum von Spongiosa bzw. Diaphyse beliebig erweitern. Zu diesem Zweck wird jeweils an der Oberfläche von den Osteoblasten der Kambiumschicht des Periosts neuer Knochen angelagert, während Osteoklasten an der inneren Oberfläche der Kompakta die knöchernen Strukturen analog zu den Erfordernissen wieder abbauen.

Nachfolgend zur Bildung der Kortikalis bzw. Kompakta im Bereich des Periosts, teilweise auch parallel, wird im **Inneren** der Epiphysen der Röhrenknochen sowie der kurzen und platten Knochen aus sog. **Knochenkernen** heraus der Knorpel in Knochen umgewandelt. Bei der Mehrzahl der Knochen ist dieser Prozess erst gegen Ende der Pubertät vollständig abgeschlossen.

Röhrenknochen

Während bei den **kurzen und platten Knochen** Wachstum und Verknöcherung des angelegten Knorpels sowohl an dessen Oberfläche (**perichondrale** Ossifikation) als auch aus umschriebenen Knochenkernen inmitten des Knorpelstücks (**enchondrale** Ossifikation) erfolgen, beginnt das **Längenwachstum der Röhrenknochen** in definierten **Wachstumszonen**, den **Epiphysenfugen (Wachstumsfugen)** als Bestandteil der Metaphysen. Im Röntgenbild des Erwachsenen sind die ehemaligen Epiphysenfugen noch als dünne Verdichtungszonen zu erkennen (> Abb. 1.18).

In der Epiphysenfuge wird **hyaliner Knorpel** gebildet und nach Fertigstellung gewissermaßen **in die Diaphyse abgeschoben,** die dadurch immer länger wird. Der neu gebildete Knorpel ist zunächst säulenartig angeordnet (Knorpelzellsäulen), um in Richtung Diaphyse größere, sehr aktive, blasig aufgetriebene Zellen auszubilden (Blasenknorpel) (> Abb. 1.19). Erst am darauffolgenden Knorpel, also den „ältesten" Strukturen im Mittelteil der Diaphyse, beginnt dann die eigentliche Verknöcherung des bis dahin lediglich aus Knorpel vorgeformten „Knochens" durch Einlagerung von Calciumsalzen, um dann kontinuierlich gegen die beiden Epiphysen hin fortzuschreiten. Während sich die Metaphyse abschließend in Spongiosa umwandelt, wird der größere Teil der Struktur im Inneren der Diaphysen resorbiert und macht damit der Knochenmarkhöhle Platz.

Auch die Epiphysen selbst verknöchern zunehmend diesseits der Wachstumsfuge aus Knochenkernen, sodass sich im Wesentlichen bis zum **Ende der Pubertät** nur noch in der **Wachstumsfuge** calciumfreier Knorpel befindet. Die zunehmende Bildung der Geschlechtshormone bewirkt dann im Anschluss an einen Wachstumsschub schließlich auch hier die **Verknöcherung**, wodurch **kein weiteres Körperwachstum mehr möglich** ist.

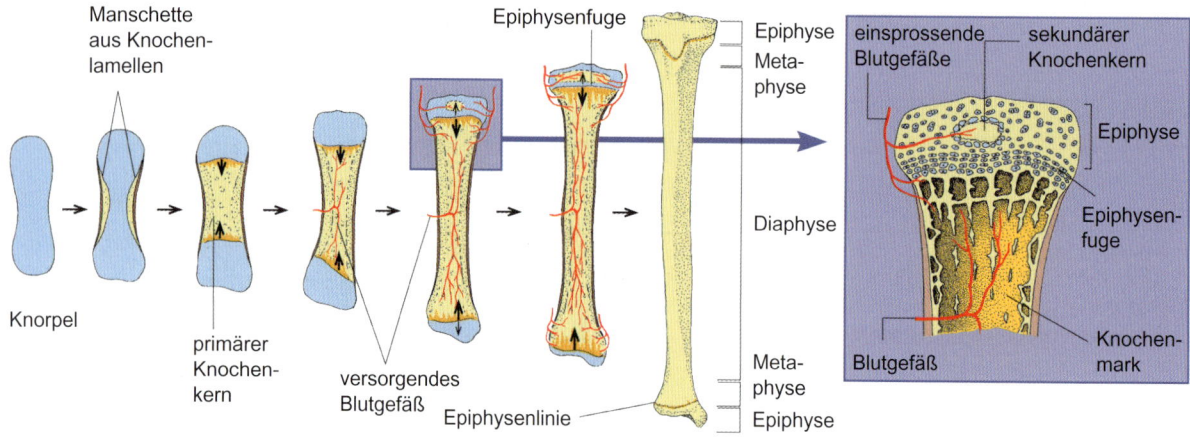

Abb. 1.18 Entwicklung eines Röhrenknochens. Dargestellt ist auch die Blutversorgung von Spongiosa und Knochenmark über Aa. nutriciae. [38]

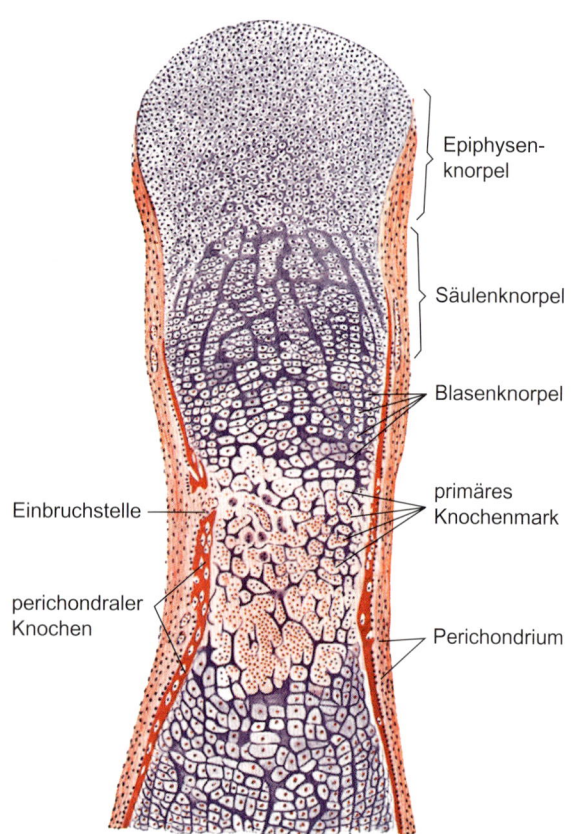

Abb. 1.19 Längenwachstum eines Röhrenknochens. [58]

Desmale Ossifikation

In seltenen Ausnahmefällen (**Schädeldach** und **Schlüsselbeine**) entsteht der Knochen nicht aus vorgeformtem Knorpel (= chondrale Ossifikation), sondern **direkt aus Bindegewebe** und zumindest ansatzweise bereits **vor der Geburt**. Diese Art der Knochenbildung nennt man desmale Ossifikation (Desmos = Band, Bindegewebe) oder auch **direkte Verknöcherung**. Abgesehen davon, dass die Osteoblasten hierbei aus Vorläuferzel-len des Bindegewebes anstatt aus Chondroblasten entstehen, stimmt der Mechanismus der Knochenbildung weitgehend mit demjenigen der chondralen Ossifikation überein.

1.3.11 Frakturheilung

Nach einem Knochenbruch, bei dem die Frakturenden nicht stabil, unter Druck und achsengerecht aneinandergrenzen, werden zunächst die **Osteoklasten** aktiv, um die geschädigten Knochenstrukturen aufzulösen. In das entstandene Hämatom einschließlich der durch die Osteoklasten geschaffenen Höhle sprossen in der Folge aus der **inneren Periostschicht** neue **Blutgefäße**, **Fibroblasten** und **Osteoblasten** in den Fraktur-spalt und bauen dort analog der üblichen Wundheilung ein lo-ckeres und gut durchblutetes Bindegewebe (**Granulationsge-webe**) auf. Es entsteht, abhängig von der Größe des Defekts, innerhalb von etwa 1–2 Wochen der rein **bindegewebige Kal-lus**, der die Bruchenden „kittet" bzw. locker fixiert (➤ Abb. 1.20). Der Kallus wird in der Folge von den Osteo-blasten in Osteoid umgewandelt, worauf dann abschließend Calciumsalze eingelagert werden. Wie üblich entsteht auch hier zunächst **Geflechtknochen**.

ACHTUNG
Bei der Erstversorgung von Frakturen ist daran zu denken, dass der Blutverlust erhebliche Ausmaße annehmen kann. Zum Beispiel kön-nen bei einer Oberschenkelhalsfraktur mehr als 1,5 l Blut verloren gehen, bei Beckenfrakturen > 2 l. Diese Blutverluste beinhalten be-reits die Gefahr eines **hypovolämischen Schocks**.

PATHOLOGIE
Bei unzureichender Reposition der Bruchenden mit **zu großem Spalt** dazwischen bzw. auch bei **nicht ausreichender Ruhigstel-lung** ist es möglich, dass keine durchgehende Verknöcherung mehr stattfinden kann, sondern lediglich ein mehr oder weniger straffes Bindegewebe entsteht, die sog. **Pseudarthrose** – also ein „Pseudo-gelenk" an einer Stelle, an der zuvor keines war. Resultat ist die **In-stabilität** des gesamten betroffenen Knochens.

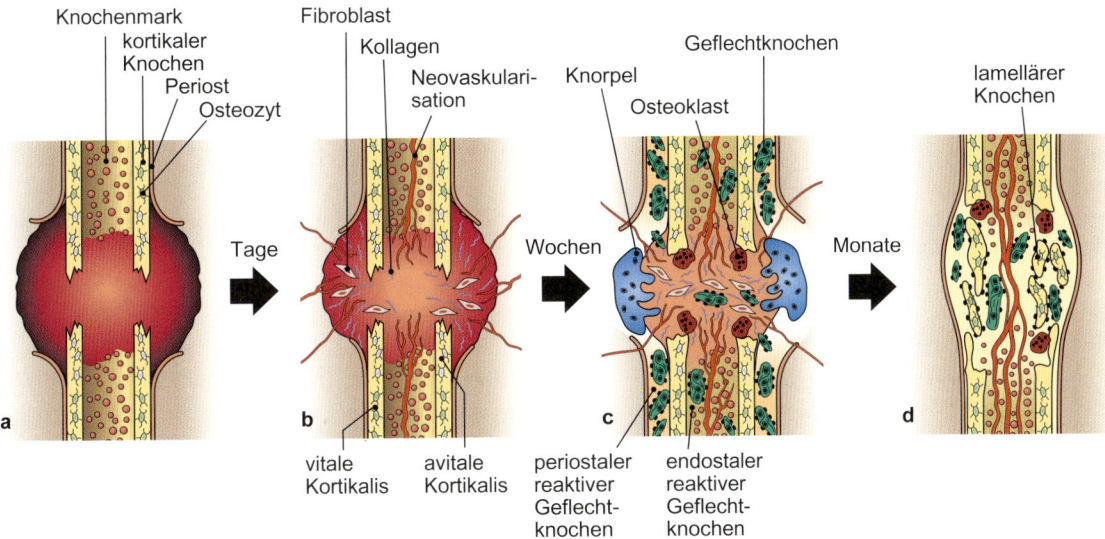

Abb. 1.20 Sekundäre Frakturheilung über Kallusbildung. [47]

1.3.12 Osteosynthese

Die **Ruhigstellung** der beiden Frakturenden mittels **Gipsverband** oder **Osteosynthese** (operative Fixierung bspw. mittels Platte und Schrauben) dient der allgemeinen Heilung, aber auch der ungestörten Kallusbildung und damit der **Vorbeugung einer Pseudarthrose**. Die Osteosynthese verfolgt aber daneben noch ein weiteres Ziel: Nur bei einer perfekten Fixierung der beiden Bruchenden aufeinander, also **ohne jeden trennenden Spalt**, ist auch eine **Frakturheilung ohne Kallusbildung** möglich. Die knöcherne Durchbauung der Fraktur geht hier nicht vom Periost, sondern direkt von den Osteonen aus. Aus den eröffneten Havers-Kanälen sprossen Kapillaren, Osteoklasten und Osteoblasten in den Defekt. Nach umschriebener Resorption geschädigten Gewebes wird durch die Osteoblasten direkt neuer Knochen aufgebaut. Eine derartige direkte Durchbauung nennt man **primäre Frakturheilung**, die übliche Heilung auf dem „Umweg" der Kallusbildung dementsprechend eine **sekundäre Frakturheilung** (➤ Abb. 1.21). Die sekundäre Heilung bis zu einer ersten Durchbauung mit Geflechtknochen dauert beim Erwachsenen etwa 6 Wochen, die primäre geht deutlich schneller.

Zusammenfassung
Makroskopischer Aufbau des Knochens:
- Röhrenknochen mit Diaphyse, 2 Metaphysen, 2 Epiphysen und Epiphysenfuge zwischen Meta- und Epiphyse
- kurze Knochen
- platte Knochen
- im Inneren der Knochen befindet sich blutbildendes Knochenmark

Knochengewebe:
- besteht zu 65 % aus anorganischer Substanz (v. a. Calcium und Phosphat), zu 25 % aus organischer Substanz und zu 10 % aus Wasser

- Knochenzellen:
  - Osteoblasten: sezernieren organische Substanzen, bauen Osteoid auf → Osteozyten
  - Osteoklasten: bauen Knochen ab, setzen Calcium und Phosphat frei
- aufgebaut aus zahlreichen Osteonen (zentral befindlicher Havers-Kanal mit Blutgefäßen und Nerven, lamellenartig geschichtetes Knochengewebe), verbunden durch Schaltlamellen
- Periost (Knochenhaut) mit Stratum fibrosum und Stratum germinativum, überzieht die äußere Oberfläche des Knochens (Ausnahme: Gelenkflächen)
- Endost bedeckt die inneren Knochenoberflächen
- Blutversorgung: Blutgefäße aus dem Periost verlaufen in Volkmann-Kanälen zur Kortikalis, Aa. nutriciae versorgen Spongiosa und Knochenmark

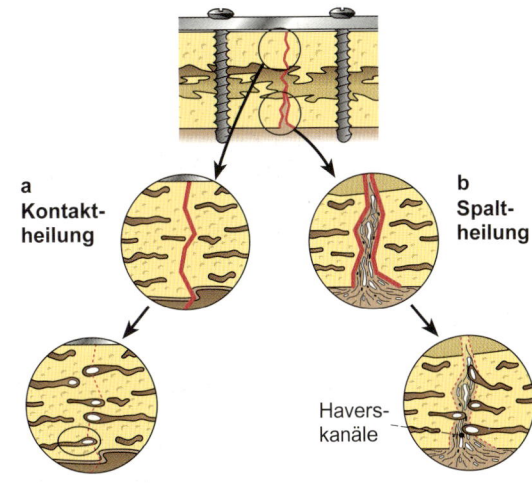

Abb. 1.21 Primäre Knochenbruchheilung ohne Kallus (**a**), sekundäre Heilung mit Kallusbildung (**b**) – abhängig von der Effektivität der Osteosynthese. [47]

Knochenbildung:
- chondrale Ossifikation:
  - Bildung von Geflechtknochen aus hyalinem Knorpel
  - durch zunehmende Belastung Bildung des endgültigen Lamellenknochens
  - Längenwachstum (Röhrenknochen) ausgehend von der Epiphysenfuge
- desmale Ossifikation: Knochenbildung aus Bindegewebe, z. B. Schädeldach
- Frakturheilung:
  - sekundäre: Granulationsgewebe → bindegewebiger Kallus → Osteoid → Geflechtknochen
  - primäre durch Osteosynthese: knöcherne Durchbauung des Frakturspaltes ausgehend von den Osteonen, keine Kallusbildung

1.4 Die Knochen des menschlichen Körpers

1.4.1 Schädel

Am knöchernen Schädel werden **Hirnschädel** (Schädeldach, Schädelkalotte) und **Gesichtsschädel** unterschieden. Die Schädelkalotte umgibt und schützt die weiche Hirnsubstanz, der Gesichtsschädel ist für die Form des Gesichts verantwortlich und beherbergt die Sinnesorgane Auge und Ohr, Geruch und Geschmack.

Schädelkalotte (Hirnschädel, Schädeldach)

Das Schädeldach wird aus **7 Knochen** aufgebaut (➤ Abb. 1.22):
- **Stirnbein** (Os frontale)
- 2 **Scheitelbeine** (Os parietale)
- 2 **Schläfenbeine** (Os temporale)
- **Keilbein** (Os sphenoidale)
- **Hinterhauptbein** (Os occipitale).

Der **untere Anteil** der Kalotte, also die basalen Anteile dieser Knochen mit Ausnahme des Scheitelbeins, werden gemeinsam mit dem Siebbein (Os ethmoidale) zur **Schädelbasis** zusammengefasst (➤ Abb. 1.24). Traumatisch bedingt kommt es hier relativ häufig zu Frakturen (➤ 4.16.5).

Die Knochen der Schädelkalotte entstehen durch **desmale Ossifikation** und bleiben in der 1. Lebenshälfte durch **Bandhaften** nachgiebig miteinander verbunden. Ab dem mittleren Lebensalter entstehen daraus **Knochenhaften**. Diese zunächst bindegewebigen und später knöchernen Nähte nennt man **Suturae** (➤ Abb. 1.22). An der Berührungsstelle der beiden Scheitelbeine entsteht die längs verlaufende **Pfeilnaht** (Sutura sagittalis), zwischen Stirnbein und den beiden Scheitelbeinen die quer verlaufende **Kranznaht** (Sutura coronalis) und zwi-

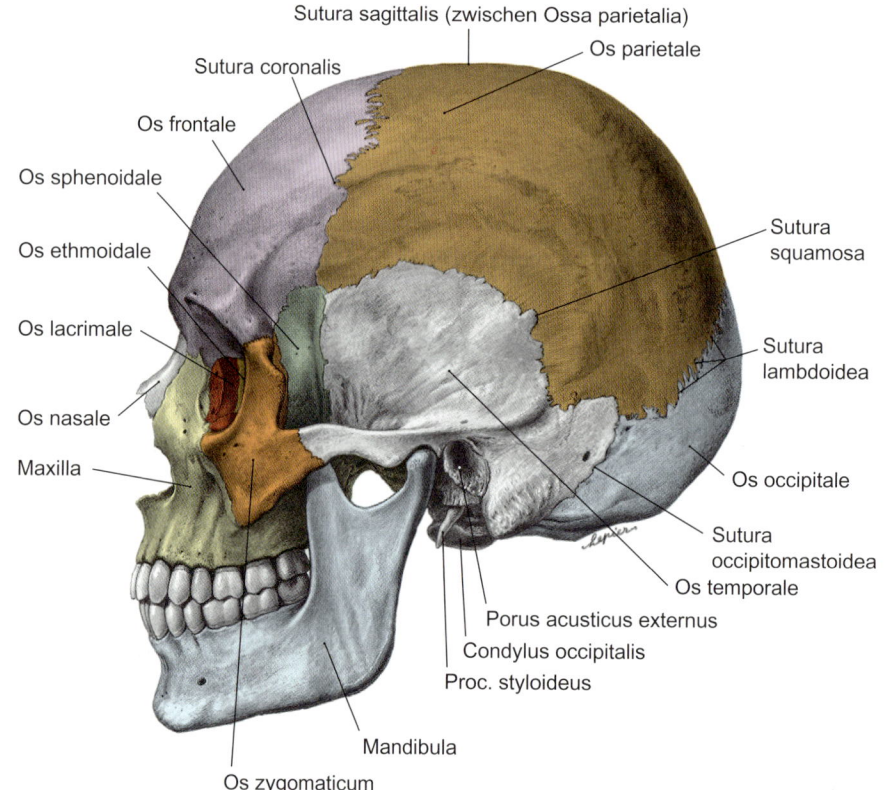

Abb. 1.22 Schädelknochen der Schädelkalotte und Schädelnähte. [36]

schen Hinterhauptbein und den Scheitelbeinen die ebenfalls quer verlaufende **Lambdanaht** (Sutura lambdoidea).

Um eine stabilere gegenseitige Haftung über ihre Synarthrosen zu erreichen, sind die Knochen an ihren Kontaktstellen **wellenförmig** miteinander **verzahnt**. Nach der Verknöcherung ihrer Nähte ab dem 30.–40. Lebensjahr sind die Knochen der Kalotte unbeweglich miteinander verbunden, behalten allerdings nach der Lehre der Kraniosakraltherapie auch im hohen Alter noch eine gewisse gegenseitige Restbeweglichkeit.

Fontanellen

Beim **Neugeborenen** bestehen noch ausgedehnte **Knochenlücken** (➤ Abb. 1.23) einerseits am Treffpunkt von Pfeil- und Kranznaht zwischen Stirnbein und den beiden Scheitelbeinen (= **große Fontanelle**) und andererseits zwischen Hinterhauptbein und den beiden Scheitelbeinen (= **kleine Fontanelle**). Die kleine Fontanelle schließt sich knöchern innerhalb der ersten 3–4 Monate. Die **große Fontanelle** ist erst **nach etwa 24 Monaten vollständig geschlossen**. Dies kann bei Säuglingen und Kleinkindern dazu genutzt werden, mittels Ultraschall Gehirnstrukturen und Ventrikel zu beurteilen. Der Knochen selbst kann vom Ultraschall nicht durchdrungen werden.

Stirnbein

Das Stirnbein (**Os frontale**; ➤ Abb. 1.22) bildet die Stirn und die kraniale Überdachung der **Orbita** (= knöcherne Augenhöhle). Auf seiner Rückseite baut es gemeinsam mit Teilen des Os sphenoidale und Os ethmoidale den Boden der **vorderen Schädelgrube** auf (➤ Abb. 1.24).

Scheitelbein

Beim Scheitelbein (**Os parietale**; ➤ Abb. 1.22) handelt es sich um einen rechteckigen, flachen, gleichmäßig gebogenen Kno-

chen, der den **größten Anteil des Schädeldachs** bildet. Nach vorne grenzt es ans Stirnbein, nach hinten ans Hinterhauptbein und nach unten ans Schläfenbein. Außerdem besitzt es nach vorne unten auch eine Berührungsfläche mit dem Keilbein. Über die **Pfeilnaht** sind die Scheitelbeine in der Mediansagittalen miteinander verwachsen.

Schläfenbein

Das Schläfenbein (**Os temporale**; ➤ Abb. 1.25) bildet zum Schädelinneren hin den größten Teil der **mittleren Schädelgrube** (➤ Abb. 1.24). Es lässt sich in 3 verschiedene Anteile untergliedern:

- **Pars squamosa (Schläfenbeinschuppe):** Aus diesem vorn oben befindlichen, flächigen Teil geht der nach vorne zum Jochbein ziehende **Jochbeinbogen (Arcus zygomaticus)** hervor. Am Beginn dieses Bogens findet sich unten eine kleine Grube (Fossa mandibularis), die mit dem Processus condylaris der Mandibula (Unterkiefer) zum **Kiefergelenk** artikuliert.
- **Pars petrosa (Felsenbein):** Dieser Teil erhebt sich als dorsale Begrenzung der mittleren Schädelgrube hinter der Schläfenbeinschuppe und enthält **Innenohr** mit **Hör-** und **Gleichgewichtsorgan** sowie **innerem Gehörgang**. Die **A. carotis interna** zieht durch das Felsenbein ins Schädelinnere. Dorsal und unten, damit auch dorsal des Ohrs, sieht man den **Warzenfortsatz (Proc. mastoideus)**. Das Mastoid ist mit Schleimhaut ausgekleidet und lufthaltig (pneumatisiert), weil es mit dem Mittelohr in Verbindung steht. Vor dem Mastoid findet sich, nach innen versetzt, ein griffelförmiger Fortsatz (**Proc. styloideus**), der dem Ansatz von Muskeln dient.
- **Pars tympanica:** Vor dem Mastoid befindet sich das **Mittelohr** mit Paukenhöhle (Tympanon) und Ohrtrompete (Tuba auditiva) als Verbindung zwischen Paukenhöhle und Rachen. Außerdem gehören die knöchernen Anfangsteile

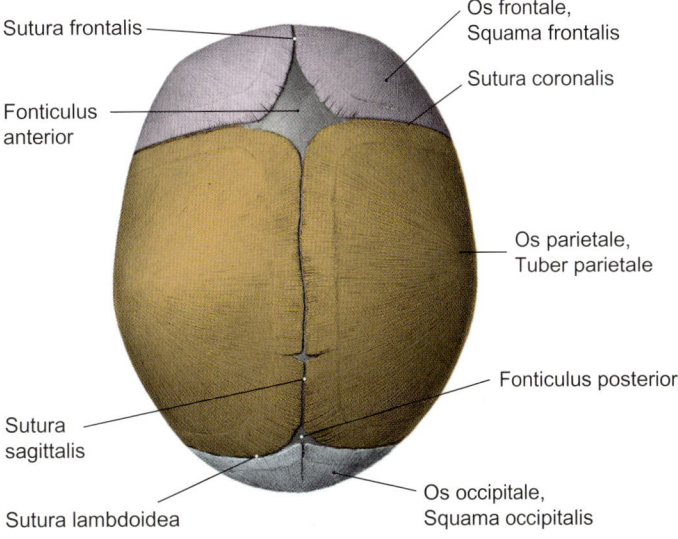

Abb. 1.23 Schädel eines Neugeborenen mit Fontanellen. [36]

Sutura frontalis

Os frontale, Squama frontalis

Fonticulus anterior

Sutura coronalis

Os parietale, Tuber parietale

Fonticulus posterior

Sutura sagittalis

Sutura lambdoidea

Os occipitale, Squama occipitalis

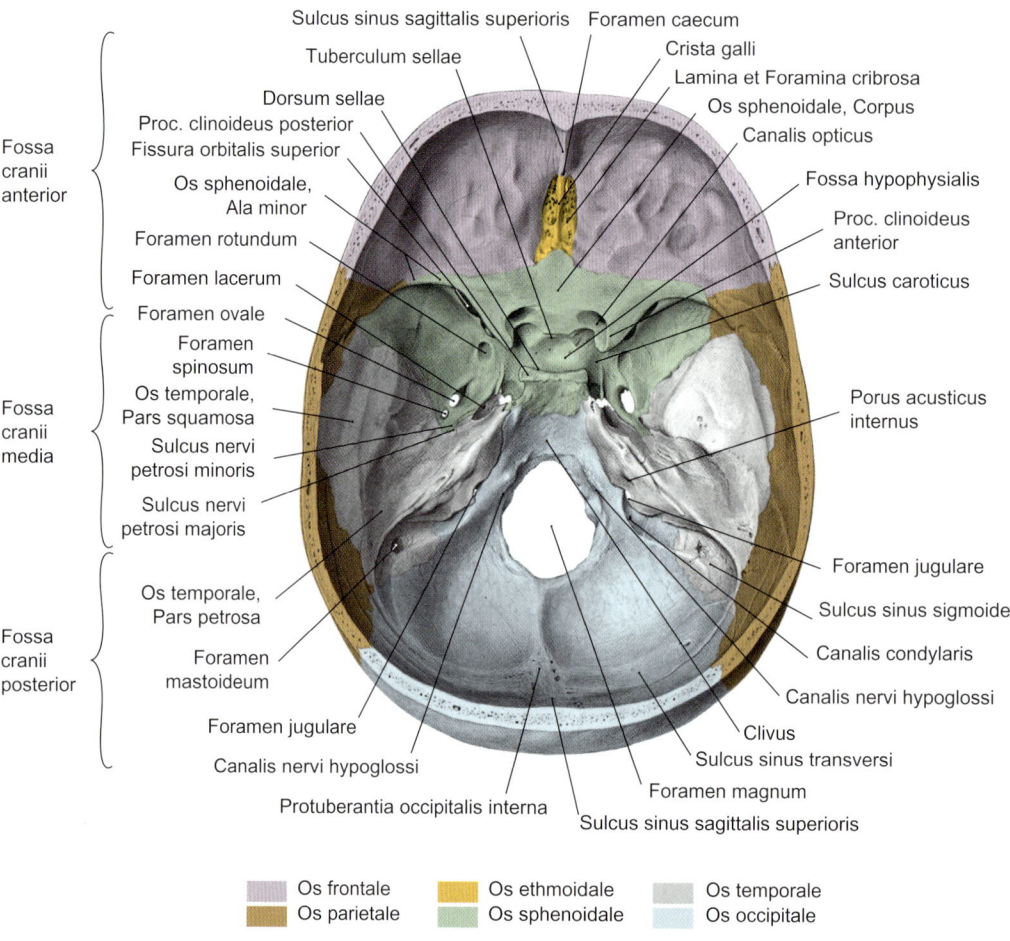

Sulcus sinus sagittalis superioris
Tuberculum sellae
Dorsum sellae
Proc. clinoideus posterior
Fissura orbitalis superior
Os sphenoidale, Ala minor
Foramen rotundum
Foramen lacerum
Foramen ovale
Foramen spinosum
Os temporale, Pars squamosa
Sulcus nervi petrosi minoris
Sulcus nervi petrosi majoris
Os temporale, Pars petrosa
Foramen mastoideum
Foramen jugulare
Canalis nervi hypoglossi
Protuberantia occipitalis interna

Foramen caecum
Crista galli
Lamina et Foramina cribrosa
Os sphenoidale, Corpus
Canalis opticus
Fossa hypophysialis
Proc. clinoideus anterior
Sulcus caroticus
Porus acusticus internus
Foramen jugulare
Sulcus sinus sigmoidei
Canalis condylaris
Canalis nervi hypoglossi
Clivus
Sulcus sinus transversi
Foramen magnum
Sulcus sinus sagittalis superioris

Fossa cranii anterior
Fossa cranii media
Fossa cranii posterior

Os frontale   Os ethmoidale   Os temporale
Os parietale   Os sphenoidale   Os occipitale

Abb. 1.24 Innere Schädelbasis mit vorderer (Fossa cranii anterior), mittlerer (Fossa cranii media) und hinterer (Fossa cranii posterior) Schädelgrube. [36]

des **äußeren Gehörgangs** (Meatus acusticus externus) zu diesem Teil des Schläfenbeins. In der Paukenhöhle befinden sich die 3 Gehörknöchelchen Hammer, Amboss und Steigbügel (➤ Fach Sinnesorgane). Die Paukenhöhle liegt überwiegend noch im Felsenbein und kann deshalb ungeachtet ihrer Namensgebung (Tympanon) auch zur Pars petrosa gerechnet werden, sodass für die Pars tympanica gerade noch das Stückchen Knochen ab dem Trommelfell nach außen übrig bleiben würde. Glücklicherweise besitzen derlei Feinheiten für die Heilpraktikerprüfung keinerlei Bedeutung.

Keilbein

Das Keilbein (**Os sphenoidale**; ➤ Abb. 1.26) erstreckt sich als zentraler Knochen der Schädelbasis zwischen Stirnbein und Schläfenbein quer durch den gesamten Schädel und bildet beiderseits einen kleinen Anteil der Kalotte, eingerahmt von Schläfen-, Scheitel-, Joch- und Stirnbein. Gut auf der Abbildung zu erkennen sind die **4 Flügel** des Keilbeins:
- **2 große** und breit ausladende **Flügel** (Alae majores), die auf ihrem Weg zur Schädelkalotte an den Augenhöhlen vorbei-

ziehen, deren hintere Begrenzung bilden und sich am Aufbau der mittleren Schädelgrube beteiligen (➤ Abb. 1.24)
- **2 kleinere Flügel** (Alae minores), die sich oberhalb von den großen befinden und Anteil am Aufbau der vorderen Schädelgrube haben.

Keilbeinhöhle und Türkensattel

Zentral (median) im Keilbein*körper* befindet sich der **Sinus sphenoidalis** (Keilbeinhöhle), eine der vier Nasennebenhöhlen. Betrachtet man die innere Schädelbasis (➤ Abb. 1.24), erkennt man dorsal der Keilbeinhöhle eine knöcherne Einsenkung, die nach ihrem Aussehen als **Türkensattel (Sella turcica)** bezeichnet wird. In die Aussparung der Sella turcica eingelassen findet sich die **Hirnanhangsdrüse (Hypophyse)**, eine übergeordnete Hormondrüse (➤ Fach Endokrinologie).

PATHOLOGIE

Es gilt zu beachten, dass Keilbeinhöhle und Türkensattel lediglich durch eine sehr dünne Knochenlamelle voneinander getrennt sind. Eitrige Prozesse der Keilbeinhöhle (bakterielle Sinusitis sphenoidalis) können diese knöcherne Barriere im Einzelfall durchbrechen und damit zur lebensgefährdenden Beteiligung zerebraler Strukturen führen.

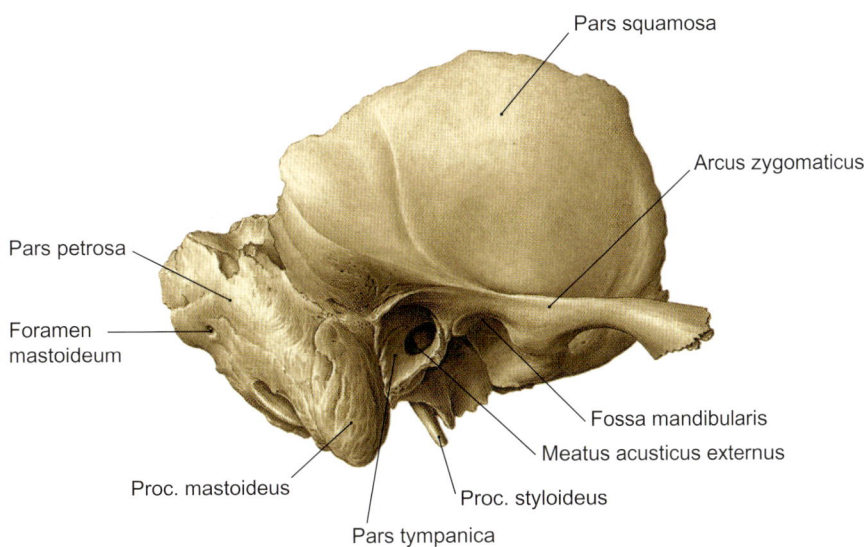

Abb. 1.25 Das Schläfenbein (Os temporale) ist aus den 3 Teilen Pars squamosa, Pars petrosa und Pars tympanica aufgebaut. Rechtes Schläfenbein in der Ansicht von außen. [36]

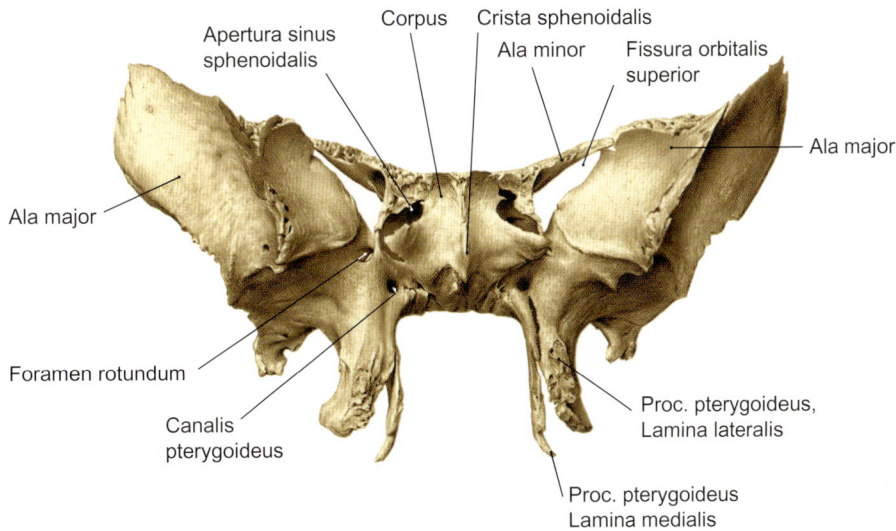

Abb. 1.26 Keilbein (Os sphenoidale) in der Ansicht von ventral. [36]

Hinterhauptbein

Das Hinterhauptbein (**Os occipitale**; ➤ Abb. 1.27) bildet gemeinsam mit dorsalen Anteilen der Schläfenbeine die **hintere Schädelgrube** (➤ Abb. 1.24), in der das Kleinhirn liegt. Durch das **große Hinterhauptsloch (Foramen magnum)** zieht das Rückenmark nach kranial und wird an dieser Stelle sprachlich zum verlängerten Mark (Medulla oblongata).

Seitlich vom Foramen magnum sind **2 Gelenkflächen (Condylus occipitalis)** zu erkennen, die mit dem obersten Halswirbel (**Atlas**) ein **Eigelenk** ausbilden. Diese Gelenke werden auch als (obere) **Kopfgelenke** bezeichnet. Verkantungen (Blockaden) in diesen Gelenken können zu schwersten Störungen führen (➤ 3.4.1, ➤ 3.4.2).

Gesichtsschädel

Der Gesichtsschädel (➤ Abb. 1.28) besteht einschließlich der Gehörknöchelchen und des Zungenbeins aus nahezu 30 Knochen. Dabei ist zu berücksichtigen, dass die Mehrzahl der Knöchelchen doppelt vorhanden ist, also auch doppelt gezählt werden muss. Lediglich Ober- und Unterkiefer, Pflugscharbein und Zungenbein stellen singuläre Knochen dar. Zu den Knochen des Gesichtsschädels zählen:

- **Siebbein** (Os ethmoidale)
- **Nasenbein** (Os nasale)
- **Tränenbein** (Os lacrimale)
- **Nasenmuschel** (Concha nasalis)

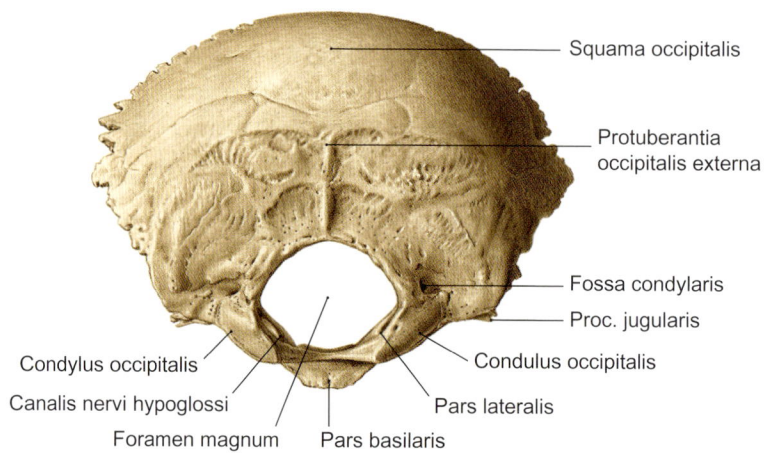

Abb. 1.27 Hinterhauptbein (Os occipitale) von unten mit Foramen magnum und Gelenkflächen (Condylus occipitalis) zur Artikulation mit dem Atlas. [36]

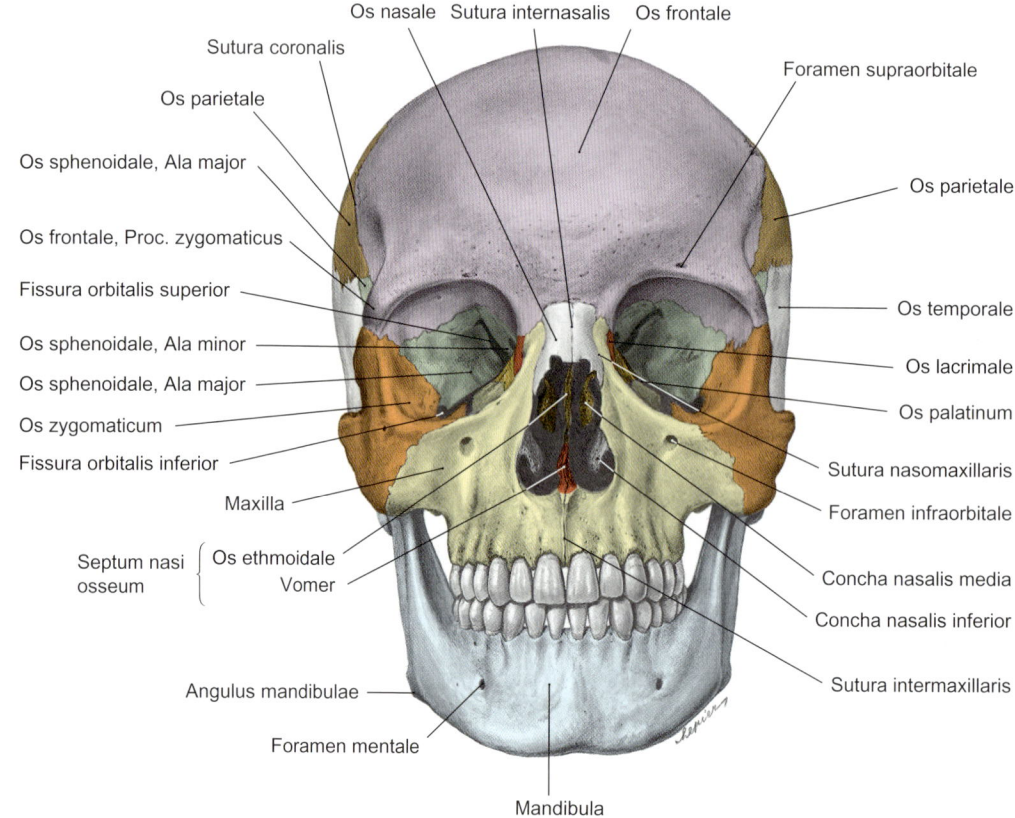

Abb. 1.28 Schädelknochen des Gesichtsschädels. [36]

- **Pflugscharbein** (Vomer)
- **Jochbein** (Os zygomaticum)
- **Gaumenbein** (Os palatinum)
- **Oberkiefer** (Maxilla)
- **Unterkiefer** (Mandibula)
- **Zungenbein** (Os hyoideum)
- **Hammer** (Malleus)
- **Amboss** (Incus)
- **Steigbügel** (Stapes)

Dazu gesellen sich noch **Stirnbein**, **Schläfenbein** und **Keilbein**, die damit zu beiden Schädelanteilen gerechnet werden.

Jochbein

Das Jochbein (**Os zygomaticum**; ➤ Abb. 1.28) bildet das Relief der Wange und die laterale sowie Teile der unteren Begrenzung der Orbita. Es grenzt an Maxilla, Stirn-, Keil- und Schläfenbein.

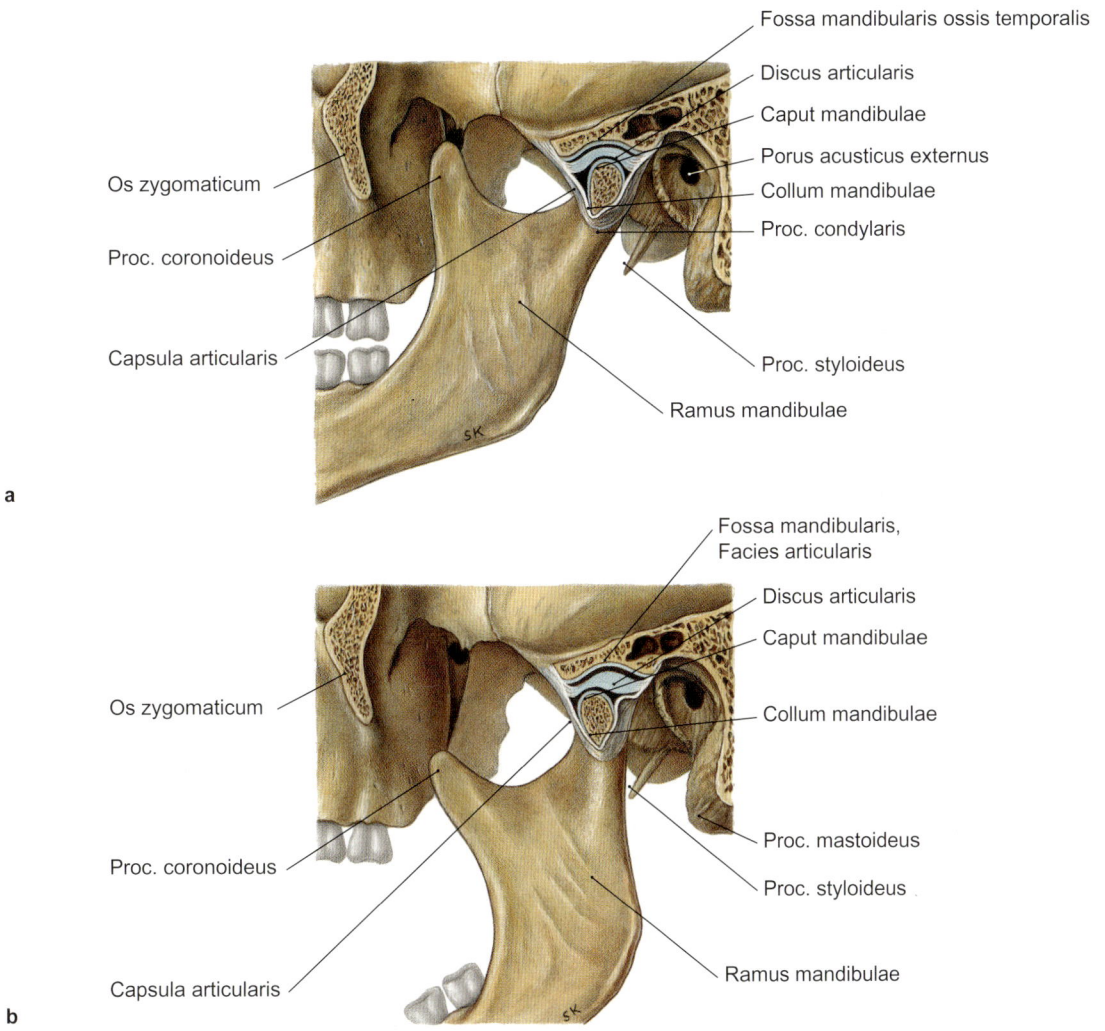

Os zygomaticum

Proc. coronoideus

Capsula articularis

Fossa mandibularis ossis temporalis

Discus articularis

Caput mandibulae

Porus acusticus externus

Collum mandibulae

Proc. condylaris

Proc. styloideus

Ramus mandibulae

a

Os zygomaticum

Proc. coronoideus

Capsula articularis

Fossa mandibularis, Facies articularis

Discus articularis

Caput mandibulae

Collum mandibulae

Proc. mastoideus

Proc. styloideus

Ramus mandibulae

b

Abb. 1.29 Kiefergelenk mit Discus articularis. **a** Mund fast geschlossen. **b** Mund geöffnet. [36]

Schläfenbein

Das Schläfenbein (**Os temporale**; ➤ Abb. 1.28) bildet mit einem präaurikulär (= vor dem Ohr) nach ventral laufenden Bogen (Arcus zygomaticus) die Gelenkpfanne für die Artikulation mit dem Proc. condylaris der Mandibula (= **Kiefergelenk**).

Oberkiefer

Der Oberkiefer (**Maxilla**; ➤ Abb. 1.28) baut den Boden der Orbita auf, begrenzt beiderseits das Nasenbein und trägt kaudal, eingelassen in knöcherne Lücken (Alveolen) die **obere Zahnreihe**. Die **Kieferhöhlen** (= Nasennebenhöhlen) sind auf Abbildung 1.30 und 1.31 dargestellt.

Unterkiefer

Der Unterkiefer (**Mandibula**; ➤ Abb. 1.28), der größte und schwerste Gesichtsknochen, begrenzt den Gesichtsschädel nach kaudal, artikuliert mit dem Schläfenbein zum **Kieferge-**lenk (➤ Abb. 1.29) und trägt in seinen Alveolen die **untere Zahnreihe**. Er ist gleichzeitig der **einzige bewegliche Knochen** am Schädel des Erwachsenen. Als **Unterkieferwinkel** (Angulus mandibulae) bezeichnet man die unteren, hinteren, abgerundeten Ecken des Kieferknochens.

Auf beiden Seiten des Kinns befindet sich eine Öffnung mit dem Namen **Foramen mentale**. Diese Foramina bilden die Durchtrittsstellen des 3. Astes (= **N. mentalis**) des 5. Hirnnerven (N. trigeminus), der hier einer groben Überprüfung auf Druckschmerzhaftigkeit zugänglich ist. Entsprechende Foramina für die ersten beiden Äste des N. trigeminus (N. supraorbitalis und N. infraorbitalis) finden sich im Stirnbein (Foramen supraorbitale) sowie in der Maxilla (Foramen infraorbitale).

Kiefergelenk (➤ Abb. 1.29)

Der **Unterkiefer** ist über seinen **Proc. condylaris** gelenkig verbunden, aber nicht mit dem Oberkiefer, wie man mutmaßen könnte. Vielmehr artikuliert der Condylus (Gelenkkopf) dieses Fortsatzes mit der Fossa mandibularis des **Os temporale**. Das Kiefergelenk ist vor dem Ohr zu tasten. Seine beiden Gelenkflächen vollführen bei der Öffnung des Mundes bzw. den Kaubewegungen sehr komplexe Bewegungsmuster **ohne starre Gelenkachse**, bei denen der Proc. condylaris regelrecht nach vorne über einen faserknorpeligen **Discus articularis** aus der Fossa mandibularis herausgleiten kann. Durch gleichzeitige **Rotation** in der Transversal- *und* Sagittalebene sowie **Seitwärtsbewegungen** besitzt das Kiefergelenk etwas, was eigentlich nicht möglich scheint, nämlich **4 Freiheitsgrade**.

Ventral des Proc. condylaris mit seiner gelenkigen Verbindung befindet sich ein weiterer knöcherner Fortsatz mit der Bezeichnung **Proc. coronoideus**, der bei geschlossenem Mund medial unter den Jochbogen passt, gemeinsam mit den Zähnen eine **Anschlagsbegrenzung** bildet und dem stärksten Kaumuskel (M. temporalis) zum Ansatz dient.

Tränenbein

Das Tränenbein (**Os lacrimale**; ➤ Abb. 1.28), ein winziges Knöchelchen, bildet den vorderen, medialen Rand der Orbita.

Siebbein

Das Siebbein (**Os ethmoidale**; ➤ Abb. 1.30) füllt den Raum zwischen den beiden Orbitae und bildet damit auch den Hauptanteil deren medialen Begrenzung. Es liegt dorsal vom Nasenbein und dem angrenzenden Stirnbein. Das Siebbein enthält miteinander kommunizierende, **luftgefüllte Hohlräume**, die **Siebbeinzellen**. Es verbindet diesen schleimhautausgekleideten Hohlraum ebenso mit dem Nasenraum wie die 3 weiteren, lufthaltigen Nasennebenhöhlen: **Stirnhöhlen** (Sinus frontalis) des Stirnbeins, linke und rechte **Kieferhöhle** der Maxilla (Sinus maxillaris) sowie **Keilbeinhöhle** des Os sphenoidale (Sinus sphenoidalis).

Zentral im Siebbein findet sich eine dünne Knochenlamelle, die den **oberen Anteil** der **knöchernen Nasenscheidewand** bildet (unterer Anteil = Vomer). Das Os ethmoidale bildet Ausstülpungen in den Nasenraum (obere und mittlere **Nasenmuschel** = Concha nasalis) sowie die, gewissermaßen als Fortsetzung der knöchernen Nasenscheidewand nach oben in die vordere Schädelgrube vorspringende **Crista galli** (Hahnenkamm), eingelassen in die **Siebbeinplatte (Lamina cribrosa)**. Auf der Siebbeinplatte liegt beidseits der Crista galli der 1. Hirnnerv (Riechnerv = **N. olfactorius**; ➤ Fach Atmungsorgane, ➤ Fach Neurologie).

Orbita

Die Orbita (knöcherne Augenhöhle; ➤ Abb. 1.28) wird von insgesamt **7** verschiedenen Knochen aufgebaut:
- **Keilbein** (Os sphenoidale): dorsale Begrenzung
- **Stirnbein** (Os frontale): Dach
- **Siebbein** (Os ethmoidale): mediale Begrenzung
- **Tränenbein** (Os lacrimale) medial gelegen, vor dem Os ethmoidale
- **Oberkiefer** (Maxilla): medialer Boden

- **Jochbein** (Os zygomaticum): laterale Begrenzung und lateraler Boden
- **Gaumenbein** (Os palatinum): besitzt vom harten Gaumen aus einen Ausläufer nach kranial bis zum Boden der Orbita.

Nase

Die Nase ist in ihrem **vorderen** Anteil aus **hyalinem Knorpel** aufgebaut und in ihrem **dorsalen** Abschnitt aus **Knochen**. In diesem hinteren Anteil bildet der **Vomer** (Pflugscharbein) den unteren Anteil der **Nasenscheidewand** (Septum nasi), ein lamellenartiger Ausläufer des **Siebbeins** den oberen (➤ Abb. 1.30).

Dem hinteren Teil der Nase aufgelagert finden sich die beiden **Nasenbeine** (**Os nasale**; ➤ Abb. 1.28). Von lateral her stülpen sich **3 Nasenmuscheln (Conchae nasales)** in den Nasenraum und unterteilen die eigentlich sehr große Höhle in beidseits 3 schmale **Nasengänge (Meatus nasi)**. Die beiden oberen Muscheln (Concha nasalis superior und medius) stellen lediglich Ausstülpungen des Siebbeins dar, während die untere Nasenmuschel als eigenständiger Knochen gewertet wird. Genauer besprochen wird die Nase im ➤ Fach Atmungsorgane.

Nasennebenhöhlen

Zu den Nasennebenhöhlen (➤ Abb. 1.31) gehören zusammengefasst die folgenden knöchernen, mit Schleimhaut ausgekleideten Hohlräume. Sie stehen mit dem Nasenraum über schmale Gänge in Verbindung und sind deswegen pneumatisiert (lufthaltig):
- **Stirnhöhle** (Sinus frontalis)
- **Kieferhöhle** (Sinus maxillaris)
- **Keilbeinhöhle** (Sinus sphenoidalis)
- **Siebbeinzellen** (Cellulae ethmoidales).

Es gibt demnach 4 Nasennebenhöhlen. Rechnet man die Höhlen entsprechend ihres tatsächlichen Vorkommens jeweils doppelt, so sind es **8**.

Die Nasennebenhöhlen sind bei der Geburt lediglich rudimentär angelegt und entwickeln sich erst in den folgenden Jahren. Besonders lange zu ihrer Entwicklung brauchen die **Stirnhöhle** (8.–10. Lebensjahr) und v. a. die **Keilbeinhöhle**, die erst **nach dem 20. Lebensjahr** voll ausgebildet ist.

Ohrtrompete

Pneumatisiert durch seine Verbindung mit dem Nasen-Rachen-Raum ist neben den Nasennebenhöhlen auch der **Proc. mastoideus** (Mastoid) des Schläfenbeins über den Raum des Mittelohrs. Die Paukenhöhle erhält die Luft der Außenwelt über die **Ohrtrompete (Tuba auditiva, Eustachio-Röhre)**, einem engen, schleimhautbedeckten Kanal aus elastischem Knorpel, der seitlich aus dem oberen Teil des Rachens (➤ Fach Atmungsorgane) entspringt.

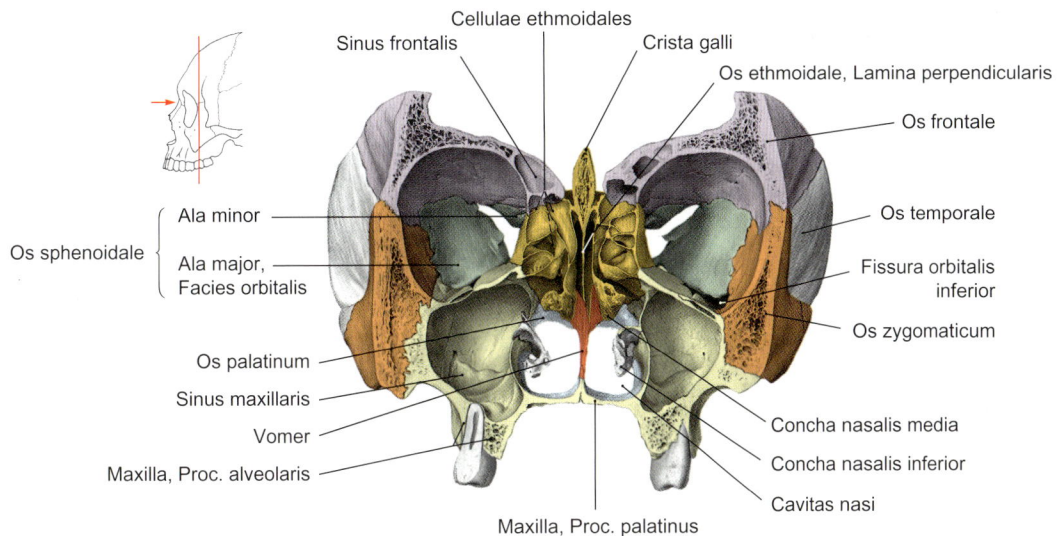

Cellulae ethmoidales

Sinus frontalis

Crista galli

Os ethmoidale, Lamina perpendicularis

Os frontale

Os sphenoidale

Ala minor

Ala major,
Facies orbitalis

Os temporale

Fissura orbitalis inferior

Os zygomaticum

Os palatinum

Sinus maxillaris

Vomer

Maxilla, Proc. alveolaris

Concha nasalis media

Concha nasalis inferior

Cavitas nasi

Maxilla, Proc. palatinus

a

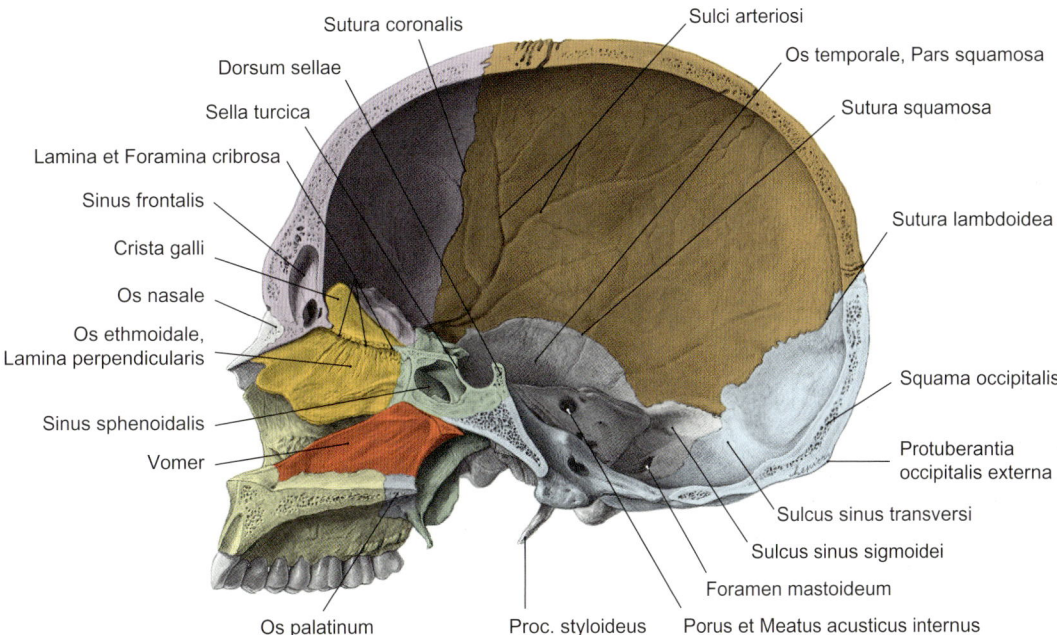

Sutura coronalis

Dorsum sellae

Sella turcica

Lamina et Foramina cribrosa

Sinus frontalis

Crista galli

Os nasale

Os ethmoidale,
Lamina perpendicularis

Sinus sphenoidalis

Vomer

Sulci arteriosi

Os temporale, Pars squamosa

Sutura squamosa

Sutura lambdoidea

Squama occipitalis

Protuberantia
occipitalis externa

Sulcus sinus transversi

Sulcus sinus sigmoidei

Foramen mastoideum

Porus et Meatus acusticus internus

Os palatinum

Proc. styloideus

b

Abb. 1.30 Siebbein (Os ethmoidale). **a** Frontalschnitt mit Darstellung von Kieferhöhlen, Stirnhöhlen, Siebbeinzellen, Nasenraum und dorsalem Anteil der Orbita. **b** Mediansagittalschnitt mit hartem Gaumen mit Maxilla und Os palatinum. Kranial davon befindet sich der hintere knöcherne Anteil der Nasenscheidewand mit Os ethmoidale (oberer Anteil) und Vomer (unten). Dorsal des Siebbeins erkennt man die Keilbeinhöhle und, wiederum dorsal davon, die Sella turcica (Türkensattel). Oberhalb des Siebbeins ist im Stirnbein die Stirnbeinhöhle (Sinus frontalis) dargestellt. [36]

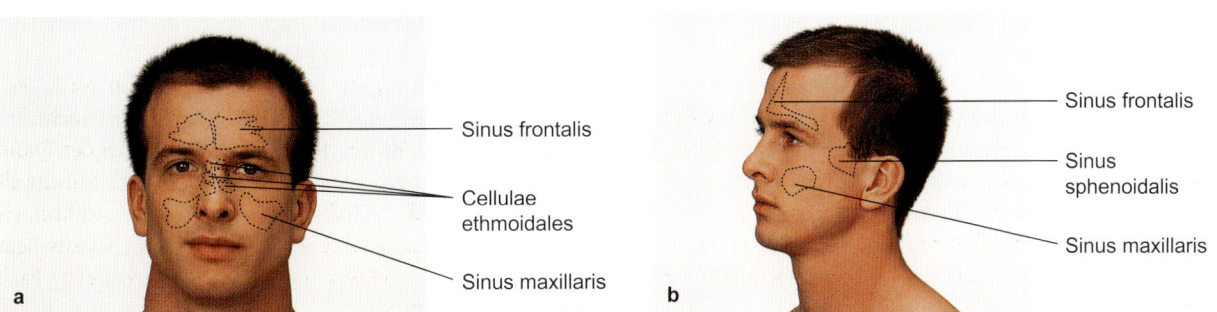

Sinus frontalis

Cellulae
ethmoidales

Sinus maxillaris

a

Sinus frontalis

Sinus
sphenoidalis

Sinus maxillaris

b

Abb. 1.31 Nasennebenhöhlen in der Projektion auf das Gesicht. [7]

Zungenbein

Beim Zungenbein (**Os hyoideum**; ➤ Abb. 1.32) handelt es sich um einen kleinen hufeisenförmigen Knochen. Er befindet sich **kranial des Kehlkopfs** und ist mit diesem nicht über Gelenke, sondern lediglich über ein kräftiges **Ligament verbunden**. Neben der Zunge setzen zahlreiche weitere Muskeln an ihm an, sichern so seine Stabilität im Raum und ermöglichen seine Funktionen z. B. beim Schluckreflex, bei dem durch sein Abweichen nach oben auch der gesamte Kehlkopf um einige Zentimeter nach kranial gezogen wird.

MERKE

Das Zungenbein ist der einzige Knochen des menschlichen Körpers, der keinerlei direkte Verbindung zu einem weiteren Knochen hat.

Zusammenfassung

Knochen des Schädels:

- am Schädel werden **Hirnschädel** (Schädeldach, Schädelkalotte) und **Gesichtsschädel** unterschieden
- der **Hirnschädel** besteht aus folgenden Knochen:
  - Os frontale (Stirnbein) mit den Stirnhöhlen (Sinus frontalis)
  - paarige Ossa parietalia (Scheitelbeine): sind durch Pfeilnaht (Sutura sagittalis) miteinander verbunden
  - paarige Ossa temporalia (Schläfenbeine), jeweils bestehend aus
    - Pars squamosa (Schläfenbeinschuppe), bildet über den Arcus zygomaticus die Gelenkpfanne für das Kiefergelenk
    - Pars petrosa (Felsenbein) mit Hör- und Gleichgewichtsorgan, innerem Gehörgang und lufthaltigem Warzenfortsatz
    - Pars tympanica mit Mittelohr und Teilen des äußeren Gehörgangs
  - Os sphenoidale (Keilbein) mit Keilbeinhöhle (Sinus sphenoidalis) und Türkensattel
  - Os occipitale (Hinterhauptbein) mit Foramen magnum und Gelenkflächen für das Gelenk mit dem 1. Halswirbel (Atlas)
- **Schädelnähte:** verbinden die Knochen des Hirnschädels zunächst bindegewebig, später knöchern miteinander und weiten sich beim Säugling zu **großer** und **kleiner Fontanelle**
  - Pfeilnaht (Sutura sagittalis)
  - Kranznaht (Sutura coronalis)
  - Lambdanaht (Sutura lambdoidea)
- der **Gesichtsschädel** besteht aus folgenden Knochen:
  - Os zygomaticum (Jochbein)
  - Maxilla (Oberkiefer): enthält die paarigen luftgefüllten Kieferhöhlen (Sinus maxillaris), trägt die Oberkieferzähne
  - Mandibula (Unterkiefer), artikuliert mit dem Arcus zygomaticus des Schläfenbeins zum Kiefergelenk, trägt die Unterkieferzähne
  - Os lacrimale (Tränenbein)
  - Os ethmoidale (Siebbein) mit oberer und mittlerer Nasenmuschel (Concha nasalis superior und medius), enthält die luftgefüllten Siebbeinzellen (Cellulae ethmoidales)
  - Os nasale (Nasenbein)
  - Vomer (Pflugscharbein) bildet den unteren Teil des knöchernen Nasenseptums
  - Os palatinum (Gaumenbein)
  - Gehörknöchelchen (Hammer, Amboss, Steigbügel)
  - Os hyoideum (Zungenbein)
- die **knöcherne Augenhöhle (Orbita)** wird von Anteilen von 7 verschiedenen Knochen des Schädels gebildet
- **Nasennebenhöhlen:** Stirnhöhle, Kieferhöhle, Keilbeinhöhle, Siebbeinzellen

1.4.2 Larynx

Der Larynx (**Kehlkopf**) bildet den Übergang zwischen Rachen und Luftröhre. Er wird nicht mehr zum Kopf gerechnet. Sein Vorsprung wird v. a. beim Mann ventral am Hals sichtbar, weshalb er als „Adamsapfel" bezeichnet wird. Er besitzt wichtige Funktionen für das **Sprechen**, indem die enthaltenen Stimmbänder beim Durchtritt von Luft in der gewünschten Tonhöhe zum Schwingen gebracht werden. Weitere wesentliche Funktionen bestehen in der **Trennung von Luft- und Speisewegen** sowie, über einen luftdichten Verschluss der Stimmbänder, die Mithilfe bei der Erzeugung eines **thorakalen Überdrucks (Husten, Bauchpresse)**.

Der Kehlkopf baut sich aus knorpeligen Strukturen auf (➤ Abb. 1.32):

- **Ringknorpel (Cartilago cricoidea):** liegt kaudal; dient dazu, sowohl den Kehlkopf als auch den Übergang zur Luftröhre zu verstärken, damit die Luftwege offen bleiben
- **Kehldeckel (Epiglottis):** klappenähnlich gebaut; bildet den Übergang zum Pharynx und verschließt die Luftwege während des Schluckens
- **Schildknorpel (Cartilago thyroidea):** Er ist „schildförmig" und dorsal offen, liegt zwischen Ringknorpel und Kehldeckel, begrenzt den Kehlkopf nach ventral und nimmt den größten Raum ein. Er verankert sowohl die Epiglottis als auch die **Stimmbänder**, die von hier aus nach dorsal zu den beiden **Stellknorpeln (Cartilago arytaenoidea)** am Oberrand des Cricoids ziehen. Die Grundhöhe der Stimme hängt in hohem Maße von der Elastizität, Spannung und Länge der Stimmbänder ab. Sobald sich (neben dem ausgeprägten Wachstum des Kehlkopfs einschließlich der Stimmbänder) der Winkel der Cartilago thyroidea bei Jungen in der Pubertät verändert, vermindert sich die Spannung der Stimmbänder und die Stimme wird tiefer.

Die **Epiglottis** besteht aus **elastischem Knorpel**, die weiteren Strukturen aus **hyalinem**. Genauer besprochen werden Anatomie und Funktion des Kehlkopfs im ➤ Fach Atmungsorgane.

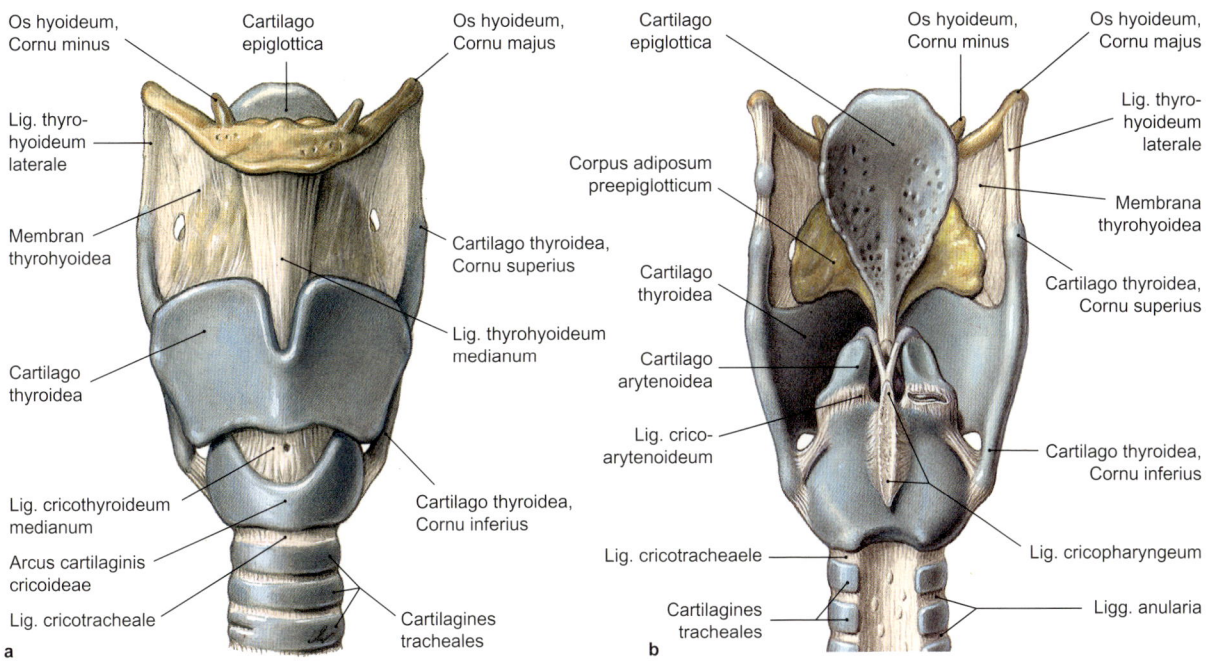

Abb. 1.32 Larynx und Os hyoideum (Zungenbein) in der Ansicht von ventral (**a**) und dorsal (**b**). [36]

1.4.3 Wirbelsäule

Die Wirbelsäule (**Columna vertebralis**; ➤ Abb. 1.33) gibt dem Körper Halt und ermöglicht dem Menschen seinen aufrechten Gang. Brustkorb, Becken und Schädel sind an ihr befestigt. In ihrem Inneren liegt das Rückenmark optimal geschützt. Sie besteht aus 28–29 einzelnen Wirbeln (Vertebrae), deren Wirbelkörper (Corpus vertebrae) jeweils durch Scheiben aus sehr widerstandsfähigem Faserknorpel (Zwischenwirbelscheiben = Bandscheiben = Disci intervertebrales) voneinander getrennt sind.

Die **7 Halswirbel**, **12 Brustwirbel** und **5 Lendenwirbel** sind jeweils gelenkig untereinander verbunden und ermöglichen so die Bewegungen der Wirbelsäule. Dagegen sind die **5 Sakralwirbel** ab dem frühen Erwachsenenalter **starr** miteinander zum **Kreuzbein (Os sacrum)** verschmolzen und werden deshalb bei der Auflistung der einzelnen Wirbel auch nur als Einzelknochen „gewertet". Die Zwischenwirbelscheiben bleiben teilweise rudimentär erhalten. Die **3–4 Steißbeinwirbel** sind nur **teilweise** gelenkig untereinander verbunden und erhalten dadurch auch nur eine teilweise und geringe Beweglichkeit, jedoch bleiben Kreuzbein und Steißbein insgesamt gegeneinander beweglich.

Schwingungen der Wirbelsäule

Physiologische Schwingungen

Bei der Geburt ist die Wirbelsäule noch weitgehend gerade. Erst im Verlauf der ersten Lebensjahre erhält sie ihre typischen Schwingungen mit konkaver Anordnung der Halswirbel (**Halslordose**), konvexer Biegung der Brustwirbelsäule (**Brustkyphose**), wieder-

um konkaver Lendenwirbelsäule (**LWS-Lordose**) und abschließender, kyphotischer Biegung des Steißbeins nach ventral.

> **M E R K E**
> Im Hals- und Lendenbereich findet man eine Lordose (also hohl).

Pathologische Schwingungen

Eine pathologische Überbetonung der Brustkyphose führt zum **Rundrücken** bzw. zum **Hohlrundrücken**, wenn die LWS gleichzeitig hyperlordosiert ist. Eine zu gering ausgebildete Kyphosierung im BWS-Bereich nennt man **Flachrücken**, die (alleinige) Hyperlordosierung der LWS **Hohlrücken (Hohlkreuz)** (➤ Abb. 1.34).

Bei der Aufsicht von dorsal oder ventral ist die Wirbelsäule idealerweise gerade, also ohne seitliche Abweichungen. Eine mehr oder weniger starke Verkrümmung (Seitverbiegung) nennt man **Skoliose** (➤ Abb. 1.35). Ist die Wirbelsäule dabei zusätzlich in ihrer Achse verdreht, spricht man von einer **Torsionsskoliose**. Eine Skoliose *kann* zu Rückenschmerzen führen. Es gibt aber zahlreiche Menschen, die trotz ausgeprägter Skoliose keinerlei Beschwerden haben. Umgekehrt gibt es Menschen mit Rückenschmerzen, bei denen die Wirbelsäule vollständig im Lot steht.

Zwischenwirbelscheiben

Die Zwischenwirbelscheiben (**Bandscheiben, Disci intervertebrales**; ➤ Abb. 1.36) dienen einerseits der Pufferung ent-

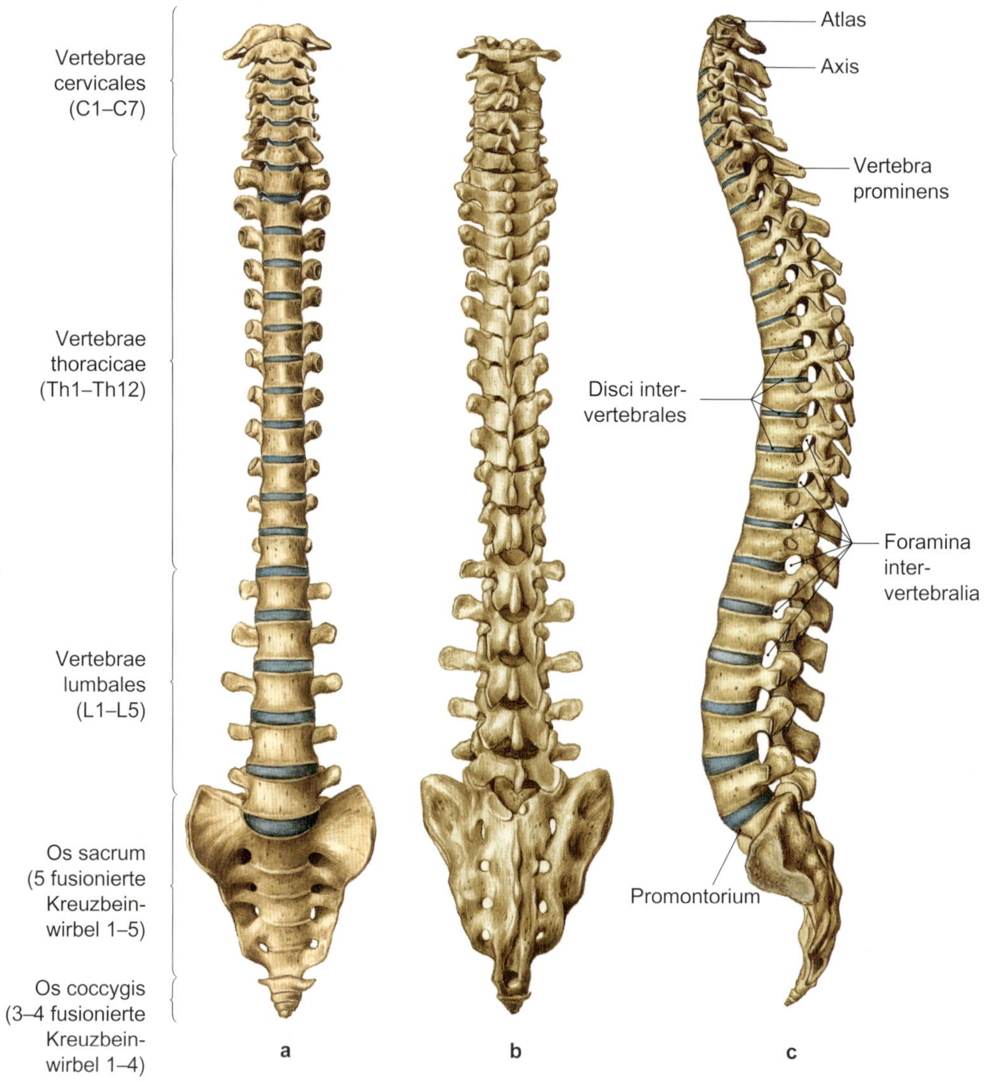

Vertebrae
cervicales
(C1–C7)

Vertebrae
thoracicae
(Th1–Th12)

Vertebrae
lumbales
(L1–L5)

Os sacrum
(5 fusionierte
Kreuzbein-
wirbel 1–5)

Os coccygis
(3–4 fusionierte
Kreuzbein-
wirbel 1–4)

Atlas

Axis

Vertebra
prominens

Disci inter-
vertebrales

Foramina
inter-
vertebralia

Promontorium

a   b   c

Abb. 1.33 Wirbelsäule in der Ansicht von ventral (**a**), dorsal (**b**) und links (**c**). [36]

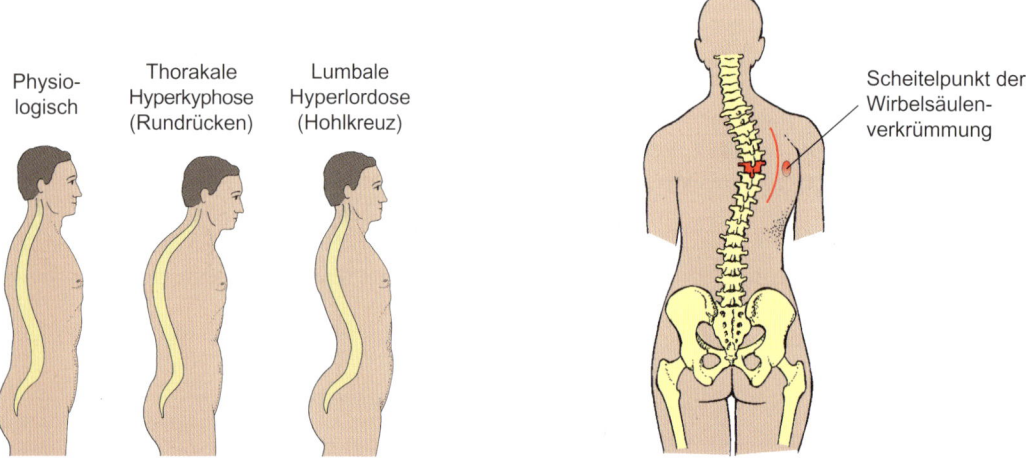

Physio-
logisch

Thorakale
Hyperkyphose
(Rundrücken)

Lumbale
Hyperlordose
(Hohlkreuz)

Scheitelpunkt der
Wirbelsäulen-
verkrümmung

Abb. 1.34 Schwingungen der Wirbelsäule. [38]

Abb. 1.35 Skoliose [38]

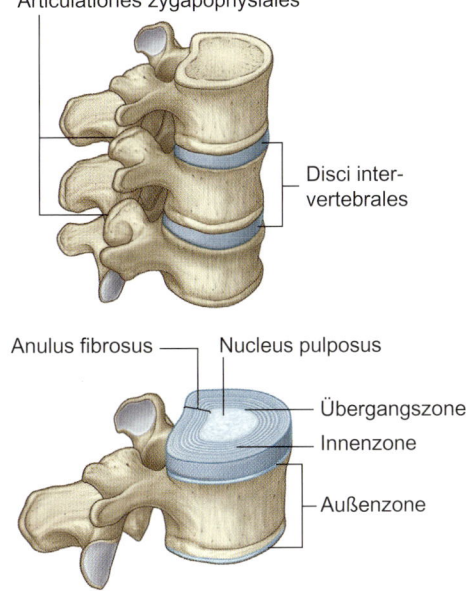

Abb. 1.36 Schema der Zwischenwirbelscheiben. Sie bestehen aus einem Anulus fibrosus und einem Nucleus pulposus. [46]

sprechender Belastungen und sind andererseits Voraussetzung für die Beweglichkeit der Wirbelsäule. Sie besitzen zentral einen weichen, nachgiebigen, strukturlosen **Gallertkern (Nucleus pulposus)**, der allseits von einem derben Ring aus **Faserknorpel (Anulus fibrosus)** umgeben ist. Aus diesem in die benachbarten Wirbelkörper einstrahlende Fasern dienen der Verankerung. Ein Discus intervertebralis passt von seiner Ausdehnung her exakt zwischen die kranial und kaudal benachbarten Wirbelkörper; seine Höhe ist allerdings deutlich geringer. Die äußere Form der Zwischenwirbelscheiben ist keilförmig, um sich den Schwingungen der Wirbelsäule anzupassen. In HWS und LWS sind sie vorne, in der BWS hinten höher. Entsprechend den Wirbeln nehmen auch sie von kranial nach kaudal an Dicke und Durchmesser zu.

Wesentlich sind die **Stabilität** des **Anulus fibrosus**, der extremen Belastungen standzuhalten hat, sowie die **Nachgiebigkeit** des **Gallertkerns**, wodurch Bewegungen in den Zwischenwirbelgelenken ermöglicht werden: Die Gelenkfortsätze (Processus articulares) bilden eine knöcherne Einheit mit ihren Wirbeln, sodass ohne ausreichende Nachgiebigkeit der Zwischenwirbelscheiben keine Bewegungen in der Wirbelsäule möglich wären.

PATHOLOGIE

Die Degeneration und Höhenminderung der Disci intervertebrales mit zunehmendem Lebensalter (Beginn bereits um das 20. Lebensjahr) beinhaltet auch eine zunehmende Eintrocknung des Nucleus pulposus, worunter die Beweglichkeit in den Zwischenwirbelgelenken leiden muss.

Anatomie der Wirbel

Der Bau der einzelnen Wirbel (**Vertebrae**; ➤ Abb. 1.37) ist in den einzelnen Wirbelsäulenabschnitten prinzipiell identisch mit nur wenigen Abweichungen. Der **ventral** liegende **Wirbelkörper (Corpus vertebrae)** geht dorsal in den **Wirbelbogen (Arcus vertebrae)** über und bildet mit diesem eine knöcherne, gelenkfreie Einheit. Am Wirbelbogen entstehen verschiedene knöcherne Fortsätze:

- Dorsal liegt in der Mediansagittalen der **Dornfortsatz (Proc. spinosus)**. An HWS und LWS steht er fast waagrecht, an der BWS schräg nach kaudal. Starke Bänder verbinden die Dornfortsätze untereinander und geben der Wirbelsäule zusätzlichen Halt. Kraniales (Atlas) und kaudales Ende der Wirbelsäule (Steißbein) tragen keine Dornfortsätze.
- Seitlich am Wirbelbogen liegen beiderseits die **Querfortsätze (Processus transversi)**, die als Hebelarme für Muskeln dienen. Außerdem tragen sie in der BWS beidseits je eine Gelenkfläche für die zugehörige Rippe.

Der **Wirbelbogen** ist dort, wo er vom Wirbelkörper abgeht, am oberen Rand leicht, am unteren aber tief eingeschnürt (Incisura vertebralis superior et inferior). Diese Einschnürun-

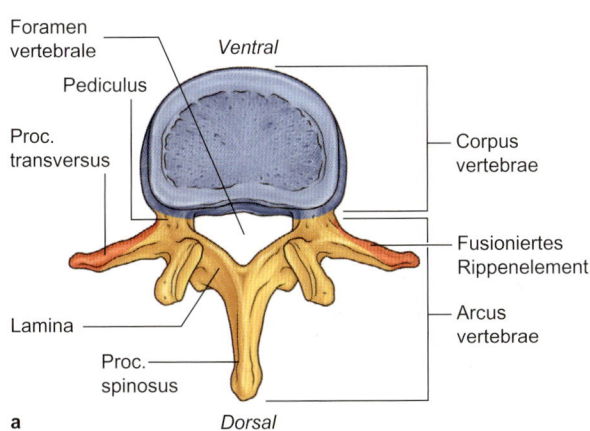

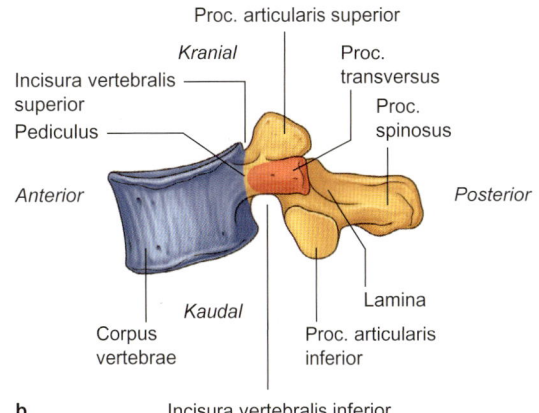

Abb. 1.37 Schema eines Wirbels. [46]

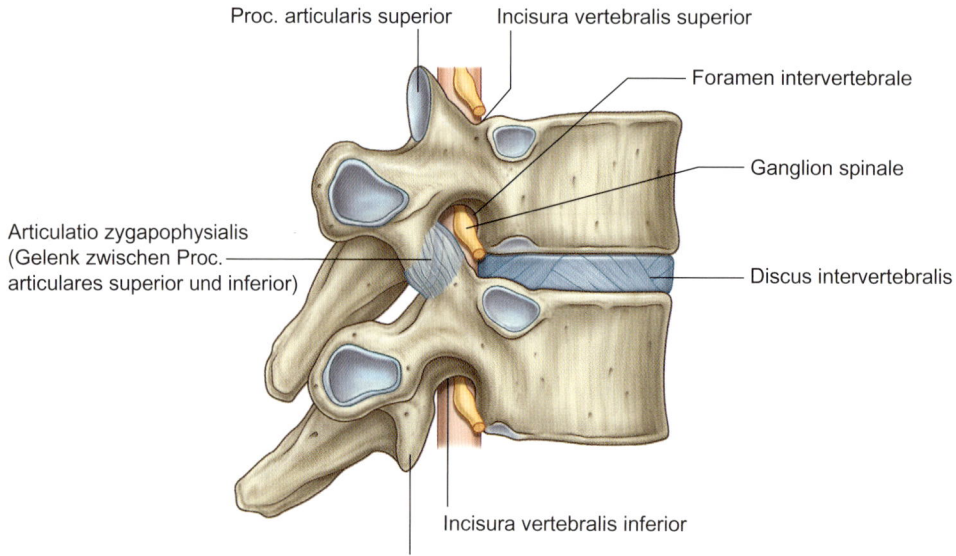

Proc. articularis superior

Incisura vertebralis superior

Foramen intervertebrale

Ganglion spinale

Articulatio zygapophysialis
(Gelenk zwischen Proc.
articulares superior und inferior)

Discus intervertebralis

Incisura vertebralis inferior

Procc. articularis inferior

Abb. 1.38 Foramen intervertebrale mit Spinalganglion (BWS). [46]

gen ergänzen sich mit den Einschnürungen des kranial bzw. kaudal benachbarten Wirbels zu den **Zwischenwirbellöchern** (**Foramen intervertebrale**; ➤ Abb. 1.38), an denen **Nerven** (und Blutgefäße) hindurchtreten und noch im Bereich der Zwischenwirbellöcher **Spinalganglien** bilden.

Das **Wirbelloch (Foramen vertebrale)** wird vom **Wirbelbogen** gebildet. Die exakt übereinander liegenden Wirbelbögen mit ihrem zentralen Wirbelloch bilden in ihrer Summe einen vollständigen **knöchernen Kanal** in der Wirbelsäule, der vom Atlas bis in den Sakralbereich reicht und das **Rückenmark** beherbergt. Dasselbe **endet** allerdings bereits in Höhe **L1/L2**, sodass ab hier nur noch die **Nervenfasern** nach kaudal weiterziehen. Wegen ihres Aussehens bezeichnet man die Gesamtheit dieser Nerven als **Cauda equina (Pferdeschweif)** (➤ Fach Neurologie).

PATHOLOGIE

Eine mechanische Bedrängung und Schädigung der Nervenfasern in ihrem knöchernen Kanal unterhalb L2 wird als **Kauda-Syndrom** bezeichnet. Ursächlich können Frakturen, Tumoren oder ein medialer Bandscheibenvorfall in Frage kommen. Die wichtigsten Symptome bestehen in Schmerzen, Parästhesien, schlaffen Lähmungen und Störungen der Funktion von Blase und Mastdarm. Das Kauda-Syndrom ist als dringlicher **Notfall** anzusehen.

Intervertebralgelenke

Jeder Wirbel ist mit den kranial und kaudal benachbarten Wirbeln beweglich über jeweils **2 obere** und **2 untere Gelenke** verbunden, sofern er nicht, wie beim Kreuzbein, knöchern mit ihnen verwachsen ist. Für diese Artikulationen dienen weitere Fortsätze des **Wirbelbogens** – 2 obere Gelenkfortsätze (**Proc. articularis superior**) sowie 2 untere (**Proc. articularis inferior**), die mit den Gelenkfortsätzen der benachbarten Wir-

belbögen die kleinen **Wirbelgelenke** (Intervertebralgelenke, Spondylgelenke von Spondylus = Wirbel; ➤ Abb. 1.38) bilden.

Die Anordnung der Gelenkflächen ist nicht in allen Abschnitten der Wirbelsäule identisch (➤ Abb. 1.33c). Beispielsweise sind sie lumbal fast **sagittal** angeordnet, weshalb in der **LWS** praktisch **keine Rotation** möglich ist. Ihre **frontale** Anordnung in der **BWS** ermöglicht dagegen eine ordentliche **Rotation**, aber dafür **wenig Beugung**.

MERKE

Die **Neigung** des Rumpfes erfolgt in der **LWS**, seine **Rotation** in der **BWS**.

PATHOLOGIE

Die Wirbelkörper sind im Bereich der HWS noch relativ zierlich, um entsprechend der zunehmenden Belastung kaudalwärts immer größer und schwerer zu werden. Durch diese zunehmende Belastung kommt es im Bereich der **LWS** unter dem zusätzlichen Einfluss von Fehlbelastungen am ehesten und **am häufigsten** zu Schädigungen der Wirbel und ihrer Gelenke oder auch der Bandscheiben – z.B. einem **Bandscheibenvorfall** mit möglicher mechanischer Schädigung der durch das Zwischenwirbelloch hindurchtretenden Nervenwurzeln sowie Beschwerden an den Strukturen, die von diesen Nerven versorgt werden. Ganz besonders häufig betroffen sind die Disci intervertebrales **L4/5** und **L5/S1** – also der Übergang von der LWS zum Kreuzbein (Sakrum).

Besonderheiten einzelner Wirbelsäulenabschnitte

HWS

Atlas

Der Atlas (**1. Halswirbel**; ➤ Abb. 1.39) ist der Träger des Kopfes. Er besitzt **keinen Wirbelkörper**, sondern besteht **aus-**

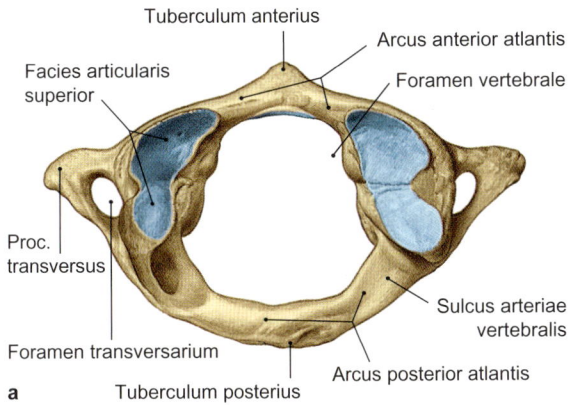

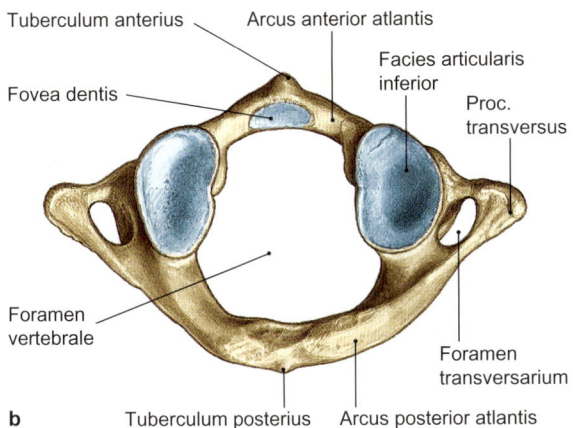

Abb. 1.39 Atlas (1. Halswirbel) in der Ansicht von kranial (**a**) und kaudal (**b**). [36]

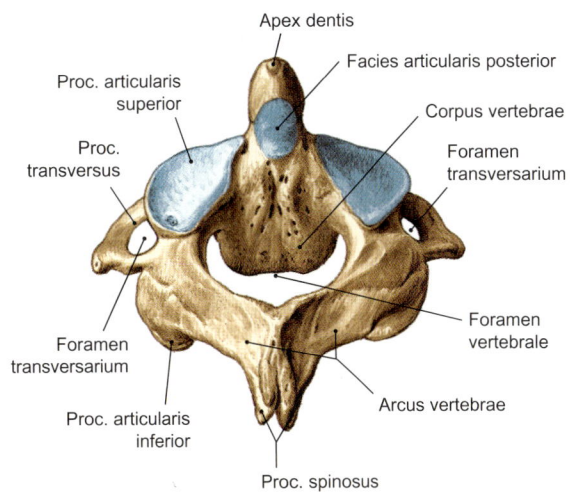

Abb. 1.40 Axis (2. Halswirbel) in der Ansicht von dorsal kranial. [36]

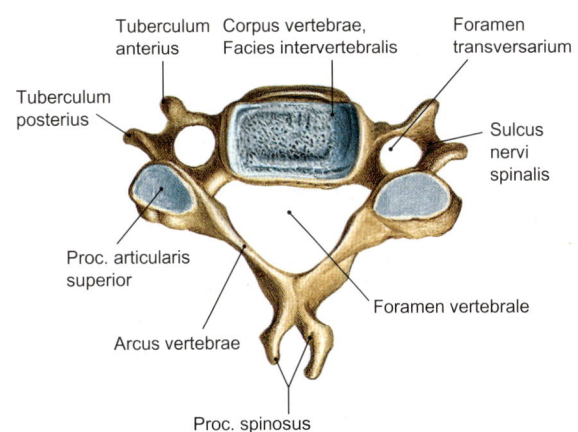

Abb. 1.41 5. Halswirbel von kranial. Die Spitzen der Dornfortsätze sind meist gespalten und die Querfortsätze besitzen Löcher. [36]

schließlich aus dem **Wirbelbogen**. Seine besonders langen Querfortsätze sind direkt vor dem Mastoid bei einiger Übung gut zu tasten und hinsichtlich einer Fehlstellung des Atlas bei vorliegender Gelenkblockade zu beurteilen (➤ 3.4.1).

Über 2 nach kranial weisende Gelenkfortsätze (Proc. articularis superior) artikuliert der Atlas mit den Kondylen des **Os occipitale** zu den **oberen Kopfgelenken** (Eigelenke). In diesen Gelenken ist sowohl eine **Nickbewegung** (Inklination, Reklination) als auch eine nach seitwärts gerichtete **Kippbewegung (Lateralflexion)** möglich.

Die beiden Gelenkfortsätze an der Unterseite des Atlas artikulieren mit den oberen Gelenkflächen des **Axis** (2. Halswirbel) zu den **unteren Kopfgelenken**. Hier handelt es sich um plane Gleitgelenke. Über den Dens axis können Atlas und Axis auch gegeneinander rotieren.

Axis

Der Axis (**2. Halswirbel**; ➤ Abb. 1.40) bildet im ventralen Anteil seines (kleinen) Wirbelkörpers einen senkrecht nach kranial ragenden Fortsatz (**Dens axis** = Zahn des Axis), mit dem er mit dem inneren ventralen Anteil des Atlas ein Rad- bzw. Dreh- bzw. Zapfengelenk ausbildet.

Foramina transversaria

Den **6 obersten Halswirbeln** ist gemein, dass sie in ihren Querfortsätzen Löcher (**Foramina transversaria**) aufweisen (➤ Abb. 1.41), die in ihrer Summe einen knöchernen Kanal bilden, durch den die **A. vertebralis** nach kranial zieht, um den okzipitalen und basalen Anteil des Gehirns mit Blut zu versorgen. Sie kommuniziert schließlich als A. cerebri posterior mit den Folgegefäßen der A. carotis interna (➤ Fach Herz-Kreislauf-System, ➤ Fach Neurologie).

Dornfortsätze

Während der **Atlas keinen Dornfortsatz** besitzt, sind von sämtlichen (verbleibenden) Dornfortsätzen der Wirbelsäule allein diejenigen der **Halswirbel II bis VI gegabelt** (➤ Abb. 1.41).

Vertebra prominens

Der **7. Halswirbel** heißt Vertebra prominens, weil sein **Dornfortsatz** nuchal (im Nacken) als deutlicher Höcker hervorspringt (prominent ist) und damit auch das Abzählen der Wirbel, also die Orientierung an der Wirbelsäule erleichtert (➤ Abb. 1.33).

BWS

Knöcherne **Fortsätze** u. a. zur Artikulation mit benachbarten Wirbeln entstehen üblicherweise **ausschließlich** am **Arcus vertebrae**. Nun tragen als Ausnahme auch die **Wirbelkörper** der BWS Gelenkflächen, die mit den **Rippenköpfchen** artikulieren (➤ Abb. 1.42). An den Querfortsätzen der Brustwirbel finden sich weitere Gelenke zur Artikulation mit dem **Hals** der zugehörigen **Rippe**. Die **Rippen** bilden also an ihrem Abgang von der Wirbelsäule direkt hintereinander **2 Gelenke** – das erste mit dem Wirbel*körper* (**Kostovertebralgelenk**) und das direkt nachfolgende mit dem Querfortsatz des Wirbel*bogens* (**Kostotransversalgelenk**).

Stabilisierung der Wirbelsäule

Bereits die Achse der Wirbelkörper mit den zwischengelagerten, faserknorpeligen Bandscheiben sorgt für Belastbarkeit und Stabilität. Ergänzt wird dies durch die Intervertebralgelenke mit ihren Gelenkkapseln und Bändern, deren Gelenkflächen im Wesentlichen nur geringgradige und gut definierte Bewegungen zulassen. Darüber hinaus bilden die Wirbelbögen mit ihren Wirbelkörpern eine knöcherne Einheit.

Zusätzliche Stabilität erhält die Wirbelsäule durch **kräftige Bänder**, die an der Ventral- wie an der Dorsalseite von **Wirbelkörpern** nebst Bandscheiben verlaufen (**vorderes** und **hinteres Längsband**; Lig. longitudinale anterius und posterius) (➤ Abb. 1.43). Sie sind ventral nur mit den Wirbelkörpern verwachsen und dorsal nur mit den Zwischenwirbelscheiben. Wenn man dann noch berücksichtigt, dass jeder einzelne Wirbel über

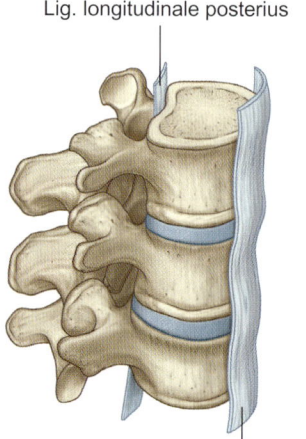

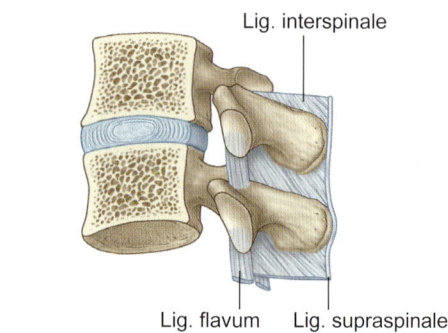

a Lig. longitudinale posterius

a Lig. longitudinale anterius

b Lig. interspinale

b Lig. flavum   Lig. supraspinale

Abb. 1.43 a Längsbänder der Wirbelsäule. **b** Bandapparat der Wirbelsäule. [46]

Bänder zwischen den Dornfortsätzen (**Ligg. supra- und interspinalia**) sowie Wirbelbögen (**Ligg. flava**) an jedem Nachbarwirbel befestigt ist, könnte es eher verwundern, dass überhaupt noch eine Restbeweglichkeit der Wirbelsäule übrig bleibt.

MERKE
Beim hinteren Längsband ist zu beachten, dass es im vordersten Anteil des Wirbelkanals zwischen Rückenmark und Wirbelkörper verläuft und dort an den Bandscheiben festgewachsen ist.

Zusammenfassung
Wirbelsäule (Columna vertebralis):
- Aufgaben: ermöglicht den aufrechten Gang, dient als „Aufhängevorrichtung" für die großen Körperhöhlen, schützt das Rückenmark; sie wird durch zahlreiche kräftige Bänder stabilisiert
- ist aufgebaut aus:
  – **7 Halswirbeln** in konkaver Anordnung (Halslordose)
  – **12 Brustwirbeln** in konvexer Anordnung (Brustkyphose)
  – **5 Lendenwirbeln** in konkaver Anordnung (Lendenlordose)
  – **Kreuzbein** (Os sacrum), bestehend aus 5 miteinander verschmolzenen Sakralwirbeln in konvexer Anordnung (Sakralkyphose)
  – **3–4 Steißbeinwirbeln**

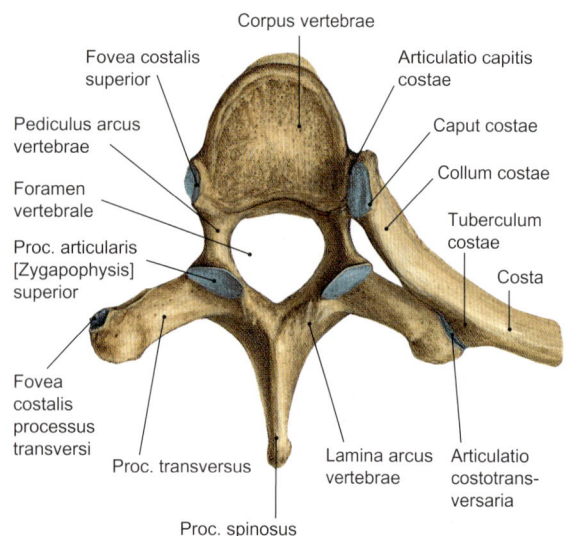

Corpus vertebrae
Fovea costalis superior
Pediculus arcus vertebrae
Foramen vertebrale
Proc. articularis [Zygapophysis] superior
Fovea costalis processus transversi
Proc. transversus
Proc. spinosus
Articulatio capitis costae
Caput costae
Collum costae
Tuberculum costae
Costa
Lamina arcus vertebrae
Articulatio costotransversaria

Abb. 1.42 Baumerkmale am Beispiel des 5. Brustwirbels (Ansicht von kranial). [36]

- der Bauplan der einzelnen Wirbel ist prinzipiell identisch:
  - **Wirbelkörper** geht nach dorsal über in den
  - **Wirbelbogen** mit den Dorn- und Querfortsätzen, bildet mit dem jeweils benachbarten Wirbelbogen die
  - **Zwischenwirbellöcher:** hier treten Spinalnerven und Gefäße in den Rückenmarkskanal ein und aus
  - **Wirbelloch** wird vom inneren Raum des Wirbelbogens gebildet, sämtliche Wirbellöcher bilden einen knöchernen Kanal, der das Rückenmark enthält
- eine Sonderstellung nehmen die ersten zwei Halswirbel ein:
  - **Atlas (1. Halswirbel):** besteht lediglich aus dem Wirbelbogen, bildet Eigelenke mit der Schädelbasis (obere Kopfgelenke), über die unteren Kopfgelenke ist er verbunden mit dem 2. Halswirbel
  - **Axis (2. Halswirbel):** besitzt einen nach kranial gerichteten Knochenfortsatz (Dens axis), der mit dem Atlas ein Radgelenk bildet
- **Zwischenwirbelscheiben** (Discus intervertebralis):
  - liegen zwischen den Wirbelkörpern
  - bestehen aus einem nachgiebigen Gallertkern (**Nucleus pulposus**), der von einem Faserring (**Anulus fibrosus**) umgeben ist
  - wirken als Puffer bei Belastungen und ermöglichen die Bewegungen in den Zwischenwirbelgelenken (gelenkige Verbindungen benachbarter Wirbel)
- Die Rippen bilden an ihrem Abgang von der Brustwirbelsäule jeweils ein Gelenk mit dem Wirbelkörper (**Kostovertebralgelenk**) und ein Gelenk mit dem Wirbelbogen (**Kostotransversalgelenk**).

Entsprechend sämtlicher platten Knochen ist die Kompakta des Brustbeins aus Lamellenknochen aufgebaut, während sich im Inneren Spongiosa befindet. Das Brustbein enthält auch im fortgeschrittenen Lebensalter noch **aktives Knochenmark**. Dadurch, und durch seine oberflächliche Lage direkt unter der Haut, eignet es sich gut zur **Knochenmarkpunktion (Sternalpunktion)**. Meist benutzt man aber dafür den Beckenkamm, weil dies für den Patienten weit weniger unangenehm ist.

Rippen

Bei den Rippen handelt es sich um flache, gebogene Knochen, die über jeweils **2 Gelenke** an der Brustwirbelsäule befestigt sind (➤ Abb. 1.44, ➤ Abb. 1.45). Der weitere Verlauf im Bogen nach ventral ist dann sehr unterschiedlich:
- Nur die Rippen **1 bis 7** sind direkt mit dem Sternum verbunden und werden deshalb **echte Rippen** genannt. Die **1. Rippe** ist hierbei durch **Knorpelhaft** (Synchondrose) ans Brustbein geheftet (➤ Abb. 1.47). Die Rippen **2 bis 7** bilden **echte Gelenke** (= Sternokostalgelenke) mit demselben.
- Die Rippen **8 bis 10** enden knorpelig an der 7. Rippe. Da sie nicht direkt am Sternum angeheftet sind, bezeichnet man sie als **falsche Rippen**. Der Knorpel dieser Rippen bildet ventral die untere Begrenzung des Thorax. Gemeinsam mit dem knöchernen Anteil der 10. Rippe bilden sie den **Rippenbogen**, der medial im **epigastrischen Winkel**, also

1.4.4 Thorax

Der **knöcherne Brustkorb** (Thorax) wird von **Brustwirbelsäule, Brustbein (Sternum)** und **12 Rippenpaaren (Costae)** gebildet (➤ Abb. 1.44). Er bietet einen knöchernen Schutz für Herz und Lunge – kaudal für die Oberbauchorgane Leber, Magen und Milz sowie teilweise auch für die Nieren. Seine Bewegungen vergrößern und verkleinern den intrathorakalen Raum und ermöglichen dadurch der Lunge Inspiration und Exspiration. Kranial dem Thorax aufgelagert bilden Schlüsselbeine (Claviculae) und Schulterblätter (Scapulae) gemeinsam den sog. Schultergürtel, an dem die Arme aufgehängt sind.

Sternum

Das Sternum (Brustbein) ist ein platter Knochen, an dem 3 Anteile unterschieden werden (➤ Abb. 1.45): Kranial der **Handgriff (Manubrium sterni)**, anschließend der eigentliche **Brustbeinkörper (Corpus sterni)** und nach kaudal abschließend der **Schwertfortsatz (Proc. xiphoideus, Xiphoid)**. Das Xiphoid bleibt bis ins höhere Lebensalter gegenüber dem Korpus teilweise beweglich. Für das Manubrium gilt dies nur für die ersten Lebensjahre; danach entsteht eine **Knochenhaft**.

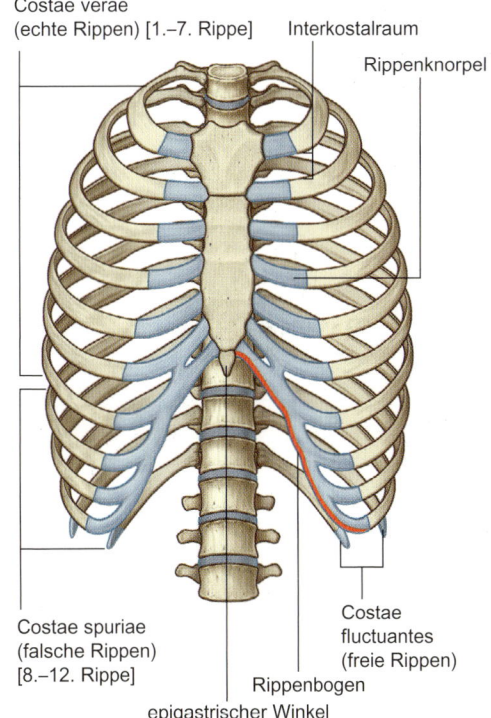

Costae verae
(echte Rippen) [1.–7. Rippe]

Interkostalraum

Rippenknorpel

Costae spuriae
(falsche Rippen)
[8.–12. Rippe]

Rippenbogen

epigastrischer Winkel

Costae fluctuantes
(freie Rippen)

Abb. 1.44 Knöcherner Thorax und Schultergürtel. [46]

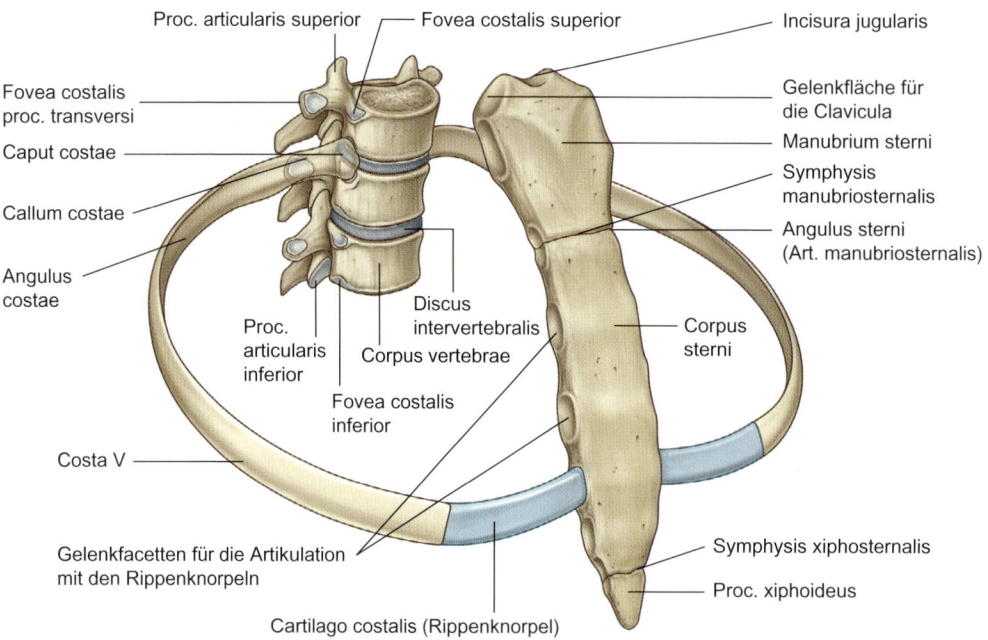

Abb. 1.45 Aufbau von Sternum und Rippen, Kostovertebral- und Kostotransversalgelenk. [46]

der Magengrube, endet. Die Rippenknorpel des Rippenbogens bilden an ihren jeweiligen Kontaktstellen ebenfalls Gelenke aus, bedeutsam für problemlose Bewegungen des Thorax.

- Die beiden untersten Rippen **11 und 12** gehen ventral keine Verbindung ein und enden „blind". Sie heißen deshalb **freie Rippen**. Da sie nur dorsal an den Wirbeln befestigt sind, bleiben sie beweglich bzw. gegenüber mechanischem Druck nachgiebig.

Das **sternale Ende** der Rippen besteht aus **hyalinem Knorpel**. Bei maximaler Ein- und Ausatmung wird er verbogen, da die Sternokostalgelenke kein ausreichendes Bewegungsausmaß zulassen. Die Länge der Rippenknorpel nimmt von kranial nach kaudal immer weiter zu. Die **1. Rippe** verläuft teilweise **hinter der Klavikula** und kann deshalb **nicht getastet** werden (➤ Abb. 1.44). Bei der ersten, unterhalb der Klavikula tastbaren Rippe handelt es sich also um die zweite.

M E R K E
Zu beachten ist, dass bei den Sternokostalgelenken ausnahmsweise ein Knochenende mit einem Knorpelende artikuliert.

1.4.5 Schultergürtel

Der **Schultergürtel** ist dem Thorax kranial locker und sehr beweglich aufgelagert. Er besteht aus den beiden **Schlüsselbeinen (Claviculae)** und den **Schulterblättern (Scapulae)**. Die extreme Beweglichkeit dient den Armen, die an den Schulterblättern hängen, als zusätzlicher Freiraum für ihre Bewegungen.

Schlüsselbeine

Bei den Schlüsselbeinen **(Claviculae)** handelt es sich um gebogene platte Knochen (➤ Abb. 1.46), die an ihren beiden Enden gelenkig mit Brustbein bzw. Schulterblatt verbunden sind.

Der gesamte Schultergürtel einschließlich der Arme ist lediglich durch ein einziges Gelenk mit dem Thorax verbunden, dem **Brustbein-Schlüsselbein-Gelenk (Sternoklavikulargelenk)**, einem „Zwitter" zwischen Kugel- und Sattelgelenk (➤ Abb. 1.47). In die Gelenkfläche ist, entsprechend Kiefer- und Handgelenk, ein **Discus articularis** aus Faserknorpel eingefügt. Am lateralen Ende der Clavicula besteht über das **Akromioklavikulargelenk (AC-Gelenk)** eine gelenkige Verbindung mit dem Akromion (Schulterhöhe) der Skapula.

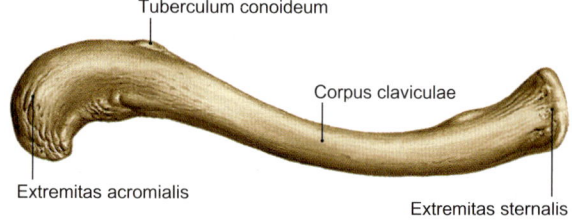

Abb. 1.46 Rechtes Schlüsselbein (Clavicula) von kranial. [36]

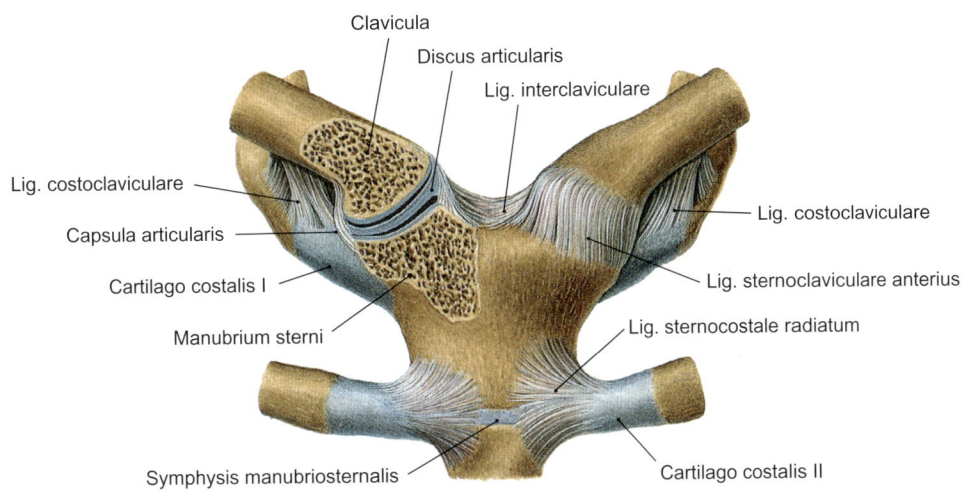

Abb. 1.47 Sternoklavikulargelenk mit Discus articularis von ventral, Knorpelhaft der 1. Rippe und Sternokostalgelenk der 2. Rippe. [36]

PATHOLOGIE

Klavikulafraktur

Durch die exponierte Lage der Klavikula kommt es hier bei entsprechender Gewalteinwirkung häufig zu Frakturen. Die Klavikulafraktur stellt nach der Radiusfraktur des Unterarms **die zweithäufigste Form eines Bruches** dar (15 % aller Frakturen). Die Ruhigstellung nach einer Fraktur, bei der die Bruchenden einigermaßen im Lot stehen, erfolgt durch den **Rucksackverband**, durch den die Schultern nach hinten gezogen und fixiert werden (➤ Abb. 1.48). Bei nicht achsengerechter Stellung wird **operiert**.

Bandschädigungen

Auch das laterale **Akromioklavikulargelenk** wird recht häufig geschädigt, indem Gelenkkapsel und **Bandapparat überdehnen (Tossy I)** oder **reißen** können **(Tossy II–III)**. Nach einer neueren Nomenklatur wird die Einteilung inzwischen nach **Rockwood** vorgenommen, weil damit erweiterte Verletzungsvarianten erfasst werden können. Allerdings entsprechen sich die Grade I–III weitgehend, sodass es für den Alltag des Nicht-Facharztes ziemlich gleichgültig ist, ob die Bezeichnung Tossy oder Rockwood gewählt wird. Bei einer Bandüberdehnung nach Tossy I bleibt das Gelenk selbst intakt, während es bei Tossy II bereits subluxiert und bei Tossy III vollständig luxiert ist. Der nach kranial gerichtete Muskelzug des M. sternocleidomastoideus bewirkt in diesen Fällen ein **Höhertreten der Klavikula**, besonders ausgeprägt bei der vollständigen Luxation im AC-Gelenk bei Tossy III (➤ Abb. 1.49). Dies kann zur Diagnosestellung benutzt werden – nochmals verdeutlicht dadurch, dass sich das laterale Klavikulaende mit den Fingern nach unten drücken lässt, um bei Aufhebung des Drucks sofort wieder nach kranial abzuweichen. Dies wird als **Klaviertastenphänomen** bezeichnet. Gesichert wird die Diagnose durch eine **Röntgenaufnahme**, bei der der Patient über ein **Gewicht am Arm** auch das Schulterblatt nach unten zieht, sodass sich Skapula und Klavikula deutlich erkennbar voneinander entfernen. Die Therapie der AC-Gelenkverletzungen erfolgt bei Tossy (Rockwood) I–II konservativ durch **Ruhigstellung**, ab Grad III in der Regel **operativ**.

Schulterblatt

Beim Schulterblatt **(Scapula)** handelt es sich um einen großen, flachen, dreieckigen Knochen lateral der oberen Brustwirbel-

säule (➤ Abb. 1.50). Er ist am Rücken nicht knöchern, sondern lediglich **muskulär fixiert**, was ihm ausgedehnte Bewegungen an der Dorsalseite des Thorax ermöglicht.

Im kranialen Anteil der Skapula verläuft eine knöcherne Leiste **(Spina scapulae)** schräg nach oben außen. Das verdickte Ende dieser Leiste bildet die **Schulterhöhe (Acromion)**, die das **Schultergelenk überdacht** (nicht bildet) und mit der Klavikula gelenkig verbunden ist. Die beiden Gruben kranial und

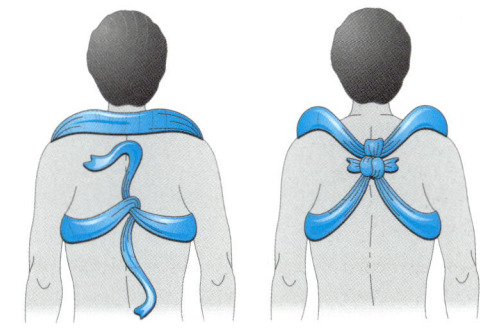

Abb. 1.48 Rucksackverband nach Klavikulafraktur. [37]

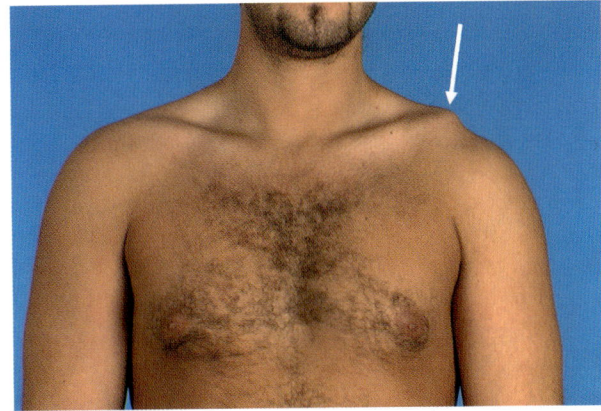

Abb. 1.49 Zerreißung des Bandapparates bei Tossy (Rockwood) III und Hochstand der lateralen Klavikula. [55]

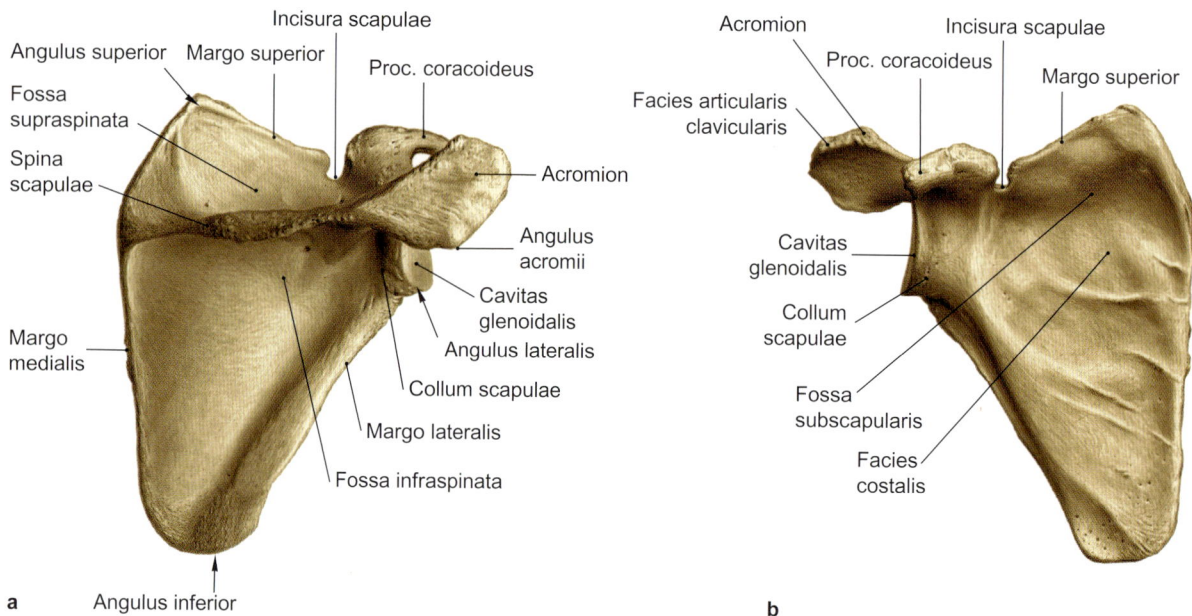

Abb. 1.50 Rechtes Schulterblatt (Scapula) von dorsal (**a**) und ventral (**b**). [36]

kaudal der Spina scapulae heißen **Fossa supraspinata** und **Fossa infraspinata**. In der Fossa supraspinata befindet sich der **M. supraspinatus**, dessen Sehne zwischen Schultergelenk und Akromion hindurch zum proximalen Oberarm zieht und in diesem Durchtritt wenig Platz zur Verfügung hat, sodass sie leicht geschädigt werden kann.

Der laterale kraniale Winkel der Skapula (**Angulus lateralis**) bildet eine **Gelenkpfanne** zur Aufnahme des **Oberarmkopfes** (→ Articulatio humeri = **Schultergelenk**). Der mediale kraniale Winkel heißt **Angulus superior**, die kaudale Spitze **Angulus inferior**.

Vom Oberrand der Skapula, etwas medial der Gelenkpfanne des Schultergelenks, zieht ein knöcherner, gebogener Fortsatz nach ventral und erscheint hier am vorderen Thorax unterhalb der lateralen Klavikula. Nach seinem Aussehen heißt er **Rabenschnabelfortsatz (Proc. coracoideus, Coracoid)**. An ihm sind mehrere Muskeln befestigt.

Schultergelenk

Der **Angulus lateralis** der Skapula bildet mit dem Kopf des Oberarmknochens (**Caput humeri**) das Schultergelenk. Während der Gelenkknorpel des Kopfes entsprechend der möglichen Gelenkbewegungen sehr umfassend ausgebildet ist, stellt das Schulterblatt v. a. im Vergleich zur Hüftgelenkspfanne eine nur geringe Fläche zur Artikulation bereit (➤ Abb. 1.51). „Gut gemeint", aber wenig hilfreich ist ihre geringfügige Verbreiterung durch eine faserknorpelige Gelenklippe.

Von einem kleinen knöchernen Vorsprung am Oberrand der Pfanne (Tuberculum supraglenoidale) entspringt die **Sehne des langen Bizepskopfes** und läuft anschließend ein Stück weit durch die Gelenkhöhle. Am Unterrand der Pfanne (Tuberculum infraglenoidale) entspringt die **Sehne des langen Trizepskopfes**. Beinahe ein wenig eingeklemmt zwischen Gelenkkapsel und Schulterhöhe zieht die **Sehne des M. supraspinatus** zum proximalen Oberarm. Zwischen dieser Supraspinatussehne und dem Knochen des Akromion ist als nachgiebiges Polster ein **Schleimbeutel** (Bursa subacromialis) eingeschoben.

Die Beweglichkeit der Skapula, die Aufhängung der gesamten Strukturen über ein **einziges Gelenk** und die Ausformung des Schultergelenks als **Kugelgelenk** mit gleichzeitig auffallend kleiner, wenig überdachender Gelenkfläche ermöglichen die **extrem freie Beweglichkeit** des Armes. Die Gelenkkapsel des Schultergelenks ist daneben auch deutlich weiter und weniger straff als üblich, weil sie sämtliche Bewegungen mitzumachen hat. Das Schultergelenk wird so zum beweglichsten Gelenk des gesamten Körpers. Der Nachteil dieser anatomischen Verhältnisse ist die gleichzeitig gegebene **Verletzlichkeit** der Strukturen **Schlüsselbein** (Fraktur) mit **AC-Gelenk** (Tossy bzw. Rockwood), **Schultergelenk** mit häufiger Luxationsneigung (Heraustreten des Oberarmkopfes aus seiner Gelenkpfanne) sowie **Empfindlichkeit der umgebenden Strukturen** Bursa subacromialis, Sehnen und Muskelansätze (PHS).

> **M E R K E**
>
> Es gibt am **Schultergürtel** auf jeder Seite **3 Gelenke**:
> • Sternoklavikulargelenk als Verbindung zwischen Sternum und Klavikula und gleichzeitig einziger Verbindung zwischen Schultergürtel und Rumpf
> • Akromioklavikulargelenk als Verbindung zwischen Klavikula und Skapula
> • Schultergelenk als Verbindung zwischen Skapula und Humerus.

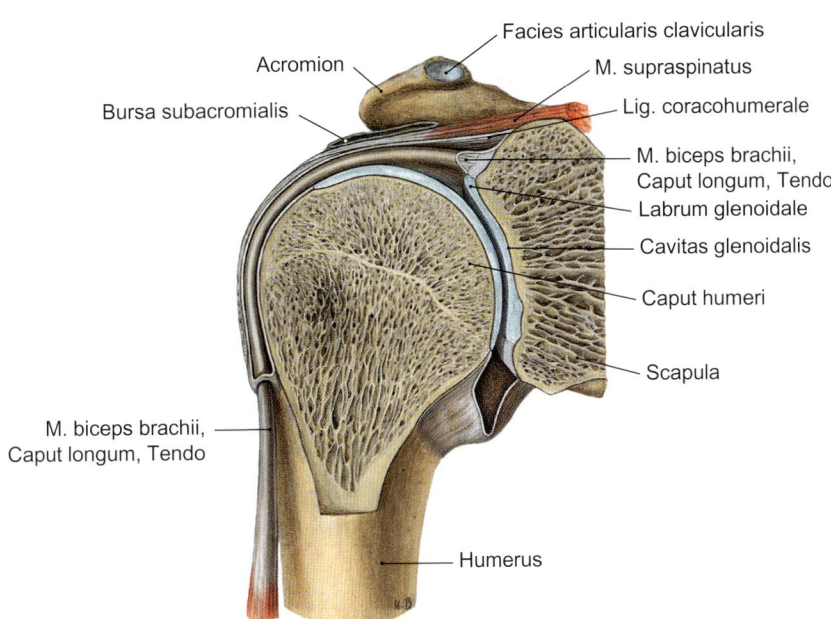

Facies articularis clavicularis
Acromion
Bursa subacromialis
M. supraspinatus
Lig. coracohumerale
M. biceps brachii, Caput longum, Tendo
Labrum glenoidale
Cavitas glenoidalis
Caput humeri
Scapula
M. biceps brachii, Caput longum, Tendo
Humerus

Abb. 1.51 Rechtes Schultergelenk (Articulatio humeri) von ventral. Beachte folgende Strukturen: sehr kleine Gelenkpfanne, Akromion mit Gelenkfläche zur Klavikula, lange Bizepssehne, Sehne des M. supraspinatus, Bursa subacromialis und verknöcherte Epiphysenfuge. [36]

PATHOLOGIE

Schultergelenkluxation

Häufig genügt bereits ein eigentlich harmloser Sturz auf den Arm, um das **Caput humeri aus seiner Pfanne** herauszuhebeln. Nicht so selten kommt es bei manchen Menschen in der Folge angeborener oder erworbener Anomalien, z. B. aufgrund einer nochmals verkleinerten Gelenkpfanne oder einer übergroßen Nachgiebigkeit der umgebenden Strukturen, zur Luxation bereits bei Alltagsbewegungen. Man spricht hier von der **habituellen** (habituell = wiederholt, gewohnheitsmäßig) **Schultergelenkluxation**. Meist springt der Kopf bei diesen Luxationen **nach vorne** heraus und ist dann in der Achselhöhle zu tasten. Der Hinweis beim Patienten ergibt sich neben meist nur milden Schmerzen aus einer deutlich eingeschränkten, federnden Beweglichkeit. Die eigentliche Diagnose erfolgt aus dem Röntgenbild, in dem auch zusätzliche Verletzungen von Pfanne oder weiteren Strukturen erkennbar werden.

Die **Reposition** einer vorderen Schulterluxation wurde bereits vor rund 2.400 Jahren von Hippokrates durchgeführt. Nach seinen Anweisungen kann man auch heute noch den in die Achselhöhle des liegenden Patienten gestemmten Fuß als Hypomochlion benutzen, um den Humeruskopf durch Längszug am Patientenarm in seine Pfanne zurückgleiten zu lassen (➤ Abb. 1.52). Alternativ ist auch die Rückenlehne eines Stuhls als Hypomochlion geeignet. Allerdings können durch die Reposition zusätzliche Verletzungen entstehen bzw. bereits im Rahmen einer traumatischen Luxation entstanden sein. Sie sollte deshalb bevorzugt in der Klinik stattfinden, in der sowohl eine Kurznarkose unter Muskelrelaxation als auch Röntgenkontrollen möglich sind.

PHS

Die PHS (**Periarthritis** oder auch **Periarthropathia humeroscapularis**) mit mehr oder weniger umfangreicher Beteiligung umgebender Strukturen ist ein ungemein häufiges Krankheitsbild. Betroffen ist hierbei nicht das Gelenk selbst (Arthritis), sondern seine Umgebung aus Sehnen, Bändern und Muskeln (*Periarthritis*). Die Therapie besteht aus Schonung, Wärmeapplikation, entsprechenden Medikamenten oder lokalen Infiltrationen an Muskulatur und Sehnenansätzen.

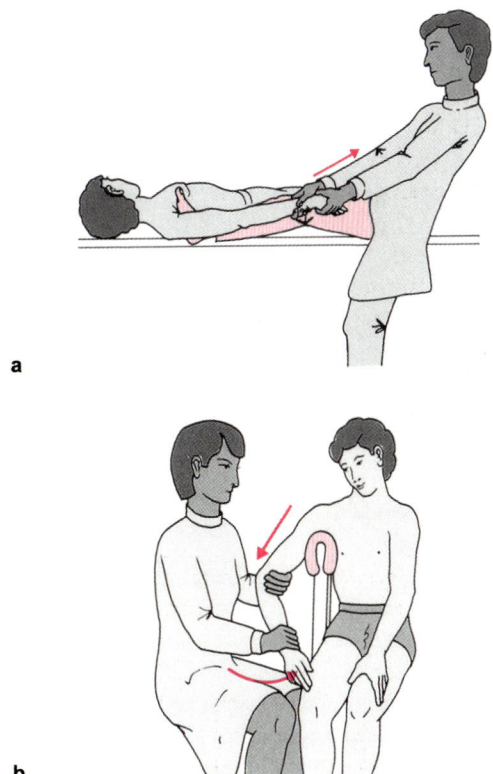

a

b

Abb. 1.52 Reposition einer vorderen Schulterluxation. **a** Reposition nach Hippokrates: Der unbeschuhte Fuß des Therapeuten dient als Hypomochlion für den Längszug am gestreckten Arm. **b** Reposition nach Arlt: Der verletzte Arm liegt über einer gepolsterten Stuhllehne, es wird ein Zug am rechtwinklig gebeugten Arm durchgeführt. [47]

Weitere Ursachen für Schulterschmerzen sind die **Arthrose** des Schultergelenks (Omarthrose), **Verkalkungen** im Bereich des Gelenks, eine Schädigung der **Bursa subacromialis**, Reizungen oder eine **Ruptur der langen Bizepssehne** oder Reizungen derjenigen Muskeln, die am Proc. coracoideus ansetzen. Schließlich können auch **Erkrankungen innerer Organe** in die Schulter ausstrahlen (Herzinfarkt, Magenperforation, Perihepatitis, Erkrankungen der Gallenblase, Milzruptur u. a.), doch ist dies anhand zusätzlicher Symptome leicht abzugrenzen.

Impingement-Syndrom

Eine tatsächliche Überlastung des Schultergelenks macht sich in erster Linie durch eine Einengung und Reizung der Sehne des M. supraspinatus bzw. der gesamten Rotatorenmanschette einschließlich der Bursa subacromialis bemerkbar. Man bezeichnet dies als Impingement-Syndrom („Einklemmungssyndrom"). Der typische Hinweis hierauf ergibt sich bei der aktiven oder passiven **Abduktion** (Seitwärtshebung bis zur Horizontalen) und **Elevation** (Hebung über die Horizontale hinaus) des Armes. Die Abduktion wird etwa ab einem Winkel von **70°** schmerzhaft, weil die gereizte und verdickte Supraspinatussehne ab diesem Winkel zusätzlichen mechanischen Reizungen ausgesetzt ist. Hier sind lokale Infiltrationen sinnvoll und angezeigt.

HINWEIS DES AUTORS

Gerade bei der PHS wird häufig übersehen, dass die eigentliche Schmerzsymptomatik nicht durch eine tatsächlich eingetretene Überlastung, sondern vielmehr durch **Blockaden** im Bereich der **HWS** verursacht wurde. Beispielsweise ist das Dermatom bzw. Myotom der mittleren HWS die Schulterhöhe. Zusätzlich verursachen **Rippenblockaden** (v. a. CT 3, CT 5 und CT 7) massive Verspannungen am Oberrand des M. trapezius. Der M. levator scapulae, der am Angulus superior der Scapula ansetzt, wird aus den Segmenten C 3 und C 4 versorgt und führt im Bereich des Angulus superior zu massiven Myogelosen (Verhärtungen), wenn Gelenke der oberen HWS blockieren. Auch die Blockade des 1. Brustwirbels strahlt in die Schulter aus. Den entscheidenden Hinweis auf diese häufigste Ursache eines Schulterschmerzes erhält man aus der weitgehend ungestört durchführbaren Abduktion und Elevation des Armes. Anamnestisch wird man nicht so selten von Parästhesien erfahren, die in der Ruhe, z. B. beim morgendlichen Erwachen, bis in die Finger ausstrahlen und damit einen Bezug zum Karpaltunnelsyndrom (➤ 3.4.4) herstellen.
Die übliche Behandlung ist für den Patienten sicherlich hilfreich, gleichzeitig aber auch langwierig und nicht immer von Erfolg gekrönt, weil sie die eigentliche Ursache außer Acht lässt. Die kausale Therapie kann hier einzig aus einer (sofort wirksamen) chirotherapeutischen Deblockierung von HWS und oberer BWS bestehen.

Zusammenfassung

Brustkorb (Thorax): schützt Herz, Lunge und Oberbauchorgane; besteht aus:
- **Sternum** (Brustbein) mit Handgriff (Manubrium), Brustbeinkörper und Schwertfortsatz (Proc. xiphoideus)
- **12 Rippenpaaren** mit jeweils zwei gelenkigen Verbindungen zur Brustwirbelsäule:
  - Rippen 1–7 sind über ihre Rippenknorpel direkt mit dem Brustbein verbunden (echte Rippen)
  - Rippen 8–10 enden knorpelig an der 7. Rippe (falsche Rippen)
  - Rippen 11 und 12 enden frei im Bauchraum (freie Rippen)
- **Brustwirbelsäule**

Schultergürtel:
- **Schlüsselbein (Clavicula):** ist gelenkig mit Brustbein (Sternoklavikulargelenk) und Schulterblatt (Akromioklavikulargelenk) verbunden
- **Schulterblatt (Scapula):** flacher dreieckiger Knochen; bildet die Gelenkpfanne für den Oberarmkopf (Schultergelenk)
- **Schultergelenk:** ist ein Kugelgelenk und das beweglichste Gelenk des Körpers; gleichzeitig anfällig für Verletzungen (Luxation, PHS, Impingement-Syndrom, Schulterschmerz unterschiedlicher Genese)

1.4.6 Obere Extremität

Der Arm besteht aus einem einzelnen Oberarmknochen, zwei Unterarmknochen, 8 Handwurzelknochen sowie 19 Knochen an Mittelhand und Fingern (➤ Abb. 1.53).

Oberarm

Der Oberarmknochen heißt **Humerus** (➤ Abb. 1.54) und bildet mit seinen beiden Epiphysen das **Schultergelenk** und das **Ellbogengelenk**. Die proximale Epiphyse des Humerus trägt an einem sehr kurzen Hals (Collum) den kugeligen Gelenkkopf **(Caput humeri)**. Ihm gegenüber – in Neutralstellung des Armes also **lateral** – findet sich auf derselben Höhe ein knöcherner Höcker **(Tuberculum majus)**. **Ventral** wiederum auf derselben Höhe befindet sich ein weiterer, deutlich kleinerer Höcker **(Tuberculum minus)**.

In der Mitte der distalen Epiphyse erkennt man eine knöcherne Rolle **(Trochlea humeri)**, die mit der angrenzenden **Elle (Ulna)** des Unterarms einen Teil des **Ellbogengelenks** bildet, das **Humeroulnargelenk**. Dieses Gelenk stellt ein **einachsiges Scharnier-** bzw. **Walzengelenk** dar.

Lateral neben der Trochlea findet sich ein rundliches Gelenkköpfchen **(Capitulum humeri)**, das mit der **Speiche (Radius)** des Unterarms artikuliert **(Humeroradialgelenk)**. Die grubenförmige Gelenkfläche des Radiusköpfchens bildet mit dem Capitulum humeri eigentlich ein Kugelgelenk, doch ist die Bewegungsachse im Ellbogengelenk durch die Trochlea humeri bzw. das Humeroulnargelenk vorgegeben, sodass das Humeroradialgelenk nur dessen Bewegungen mitführen und stabilisieren kann.

An der Außen- und Innenseite der distalen Epiphyse sitzt je ein weiterer knöcherner Höcker, der hier nicht Tuberculum (kleiner Höcker), sondern **Epicondylus lateralis** bzw. **Epicondylus medialis** genannt wird, weil er dem Gelenkkopf (Condylus) aufsitzt (epi). Der Epicondylus lateralis befindet sich über der Achse des angrenzenden Radius (Speiche) des Unterarmes und heißt deswegen auch Epicondylus humeri radialis. Entsprechend heißt der Epicondylus medialis auch Epicondylus humeri ulnaris.

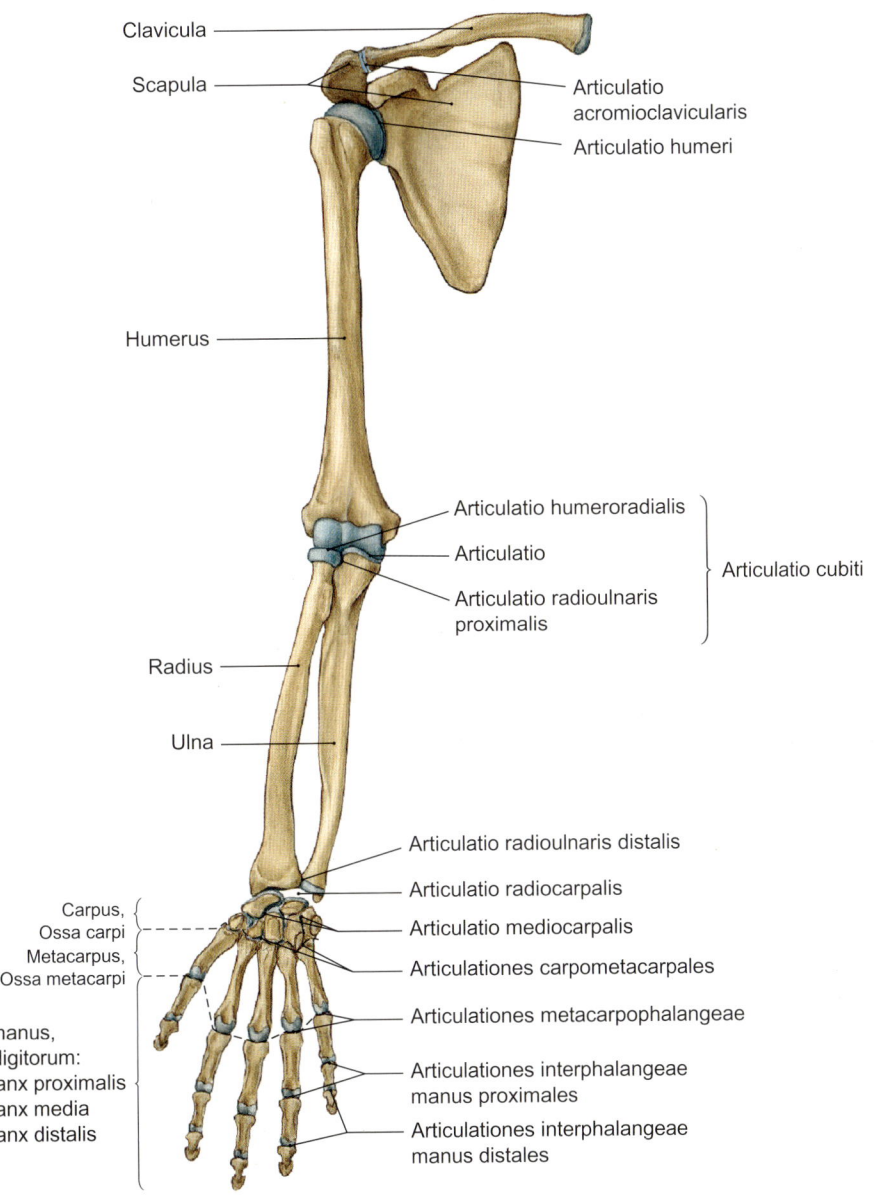

Clavicula

Scapula

Articulatio acromioclavicularis

Articulatio humeri

Humerus

Articulatio humeroradialis

Articulatio

Articulatio radioulnaris proximalis

Articulatio cubiti

Radius

Ulna

Articulatio radioulnaris distalis

Articulatio radiocarpalis

Articulatio mediocarpalis

Articulationes carpometacarpales

Articulationes metacarpophalangeae

Articulationes interphalangeae manus proximales

Articulationes interphalangeae manus distales

Carpus, Ossa carpi

Metacarpus, Ossa metacarpi

Digiti manus, Ossa digitorum:
– Phalanx proximalis
– Phalanx media
– Phalanx distalis

Abb. 1.53 Übersicht über die obere Extremität. [36]

PATHOLOGIE
Tennis- und Golferellenbogen

Eine häufige Erkrankung ist die **Epicondylitis humeri radialis (Tennisellenbogen)** bzw. **Epicondylitis humeri ulnaris (Golferellenbogen)**. Dabei handelt es sich im Prinzip um einen entzündlichen Reizzustand derjenigen **Sehnen**, die an diesen Epikondylen ansetzen, bzw. des **Periosts**, in das sie einstrahlen. Bei den Muskeln, deren Sehnen am Epicondylus **radialis** inserieren, handelt es sich überwiegend um die **Streckmuskulatur** (Extensoren) des Unterarms, bei denjenigen des **medialen** Epikondylus um die **Beugemuskeln** (Flexoren). Hier gilt ähnliches wie das, was bei der PHS ausgeführt wurde (> 1.7.5): Häufig führt nicht eine stattgehabte Überlastung zu dem Krankheitsbild, sondern Blockaden in den Segmenten C5/6 und C6/7, die in ihren Kennmuskeln dann Myogelosen (Verhärtungen) auslösen. Die Verspannung des Muskels führt zum Zug an der zugehörigen Sehne und dieser schließlich zum Reizzustand im Bereich des Epikondylen-Periosts.

Überprüft wird der Reizzustand mit dem **Thomsen-Zeichen**:
• Die **aktiv** gegen Widerstand (des Untersuchers) ausgeführte **Extension** im Handgelenk führt beim Patienten mit **Tennisellenbogen** zu Schmerzen in **Streckmuskulatur** und **lateralem Epikondylus**.
• Entsprechend kommt es bei der **Flexion** im Handgelenk gegen Widerstand zur Reizung von **Beugemuskulatur** und **Epicondylus ulnaris**.

Humerusfraktur

Eine besonders frakturgefährdete Stelle des Humerus ist nicht etwa der lange Schaft (die Diaphyse), sondern der an das Caput humeri angrenzende Bereich des Halses bzw. der beiden Tubercula bzw. der direkt anschließende Teil der Diaphyse (sog. Collum chirurgicum). Man spricht dann von einer proximalen bzw. **subkapitalen Humerusfraktur**.

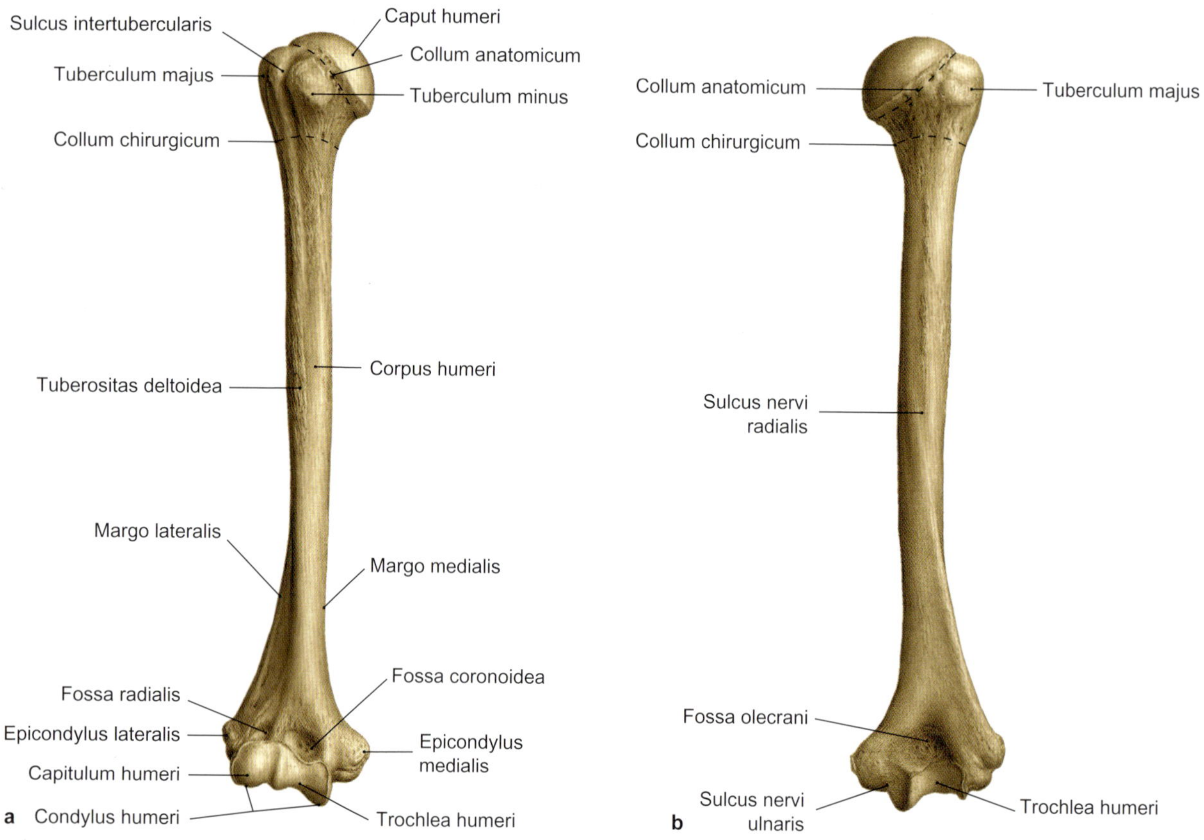

Sulcus intertubercularis

Tuberculum majus

Collum chirurgicum

Caput humeri

Collum anatomicum

Tuberculum minus

Tuberositas deltoidea

Corpus humeri

Margo lateralis

Margo medialis

Fossa radialis

Fossa coronoidea

Epicondylus lateralis

Capitulum humeri

Epicondylus medialis

a   Condylus humeri

Trochlea humeri

Collum anatomicum

Collum chirurgicum

Tuberculum majus

Sulcus nervi radialis

Fossa olecrani

Sulcus nervi ulnaris

b

Trochlea humeri

Abb. 1.54 Rechter Oberarmknochen (Humerus) von ventral (**a**) und dorsal (**b**). [36]

Unterarm

Die beiden Unterarmknochen heißen **Elle (Ulna)** und **Speiche (Radius)** (➤ Abb. 1.53, ➤ Abb. 1.55). Vor allem die **Ulna** bildet gemeinsam mit der **Trochlea humeri** die einachsige Verbindung zwischen Ober- und Unterarm, also den tragenden und führenden Teil des Ellbogengelenks für seine **Flexion** (Beugung) und **Extension** (Streckung). Das **Humeroulnargelenk** ist ein reines **Scharniergelenk**. Das dorsale Ende der proximalen Ulna-Epiphyse heißt **Olecranon** (Ellenbogen = knöcherner Bogen der Elle). Es begrenzt die Streckung des Armes, indem es in der knöchernen Grube (Fossa olecrani) einrastet, die sich auf der Dorsalseite der distalen Humerusepiphyse befindet (➤ Abb. 1.54b). Daneben artikuliert der proximale **Radius** mit dem **Capitulum humeri (Humeroradialgelenk)**, sodass Streckung und Beugung im Ellbogengelenk immer gleichzeitig in den Gelenken zwischen Humerus einerseits sowie Ulna und Radius andererseits durchgeführt werden. Die distalen Enden der Unterarmknochen tragen jeweils einen griffelförmigen Fortsatz – den **Proc. styloideus radii** bzw. **Proc. styloideus ulnae**.

Direkt distal von Humeroulnar- und Humeroradialgelenk kommunizieren Elle und Speiche zum **proximalen Radioulnargelenk**, einem **einachsigen Radgelenk**, bei dem sich das Köpfchen des Radius (Caput radii) in der Gelenkfläche der pro-

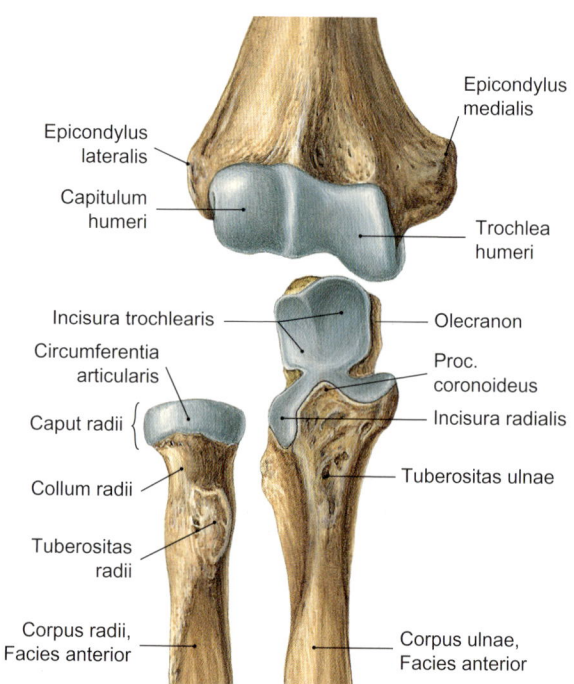

Epicondylus medialis

Epicondylus lateralis

Capitulum humeri

Trochlea humeri

Incisura trochlearis

Olecranon

Circumferentia articularis

Proc. coronoideus

Incisura radialis

Caput radii

Collum radii

Tuberositas ulnae

Tuberositas radii

Corpus radii, Facies anterior

Corpus ulnae, Facies anterior

Abb. 1.55 Rechtes Ellenbogengelenk von ventral. [36]

ximalen Ulna dreht. Das **Caput radii** trägt also **zwei Gelenkflächen** – zu Elle *und* Oberarmknochen. Entsprechendes muss dann auch für die **Basis der Elle** gelten.

> **M E R K E**
> Die **3 Gelenke**
> • Humeroradialgelenk (Articulatio humeroradialis)
> • Humeroulnargelenk (Articulatio humeroulnaris)
> • proximales Radioulnargelenk (Articulatio radioulnaris proximalis)
> werden, weil sie eine gemeinsame Gelenkhöhle bilden, zum **Ellbogengelenk** zusammengefasst.

> **P A T H O L O G I E**
> **Bursitis olecrani**
>
> Der **Schleimbeutel** zwischen Olecranon und Haut ist im Alltag häufig Überlastungen ausgesetzt. Es kommt zur schmerzhaften Bursitis olecrani mit Rötung und Schwellung (➤ Abb. 1.56). Auch im Rahmen einer **Verletzung**, einer **cP** oder als **Gichtanfall** kann eine Bursitis entstehen.
>
> **Subluxation des Radiusköpfchens**
>
> Im **Kleinkindesalter** subluxiert das Radiusköpfchen noch relativ leicht aus seiner Gelenkverbindung durch das umhüllende Bandgewebe (**Lig. anulare**; ➤ Abb. 1.57) hindurch, wodurch es seinen physiologischen Kontakt zur Ulna verliert, im Lig. anulare eingeklemmt wird und Bewegungen im Ellbogengelenk nicht mehr möglich sind. Es resultiert eine **Pseudoparese** (Scheinlähmung), die sog. **Chassaignac-Lähmung**, bei der die Kinder den Arm angebeugt in **Pronationsstellung** vor den Körper halten und Bewegungen im Ellbogengelenk nicht mehr möglich sind. Man sollte also Kleinkinder **niemals ruckartig** am Arm **hochreißen**.
> Die **Therapie** wird dem unerfahrenen Therapeuten gewissermaßen durch den Radiologen abgenommen, weil derselbe für seine Röntgenaufnahme den Arm in Supinationsstellung bringen muss. Man führt also, um dieser Schmach zu entgehen, für die Reposition der Luxation eine kombinierte **Beuge- und Supinationsbewegung** durch, wodurch das Radiusköpfchen in seine Pfanne zurückgleitet.

Hand

Proximales Handgelenk

Der Kopf des Radius sitzt an dessen proximalem Ende. Der Kopf der Ulna (Caput ulnae) dagegen befindet sich am distalen Ende des Knochens. Die breite (distale) **Basis des Radius** bildet mit den **proximalen Handwurzelknochen** ein (zweiachsiges) **Eigelenk**, das **proximale Handgelenk** (➤ Abb. 1.58). Das Ulna-Köpfchen beteiligt sich am Handgelenk dagegen nicht direkt, sondern lediglich „indirekt" über eine dicke Scheibe aus Faserknorpel (Discus articularis). Die Bewegungen im proximalen Handgelenk bestehen aus **Flexion** und **Extension** sowie Abknickbewegungen nach **radial** und **ulnar**.

Rotation der Hand

Das Humeroulnargelenk ist ein reines Scharniergelenk und damit zuständig allein für Flexion (Beugung) und Extension

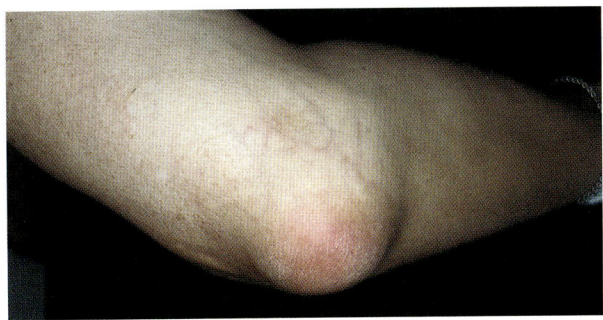

Abb. 1.56 Bursitis olecrani. [21]

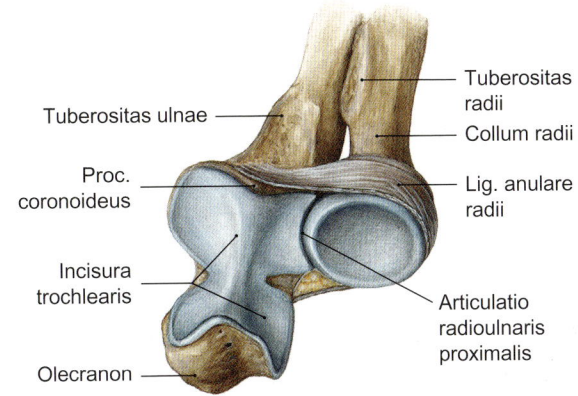

Abb. 1.57 Rechtes proximales Radioulnargelenk (Ansicht von proximal ventral) und Lig. anulare, das das Radiusköpfchen umgibt. [36]

(Streckung) des Armes im Ellbogengelenk. Die **Drehbewegungen** von **Hand und Unterarm**, die wegen fehlender Rotationsmöglichkeit im Handgelenk stets **gemeinsam** stattfindet, erfolgt dagegen mittels der **beiden Radioulnargelenke** (proximales als Bestandteil des Ellbogengelenks). Hierbei dreht sich sowohl proximal wie distal jeweils der Radius um die Ulna, wobei beide Gelenke durch ihre Zugehörigkeit zu denselben Knochen immer in Kombination arbeiten müssen. Auch das distale Radioulnargelenk ist also ein Radgelenk.

Bei der Hand- bzw. Unterarmdrehung nach außen wird die **Handfläche** (Palma), zumindest bei angebeugtem Unterarm, **nach oben** gerichtet. Man nennt diese Bewegung **Supination**. Die beiden **Unterarmknochen** stehen bei vollständig durchgeführter Supination **parallel** zueinander (➤ Abb. 1.59).

Werden Hand bzw. Unterarm aus der Supinationsstellung heraus nach innen gedreht, kommt die **Handfläche unten** zu liegen. Man nennt diese Bewegung **Pronation**. Durch unterschiedliche Bewegungsausmaße im proximalen und distalen Radioulnargelenk **überkreuzen** sich in der Endstellung der Pronation die beiden **Unterarmknochen** (➤ Abb. 1.59).

> **M E R K E**
> Bei der **Sup**ination ist die Hohlhand nach oben gerichtet und bildet quasi eine **Suppentasse**. Bei der **Pro**nation weist die Handfläche nach unten, wie man dies z. B. für das Schneiden von **Brot** benötigt.

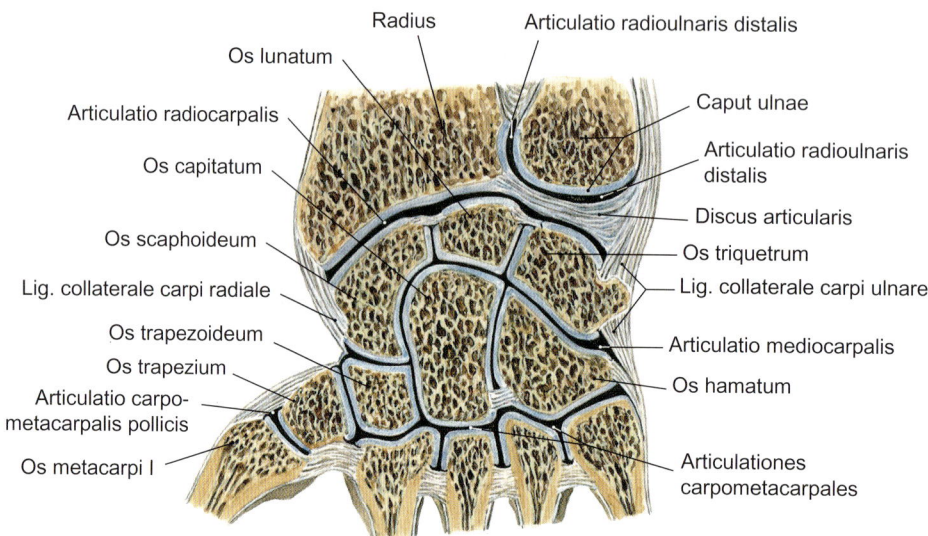

Abb. 1.58 Radius und proximales Handgelenk (Articulatio radiocarpalis) sowie Ulna mit Discus articularis und Gelenke der Handwurzel. [36]

Handwurzel

Die **Karpal-** bzw. **Handwurzelknochen** (Carpus = Handwurzel) setzen sich an jedem Handgelenk aus **8** einzelnen Knochen zusammen. Sie heißen (➤ Abb. 1.58, ➤ Abb. 1.53):

- **Kahnbein** (Os scaphoideum)
- **Mondbein** (Os lunatum)
- **Dreieckbein** (Os triquetrum)
- **Erbsenbein** (Os pisiforme): ein Sesambein (➤ 1.4.8)
- **großes Vieleckbein** (Os trapezium)
- **kleines Vieleckbein** (Os trapezoideum)

- **Kopfbein** (Os capitatum)
- **Hakenbein** (Os hamatum).

Jeweils 4 Knochen stehen proximal und distal in einer Reihe. Die 4 **proximalen** Handwurzelknochen heißen also in der Reihenfolge von radial nach ulnar Kahnbein, Mondbein, Dreieckbein und Erbsenbein. Die kleine, sicht- und tastbare Vorwölbung an der Ulnarseite der Handwurzel wird vom Erbsenbein verursacht. Die 4 **distalen** Handwurzelknochen heißen – wiederum beginnend mit der Radialseite – großes und kleines Vieleckbein, Kopfbein und Hakenbein. Das Os trapezium wird häufig nicht als Vieleckbein, sondern als Trapezbein bezeichnet. Entsprechend heißt das Os trapezoideum auch trapezähnlicher Knochen oder Trapezoid. Radius, Kahnbein, großes Vieleckbein, 1. Mittelhandknochen und Daumen stehen von proximal nach distal in einer fortlaufenden Verbindungsreihe.

> **M E R K E**
> Für Namen und Anordnung der **8 Handwurzelknochen** gibt es in Abhängigkeit von der jeweiligen Übersetzung des Os trapezium bzw. trapezoideum 2 etwas unterschiedliche Versionen eines kleinen „Gedichts":
> Ein Kahnbein fährt im Mondenschein
> im Dreieck um das Erbsenbein.
> Vieleck groß und Vieleck klein,
> der Kopf, der muss am Haken sein.
> Oder:
> Ein Schiffchen fährt im Mondenschein
> dreieckig um das Erbsenbein.
> Trapeze, regulär und krumm,
> im Kopfe hakt die Wurzel nun.

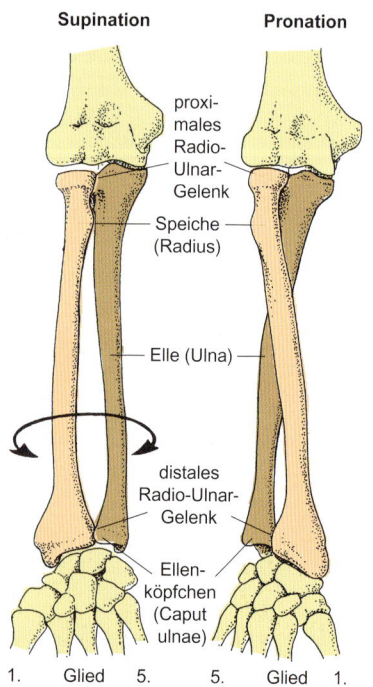

Abb. 1.59 Supination und Pronation von Hand bzw. Unterarm. [38]

Distales Handgelenk

Drei der vier proximalen Handwurzelknochen (das Erbsenbein beteiligt sich nicht) bilden mit der Basis des Radius und dem

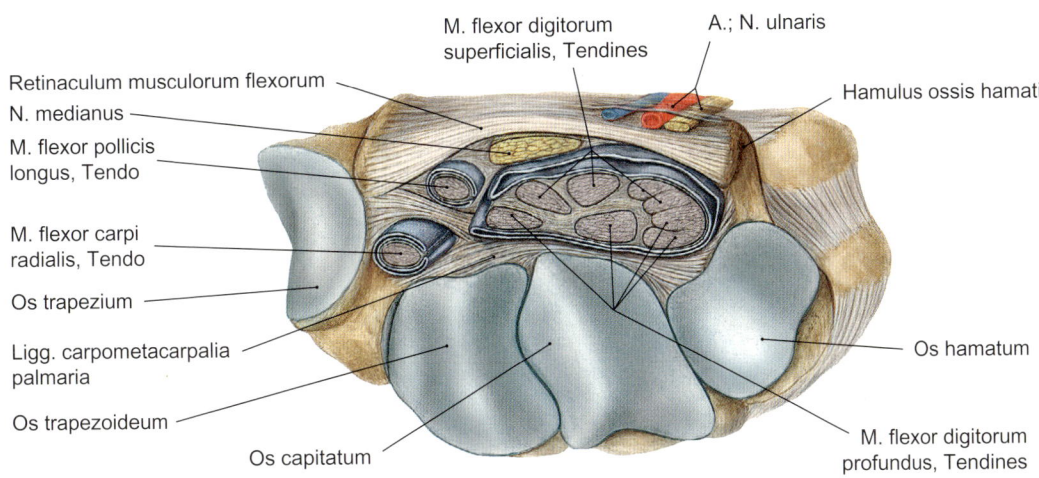

Abb. 1.60 Transversalschnitt durch das Handgelenk. Im Canalis carpi kann der N. medianus komprimiert werden, was als Karpaltunnel-Syndrom bezeichnet wird. [36]

Discus articularis des Ulnaköpfchens das proximale Handgelenk (= Eigelenk).

Die **vier** in der **distalen** Reihe bilden mit diesen proximalen Karpalknochen das **distale Handgelenk** ohne wesentliche Beweglichkeit – Beugung und Streckung sowie Kippbewegung nach außen und innen (= radiale und ulnare Abduktion der Hand zum Unterarm) finden weit überwiegend im proximalen Handgelenk statt.

Jeder der 8 Handwurzelknochen bildet eine Vielzahl gelenkiger Verbindungen mit jeweils sämtlichen angrenzenden Knochen, wobei allerdings das jeweilige Bewegungsausmaß minimal bleibt.

Karpaltunnel

Die **Handwurzelknochen** sind **bogenförmig** angeordnet, weshalb sich beugeseitig (palmar) eine längs verlaufende **Rinne** ergibt. Durch die Überdachung dieser Rinne mittels eines breiten Haltebandes **(Retinaculum flexorum)** entsteht ein regelrechter Tunnel (Karpaltunnel), durch den neben den **Sehnen** der Fingerbeugemuskeln auch der **N. medianus** nach distal zieht (➤ Abb. 1.60). Befestigt ist das Halteband radialseitig an Kahnbein und Trapezbein sowie ulnarseitig an Dreieckbein und Hakenbein.

Bestimmung des Knochenalters

Mittels einer **Röntgenaufnahme der Handwurzelknochen** (➤ Abb. 1.61) kann man näherungsweise das **Lebensalter** eines **Kindes** bestimmen, weil ab dem Zeitpunkt der Geburt in jedem Jahr ein neuer Knochenkern in einem weiteren „Handwurzelknorpel" hinzukommt.

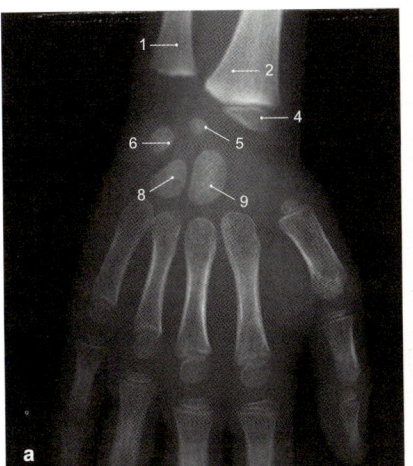
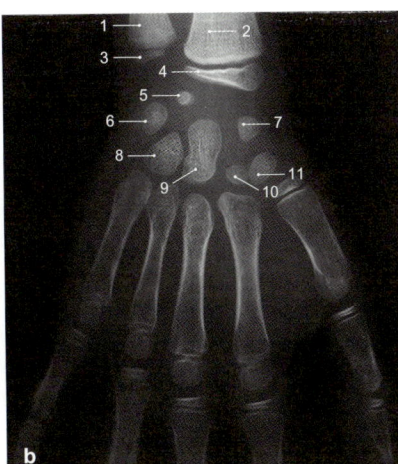
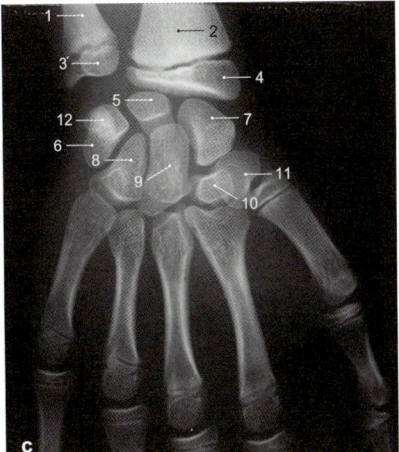

Abb. 1.61 Röntgenaufnahmen des Handgelenks zur Bestimmung des Knochenalters eines Kindes. **a** 4½-jähriger Junge. **b** 7-jähriger Junge. **c** 11-jähriger Jugendlicher. 1 = Ulna, 2 = Radius, 3 = distale Epiphyse der Ulna, 4 = distale Epiphyse des Radius, 5 = Os lunatum, 6 = Os triquetrum, 7 = Os scaphoideum, 8 = Os hamatum, 9 = Os capitatum, 10 = Os trapezoideum, 11 = Os trapezium, 12 = Os pisiforme. [28]

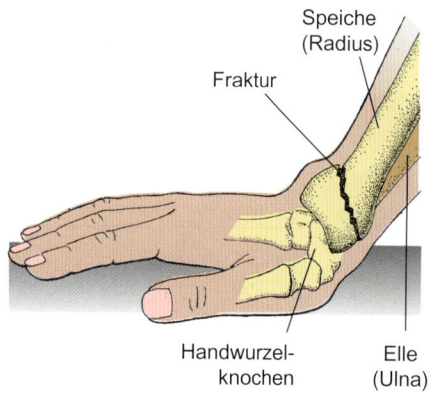

Abb. 1.62 Distale Radiusfraktur durch Sturz auf die überstreckte Hand. [38]

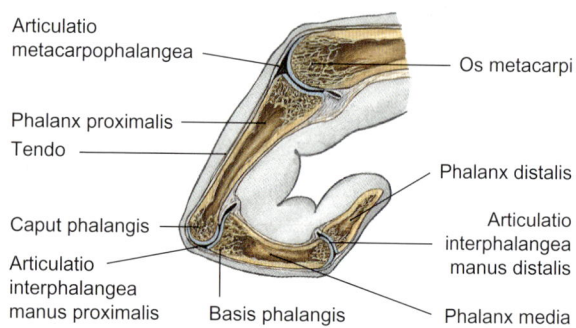

Abb. 1.63 Fingergelenke im Sagittalschnitt (Ansicht von ventral). Klinisch werden die Mittelgelenke als PIP (proximales Interphalangealgelenk) und die Endgelenke als DIP (distales Interphalangealgelenk) bezeichnet. [36]

PATHOLOGIE

Die **distale Radiusfraktur** (knapp proximal des Handgelenks) ist mit 25 % Anteil an allen Frakturen die mit Abstand **häufigste** Fraktur des Erwachsenen. Übliche Ursachen sind Stürze auf die überstreckte oder angebeugte Hand (➤ Abb. 1.62). Die Ulna ist häufig in das Trauma mit einbezogen.

Ebenfalls **häufig** bricht das in Fortsetzung des Radius liegende **Kahnbein**, wobei hier in der Regel ein Sturz auf die angebeugte Hand zugrunde liegt. Die Besonderheit dieser Fraktur besteht darin, dass sie oftmals in einer **ersten Röntgenaufnahme nicht erkennbar** ist, selbst wenn in 4 Ebenen geröntgt wird. Man sollte also bei entsprechendem Verdacht (Schwellung und Druckschmerz über der Tabatiere = Hautgrube über dem Kahnbein) nach 1–2 Wochen eine Kontrolle durchführen und so lange in der Gipsschiene ruhigstellen. Übersehene Kahnbeinfrakturen führen häufig zu **Pseudarthrosen**.

Mittelhand (➤ Abb. 1.60)

Anschließend an die 8 Handwurzelknochen folgen nach distal die **5 Mittelhandknochen** (Os metacarpale I–V) der Finger 1 bis 5. Man beginnt auf der Radialseite mit dem Zählen: Der 1. Finger ist der Daumen, der 5. Finger ist der Kleinfinger. Der 1. Mittelhandknochen ist der Verbindungsknochen zwischen dem großen Vieleckbein (Trapezbein) und dem Daumen. Der 5. Mittelhandknochen verbindet entsprechend das Hakenbein mit dem kleinen Finger.

Das **Daumenwurzelgelenk** (= **Daumensattelgelenk** = Karpometakarpalgelenk = Verbindung zwischen Os trapezium und Os metacarpale I), ermöglicht durch seine **2 Freiheitsgrade** die Opponens-Stellung des Daumens zu den übrigen Fingern und damit die besonderen Möglichkeiten der menschlichen Hand. Hierbei hilft auch die besonders kräftig ausgebildete Muskulatur des Daumens (Thenar).

Finger (➤ Abb. 1.60)

Die nach distal an die Mittelhandknochen anschließenden Finger bestehen jeweils aus den 3 Knochen **Grundphalanx**, **Mittelphalanx** und **Endphalanx**. Lediglich der **Daumen** besitzt nur **2 Knochen** – Grundphalanx und Endphalanx.

Fingergelenke (➤ Abb. 1.63)

Die **Grundgelenke** der Finger **2–5** (Metakarpophalangealgelenk = MP), d. h. die Gelenke zwischen jeweiligem Mittelhandknochen und Grundphalanx (= **Knöchel**), sind angenähert **Kugelgelenke** mit etwas eingeschränktem Bewegungsumfang. Beim **Daumengrundgelenk** (nicht Daumenwurzelgelenk!) handelt es sich dagegen um ein (einachsiges) **Scharniergelenk**. Auch die **Mittelgelenke** und **Endgelenke** der Finger sind **Scharniergelenke** mit lediglich einem Freiheitsgrad.

PATHOLOGIE

Frakturen müssen in der medizinischen Terminologie verwechslungssicher gekennzeichnet werden. Zum Beispiel würde ein Knochenbruch im mittleren Abschnitt des rechten Zeigefingers bezeichnet als Fraktur der Mittelphalanx D2 re. D steht hierbei für **D**igitus = Finger (Zehe). D1 bezeichnet den Daumen (Großzehe), D5 den Kleinfinger (Kleinzehe).

Das **Daumensattelgelenk** ist oftmals besonderen Belastungen bzw. auch Überlastungen ausgesetzt und neigt zu Entzündungen und Blockierungen. Verschleiß und Entzündung des Daumensattelgelenks heißen **Rhizarthrose** und **Rhizarthritis**.

Zusammenfassung

Knochen der oberen Extremität:

- **Oberarmknochen (Humerus):** Röhrenknochen mit Tuberculum majus und Tuberculum minus proximal, Trochlea humeri, Capitulum humeri, Epicondylus lateralis und Epicondylus medialis distal
- **Elle (Ulna)** mit breiter Basis und Olecranon proximal, Köpfchen und Proc. styloideus ulnae distal
- **Speiche (Radius)** mit Köpfchen proximal, breiter Basis und Proc. styloideus radii distal
- **Handwurzelknochen:**
  - proximale Reihe (von radial nach ulnar): Kahnbein (Os scaphoideum), Mondbein (Os lunatum), Dreickbein (Os triquetrum), Erbsenbein (Os pisiforme)
  - distale Reihe: großes Vieleckbein (Os trapezium), kleines Vieleckbein (Os trapezoideum), Kopfbein (Os capitatum), Hakenbein (Os hamatum)

- **5 Mittelhandknochen** (Os metacarpale I–V)
- Finger bestehen jeweils aus **Grundphalanx**, **Mittelphalanx**, **Endphalanx** (Ausnahme: Daumen mit Grund- und End-phalanx)

Gelenke der oberen Extremität:
- **Ellenbogengelenk:** ist ein Scharniergelenk; setzt sich zusammen aus drei Gelenken, die gemeinsam in einer Gelenkhöhle liegen:
  - **Humeroradialgelenk** zwischen Capitulum humeri und Radius
  - **Humeroulnargelenk** (Scharniergelenk) zwischen Trochlea humeri und Ulnabasis
  - **proximales Radioulnargelenk** (Radgelenk) zwischen Caput radii und proximaler Ulna
- **proximales Handgelenk:** ist ein Eigelenk; wird gebildet von der Basis des Radius und dem Discus articularis des Ulnaköpfchens einerseits und den proximalen Handwurzelknochen (außer Os pisiforme) andererseits; in diesem Gelenk kann die Hand gebeugt, gestreckt und nach radial und ulnar gekippt werden
- **distales Handgelenk:** Gesamtfläche zwischen den proximalen und distalen Handwurzelknochen, ohne nennenswerte Beweglichkeit
- **distales Radioulnargelenk:** zwischen Caput ulnae und distalem Radius; die Drehbewegungen der Hand und des Unterarmes (Supination und Pronation) finden gemeinsam im proximalen und distalen Radioulnargelenk statt
- **Daumenwurzelgelenk:** Sattelgelenk zwischen großem Vieleckbein und Os metacarpale I, hat 2 Freiheitsgrade und ermöglicht die Opponens-Stellung des Daumens
- **Fingergelenke:** Grundgelenke (MP), Mittelgelenke (PIP), Endgelenke (DIP)
- **Karpaltunnel:** wird von den Handwurzelknochen und einem kräftigen Halteband, dem Retinaculum flexorum, gebildet; in ihm verlaufen der N. medianus und die Sehnen der Fingerbeugemuskeln

1.4.7 Becken

Das knöcherne Becken (= Beckengürtel; ➤ Abb. 1.64) besteht aus **4 Knochen:**
- **Os sacrum:** Kreuzbein oder Sakrum
- **Os ilium: Darmbein** oder Ilium
- **Os ischii: Sitzbein**
- **Os pubis: Schambein**

Das Steißbein wird nicht dazu gerechnet. Die miteinander verwachsenen Darmbein, Sitzbein und Schambein werden auch zum **Hüftbein (Os coxae)** zusammengefasst (➤ Abb. 1.65). Beim **kindlichen Skelett** sind die 3 Knochen des Hüftbeins durch Wachstumsfugen voneinander **getrennt**, die sich im Acetabulum (Pfanne des Hüftgelenks) treffen (➤ Abb. 1.66).

Beim Blick von **lateral** auf die 3 Knochen des Hüftbeins sieht man den groben Umriss einer **„8"**, wobei die obere Schleife vom Darmbein, die untere von Sitzbein und Schambein gebil-

det werden. Etwa im Knoten der „8" liegt das Dach der Hüftgelenkspfanne. Zwischen dem ventralen Schambein und dem dorsal liegenden Sitzbein befindet sich eine große Knochenlücke – das **Foramen obturatum**.

Darmbein

Der obere Anteil des Hüftbeins wird vom Darmbein **(Os ilium)** aufgebaut. Während sich der kleine Darmbeinkörper am Acetabulum beteiligt, bildet der weit überwiegende Anteil die breit ausladende **Darmbeinschaufel**. Die obere Leiste der Schaufel heißt **Crista iliaca** (Darmbeinkamm). Ihre beiden Begrenzungen, die Übergänge von horizontal nach vertikal, sind als knöcherne Vorsprünge (Spinae) gut zu tasten – ventral die **Spina iliaca anterior superior** (SIAS), dorsal die **Spina iliaca posterior superior** (SIPS). Unterhalb der beiden oberen Darmbeinstachel befindet sich jeweils noch ein weiterer – **Spina iliaca anterior inferior** und **Spina iliaca posterior inferior**. Diese beiden sind am Lebenden nicht tastbar.

Die kaudale Begrenzung des Darmbeins bildet eine Linie, die etwa von direkt unterhalb des Iliosakralgelenks bis in den oberen Anteil des Acetabulum verläuft. Unterhalb des dorsalen Anteils dieser gedachten Linie beginnt das Sitzbein und ventral das Schambein.

Schambein

Die **Symphyse** ist die (faserknorpelige) Verbindung der beiden Schambeine (Os pubis). Ausgehend von der Symphyse und getrennt vom vorderen Anteil des Foramen obturatum lässt sich das Schambein in einen **oberen Schambeinast** (R. superior ossis pubis) und einen **unteren** (R. inferior ossis pubis) sowie einen **Schambeinkörper** (Corpus ossis pubis), der den ventralen, kaudalen Anteil des Acetabulum bildet, differenzieren.

Sitzbein

Das Sitzbein (Os ischii) bildet den dorsokaudalen Anteil des Hüftbeins und endet am Foramen obturatum sowie den beiden weiteren Hüftbeinknochen. Die dorsomediale, rundliche Begrenzung des Sitzbeins ist der **Sitzbeinhöcker (Tuber ischiadicum)**. Auf die beiden Sitzbeinhöcker stützt sich das Becken beim Sitzen. Der knöcherne Vorsprung oberhalb des Sitzbeinhöckers heißt **Spina ischiadica**.

Großes und kleines Becken

Der **Beckengürtel** ist als Basis der Wirbelsäule bzw. Träger des gesamten Rumpfes **besonders stabil**. Zusätzlichen Schutz z. B. beim Abfangen von Stoßbelastungen bieten die Haften der

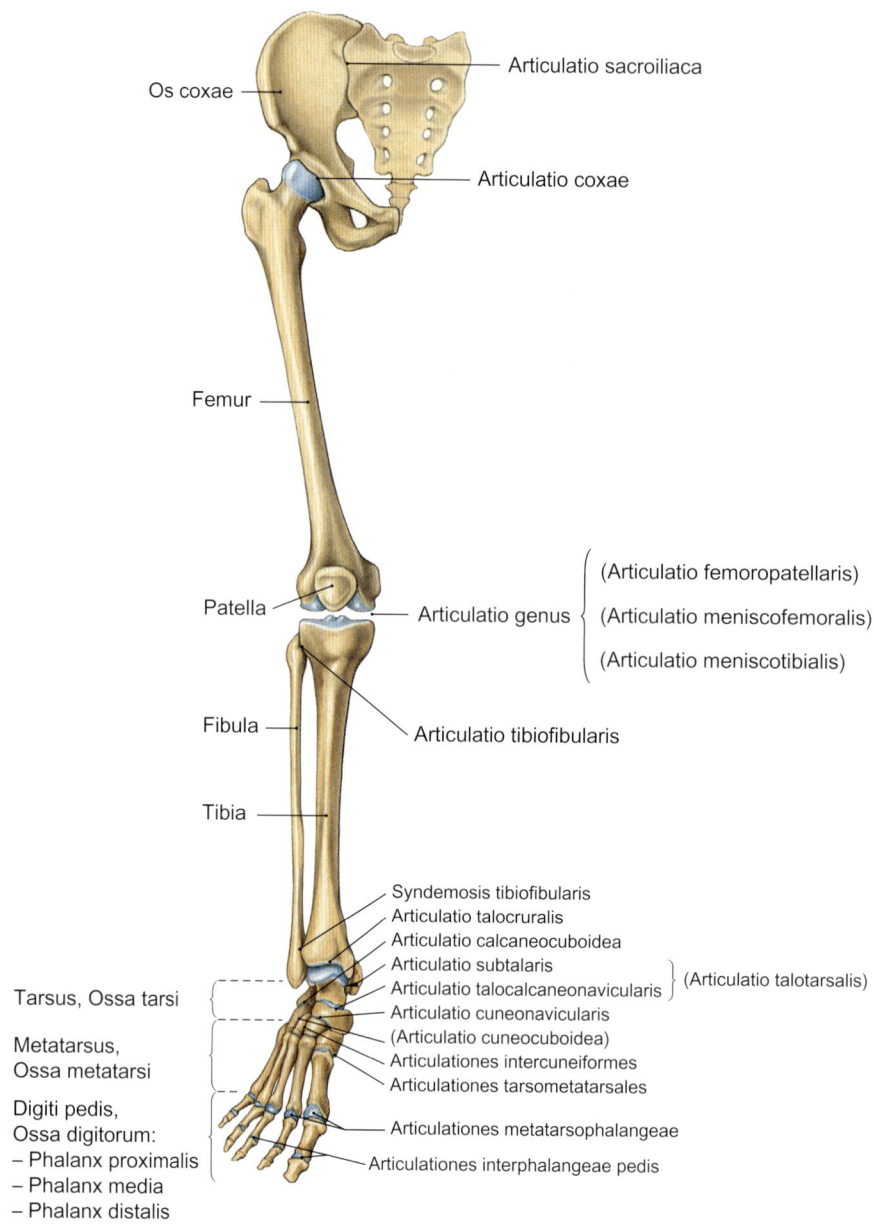

Os coxae

Articulatio sacroiliaca

Articulatio coxae

Femur

Patella

Articulatio genus
(Articulatio femoropatellaris)
(Articulatio meniscofemoralis)
(Articulatio meniscotibialis)

Fibula

Articulatio tibiofibularis

Tibia

Syndemosis tibiofibularis
Articulatio talocruralis
Articulatio calcaneocuboidea
Articulatio subtalaris
Articulatio talocalcaneonavicularis   (Articulatio talotarsalis)
Articulatio cuneonavicularis
(Articulatio cuneocuboidea)
Articulationes intercuneiformes
Articulationes tarsometatarsales

Tarsus, Ossa tarsi

Metatarsus,
Ossa metatarsi

Articulationes metatarsophalangeae
Articulationes interphalangeae pedis

Digiti pedis,
Ossa digitorum:
– Phalanx proximalis
– Phalanx media
– Phalanx distalis

Abb. 1.64 Übersicht über die untere Extremität. [36]

Knochenverbindungen – dorsal als funktionelle Bandhaft zwischen **Sakrum** und den beiderseitigen **Darmbeinen** (Kreuz-Darmbein-Gelenke = **Iliosakralgelenke**) sowie ventral zwischen den beiden **Schambeinen** (**Symphyse** = Knorpelhaft), die einerseits eine große Festigkeit besitzen, andererseits aber auch eine gewisse Nachgiebigkeit und Elastizität.

Das „obere Stockwerk" des Beckens, den Teil zwischen den ausladenden Darmbeinschaufeln, nennt man **großes Becken**. Das **kleine Becken** wird gebildet von Kreuzbein, Sitzbein und Schambein. Das Steißbein wird nicht zum knöchernen Becken gerechnet. Wenn man im Rahmen einer Geburt vom **Beckeneingang** spricht, meint man damit den Oberrand (den „Eingang") des kleinen Beckens, weil nur dessen Durchmesser dabei eine Rolle spielt.

Geschlechtsunterschiede

Das **weibliche Becken** ist deutlich **breiter**, mit weiterem, **querovalem Beckeneingang**, und etwas **niedriger** als das männliche, bei dem die Darmbeinschaufeln enger zusammenstehen und weiter nach kranial reichen (➤ Abb. 1.67). Der weibliche Beckeneingang hat dadurch gerade die Größe, die notwendig ist, um den kindlichen Kopf bei der Geburt hindurchtreten zu lassen.

Die **engste Stelle** im kleinen Becken, gleichzeitig auch die **Ebene des Beckeneingangs**, wird durch eine gedachte Linie zwischen dem Hinterrand der Symphyse und dem ventralen oberen Rand des Kreuzbeins (= Promontorium) gebildet. Diese Verbindungslinie **(Conjugata vera)** misst üblicherweise um die **11 cm.** Sind es weniger, ist die Geburt eines normal großen Kindes nicht möglich.

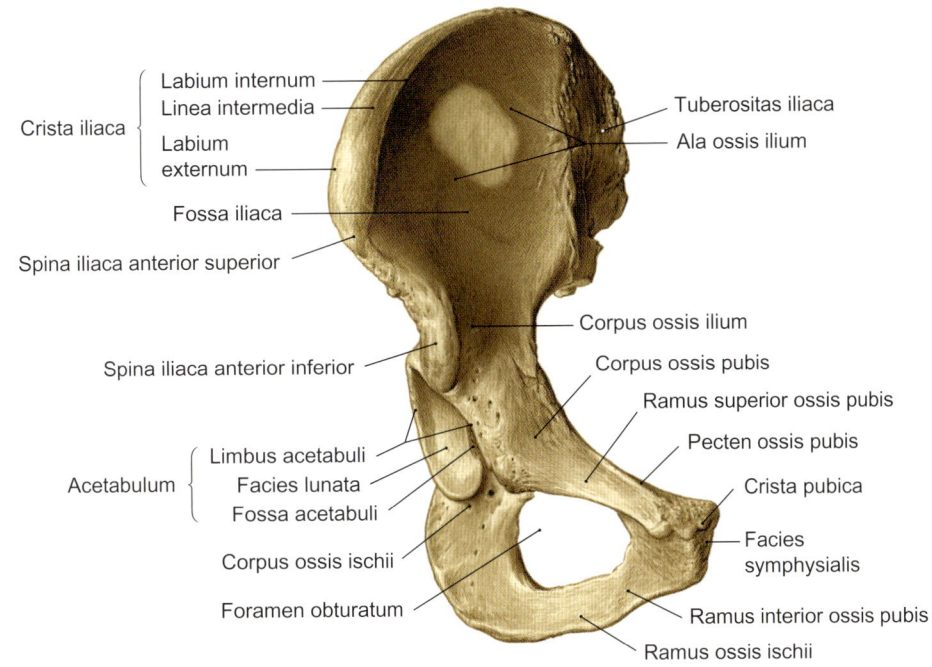

Crista iliaca
- Labium internum
- Linea intermedia
- Labium externum

Tuberositas iliaca
Ala ossis ilium

Fossa iliaca

Spina iliaca anterior superior

Spina iliaca anterior inferior

Acetabulum
- Limbus acetabuli
- Facies lunata
- Fossa acetabuli

Corpus ossis ilium
Corpus ossis pubis
Ramus superior ossis pubis
Pecten ossis pubis
Crista pubica
Facies symphysialis

Corpus ossis ischii

Foramen obturatum

Ramus interior ossis pubis
Ramus ossis ischii

a

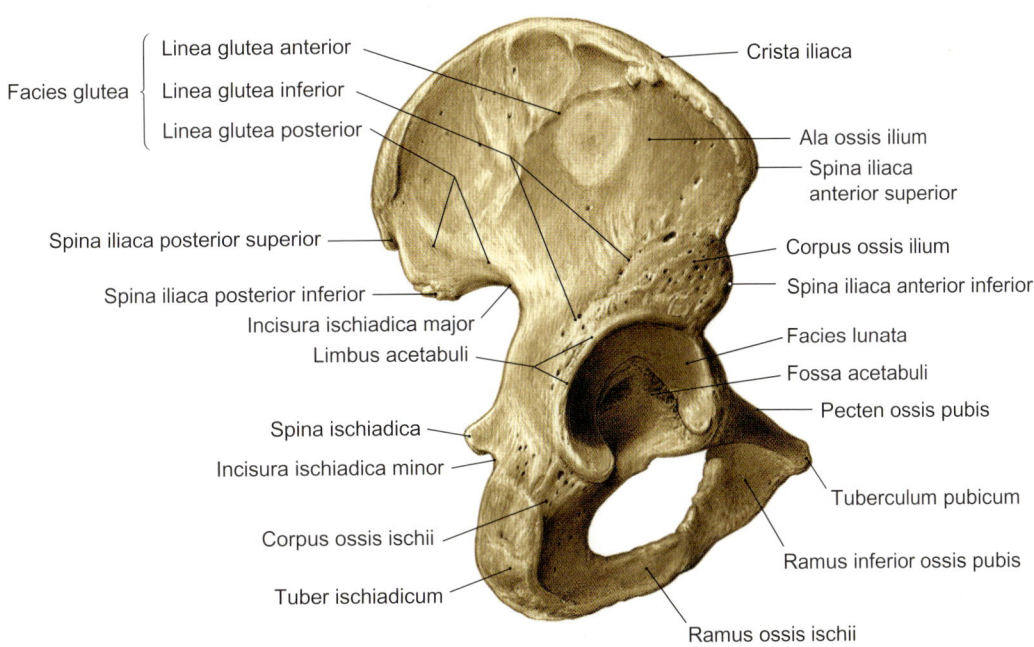

Facies glutea
- Linea glutea anterior
- Linea glutea inferior
- Linea glutea posterior

Crista iliaca

Ala ossis ilium
Spina iliaca anterior superior

Spina iliaca posterior superior

Spina iliaca posterior inferior
Incisura ischiadica major
Limbus acetabuli

Corpus ossis ilium
Spina iliaca anterior inferior

Facies lunata
Fossa acetabuli
Pecten ossis pubis

Spina ischiadica
Incisura ischiadica minor

Tuberculum pubicum

Corpus ossis ischii

Tuber ischiadicum

Ramus inferior ossis pubis

Ramus ossis ischii

b

Abb. 1.65 Rechtes Hüftbein (Os coxae) von ventral (**a**) und von lateral dorsal (**b**). [36]

Iliosakralgelenk (Kreuzdarmbeingelenk)

Das Kreuzdarmbeingelenk (**I**lio**s**akral**g**elenk = **ISG** oder auch **S**akroiliakal**g**elenk = **SIG**; ➤ Abb. 1.64) ist eigentlich ein planes, etwas unebenes Gelenk mit einer queren Drehachse, um die Kippbewegungen des Rumpfes nach vorne und hinten möglich wären. Der massiv ausgebildete **Bandapparat** dieses Gelenks reduziert diese theoretische Beweglichkeit allerdings auf ein dämpfend-federndes Nachgeben unter der Last des Rumpfes. Zusätzlich werden die Bewegungen durch die weitgehend starre Symphyse noch weiter eingeschränkt. Im Ergebnis resultiert eine **Bandhaft** mit minimaler Restbeweglichkeit („Wackelgelenk"). Aus der Diarthrose wird **funktionell** eine **Synarthrose**, weshalb dieses Gelenk auch als **Amphiarthrose** („sowohl als auch") bezeichnet wird. Notwendig ist der überdimensioniert scheinende Bandapparat deshalb, weil die beiden Iliosakralgelenke die einzige Verbindung zwischen Wirbelsäule und Becken mit anschließenden Beinen darstellen.

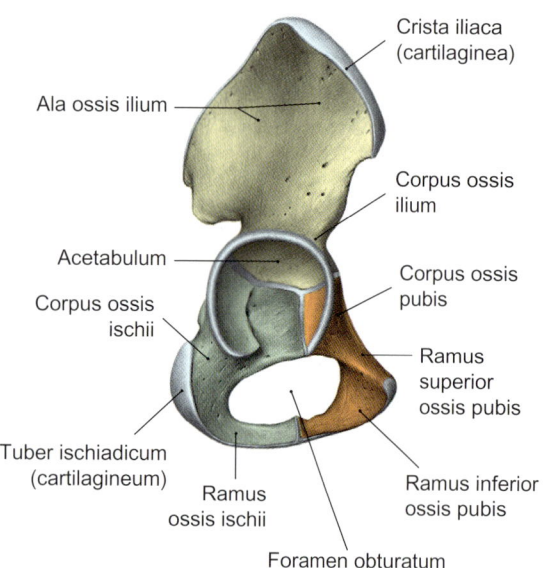

Abb. 1.66 Rechtes Hüftbein (Os coxae) eines 6-jährigen Kindes. Die 3 Anteile des Hüftbeins sind im Bereich der Hüftpfanne ein einer Y-förmigen Knorpelfuge miteinander verbunden. Diese synostosiert um das 13.–18. Lebensjahr. [36]

Die geringe Restbeweglichkeit in diesem Gelenk reicht dennoch dazu aus, dass es im Alltag laufend **Probleme** bereitet: Ein oder beide Iliosakralgelenke sind häufig **blockiert** (in unphysiologischer Stellung verkantet und in der Beweglichkeit noch weiter reduziert). Daraus resultieren häufig ausstrahlende Schmerzen und in der Regel auch eine mehr oder weniger ausgeprägte **Schiefstellung des Beckens**. Dieselbe führt neben der Ausbildung einer **funktionellen Skoliose** auch zu einer veränderten Stellung der Oberschenkelköpfe in den Hüftge-

lenkpfannen mit Rotation der Beinachsen nach außen oder innen und zumeist auch zu einer **scheinbaren Beinlängendifferenz**. Es ist entscheidend wichtig, eine solche, lediglich scheinbare (funktionelle) Beinlängendifferenz nicht mechanisch über Einlagen oder Schuhsohlenerhöhungen auszugleichen, weil dadurch lediglich die Fehlstellung im Becken mit allen Folgen einschließlich muskulärer Verspannungen zementiert wird. Vielmehr besteht hier die korrekte Therapie darin, die Ursache der Fehlstellung, also die ISG-Blockade, mittels Chirotherapie oder anderer Methoden zu beseitigen.

Zusammenfassung
Knochen des Beckens:
- Aufbau:
  - **Kreuzbein** (Os sacrum)
  - 2 **Darmbeine** (Os ilium) mit Darmbeinkörper und Darmbeinschaufel; wird begrenzt durch Crista iliaca mit Spina iliaca anterior superior und Spina iliaca posterior superior
  - 2 **Sitzbeine** (Os ischii) mit Sitzbeinhöcker
  - 2 **Schambeine** (Os pubis) mit Schambeinkörper, oberem und unterem Schambeinast; werden durch die Symphyse miteinander verbunden
- Darm-, Sitz- und Schambein sind miteinander zum **Hüftbein (Os coxae)** verschmolzen
- das **große Becken** wird von den Darmbeinschaufeln gebildet, nach kaudal schließt sich das **kleine Becken** an
- **Iliosakralgelenk (ISG):** Gelenk zwischen Kreuzbein und den beiderseitigen Darmbeinschaufeln; ist eine funktionelle Bandhaft mit minimaler Beweglichkeit; neigt zu Blockaden

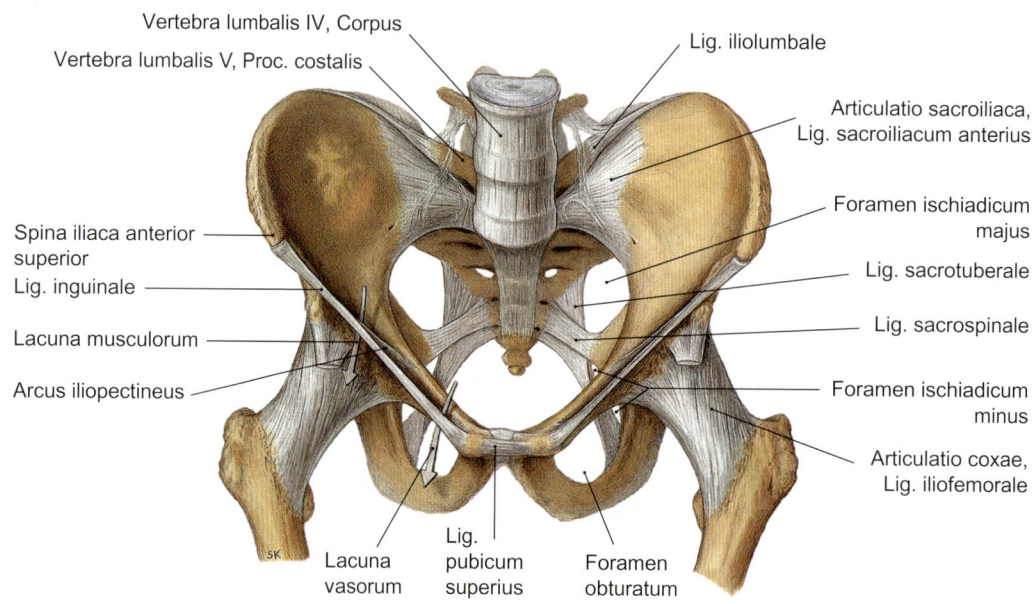

a

Abb. 1.67a Männliches Becken von ventral. [36]

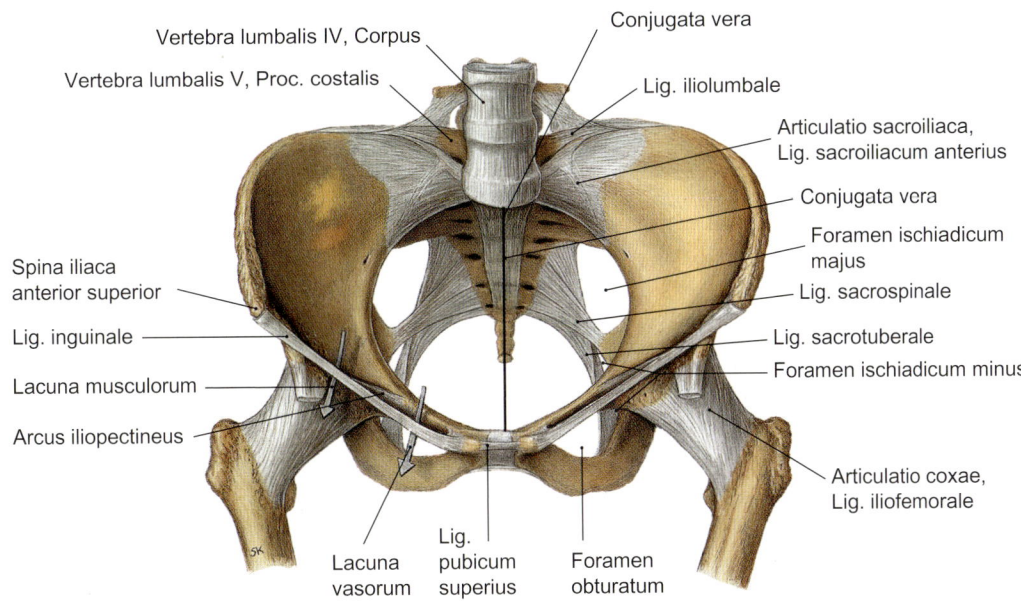

Vertebra lumbalis IV, Corpus

Vertebra lumbalis V, Proc. costalis

Spina iliaca
anterior superior

Lig. inguinale

Lacuna musculorum

Arcus iliopectineus

Lacuna
vasorum

Lig.
pubicum
superius

Foramen
obturatum

Conjugata vera

Lig. iliolumbale

Articulatio sacroiliaca,
Lig. sacroiliacum anterius

Conjugata vera

Foramen ischiadicum
majus

Lig. sacrospinale

Lig. sacrotuberale

Foramen ischiadicum minus

Articulatio coxae,
Lig. iliofemorale

Abb. 1.67b Weibliches Becken von ventral. [36]

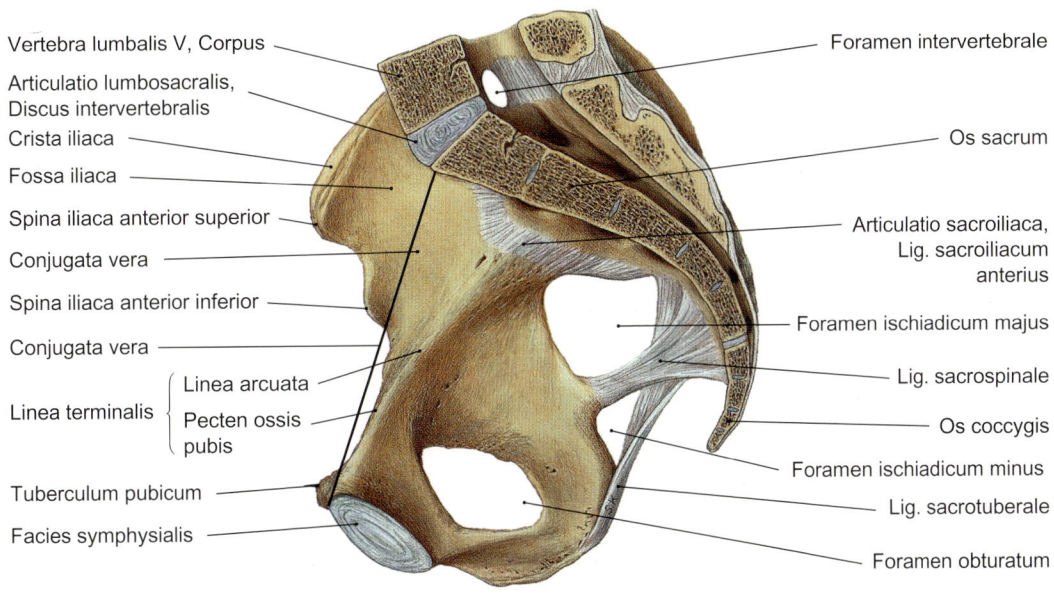

Vertebra lumbalis V, Corpus

Articulatio lumbosacralis,
Discus intervertebralis

Crista iliaca

Fossa iliaca

Spina iliaca anterior superior

Conjugata vera

Spina iliaca anterior inferior

Conjugata vera

Linea terminalis { Linea arcuata
                    Pecten ossis
                    pubis

Tuberculum pubicum

Facies symphysialis

Foramen intervertebrale

Os sacrum

Articulatio sacroiliaca,
Lig. sacroiliacum
anterius

Foramen ischiadicum majus

Lig. sacrospinale

Os coccygis

Foramen ischiadicum minus

Lig. sacrotuberale

Foramen obturatum

Abb. 1.67c Medianschnitt durch ein weibliches Becken. [36]

1.4.8 Untere Extremität

Das Skelett der Beine (> Abb. 1.64) besteht analog zu den Armen aus einem einzelnen Oberschenkelknochen (Femur), zwei Unterschenkelknochen (Tibia und Fibula), 5 Mittelfußknochen und 5 Zehen. Lediglich die Fußwurzel (Tarsus) enthält mit 7 Knochen einen weniger als die Handwurzel (Karpus).

Oberschenkel

Der Oberschenkelknochen (**Femur**) ist der größte und längste Knochen im menschlichen Körper (> Abb. 1.68). Seine proximale Epiphyse besteht aus einer kugeligen Auftreibung, dem **Kopf** des Femur (**Caput femoris**). Dieser bildet die Gelenkfläche, die mit dem **Acetabulum** zum **Hüftgelenk** artikuliert. Das

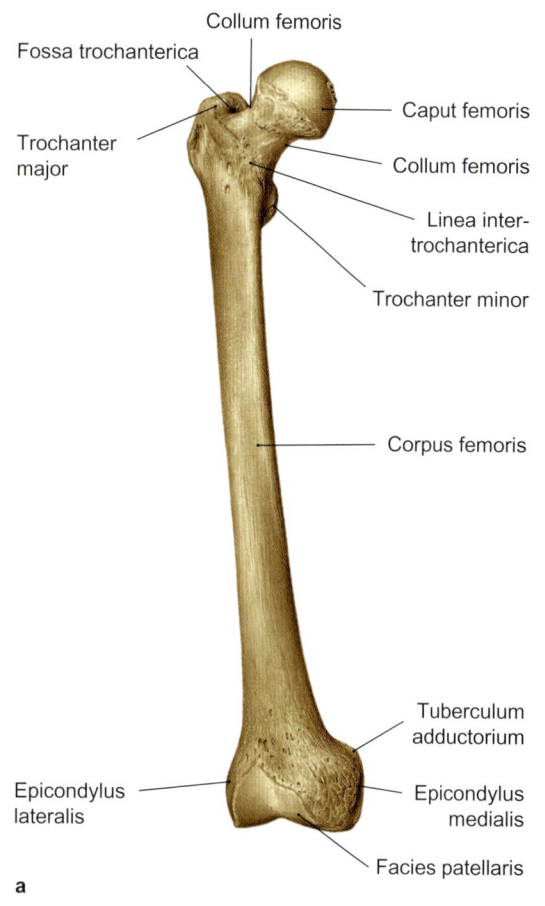

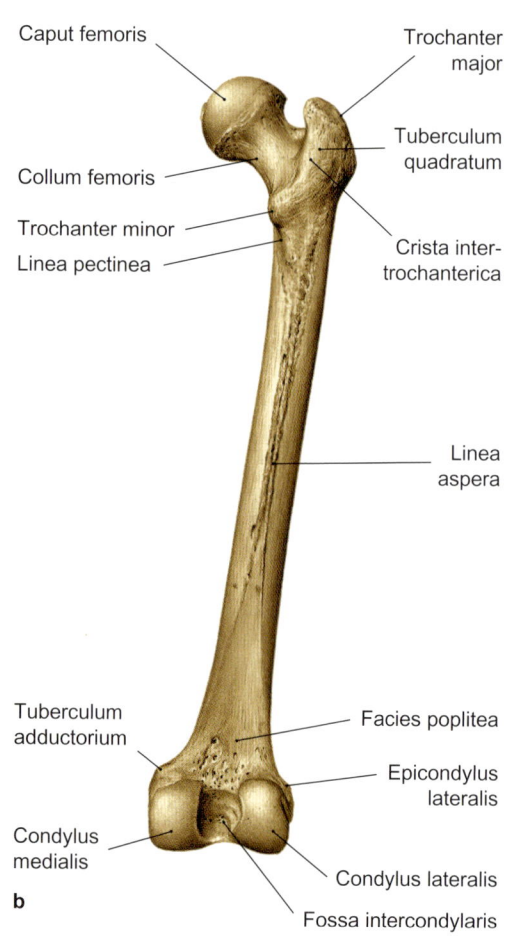

Abb. 1.68 Rechter Oberschenkelknochen (Femur) von ventral (**a**) und dorsal (**b**). [36]

Caput femoris sitzt auf einem recht langen Hals (Collum femoris), der über einen Winkel von etwa 125° in den Schaft, die Diaphyse des Femur übergeht.

Auf der **Lateralseite** des Knochens, fast auf gleicher Höhe mit dem Caput femoris, befindet sich ein großer knöcherner Vorsprung – der **Trochanter major** (großer Rollhügel). **Dorsomedial** und unterhalb davon, etwa auf Höhe des Winkels, den Hals und Schaft miteinander bilden, findet sich ein weiterer, deutlich kleinerer Vorsprung – der **Trochanter minor** (kleiner Rollhügel). Während also das Tuberculum minus des Oberarms ventral sitzt, entsteht der Trochanter minor des Oberschenkels dorsal bzw. dorsomedial.

Auf der distalen Epiphyse des Femur sitzen 2 Gelenkköpfe, der **Condylus medialis** und **Condylus lateralis**, die mit dem proximalen Ende des **Schienbeins (Tibia)** zum **Kniegelenk** artikulieren. Auf den Kondylen (= Gelenkknorren) sitzen seitlich zwei weitere knöcherne Vorsprünge, der **Epicondylus medialis** und **Epicondylus lateralis**. **Zwischen** den beiden Kondylen befindet sich auf der Dorsalseite des Femur eine Aussparung – die **Fossa intercondylaris**.

CCD-Winkel

Der **Centrum-Collum-Diaphysen-Winkel** (= CCD-Winkel), den Schenkelhals und Diaphyse miteinander bilden, beträgt physiologischerweise beim Erwachsenen etwa 125° (➤ Abb. 1.69). Seine **Vergrößerung** auf > 130° bezeichnet man als **Valgusstellung**. Sie führt zu **O-Beinen**. Seine **Verkleinerung** (< 120°) heißt **Varusstellung** und führt zu **X-Beinen**.

Es ist zu beachten, dass die **Vergrößerung des CCD-Winkels (Valgusstellung)** automatisch eine **Varusstellung im Kniegelenk** zur Folge hat (Genu varum), und die Verkleinerung (Varusstellung) eine Valgisierung (Genu valgum) im Kniegelenk.

PATHOLOGIE

Ähnlich wie beim Oberarmknochen (Humerus) **bricht** auch der Femur bei entsprechender Gewalteinwirkung besonders häufig im Bereich des **Oberschenkelhalses**. Beim osteoporotischen Knochen alter Menschen genügt dafür bereits ein Bagatelltrauma. Der proximale Femur ist gut durchblutet. Der mögliche **Blutverlust von 1–2 l** kann durchaus zum **hypovolämischen Schock** und in der Folge zum Tod führen, weshalb diese Patienten notfallmäßig (Notarzt, Infusion) zu versorgen sind.

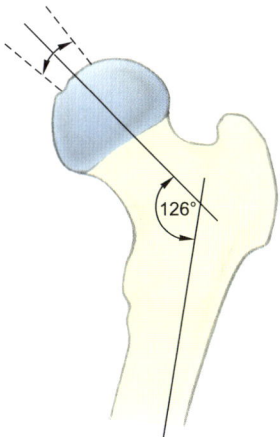

Abb. 1.69 CCD-Winkel (Schenkelhalswinkel). [36]

Hüftgelenk

Das Hüftgelenk ist ein **Kugelgelenk** mit Bewegungsmöglichkeit in allen 3 Richtungen des Raums (Flexion, Extension, Abduktion, Adduktion, Innen- und Außenrotation). Der Gelenkkopf wird dabei **über seine Mitte hinaus von der Gelenkpfanne des Hüftbeines umfasst**. Er gleicht damit einer Walnuss, deren oberes Drittel entfernt worden ist und bei der nun die Nuss beim Hineinschauen ähnlich in ihrer Schale liegt wie der Hüftgelenkkopf im Acetabulum. Man spricht deshalb auch von einem **Nussgelenk**. Eine weitere (seltene) Bezeichnung ist **Napfgelenk**. Der Unterschied zu den üblichen Kugelgelenken liegt also nicht in den möglichen Bewegungen, sondern vielmehr in seiner **größeren Stabilität** gegenüber äußeren Einflüssen. Im Gegensatz zum Schultergelenk kann das Hüftgelenk kaum jemals luxieren. Zusätzlich ist dem Rand des Acetabulum eine **Gelenklippe** aus **Faserknorpel** aufgesetzt (Labrum acetabulare), welche die Überdachung des Femurkopfes noch weiter vergrößert.

Auf > Abbildung 1.70 ist zu erkennen, dass der Oberschenkelkopf über ein **Band** (Lig. capitis femoris) locker im Acetabulum befestigt ist. Durch Gefäße, die in diesem Band verlaufen, erfolgt v. a. in der Wachstumsperiode die **Blutversorgung** des Gelenkkopfs.

Unterschenkel

Der Unterschenkel (Crus, cruris) wird von zwei Knochen gebildet – **Schienbein (Tibia)** und **Wadenbein (Fibula)** (> Abb. 1.71). Während Elle und Speiche des Unterarms von annähernd gleicher Größe sind, übernimmt am Unterschenkel die **Tibia** die **Hauptlast** des Körpers und ist entsprechend dimensioniert. Sie alleine kommuniziert auch mit ihrer proximalen Epiphyse zum **Kniegelenk**. Erst das distale obere Sprunggelenk wird von beiden Knochen gemeinsam gebildet.

Ähnlich wie am Unterarm sind auch Tibia und Fibula sowohl **proximal** (über eine Amphiarthrose) als auch **distal** (über eine Syndesmose = Bandhaft) miteinander **verbunden**, doch sind hier keine wesentlichen Drehbewegungen möglich – auch deshalb, weil eine kräftige Membran **(Membrana interossea)** die beiden Knochen im Bereich ihrer Diaphysen aneinander heftet. Dadurch besteht, anders als am Unterarm, **keine Rotationsmöglichkeit** des Unterschenkels (mit Fuß) gegenüber dem Oberschenkel.

Das dickere Ende der Tibia (> Abb. 1.72) liegt proximal und heißt **Tibiakopf (Caput tibiae)**. Passend zu den beiden Gelenkknorren des distalen Femur trägt er ebenfalls **2 Kondylen**, die mit den Femurkondylen artikulieren. Entsprechend der knöchernen Aussparung zwischen den beiden Femurkondylen (Fossa intercondylaris) erhebt sich zwischen den beiden Tibiakondylen ein **Tuberculum intercondylare**, das allerdings die Fossa intercondylaris bei Weitem nicht ausfüllt. An Fossa intercondylaris und Tuberculum intercondylare sind die **Kreuzbänder** des Kniegelenks befestigt. Ventral oberhalb der

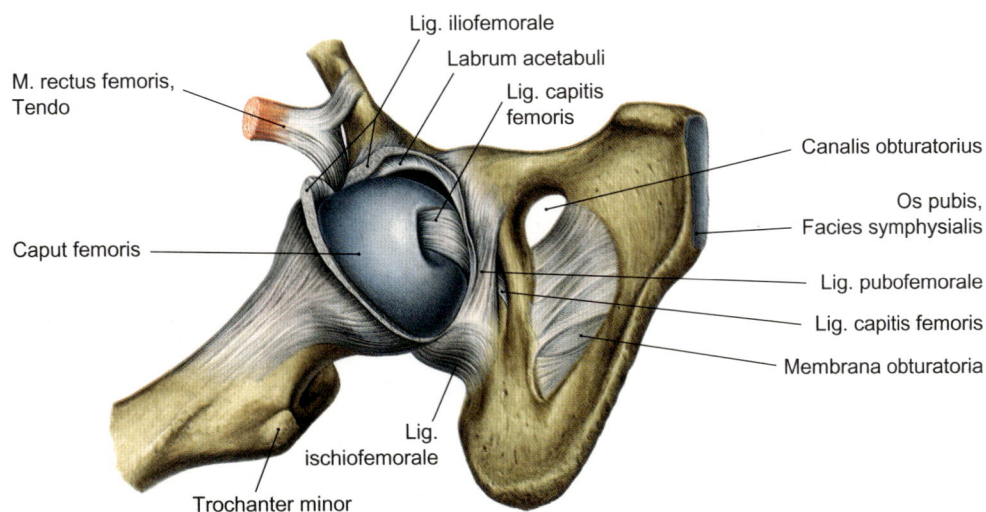

Abb. 1.70 Hüftgelenk nach Eröffnung der Gelenkkapsel von lateral distal. [36]

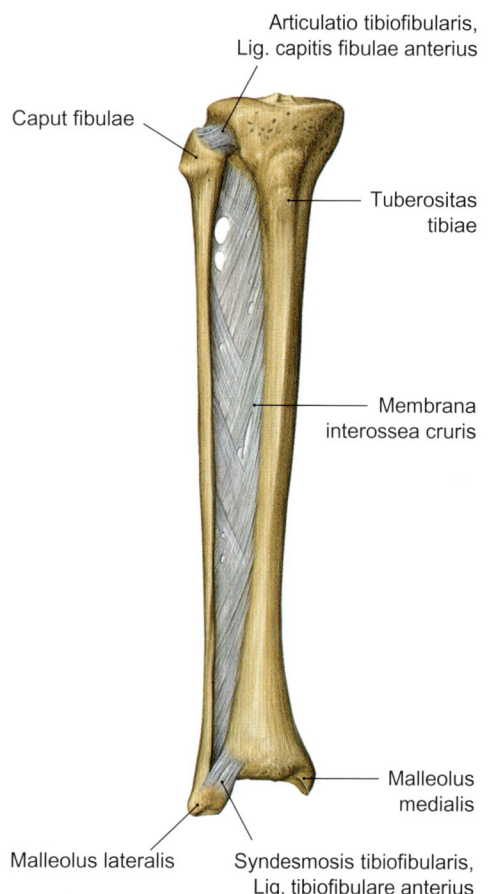

Caput fibulae

Articulatio tibiofibularis,
Lig. capitis fibulae anterius

Tuberositas
tibiae

Membrana
interossea cruris

Malleolus
medialis

Malleolus lateralis

Syndesmosis tibiofibularis,
Lig. tibiofibulare anterius

Abb. 1.71 Verbindungen von rechter Tibia und Fibula (Ansicht von ventral). [36]

Schienbeinkante, am Übergang zum Tibiakopf, befindet sich eine aufgeraute Fläche **(Tuberositas tibiae)**, die Anheftungsstelle der Sehne des **M. quadriceps femoris**.

PATHOLOGIE

Mit einer **Fibulafraktur** kann man so lange laufen, wie das Sprunggelenk bzw. sein Bandapparat nicht beteiligt sind – hauptsächlich deshalb, weil das Schienbein die Last des Körpers fast alleine trägt und die Fibula an der Bildung des Kniegelenks nicht beteiligt ist und deshalb im Wesentlichen nur Führungsaufgaben für das obere Sprunggelenk zu übernehmen hat.

Kniegelenk

Im Kniegelenk artikulieren die beiden **Kondylen des Femur**, getrennt durch die Fossa intercondylaris, mit den beiden **Kondylen der Tibia**, getrennt durch das Tuberculum intercondylare (➤ Abb. 1.73). Der dritte, am Kniegelenk beteiligte Knochen ist die **Kniescheibe (Patella)** (➤ Abb. 1.64). Sie ist als größtes Sesambein des menschlichen Körpers in die **Sehne** des großen Oberschenkelmuskels **M. quadriceps femoris** eingelassen.

Sesambeine

Ganz pauschal werden alle **Knochen** des Körpers, die mitten **im Verlauf einer Sehne** liegen, bei denen also die Sehne eines Muskels am einen Ende angeheftet ist und am anderen Ende weiterzieht, als Sesambeine bezeichnet. Die wichtigsten Sesambeine des Menschen sind die **Patella** und das **Erbsenbein (Os pisiforme)** der Handwurzel. Daneben gibt es weitere z. B. an Händen und Füßen (➤ Abb. 1.74). Sesambeine sind Schaltknochen, die einen Muskelzug im Sehnenverlauf variabel umlenken können und an Stellen eingefügt sind, an denen ein einfaches Hypomochlion samt Sehnenscheiden ungeeignet wären.

Im Gegensatz zum Zungenbein besitzen Sesambeine eine **Kontaktfläche** zu einem **weiteren Knochen**. Bei der Kniescheibe ist dies der Femur ventralseitig etwa da, wo sich dorsal die Fossa intercondylaris befindet. Die Kontaktfläche ist wie üblich mit einem **Knorpelüberzug** versehen. Es entsteht damit, in den Gesamtraum des Kniegelenks integriert, eine **reguläre Gelenkfläche**, auf der die Patella bei Beugung und Streckung im Kniegelenk über den Femur gleitet und damit Führungsaufgaben für die Sehne des M. quadriceps femoris übernimmt (➤ Abb. 1.75).

PATHOLOGIE

Bei einem (entzündlichen) **Kniegelenkserguss** wird die Kniescheibe durch den Flüssigkeitsdruck von ihrer Gelenkfläche abgehoben. Dies ist am liegenden Patienten nachzuweisen, indem man die Patella gegen diese Flüssigkeit drücken und verschieben kann, wobei der Eindruck der sog. **tanzenden Patella** entsteht.

Menisci

Femur- und Tibiakondylen sind nicht völlig deckungsgleich. Die Knorpelüberzüge der Gelenkflächen haben nur teilweise Kontakt miteinander. Um die kommunizierende **Gelenkfläche** zu **vergrößern** und damit einer vorzeitigen Abnutzung der relativ geringen Kontaktfläche zu begegnen, gleichzeitig aber auch als **Puffer** im Hinblick auf die gewaltigen Belastungen, wurde an beiden Gelenkflächen ein etwa **halbmondförmiges** Gebilde aus **Faserknorpel** eingeschoben – der **Meniscus medialis** und der **Meniscus lateralis** (➤ Abb. 1.76).

PATHOLOGIE

Die beiden Menisken sind auf den Tibiakondylen verankert, behalten aber eine gewisse Beweglichkeit, sodass v. a. der Außenmeniskus bei der Beugung im Kniegelenk nach hinten rutscht. Bei Gewalteinwirkungen unter gleichzeitiger Drehbewegung verhalten sie sich spröde wie Glas – Risse oder Absprengungen sind die Folge. Weit überwiegend hiervon betroffen ist der **Innenmeniskus** (Meniscus medialis). **Absprengungen** nennt man **Gelenkmäuse**. Sie verhalten sich wie „Sand im Getriebe" und müssen operativ entfernt werden.

Bandapparat

Die **Kreuzbänder** des Kniegelenks (➤ Abb. 1.76, ➤ Abb. 1.77) sichern seine Stabilität und führen seine Bewegungen. Sie laufen von der Fossa intercondylaris des Femur

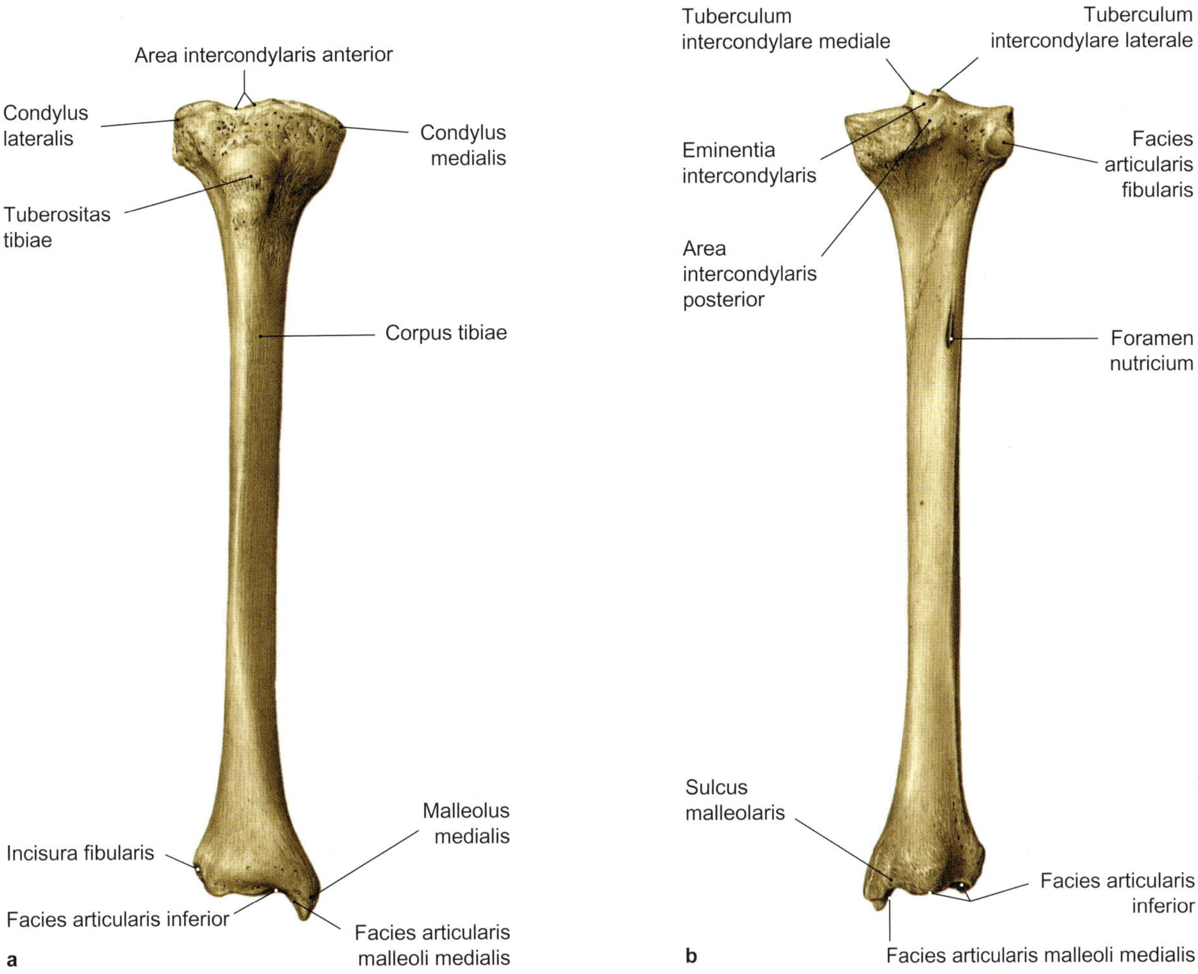

Condylus
lateralis

Area intercondylaris anterior

Condylus
medialis

Tuberositas
tibiae

Corpus tibiae

Incisura fibularis

Facies articularis inferior

Malleolus
medialis

Facies articularis
malleoli medialis

a

Tuberculum
intercondylare mediale

Tuberculum
intercondylare laterale

Eminentia
intercondylaris

Facies
articularis
fibularis

Area
intercondylaris
posterior

Foramen
nutricium

Sulcus
malleolaris

Facies articularis
inferior

Facies articularis malleoli medialis

b

Abb. 1.72 Scheinbein (Tibia) von ventral (**a**) und dorsal (**b**). [36]

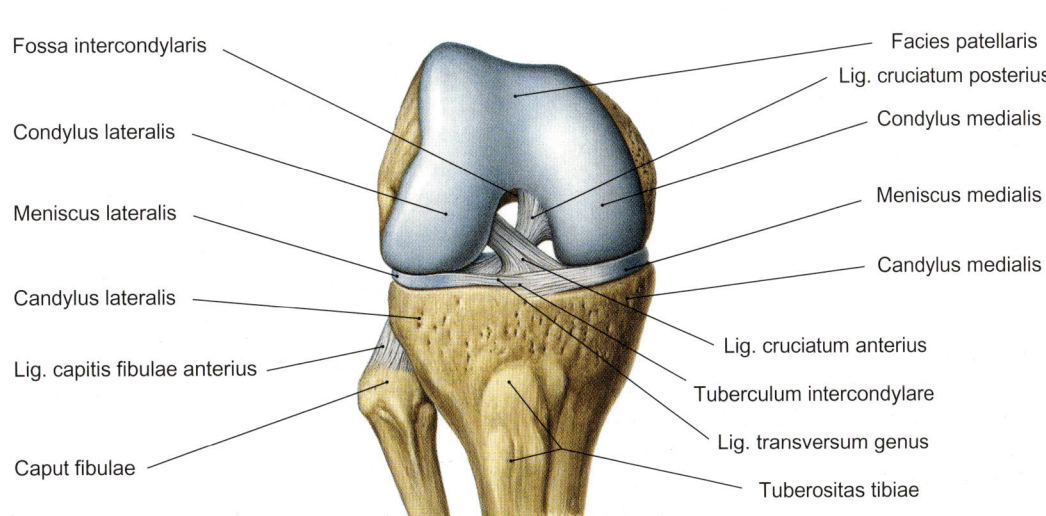

Fossa intercondylaris

Condylus lateralis

Meniscus lateralis

Candylus lateralis

Lig. capitis fibulae anterius

Caput fibulae

Facies patellaris

Lig. cruciatum posterius

Condylus medialis

Meniscus medialis

Candylus medialis

Lig. cruciatum anterius

Tuberculum intercondylare

Lig. transversum genus

Tuberositas tibiae

Abb. 1.73 Rechtes Kniegelenk in 90°-Beugestellung von ventral. Die Patella ist entfernt. [36]

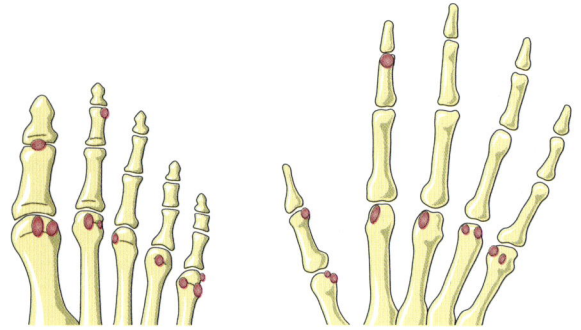

Abb. 1.74 Sesambeine (Ossa semsamoidea) im Bereich von Händen und Füßen.

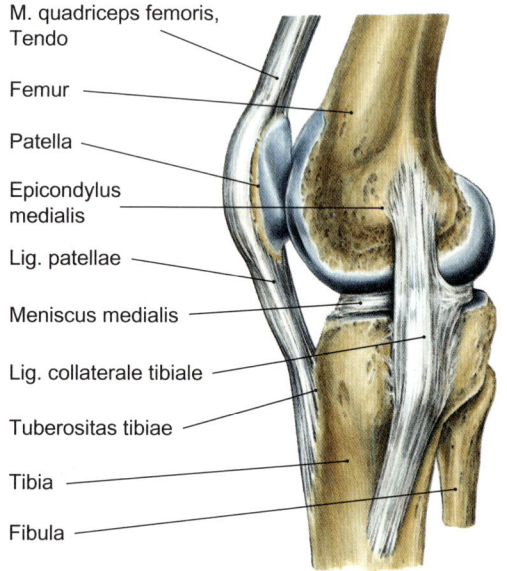

M. quadriceps femoris, Tendo

Femur

Patella

Epicondylus medialis

Lig. patellae

Meniscus medialis

Lig. collaterale tibiale

Tuberositas tibiae

Tibia

Fibula

Abb. 1.75 Die Patella befindet sich in der Sehne des M. quadriceps femoris und bildet mit dem Femur das Femoropatellargelenk. [36]

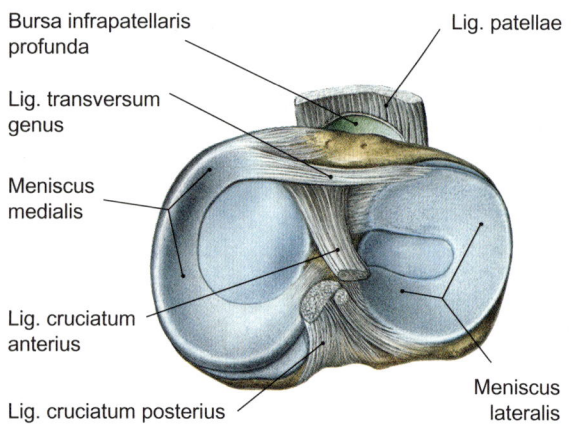

Bursa infrapatellaris profunda

Lig. transversum genus

Meniscus medialis

Lig. cruciatum anterius

Lig. cruciatum posterius

Lig. patellae

Meniscus lateralis

Abb. 1.76 Meniscis und Kreuzbänder des rechten Kniegelenks von proximal. [36]

„über Kreuz" zum Tuberculum intercondylare tibiae. Unterstützt werden die Kreuzbänder in ihrer Funktion der Gelenkstabilisierung vom **medialen** und **lateralen Seitenband** (> Abb. 1.77), die an den jeweiligen Epikondylen des Femur ansetzen und zum benachbarten **Tibiakopf** bzw. **Fibulakopf** ziehen.

Das **Innenband** (mediale Seitenband) läuft im direkten Kontakt am **Innenmeniskus** (Meniscus medialis) vorbei und ist mit seinem Rand **verwachsen**, wodurch derselbe bei Gewalteinwirkungen kaum ausweichen kann, sodass eine **höhere Gefährdung** resultiert. Der **Außenmeniskus** (laterale Meniskus) hat **keine Verbindung** mit dem **Außenband** (lateralen Seitenband), weil das Band durch seine Anheftung am lateral vorspringenden Fibulaköpfchen einen ziemlichen Abstand zum Meniskus wahrt. Er kann dadurch Drehbewegungen besser mitmachen und ist bei Kniegelenkverletzungen selten beteiligt.

Bewegungen im Kniegelenk

Das Kniegelenk ist, etwas vereinfacht dargestellt, ein **Scharniergelenk**, auch wenn sein Bewegungsmechanismus bei **Beugung** und **Streckung** recht kompliziert ist und nacheinander Innen- und Außenrotation beinhaltet. Dazu kommt, dass bei **gebeugtem Knie** auch eine **Rotation** des Unterschenkels gegen den Oberschenkel möglich ist. Man spricht deshalb auch von einem **Drehwinkel-Gelenk**. Diese Drehung erfolgt allerdings nicht als Bewegungsvorgabe durch das Gelenk selbst, sondern entspricht eher einem **Rutschen** der **Femurkondylen** auf den **Tibiakondylen**.

> **MERKE**
> Es handelt sich beim Kniegelenk definitionsgemäß um ein einachsiges (Scharnier-)Gelenk.

Sprunggelenk

Distal laufen die beiden Unterschenkelknochen in die entsprechenden **Knöchel** des Sprunggelenks aus. Dabei bildet das **Tibiaende** den Malleolus medialis (**Innenknöchel**) und das **Fibulaende** den tiefer stehenden Malleolus lateralis (**Außenknöchel**) (> Abb. 1.71). Zwischen den beiden Knöcheln liegt die Gelenkfläche zur Artikulation mit dem **Sprungbein** (Talus) des Fußes zum **oberen Sprunggelenk** (**OSG**, Articulatio talocruralis) (> Abb. 1.64). Das obere Sprunggelenk ist im Wesentlichen ein **Scharniergelenk**, das ähnlich wie das Kniegelenk bei der Bewegung von der **Dorsalflexion** des Fußes zur **Plantarflexion** und zurück kleine Seitbewegungen mit einschließt, weil die beteiligten Gelenkknochen nicht völlig gleichmäßig gestaltet sind.

Anders als beim Handgelenk, bei dem die Bewegungen Flexion und Extension eindeutig definiert sind, würden diese Begriffe beim Sprunggelenk zu Missverständnissen führen, denn das, was wie eine Streckung (Extension) aussieht, ist in Wahrheit eine Flexion. Aus diesem Grund haben sich zur unmissverständlichen Beschreibung der Bewegungen im OSG die Begriffe Dorsal- und Plantarflexion durchgesetzt.

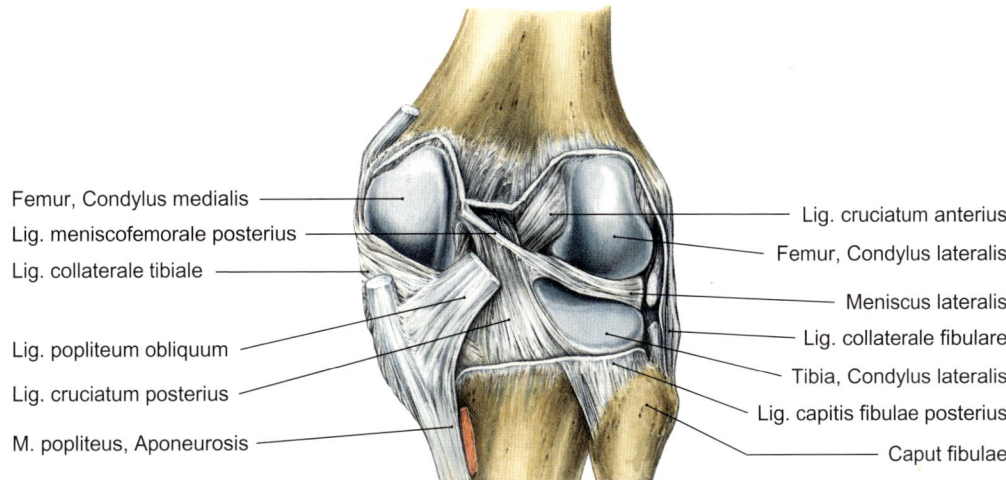

Abb. 1.77 Rechtes Kniegelenk von dorsal mit Kreuzbändern sowie Innen- (Lig. collaterale tibiale) und Außenband (Lig. collaterale fibulare). [36]

Femur, Condylus medialis
Lig. meniscofemorale posterius
Lig. collaterale tibiale
Lig. popliteum obliquum
Lig. cruciatum posterius
M. popliteus, Aponeurosis

Lig. cruciatum anterius
Femur, Condylus lateralis
Meniscus lateralis
Lig. collaterale fibulare
Tibia, Condylus lateralis
Lig. capitis fibulae posterius
Caput fibulae

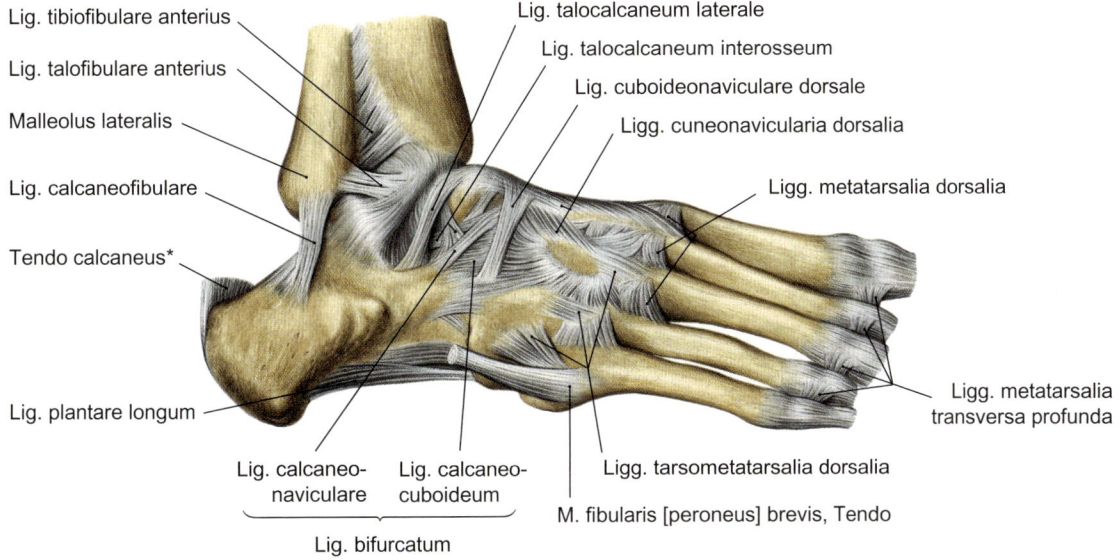

Lig. tibiofibulare anterius
Lig. talofibulare anterius
Malleolus lateralis
Lig. calcaneofibulare
Tendo calcaneus*
Lig. plantare longum
Lig. calcaneo-naviculare
Lig. calcaneo-cuboideum
Lig. bifurcatum

Lig. talocalcaneum laterale
Lig. talocalcaneum interosseum
Lig. cuboideonaviculare dorsale
Ligg. cuneonavicularia dorsalia
Ligg. metatarsalia dorsalia
Ligg. metatarsalia transversa profunda
Ligg. tarsometatarsalia dorsalia
M. fibularis [peroneus] brevis, Tendo

Abb. 1.78 Bandapparat von rechtem Sprunggelenk und Fuß von lateral. [36]

Fuß

Fußwurzel

Entsprechend den Verhältnissen an Unterarm und Hand folgt distal im Anschluss an die Unterschenkelknochen die **Fußwur-**

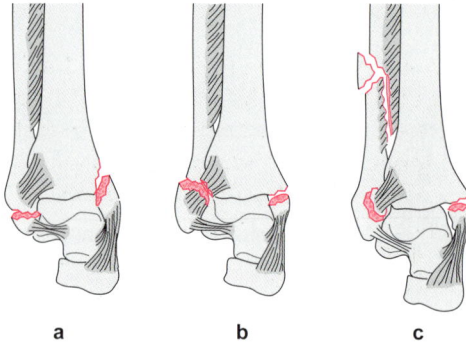

Abb. 1.79 Einteilung der Malleolarfrakturen nach der Klassifikation von Weber. **a** Fraktur der Fibula distal der tibiofibularen Syndesmose (Typ Weber A). **b** Fibulafraktur auf Höhe der Syndesmose mit häufiger Zerreißung der Syndesmose (Typ Weber B). **c** Fibulafraktur proximal der Syndesmose, Zerreißung der Syndesmose und der Membrana interossea (Typ Weber C). [32]

zel (**Tarsus**). Die Fußwurzel besteht dabei im Gegensatz zur Handwurzel nur aus **7** einzelnen Knochen, weil sie kein Sesambein (Os pisiforme der Handwurzel) enthält (➤ Abb. 1.80). Die einzelnen Knochen sind:

- **Sprungbein (Talus):** Es liegt auf dem Calcaneus und bildet mit Tibia und Fibula das **obere Sprunggelenk**.
- **Fersenbein (Calcaneus):** Ist der größte Knochen des Fußes. Sein hinterer Anteil ist zum **Fersenhöcker** (Tuber calcanei) verdickt. Hier inseriert die **Achillessehne**.
- **Kahnbein (Os naviculare, Naviculare):** folgt distal anschließend an den Talus

- **Würfelbein (Os cuboideum, Cuboid):** liegt distal vom Calcaneus; bildet den lateralen Teil der distalen Reihe der Fußwurzelknochen, also den Fußaußenrand
- **inneres, mittleres und äußeres Keilbein (Os cuneiforme** mediale, intermedium, laterale): Sie bauen den medialen Teil der distalen Reihe der Fußwurzelknochen auf, wobei das innere Keilbein (Os cuneiforme mediale) den Abschluss zur Medialseite des Fußes bildet.

MERKE

Für Namen und Anordnung der **7 Fußwurzelknochen** gibt es eine Eselsbrücke:
Das Sprungbein und das Fersenbein,
die wollten in den Kahn hinein
und kriegten dreimal Keile – vom Würfelbein.

PATHOLOGIE

Unter der Diagnose **Fersensporn** (Kalkaneussporn; ➤ Abb. 1.81) versteht man einen **dornartigen Knochenauswuchs** (Exostose) des Fersenhöckers – entweder am **Ansatz der Achillessehne** und verbunden mit einer Weichteilschwellung (sog. **Haglund-Ferse**) durch chronische Reizung (enge Schuhe, Überlastung des M. triceps surae) oder am darunter liegenden **Stützpunkt des Fußes** im Bereich überbeanspruchter Sehnenansätze (kleine Fußmuskeln) z. B. bei Absenkung des Fußgewölbes, bei Sportlern oder Übergewicht. Die resultierenden Belastungsschmerzen können erheblich sein.
Zur **Therapie** eignen sich maßgefertigte **Einlagen,** evtl. ergänzt durch lokale **Infiltrationen.** Wenn dies nicht ausreicht, können Stoßwellen oder Röntgenstrahlen versucht werden. Eine homöopathische Therapie mit **Hekla lava** D3 oder D4 (3 × tgl.) kann sehr erfolgreich sein.

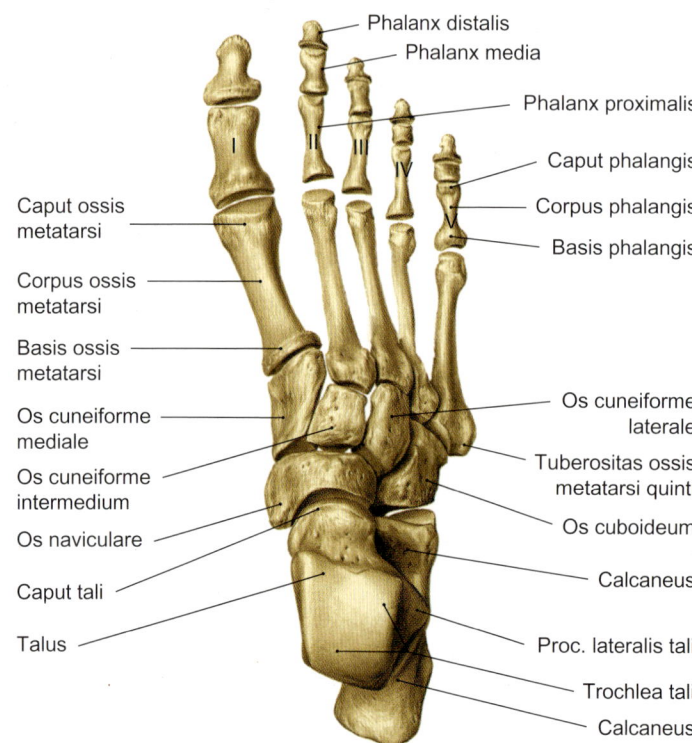

Phalanx distalis
Phalanx media
Phalanx proximalis
Caput phalangis
Corpus phalangis
Basis phalangis
Caput ossis metatarsi
Corpus ossis metatarsi
Basis ossis metatarsi
Os cuneiforme mediale
Os cuneiforme intermedium
Os naviculare
Caput tali
Talus
Os cuneiforme laterale
Tuberositas ossis metatarsi quinti
Os cuboideum
Calcaneus
Proc. lateralis tali
Trochlea tali
Calcaneus

Abb. 1.80 Rechtes Fußskelett von proximal. I = Hallux (Großzehe), V = Kleinzehe. [36]

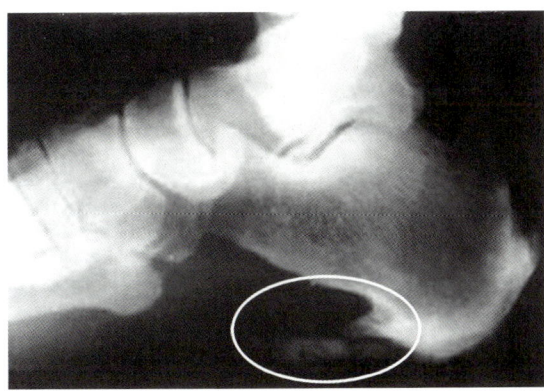

Abb. 1.81 Fersensporn [15]

Unteres Sprunggelenk

Das untere Sprunggelenk (> Abb. 1.82) wird gebildet vom **Sprungbein** und seinen angrenzenden Knochen **Naviculare** und **Fersenbein**, verstärkt und geschient durch straffe Bänder. Auch beim unteren Sprunggelenk handelt es sich überwiegend um ein **Scharniergelenk** mit allerdings **schräger Bewegungsachse**, bei welcher der Vorfuß eine kombinierte Einwärtsdrehung (Adduktion) unter gleichzeitiger Supination und Plantarflexion vollführt. Entsprechend gelingt die Pronation nur unter gleichzeitiger Auswärtsdrehung (Abduktion) und Dorsalflexion. Zur Erinnerung: Supination und Pronation der Hand werden nicht vom proximalen oder distalen Handgelenk, sondern allein durch die Drehbewegung des Unterarms ausgeführt.

Mittelfuß und Zehen (> Abb. 1.80)

Den **Mittelfuß** bilden die **5 Mittelfußknochen** (Metatarsalknochen), den **Vorfuß** die **Zehen**. Entsprechend den Fingern der Hand bestehen die Zehen 2–5 aus jeweils 3 Gliedern, die Großzehe (Hallux) nur aus deren 2. Auch die Gelenke entsprechen denjenigen der Hände.

Fußgewölbe

Die Anordnung des Fußskeletts bedingt eine **Höhlung der Fußsohle** in Längs- und in Querrichtung. Das **Längsgewölbe** bewirkt, dass der Mittelfuß hauptsächlich mit seinem lateralen Anteil Bodenkontakt bekommt. Das **Quergewölbe** erstreckt sich von der Fußwurzel bis zu den Metatarsalknochen, besonders ausgeprägt im Bereich der Keilbeine.

Den Erhalt der beiden Gewölbe sichern starke Bänder, die kurzen Fußmuskeln nebst den Sehnen der langen Fußmuskeln sowie Verstärkungen der einzelnen Gelenkkapseln. Diese Verstärkungen der Gelenke führen dazu, dass es sich bei den Gelenken zwischen den Sprung- und Zehengelenken um **Amphiarthrosen** handelt.

Das **Druckgewicht** beim Gehen eines Erwachsenen liegt bei **über 400 kg** an der Fußunterseite. Durch das nachgiebige Federn der beiden Fußgewölbe verringert sich diese enorme Belastung.

Fußdeformierungen

Senk-, Spreiz- und Knickfuß

Eine angeborene oder im Lauf des Lebens erworbene **Abplattung des Längsgewölbes** nennt man **Senkfuß**. Eine Abflachung des **Quergewölbes** wird **Spreizfuß** genannt. Entsprechend entsteht beim Nachgeben beider Fußgewölbe der **Senkspreizfuß (Plattfuß)**. Teilweise wird auch die alleinige Absenkung des Längsgewölbes (Senkfuß) als Plattfuß bezeichnet.

Häufig entsteht, z. B. bei einer Bandschwäche, eine Verbiegung des Fußes in **Pronationsstellung** bzw. Valgusstellung **(Knickfuß)**, wobei eine leichte Abknickung von etwa 7° physiologisch ist. Der Innenknöchel springt dabei stärker als üblich hervor. Das mediale Fußgewölbe senkt sich, sodass es über den zunächst entstehenden, im unbelasteten Zustand reversiblen **Knicksenkfuß** im Extremfall bis zum fixierten **Plattfuß** kommen kann. Im **Kleinkindesalter** sind Knick- bzw. Knick-

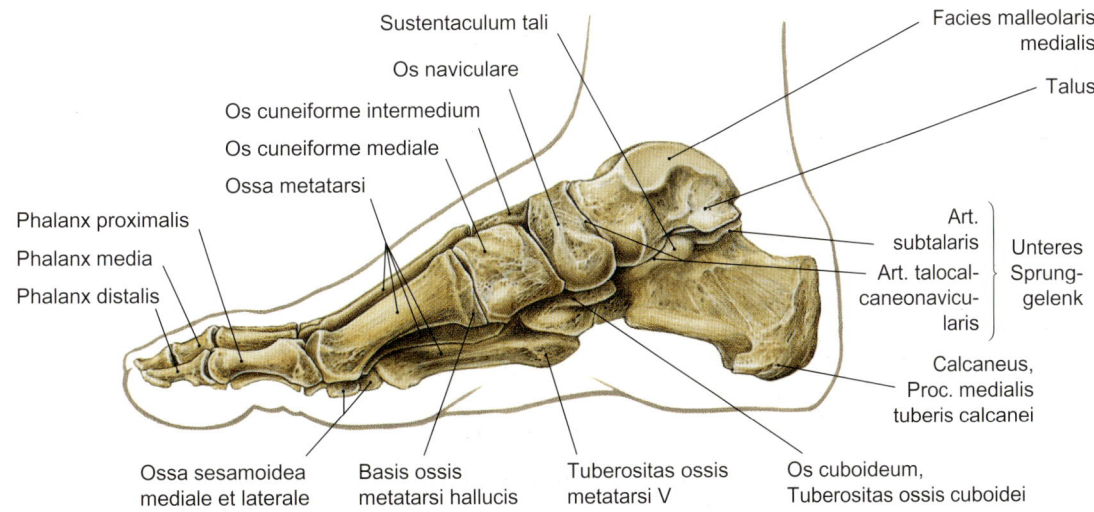

Abb. 1.82 Rechtes Fußskelett von medial und unteres Sprunggelenk. [36]

senkfüße noch als durchaus **physiologisch** anzusehen. Wichtig ist, dass sich das Fußgewölbe beim Zehenstand aufrichtet und die Knickung ausgeglichen wird. Bei Kinderfüßen, die sich fehlzuentwickeln drohen, kann mit Fußgymnastik viel erreicht werden – man sollte hier mit Einlagen zunächst sehr zurückhaltend sein, weil dieselben eine muskuläre Insuffizienz eher fördern und zementieren würden.

Die mit weitem Abstand **häufigste Ursache** von Knick-, Senk- oder/und Spreizfüßen ist beim Erwachsenen in einer **statischen Insuffizienz**, also einem **Missverhältnis** zwischen **Belastung** des Fußes und dessen **Belastbarkeit** zu sehen. Begünstigt wird ein solches Missverhältnis durch ein erhöhtes Körpergewicht, zu kleine oder sonst ungeeignete Schuhe sowie Rotationsfehlstellungen der Beine bei echten oder scheinbaren Beinlängendifferenzen.

Hammer- und Krallenzehen

Der **Spreizfuß** stellt die häufigste Fußdeformität überhaupt dar. Er kann nicht nur **Belastungsbeschwerden**, sondern auch Zehendeformierungen hervorrufen. Diese Deformierungen werden im Einklang mit dem entstehenden Bild als **Hammerzehen** bzw. **Krallenzehen** bezeichnet (> Abb. 1.83). Dabei kommt es zur **Absenkung der Metatarsalköpfchen II–IV**. Unter den Mittelfußköpfchen sowie an der Zehenstreckseite bilden sich druckbedingt **schmerzhafte Schwielen**. Eine dauerhafte Aufrichtung des Quergewölbes ist nicht möglich.

Hallux valgus

Auch die Abspreizung des Os metatarsale I (und V) mit Ausbildung eines **Hallux valgus** ist beim Spreizfuß häufig, weil die Verbreiterung des Fußes gleichzeitig zu enger werdenden Schuhen führt. Die Hauptursache des Hallux valgus besteht allerdings im jahrelangen Tragen zu **enger** bzw. **spitz zulaufender Schuhe**, was man als Modediktat betrachten kann. Frauen

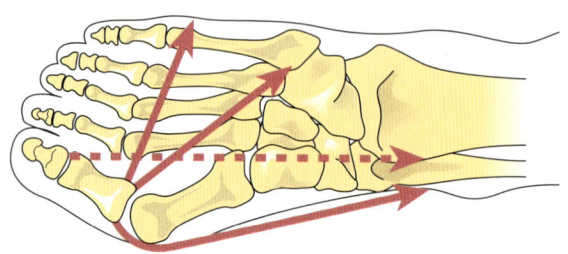

Abb. 1.84 Entstehung des Hallux valgus mit Zugrichtung des M. abductor versus M. adductor und M. extensor hallucis longus (gestrichelter Pfeil) als valgisierende Muskeln. [2]

sind aus diesem Grund wesentlich häufiger betroffen als Männer. Hat die Verbiegung der Großzehe in Richtung Kleinzehe erst einmal begonnen, wird sie durch den entstehenden Muskelzug weiter verstärkt. Die Abweichung des Metatarsalköpfchens nach medial führt in diesem Bereich zur scheinbaren Exostose mit druckbedingter Hornhautverdickung bzw. entzündlichen Reizungen (> Abb. 1.84).

Patienten mit Hallux valgus tragen ihrer Meinung nach grundsätzlich außerordentlich bequeme Schuhe, die keinesfalls zu eng sein können, sodass man mit dem eigenen Erklärungsmodell nicht landen kann. Es hat sich in diesen Fällen bewährt, die Patienten mit unbekleideten Füßen aufrecht stehen zu lassen und die Schuhe direkt daneben zu stellen. Nun erst fällt in aller Regel das ausgeprägte Missverhältnis zwischen (engen) Schuhen und (breiten) Vorfüßen auf.

Die **Therapie** des Hallux valgus kann man, abgesehen von geeignetem Schuhwerk, mit nächtlichen Hallux-valgus-Schienen versuchen. Bei Erfolglosigkeit und entsprechendem Leidensdruck wird operiert, wobei verschiedene Verfahren im Gebrauch sind.

Zusammenfassung

Knochen der unteren Extremität:

- **Oberschenkelknochen** (Femur): ist der größte menschliche Knochen; proximal finden sich Caput femoris, Collum femoris, Trochanter major, Trochanter minor; am distalen Ende liegen Condylus medialis, Condylus lateralis, Epicondylus medialis, Epicondylus lateralis, Fossa intercondylaris
- **Schienbein** (Tibia) mit Caput tibiae, Tuberculum intercondylare, Malleolus medialis (distal)
- **Wadenbein** (Fibula) mit Fibulaköpfchen (proximal) und Malleolus lateralis (distal)
- **Patella** (Kniescheibe): Sesambein; eingebettet in die Sehne des M. quadriceps femoris
- **Fußwurzel** (Tarsus): Sprungbein (Talus), Fersenbein (Calcaneus), Kahnbein (Os naviculare), Würfelbein (Os cuboideum), inneres, mittleres und äußeres Keilbein (Os cuneiforme mediale, intermedium, laterale)
- **5 Mittelfußknochen** (Metatarsalknochen)
- **Zehenknochen:** analog zu den Fingerknochen bestehend aus 3 Gliedern (Ausnahme: Großzehe aus 2 Gliedern)

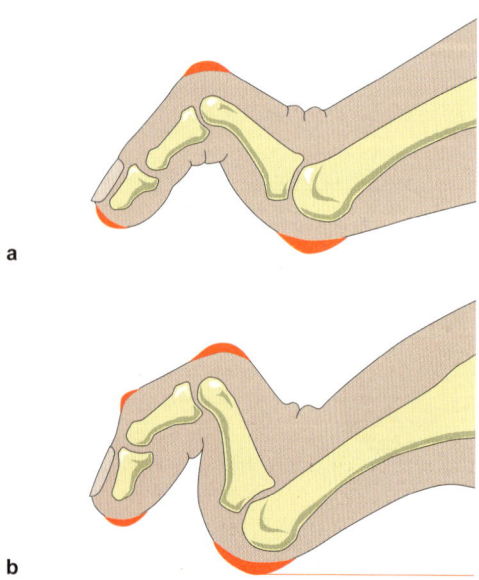

Abb. 1.83 a Hammerzehe. **b** Krallenzehe.

Gelenke der unteren Extremität:

- **Hüftgelenk:** ist ein Kugelgelenk; wird gebildet aus Caput femoris und Acetabulum des Hüftbeines; besitzt große Stabilität
- **Kniegelenk:** ist einScharnier- bzw. Drehwinkelgelenk; wird gebildet aus Condylus medialis und Condylus lateralis des Oberschenkelknochens, aus den zwei Kondylen des Schienbeins und der Patella
  - zwischen den Gelenkflächen liegen die halbmondförmigen, aus Faserknorpel bestehenden **Meniscus medialis** und **Meniscus lateralis**, um die enormen Belastungen im Kniegelenk auszugleichen
  - wird stabilisiert durch vorderes und hinteres **Kreuzband** sowie mediales und laterales **Seitenband**
- **oberes Sprunggelenk:** ist ein Scharniergelenk; wird gebildet vom Malleolus medialis des Schienbeins, Malleolus lateralis des Wadenbeins und dem Talus; stabilisiert wird es durch zahlreiche Bänder
- **unteres Sprunggelenk:** ist ein Scharniergelenk mit schräger Bewegungsachse; wird gebildet von Talus, Os naviculare und Calcaneus, geschient durch straffe Bänder

Fußgewölbe:

- zusammengesetzt aus Längs- und Quergewölbe
- gesichert durch kräftige Bänder, die kurzen Fußmuskeln und Sehnen der langen Fußmuskeln
- verringern durch ihr nachgiebiges Federn die Belastungen, die auf den Fuß einwirken

1.5 Muskulatur – Anatomie und Physiologie

Die Muskulatur ist der **aktive Teil** des Bewegungsapparates. Sie stellt mit einem Anteil von gut **40 %** beim **Mann** und **30 %** bei der **Frau** die **Hauptmasse** des menschlichen Körpers. Ihre Aufgabe ist es, Kraft zu entwickeln, um etwas zu **bewegen** oder **festzuhalten** oder **anzuspannen**. Mit ihrer Hilfe bewegen wir Arme und Beine. Herz, Darm, Harn- und Gallenblase treiben ihren Inhalt weiter. Ohne ihre Hilfe könnten wir den Rücken nicht gerade halten, geschweige denn aufrecht gehen.

Jeder einzelne Muskel wird namentlich bezeichnet. In der medizinischen Nomenklatur wird hierbei das Wort **Musculus** – abgekürzt M. – dem eigentlichen Namen vorangestellt. So heißt z. B. ein wichtiger Oberarmmuskel Musculus bzw. M. biceps brachii. Sind mehrere Muskeln gemeint, so bezeichnet man sie als **Musculi**, abgekürzt **Mm.**

Die einzelne **Muskelzelle** wird wegen ihres Aussehens zumeist als **Muskelfaser** bezeichnet. Sarx, Sarkos bedeutet Fleisch, Muskel. Die Zellmembran der Muskelfaser heißt dementsprechend **Sarkolemm**, ihr Zytoplasma **Sarkoplasma**. Das endoplasmatische Retikulum der Muskelzelle nennt man **sarkoplasmatisches Retikulum**.

Nahezu jeder Muskel ist über seine Sehnen an 2 unterschiedlichen Knochen befestigt, die man als **Ursprung** und

Ansatz bezeichnet. Definitionsgemäß ist hierbei der **Ursprung** derjenige Knochen, der sich **nicht** oder **weniger** als der andere **bewegen** kann. Der **Ansatz** ist demnach ein Knochen mit **mehr Bewegungsspielraum**. Beispielsweise hat der M. biceps brachii seinen Ursprung am knöchernen Schultergürtel und seinen Ansatz an einem Knochen des Armes. An den Extremitäten, bei denen diese Unterscheidung nicht so leicht getroffen werden kann, wird grundsätzlich die **proximale** Anheftungsstelle als **Ursprung**, die **distale** als **Ansatz** bezeichnet.

Die Muskeln des Körpers lassen sich in **3 verschiedene Typen** einteilen:

1. **Skelettmuskulatur** = **quergestreifte**, dem Willen unterstellte Muskulatur
2. **Muskeln innerer Hohlorgane** (z. B. Wandung von Blutgefäßen, Verdauungstrakt) = **glatte** Muskulatur
3. der Sonderfall der **Muskulatur des Herzens**.

Sämtliche Muskeln des Körpers lassen sich in diese 3 Gruppen einordnen. Im Rahmen unseres Faches interessiert hier überwiegend nur die quergestreifte Skelettmuskulatur.

1.5.1 Makroskopischer Aufbau

Ein Muskel der Skelettmuskulatur besteht aus einem oder mehreren **Muskelbäuchen**, einer **derben bindegewebigen Haut**, die den gesamten Muskel umhüllt (**Faszie**) sowie zumindest **2 Sehnen**, die den Muskelzug auf die jeweiligen Anteile des knöchernen Skeletts übertragen. Zusammengesetzt ist er aus einer großen Anzahl einzelner **Muskelfaserbündel**, wodurch eine **strähnige Struktur** entsteht, die man mit bloßem Auge erkennen kann. Dieses strähnige bzw. faserige Aussehen des Muskels in seiner Längsrichtung hat mit der **Querstreifung nichts zu tun**, sondern wird allein von einer bindegewebig septierten Bündelung seiner Muskelfasern in größere Einheiten verursacht. Es gibt also ungeachtet dieses makroskopischen Aussehens keine „längsgestreifte" Muskulatur, sondern allein die erwähnten 3 Typen.

Einzelne Muskelfasern sind wegen ihres geringen Durchmessers für das menschliche Auge im Allgemeinen nicht mehr sichtbar. Erst ihre Bündelung zu beieinander liegenden Gruppen aus Einzelzellen mit umgebendem Bindegewebe wird dann als das erkannt, was wir im anatomischen Sinne inkorrekt als „Fleischfasern" bezeichnen.

Ein einzelnes Muskelfaserbündel (sog. **Primärbündel**) besteht aus bis zu 50 beieinander liegenden Zellen, zwischen die lockeres Bindegewebe eingeschoben ist (**Endomysium**), das sowohl als Verschiebe- und Haftschicht dient als auch Nerven und zahlreiche Blutgefäße zur Versorgung des Muskels führt (➤ Abb. 1.85). Als Einheit zusammengefasst wird ein **Primärbündel** durch eine Umhüllung aus Bindegewebe (**Perimysium internum**). Das Bindegewebe, das **mehrere Primärbündel** umgibt und den Muskel damit in **größere Einheiten** unterteilt (= **Sekundärbündel**), wird als **Perimysium externum** bezeichnet. Das lockere Bindegewebe schließ-

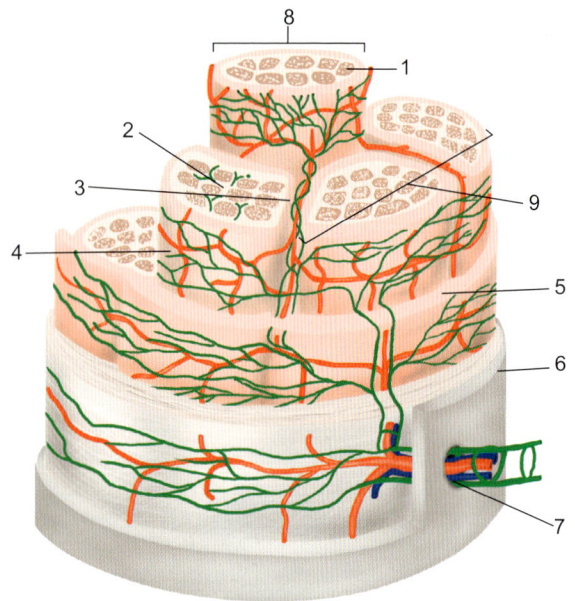

Abb. 1.85 Schema der bindegewebigen Anteile eines Muskelfaserbündels. 1 = Muskelzelle, 2 = Endomysium, 3 = Perimysium internum, 4 = Perimysium externum, 5 = Epimysium, 6 = Faszie, 7 = Blut- und Lymphgefäße der Skelettmuskulatur, 8 = Primärbündel. [27]

lich, das den **gesamten Muskel** einscheidet, definiert man als **Epimysium.**

Dem Epimysium aufgelagert findet sich die **Faszie** aus straffem Bindegewebe. Sie umgibt einzelne Muskeln, kann jedoch auch Muskelgruppen oder eine ganze Extremität einhüllen.

1.5.2 Aufbau der Muskelzellen

Einzelne **Muskelfasern** (= Einzelzellen) sind, je nach der Länge des jeweiligen Gesamtmuskels, bis zu **25 cm lang.** Ihr **Durchmesser** reicht dagegen nur bis zu etwa $\frac{1}{10}$ mm (= **20–100 μm**). *Muskelfaser* ist also lediglich die Bezeichnung für eine Zelle, die in Relation zu ihrem geringen Durchmesser ungeheuer lang ist. Hervorgegangen ist sie in der Embryonalentwicklung aus einer großen Zahl kettenförmig aneinander gelagerter Vorläuferzellen, deren Kontaktflächen sich aufgelöst haben. Aufgrund ihrer Entstehung und der enormen Länge enthalten Muskelzellen, im Gegensatz zu allen weiteren menschlichen Zellen, **zahlreiche** (hunderte), randständig gelegene **Zellkerne.** Zur Stillung ihres gewaltigen Energiebedarfs besitzen Muskelfasern eine große Zahl an Mitochondrien und, wiederum als Besonderheit gegenüber anderen Zellen, das im Sarkoplasma (Zytoplasma) gelöste **Myoglobin.** Das bräunlich gefärbte Myoglobin ist für die **Muskelfarbe** verantwortlich. Es ähnelt dem Hämoglobin der Erythrozyten und hat genau wie jenes die Aufgabe, Sauerstoff zu binden. Seine **Affinität** zum **Sauerstoff** ist **höher** als diejenige des **Hämoglobin**, sodass derselbe von den Erythrozyten des vorbeiströmenden Blutes

auf das Myoglobin übergeht und als Reserve für den arbeitenden Muskel gespeichert wird.

Das reichlich ausgebildete, den Myofibrillen unmittelbar benachbarte, meist glatte **sarkoplasmatische** (endoplasmatische) **Retikulum** der Muskelzellen enthält große Mengen an **Calcium**, das mit seiner Freisetzung über Calciumkanäle die Kontraktion der Zelle ermöglicht. Die kontraktilen Einheiten als zentrale Elemente von Muskelzellen stellen fädige Strukturen (**Myofibrillen**) dar, die die Zellen der Länge nach durchziehen und ihre Hauptmasse ausmachen.

Als weitere Besonderheit der Muskelzelle ist eine **Basalmembran** zu erwähnen, die der eigentlichen Zellmembran aufgelagert ist und in das bindegewebige Endomysium zwischen benachbarten Muskelzellen übergeht. Dort befinden sich zahlreiche Kapillaren, die durch ihren spiraligen Verlauf die Längenunterschiede des Muskels ausgleichen können.

Querstreifung

Die Querstreifung, nach der die Skelettmuskulatur ihren Namen erhielt, sieht man nicht mit bloßem Auge, sondern **ausschließlich im Mikroskop.** Sie entsteht auf folgende Weise: In einer einzelnen Muskelfaser liegen in Längsrichtung Hunderte bis Tausende röhrenförmiger **Myofibrillen parallel nebeneinander.** Eine einzelne Myofibrille besteht wiederum aus Tausenden identischer Untereinheiten, den **Sarkomeren**, die hintereinander aufgereiht sind wie die Perlen einer Perlenkette (➤ Abb. 1.86). Ein Sarkomer ist also die **kleinste Einheit** einer Myofibrille und nur ca. **2,5 μm lang** und **1 μm dick.** Seine beiden **Begrenzungen** stellen aus Proteinen geflochtene Scheiben (Z-Scheiben) dar, die im zweidimensionalen Bild des Lichtmikroskops als **Linien (Z-Linien, Z-Streifen)** erscheinen (➤ Abb. 1.87). An ihnen sind zahlreiche sehr dünne, fadenartige Eiweißmoleküle befestigt (**Aktin**), die von den beiden Begrenzungen (Z-Linien) des Sarkomers aus etwa 1 μm weit zu seiner Mitte ziehen, ohne dieselbe zu erreichen. Ein zweites, gegenüber dem Aktin sehr viel dickeres Protein (**Myosin**) befindet sich in ebenfalls großer Zahl und paralleler Anordnung in der **Mitte** des Sarkomers. An seinen beiden Seiten überlappt es mit den Aktinmolekülen, liegt also hier direkt daneben. Zwei weitere Eiweiße der Sarkomere, **Tropomyosin** und **Troponin**, seien lediglich der Vollständigkeit halber erwähnt. Sie sind mit den Aktinfäden verknüpft und besitzen Bedeutung für Calciumbindung und Kontraktion. Gerade Troponin hat inzwischen große Bedeutung zur **Frühdiagnostik des Herzinfarkts** (➤ Fach Herz-Kreislauf-System) erlangt, weil es bei dessen umfangreichen Zellnekrosen in entsprechenden Mengen freigesetzt wird und innerhalb weniger Stunden nach dem Ereignis aus dem Serum nachgewiesen werden kann.

Die Aktin- ebenso wie die Myosinmoleküle liegen in den Sarkomeren parallel nebeneinander, sind aber gegenüber dem jeweils anderen Eiweißmolekül versetzt angeordnet. Weil **sämtliche Sarkomere** hunderter oder tausender Myofibrillen einer Zelle **exakt ausgerichtet nebeneinander** liegen, befinden

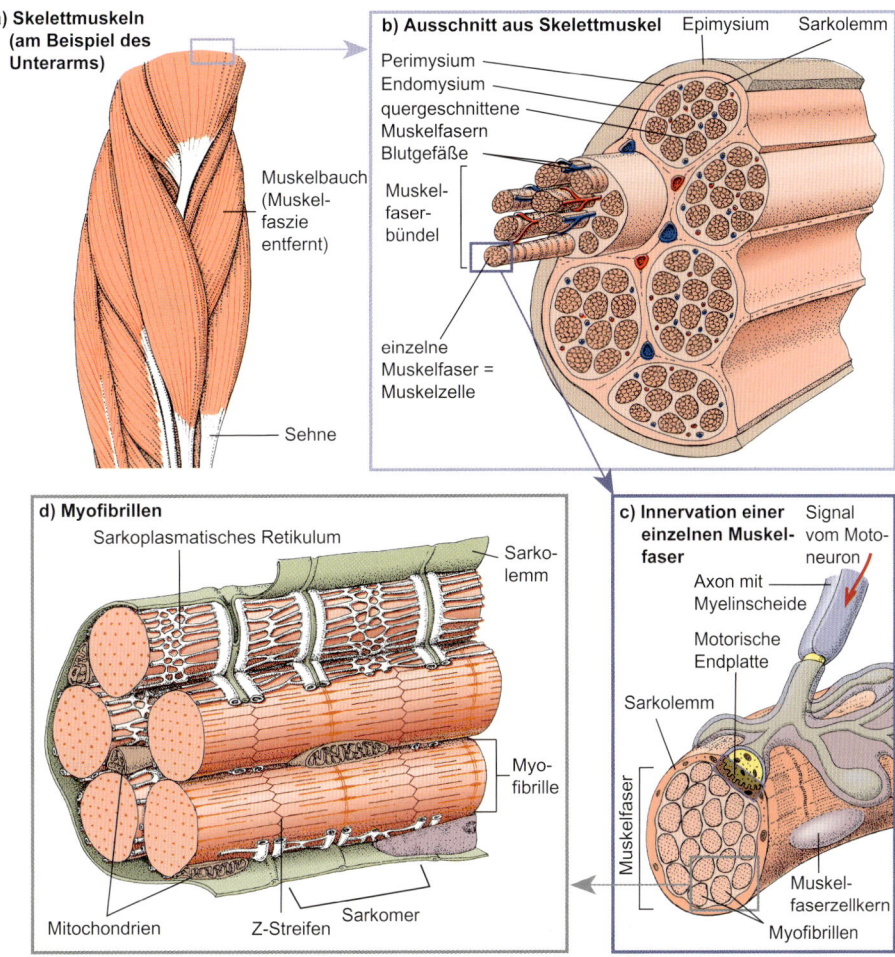

Abb. 1.86 Vom Gesamtmuskel zur Myofibrille. [41]

sich auch die dicken Myosinproteine, die dünnen Aktinfäden sowie die Z-Scheiben der Sarkomere genau neben denjenigen der benachbarten Sarkomere. Auf diese Weise entsteht die im Mikroskop sichtbare **Querstreifung**. Die Z-Linien sämtlicher Myofibrillen bilden also gemeinsame, die Zelle quer durchziehende feine Linien; die dicken **Myosinmoleküle** der Sarkomere sämtlicher Myofibrillen bilden einheitliche, kräftige, quer verlaufende Streifen (**A-Band, A-Streifen**). Weitere, sich hiervon abhebende Anteile der Querstreifung ergeben sich u. a. aus den Zonen beiderseits der Z-Linien, in denen nur die dünnen Aktinmoleküle nebeneinander liegen (I-Streifen, I-Band).

1.5.3 Muskelkontraktion

Bei der Verkürzung eines Muskels, der Muskelkontraktion, gleiten die **Aktinmoleküle** der beiden Z-Scheiben an den mittig liegenden **Myosinmolekülen** entlang **aufeinander zu**, weil sich kleine Fortsätze des Myosin (die sog. **Myosinköpfchen**) an den benachbarten Aktinmolekülen „festkrallen" und sie ein kleines Stück in Richtung Mitte des Sarkomers ziehen (➤ Abb. 1.88). Für das Anheften der Myosinköpfchen wird

Calcium benötigt. Die Energie für das anschließende Umklappen und Lösen der Köpfchen wird durch **ATP-Spaltung** bereitgestellt. Die Anheftung der Myosinköpfchen und ihr Umklappen mit nachfolgendem Loslassen wiederholt sich bei Anwesenheit von Calcium so lange, bis der zur Verfügung stehende Weg aufgebraucht ist. Da die Aktinmoleküle mit ihrem anderen Ende am Z-Streifen festhängen, bewegen sich durch ihre Bewegung in Richtung Sarkomermitte auch die beiden Z-Streifen aufeinander zu: Das **Sarkomer verkürzt sich**. Die beiderseits an den Z-Streifen hängenden Aktinmoleküle können sich bei vollständiger Kontraktion sogar in der Mitte des Sarkomers überlappen. Gleichzeitig ändert sich mit der Verkürzung der Sarkomere das Muster der Querstreifung.

Tausende von Sarkomeren kettenartig aneinander gereiht ergeben eine Myofibrille. Diese erstreckt sich vom einen Ende der Zelle zum anderen. Da eine Zelle (Muskelfaser) wiederum der Länge des Gesamtmuskels entspricht, ist eine einzelne **Myofibrille** zwar nur ca. $^{1}/_{1.000}$ mm (1 μm) dick, aber häufig **so lang wie der gesamte Muskel**.

Ein einzelnes **Sarkomer** kann sich im Skelettmuskel von rund 2,5 auf etwa 1,6 μm, also um 30–40 % der ursprünglichen Ruhelänge **verkürzen**. Die Kontraktion aller Sarkomere einer

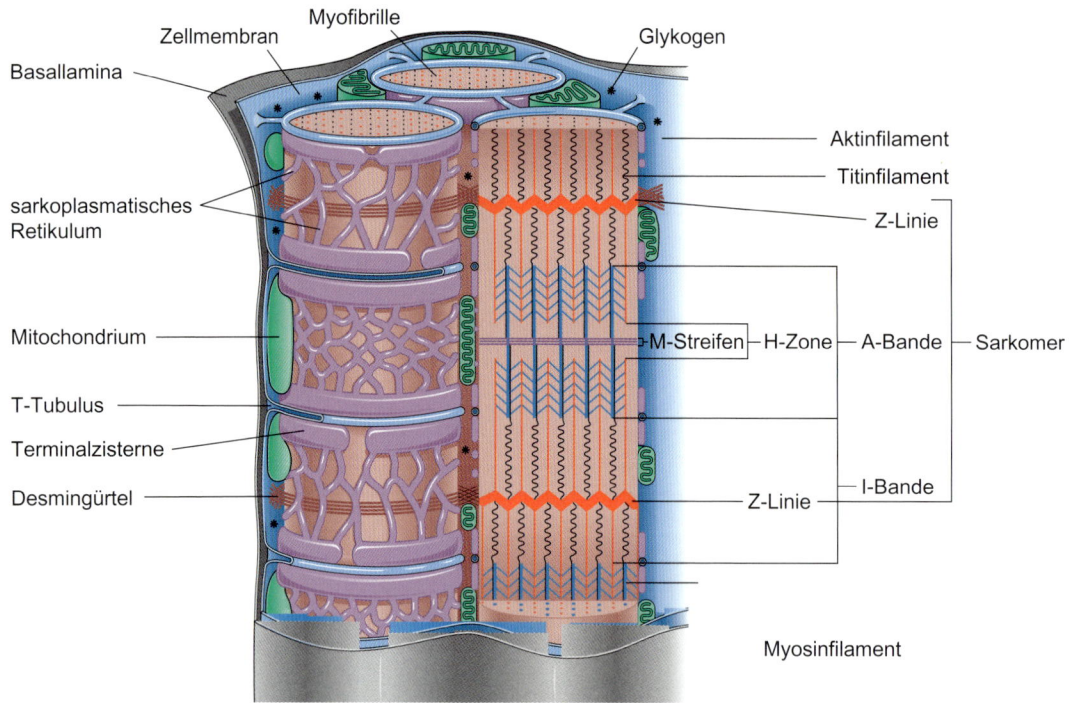

Abb. 1.87 Ausschnitt aus einer Muskelfaser. [9]

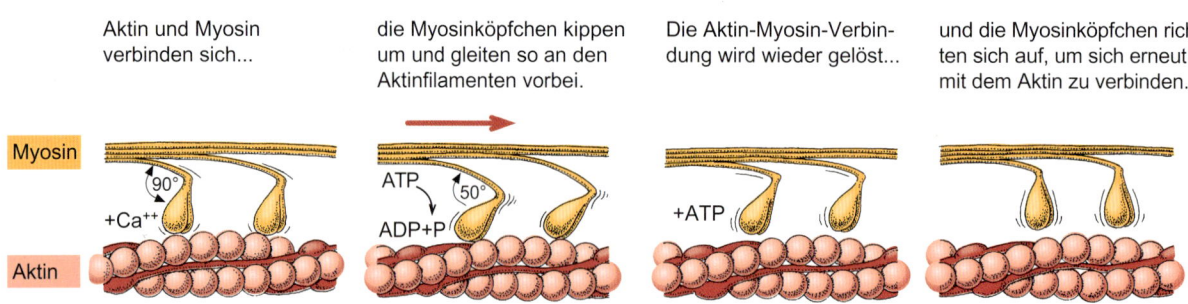

Abb. 1.88 Muskel-Kontraktionsmechanismus [38]

Myofibrille verkürzt entsprechend auch die Myofibrille um bis zu 40 %. Die Verkürzung der Myofibrillen in einer Muskelfaser ergibt gleichzeitig deren Verkürzung, weil die Myofibrillen in ihren Zellen verankert sind. Mit der Verkürzung von Myofibrillen und Zellen kontrahiert sich auch der Gesamtmuskel, da die Muskelfasern den Gesamtmuskel von der Ursprungssehne bis zur Ansatzsehne durchziehen.

Inzwischen hat man mehrere **Myosintypen** gefunden, die dafür verantwortlich sind, dass sich Muskeln **unterschiedlich schnell kontrahieren**, abhängig vom **Lebensalter** und von einer etwaigen **sportlichen Betätigung**. Während z. B. Ausdauersportler überwiegend „langsame Muskeln" besitzen, verfügen Sprinter über einen hohen Anteil an „schnellem Myosin".

Daneben gibt es, häufig innerhalb ein und desselben Muskels, unterschiedliche motorische Einheiten, deren Muskelfasern einmal eine geringe Kontraktionskraft mit langsamem Kraftanstieg, aber sehr geringer Ermüdbarkeit verbinden,

und andere, die sich sehr schnell und mit großer Kraft kontrahieren, aber dafür sehr rasch ermüden. Schnelle Muskeln enthalten häufig weniger Myoglobin und sind dadurch blasser als langsame Muskeln geringer Ermüdbarkeit. Das Zerebrum kann in Abhängigkeit von der anstehenden Aufgabe zwischen den motorischen Einheiten des Gesamtmuskels auswählen.

1.5.4 Sehnen

Die **Zellmembran** einer Muskelfaser heißt **Sarkolemm**. Sie ist, abgesehen von der aufgelagerten Basalmembran, v. a. am Ende der Zellen mittels bindegewebiger Auflagerungen **dicker** und **fester** als üblich. Etwas vereinfacht entspringen aus diesen Verdickungen heraus die Sehnen (Tendines, Einzahl Tendo), indem die kollagenen Auflagerungen der Zellenden **weiterlaufen**. Die **Summe** dieses straffen Bindegewebes sämtlicher Fasern eines Muskels bildet schließlich an seinen beiden Enden die jeweiligen **Sehnen**, **verstärkt** durch kollagene Fortsetzungen aus Endomysium, Perimysium und Epimysium und ergänzt durch die Gesamthülle des Muskels, die **Faszie**, die ebenfalls auf die Sehne weiterzieht und integriert wird. Ist eine Sehne nicht gebündelt, sondern **flächenhaft ausgebreitet**, bezeichnet man diese Struktur als **Aponeurose**.

Das zellarme, straffe, parallelfaserige Sehnengewebe (➤ Abb. 1.89) wird von Längszügen lockeren, durchbluteten und nerval versorgten Bindegewebes durchzogen und zusätzlich auch eingehüllt (**Peritendineum**), wobei Peritendineum internum und externum letztendlich nur die Fortsetzungen des Perimysium internum und externum darstellen. Die **Fibrozyten** des bindegewebigen Anteils ermöglichen nach Verletzungen eine **Regeneration** des Sehnengewebes, die allerdings **langwierig** ist und oft nur **unvollständig**, unter **narbiger Abheilung**, stattfindet. Indem sich jedoch die kollagenen Fasern der entstehenden Narbe häufig in Längsrichtung der Sehne ausrichten, entsteht letztendlich eine dem Ausgangszustand vergleichbare Festigkeit.

Befestigung am Knochen

Sehnen bilden die **Verbindung** des **Muskels** zum **Knochen**. Sie strahlen (inserieren) in das **Periost** des Knochens, den der zugehörige Muskel zu bewegen hat. Ihr kollagenes Bindegewebe vermischt sich dabei übergangslos mit dem kollagenen Bindegewebe der äußeren Schicht des Periosts (Stratum fibrosum) – ebenso, wie dieses nahtlos im Bereich der Gelenke in die Gelenkkapsel übergeht. Trifft eine Sehne in sehr steilem Winkel auf ihren Knochen, kann sie auch unter Umgehung des Periosts **direkt** in das kollagene Bindegewebe der Grundsubstanz des **Knochens** selbst einstrahlen und sich dort verankern.

Sehnen sind an ihren Insertionsstellen meist aufgefächert, um breitere und damit festere Haftungsstellen zu erzielen. Wo

sie entsprechend der entstehenden Bewegungen geknickt werden oder sich an Knochenvorsprüngen aufreiben könnten, sind sie mittels Einlagerung von Faserknorpel zusätzlich geschützt oder sie gleiten in Sehnenscheiden.

Sehnenscheiden

Wenn **Sehnen geführt** werden müssen, weil sie um Ecken herumlaufen bzw. um im bestmöglichen Winkel in den Knochen einzustrahlen, oder wenn sie in direktem Kontakt an einem Knochen vorbeiziehen und dabei geschädigt werden könnten, verlaufen sie in Sehnenscheiden (Einzahl: Vagina tendinis) (➤ Abb. 1.90). Die **Wand** dieser tunnelartigen Gebilde besteht, ganz analog zu Periost bzw. Gelenkkapsel bzw. Schleimbeutel, aus **zwei Schichten**, wobei auch hier die äußere aus derbem und widerstandsreichem Bindegewebe (Stratum fibrosum) und die innere aus einer gut durchbluteten Synovialschicht (Stratum synoviale) gebildet wird. An den beiden Enden der Sehnenscheide geht das äußere Stratum fibrosum, das die Sehnenscheide im Bindegewebe der Umgebung verankert, in das innere Stratum fibrosum über, das der durchziehenden Sehne aufliegt. Im Inneren der „Röhrenwandung" befindet sich **Synovialflüssigkeit**, wodurch die Wand für die durchziehende Sehne trotz aller Stabilität nachgiebig bleibt. Regelmäßig findet man Sehnenscheiden an **Händen** und **Füßen**, weil die langen Sehnen derjenigen Muskeln, die sich an Unterarm oder Unterschenkel befinden, einen Winkel beschreiben müssen, um zu den Knochen von Hand bzw. Fuß zu gelangen.

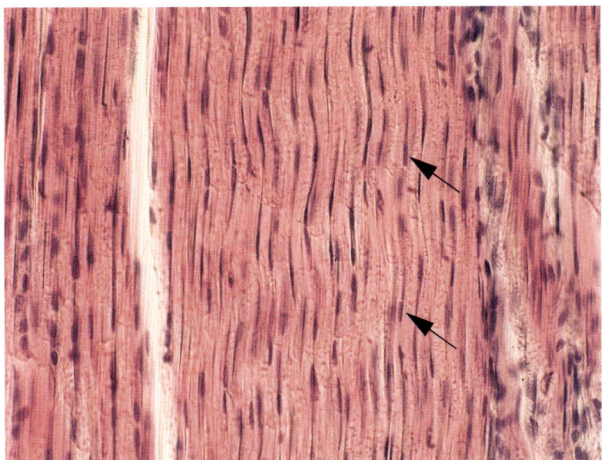

Abb. 1.89 Sehne im Längsschnitt. Man erkennt die Kerne der Sehnenzellen (Pfeile) und die gewellt verlaufenden Kollagenfasern. [58]

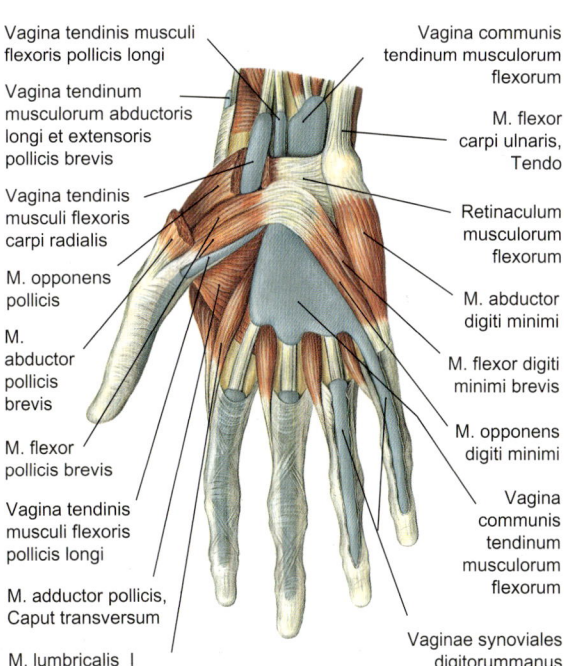

Vagina tendinis musculi flexoris pollicis longi

Vagina tendinum musculorum abductoris longi et extensoris pollicis brevis

Vagina tendinis musculi flexoris carpi radialis

M. opponens pollicis

M. abductor pollicis brevis

M. flexor pollicis brevis

Vagina tendinis musculi flexoris pollicis longi

M. adductor pollicis, Caput transversum

M. lumbricalis I

Vagina communis tendinum musculorum flexorum

M. flexor carpi ulnaris, Tendo

Retinaculum musculorum flexorum

M. abductor digiti minimi

M. flexor digiti minimi brevis

M. opponens digiti minimi

Vagina communis tendinum musculorum flexorum

Vaginae synoviales digitorummanus

Abb. 1.90 Sehnenscheiden und Palmaraponeurose (Faszie teilweise entfernt) der linken Hand (Ansicht von palmar). [36]

P A T H O L O G I E

Die **Entzündung** von Sehnenscheiden, z. B. nach Über- oder Fehlbelastung, nennt man **Tendovaginitis**. Die entzündliche Mitbeteiligung von Sehnenscheiden und Schleimbeuteln, also Tendovaginitis und Bursitis, findet man nicht nur nach Überlastungen oder Verletzungen, sondern auch u. a. im Rahmen der **Gicht** oder der **chronischen Polyarthritis** (cP).

Bewegungsrichtung

Muskeln können mit ihren Sehnen **geradlinig** vom Ursprung zum Ansatz verlaufen. Die Bewegungen der zugehörigen Knochen bzw. ihre Achsen sind hierbei natürlich exakt definiert.

Sehnen können aber auch einen **Bogen** um einen Knochenvorsprung machen oder gleich mehrere Gelenke mit unterschiedlichen Bewegungsachsen überbrücken. Oft haben sie hier zusätzliche synergistische Muskeln. Die eigentliche **Bewegungsrichtung** wird dabei nicht vom Verlauf des Muskels, sondern vom Verlauf desjenigen **Sehnenanteils** definiert und vorgegeben, der die letzte Wegstrecke zum Knochen überbrückt und in diesen einstrahlt.

Ein Knochenvorsprung stellt ein **Hypomochlion** (= Umlenkstelle) dar, das die ursprüngliche Bewegungsrichtung der Muskelkontraktion verändert. Die **Fußknöchel** sind Hypomochlien für die langen Fußmuskelsehnen (➤ Abb. 1.91). Die **Patella** ist ein Hypomochlion für die Sehne des M. quadriceps des Oberschenkels. Ein weiteres Sesambein, das **Erbsenbein** der Handwurzel, ist ein Hypomochlion für den M. flexor carpi ulnaris.

M E R K E

Die Sehnenendstrecke distal eines Hypomochlions bestimmt die Bewegungsrichtung des zugehörigen Knochens, ganz unabhängig von der Lage des Muskels. Die Sehnen selbst liegen im Bereich eines Hypomochlions in Sehnenscheiden.

1.5.5 Schleimbeutel

Weitere **Schutzfunktion** neben den Sehnenscheiden übernehmen an besonders gefährdeten Stellen, z. B. zwischen Knochen und Muskeln bzw. deren Sehnen oder zwischen oberflächlich liegenden Knochen und der Oberhaut, die Schleimbeutel (**Bursa synovialis**). Besonders zahlreich sind sie im Bereich der Schulter-, Ellbogen- und Kniegelenke (➤ Abb. 1.51, ➤ Abb. 1.76).

Die Wand dieser Beutel besteht analog zur Wand der Gelenkkapseln aus zwei Schichten, wobei die gefäßreiche innere Schicht den Schleim (entspricht einer eingedickten Synovialflüssigkeit) produziert. Teilweise kommunizieren die Schleimbeutel mit direkt benachbarten Gelenken. **Bursitis** bezeichnet die **Entzündung** eines solchen Schleimbeutels.

1.5.6 Kontraktionserfolg

Das Ergebnis einer Muskelkontraktion kann **isoton** (isos = gleich, Tonos = Spannung) oder **isometrisch** (Metron = Maß) sein (➤ Abb. 1.92). Es resultiert also entweder eine **gleichmäßige Bewegung** des Ansatz-Knochens bei **gleichförmiger Spannung** in dem sich verkürzenden Muskel (isoton). Oder es entwickelt sich in dem betreffenden Muskel **bei festgestellten Gelenken** ohne Bewegungsmöglichkeit lediglich eine **Spannung** (Kraft), indem sich die nebeneinander liegenden Aktin- und Myosinproteine fester ineinander verzahnen, aber wegen der unnachgiebigen Anheftungsstellen ihrer Sehnen an den beteiligten Knochen die Sarkomere nicht wesentlich verkürzen können.

Eine **isometrische** Muskelkontraktion bewirkt also eine **vermehrte Kraftentwicklung** (Zugspannung) **ohne Bewegung** angrenzender Knochen. Eine **isotonische** Muskelkontraktion dagegen bewirkt eine **Bewegung** zugehöriger Knochen bei **gleichmäßiger Kraftentwicklung** und **unter Verkürzung des**

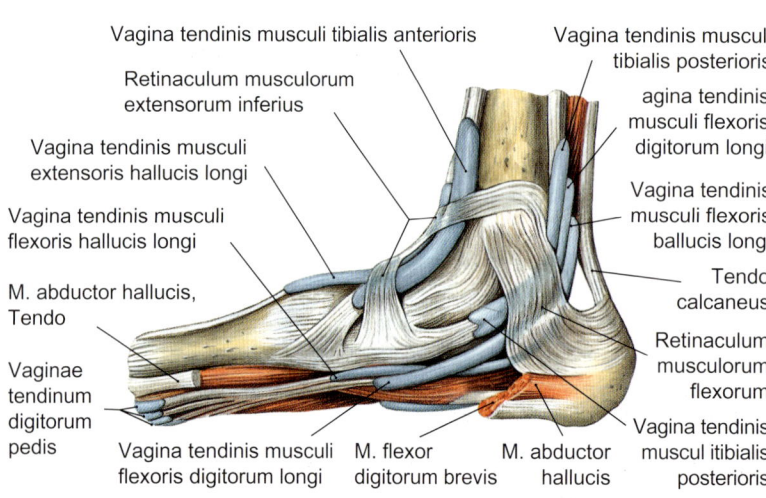

Abb. 1.91 Der Innenknöchel dient als Hypomochlion für die Fußbeugemuskeln. [36]

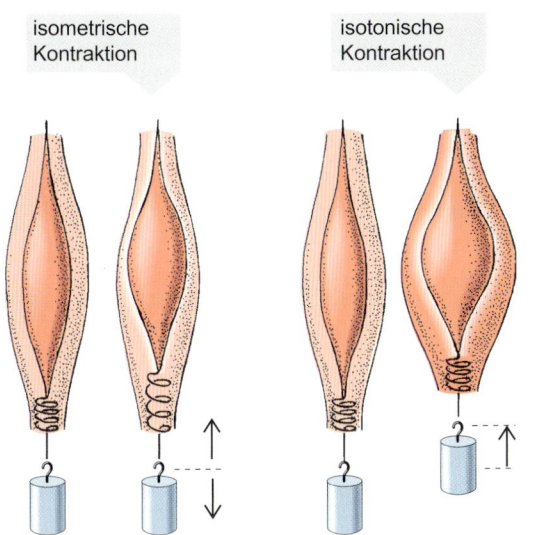

isometrische
Kontraktion

isotonische
Kontraktion

Abb. 1.92 Varianten der Muskelkontraktion. [38]

Ansatzsehne reichen, entspricht die **erreichbare Kraft** exakt dem Durchmesser des Muskelbauches, also der **Anzahl enthaltener Myofibrillen**.

Die Evolution hat in den **gefiederten** Muskeln (➤ Abb. 1.93f, g) einen Weg gefunden, bei gleichem Durchmesser des Muskelbauches dessen **Kraft zu erhöhen**. Hier sitzt eine weit höhere Anzahl einzelner Muskelfasern schräg auf ihren Sehnen, wodurch das Aussehen einer Feder resultiert. Diese Muskelfasern sind wesentlich kürzer – sie reichen nicht mehr vom einen Ende des Muskels zum anderen – und können durch ihre Anzahl zwar deutlich mehr Kraft entwickeln, durch ihre Anordnung in einem Winkel aber dem Gesamtmuskel nicht dieselbe Wegstrecke ermöglichen wie bei paralleler Anordnung. Gefiederte Muskeln findet man daher überall dort, wo es auf die **Entwicklung maximaler Kraft**, aber nicht auf die Überbrückung großer Wege ankommt, z. B. an der Haltemuskulatur des Rumpfes.

1.5.8 Erzeugung und Speicherung von Energie

Das gegenseitige Verzahnen und Vorbeibewegen der Aktin- und Myosinmoleküle bei der **Kontraktion** des Muskels erfordert neben **Calcium** auch **Energie**. Diese wird wie allgemein üblich auf biochemischem Weg durch **ATP** (**A**denosin**tri**phosphat) bereitgestellt. Die Abspaltung eines Phosphatrestes aus ATP (ATP → ADP + P = **A**denosin**di**phosphat + Phosphat) setzt Energie frei, die für die Kontraktion genutzt, überwiegend (zu > 60 %) aber als Wärme frei wird, weshalb körperliche Arbeit zur Erwärmung des Organismus führt. ADP und Phosphat müssen danach unter Zufuhr von Energie wieder zu ATP regeneriert wer-

Muskels. Es versteht sich von selbst, dass dies in dieser reinen Form eher selten zu beobachten ist, sondern dass sich die Mehrzahl der Muskelkontraktionen aus beiden Elementen zusammensetzt (= auxotonische Kontraktion).

1.5.7 Muskeltypen

Bei **parallelfaserigen** Muskeln (➤ Abb. 1.93a–e), bei denen der gesamte Muskelbauch aus parallel nebeneinander liegenden Muskelfasern besteht, die von der Ursprungssehne bis zur

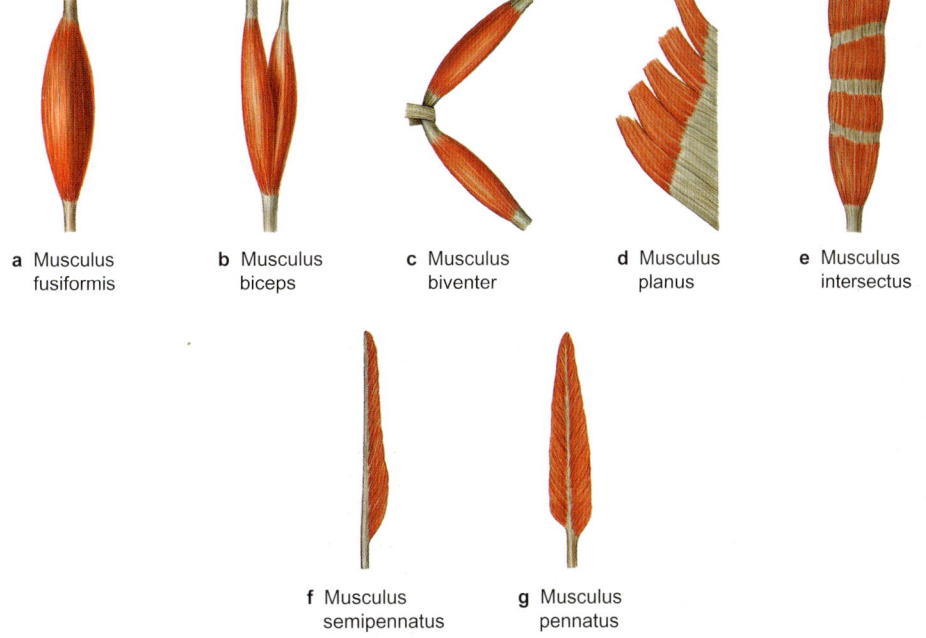

a Musculus
fusiformis

b Musculus
biceps

c Musculus
biventer

d Musculus
planus

e Musculus
intersectus

f Musculus
semipennatus

g Musculus
pennatus

Abb. 1.93 Muskeltypen: einköpfiger Muskel (**a**), zweiköpfiger Muskel (**b**), zweibäuchiger Muskel (**c**), mehrköpfiger Muskel (**d**), durch Zwischensehnen unterteilter, mehrbäuchiger Muskel (**e**), einfach gefiederter Muskel (**f**), zweifach gefiederter Muskel (**g**). [36]

den. Dies geschieht in der Atmungskette der Mitochondrien mit Hilfe der Energie, die aus der Verbrennung (Oxidation) von Glukose oder Fettsäuren mit Sauerstoff erzeugt wird.

In dem Moment, in dem der zuvor ruhende Skelettmuskel zu arbeiten beginnt, entsteht ein Missverhältnis zwischen dem nun entstehenden **Zusatzbedarf an ATP** und einer adäquaten **Bereitstellung von Sauerstoff** für dessen Erzeugung. Die wesentliche Ursache ist in der Autoregulation der Arteriolen zu sehen, die mindestens 1 Minute lang verengt bleiben, bis der entstehende Sauerstoffmangel infolge der lokalen Mediatoren zu ihrer Erweiterung führt und ab diesem Zeitpunkt ein ausreichendes Sauerstoffangebot zur Verfügung steht. Auch der auf dem Blutweg zugeführte Brennstoff (Glukose, Fettsäuren) könnte für die Muskelzellen in dieser kurzen Zeitspanne knapp werden, weshalb es im Stoffwechsel der **Skelettmuskulatur** gegenüber weiteren Geweben etliche **Besonderheiten** gibt:

- Skelettmuskelzellen besitzen in Gestalt des Myoglobin **eigene Sauerstoffvorräte**.
- In Form gespeicherten **Glykogens** steht unabhängig von der Durchblutung **Brennstoff** (Glukose) zur Verfügung.
- Mit dem Molekül **Kreatinphosphat** steht ein weiteres energiereiches Molekül zur schnellen **Regeneration verbrauchten ATP's** bereit.

Kreatin wird von der Leber aus der Aminosäure Glycin synthetisiert und dem Muskel auf dem Blutweg zur Verfügung gestellt.

Kreatinphosphat

Kreatin und Phosphat verbinden sich mit Hilfe der Energie, die in den Mitochondrien durch die Oxidation von Glukose oder Fettsäuren erzeugt wird, zu Kreatinphosphat:

$$\text{Kreatin} + \text{ATP} \rightleftharpoons \text{Kreatinphosphat} + \text{ADP}$$

Das Kreatinphosphat ist bei drohendem ATP-Mangel der Zelle in der Lage, sein Phosphat auf ADP zu übertragen, das dadurch wieder zu ATP wird und dem nächsten Kontraktionsvorgang des Muskels zur Verfügung steht. Das in dieser Übertragungsreaktion entstandene Kreatin wird während der nächsten Ruhephase des Muskels erneut unter Energiezufuhr und Phosphat zu Kreatinphosphat regeneriert. Kreatinphosphat dient also als **zusätzliche** und sofort zur Regeneration des ATP verfügbare **Energiereserve**, wodurch wenigstens ein Teil des Zusatzbedarfs bei Arbeitsaufnahme des Muskels bereitgestellt wird.

EXKURS

Die Bindung von Phosphat an Moleküle wie Adenosin oder Kreatin stellt grundsätzlich eine energiereiche Bindung dar. Für ihre Bildung muss Energie zugeführt werden, bei ihrer Spaltung wird Energie freigesetzt, die vom Körper auf die mannigfaltigste Weise genutzt werden kann. Diese Vorgänge werden im ➤ Fach Biochemie genauer besprochen.

Das Enzym, das die Übertragung des Phosphatrestes zwischen Kreatin und ATP katalysiert, ist die **Kreatinkinase (CK)**. Bei muskulären Schädigungen mit Zellzerfall wird sie freigesetzt und kann dann analog zum Umfang der Schädigung aus dem Serum nachgewiesen werden. Da die CK in verschiedenen Formen vorkommt, im Herzmuskel z. B. als CK-MB, kann zwischen Nekrosen von Herz- und Skelettmuskulatur unterschieden werden. Dies gilt auch für verschiedene Unterformen des Troponin, sodass die Enzymdiagnostik beim Herzinfarkt nicht durch Schädigungen quergestreifter Skelettmuskulatur gestört werden kann.

Kreatinin als diagnostischer Parameter

Wesentlich ist, dass aus Kreatinphosphat täglich durch automatische Zyklisierung von Kreatin etwa **1–1,5 g Kreatinin** entsteht, das für den Muskel wertlos ist und deswegen abgegeben und über die **Niere ausgeschieden** wird (➤ Abb. 1.94). Dabei ist die im Serum nachweisbare und über den Urin ausgeschiedene Menge weitgehend **proportional zur Gesamtmuskelmasse**, gleichzeitig aber auch zur Funktion der Niere. Steigt der Serumspiegel **über 1,2 mg/dl** (Normobergrenze), stellt dies den **empfindlichsten Laborparameter** für eine beginnende **Niereninsuffizienz** dar (➤ Fach Urologie).

Leichenstarre

ATP wird im Muskel u. a. für die Trennung ineinander verkrallter Aktin- und Myosinmoleküle benötigt. Bei einem absoluten **Mangel** an **ATP**, wie er zum Zeitpunkt des Todes entsteht, ist dies nicht mehr möglich. Es kommt zur **Totenstarre** (Leichenstarre, Rigor mortis). Dieselbe **beginnt** nach ca. **2 Stunden** in kleinen Muskeln v. a. im Bereich des **Kopfes** (Augenlider, später Kiefermuskulatur), um dann abwärts zu schreiten und nach etwa **5–8 Stunden** den ganzen Körper zu erfassen. In Muskeln, die kurz zuvor wegen entsprechender Beanspruchung ihre ATP-Vorräte aufgebraucht hatten, beginnt die Totenstarre frühzeitiger. Auch durch **warme Umgebungstemperaturen** wird ihr Beginn **beschleunigt**. Die nach 2–4 (1–6) Tagen eintretende **Verwesung** (Fäulnis) mit Auflösung der Zellstrukturen **löst** schließlich auch die Totenstarre.

Milchsäurebildung

Bei übermäßiger Muskelarbeit mit einem relativen Mangel an Durchblutung und folglich auch Sauerstoff wird der übliche Energiegewinn durch Oxidation von Glukose und Fettsäuren in den Mitochondrien eingeschränkt, weil eine Oxidation ohne Sauerstoff nicht möglich ist. Ersatzweise wird die Glukose nun verstärkt über einen alternativen Stoffwechselweg **ohne Sauerstoff** abgebaut (**anaerobe Glykolyse**). Dabei handelt es sich allerdings um eine **Notlösung** mit deutlich **weniger Energiegewinn** (nur 2 ATP anstatt 38), wobei dann an Stelle der üblichen Endprodukte CO_2 und H_2O größere Mengen an **Milchsäure** (Laktat) anfallen (➤ Abb. 1.95). Die Milchsäure wird ans Blut

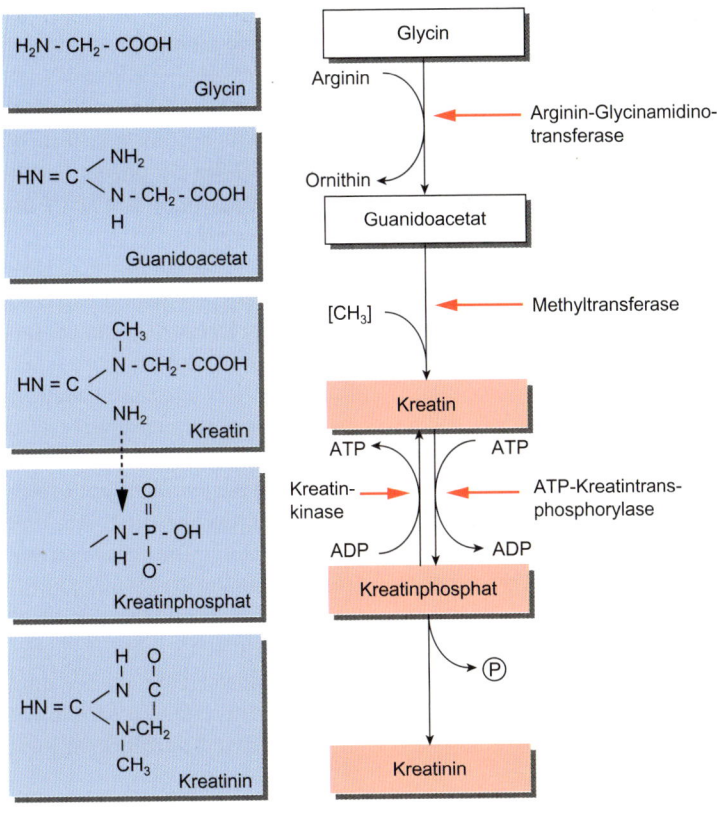

Abb. 1.94 Weg vom Glycin (Leber) zum zyklischen Kreatinin (Muskel).

abgegeben und führt hier bei Mengen, die nicht vollständig abgepuffert werden können, zur **Azidose (Laktatazidose)**. Mäßige Mengen an Laktat im Blut sind selbst in körperlicher Ruhe physiologisch, weil die Erythrozyten mangels Mitochondrien nur auf diesem Weg Energie gewinnen können. Aufgenommen und entsorgt (verwertet) wird die Milchsäure durch Leber und Herzmuskel (➤ Fach Biochemie, ➤ Fach Herz-Kreislauf-System, ➤ Fach Endokrinologie).

Muskelkater

Der jedem bekannte „Muskelkater" wurde früher auf die Muskelübersäuerung in der Folge der Milchsäurebildung zurückgeführt. Der Mechanismus der Schmerzentstehung besteht allerdings darin, dass bei muskulärer Überlastung **einzelne Myofibrillen** bzw. die Z-Scheiben ihrer Sarkomere **reißen**. Diese Mikrotraumen (Trauma = Verletzung), v.a. aber das sich ausbildende entzündliche Ödem verursachen den Schmerz des Muskelkaters. Im Einklang damit steht, dass der Schmerz zumeist erst nach 2–3 Tagen abklingt, also entsprechend der Zeit der Abheilung dieser Mikrotraumen, und nicht nach maximal einer Stunde, wenn die überschüssige Milchsäure durch die Normalisierung zwischen Durchblutung und Belastung des Muskels bereits wieder ausgeschwemmt und von Herz und Leber abgebaut worden ist. Auch die ersten Erscheinungen des Muskelkaters beginnen erst nach einer Zeitspanne, in der die

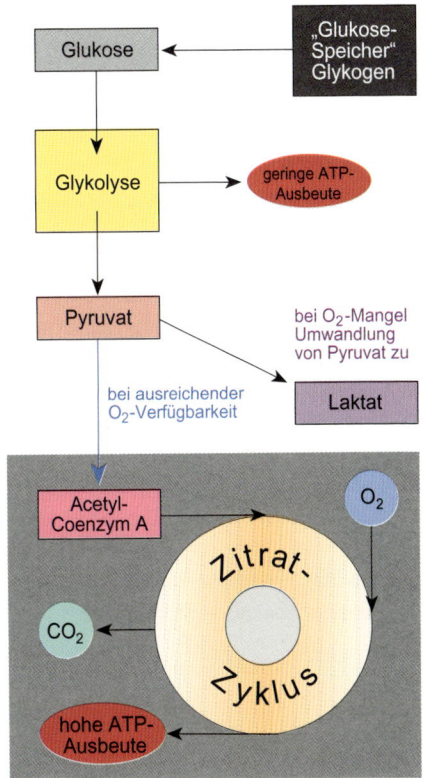

Abb. 1.95 Energiegewinnung mit und ohne Sauerstoff (O_2). [38]

Milchsäure längst abtransportiert worden ist, häufig erst am Folgetag der Überlastung.

Aus der Ursache eines Muskelkaters kann man schlussfolgern, dass die oftmals gehörte Empfehlung, einen solchen Muskel weiterhin zu belasten, nicht richtig sein kann. Ein traumatisierter Muskel benötigt, entsprechend jedem Trauma und jeder Entzündung, v. a. Ruhe oder höchstens ganz leichte Bewegungen, die die Durchblutung verbessern.

1.5.9 Hypertrophie, Atrophie und Regeneration

Die **anhaltende Nichtbeanspruchung** eines Muskels, z. B. wegen Ruhigstellung nach einer Fraktur, führt zu **Muskelschwund (Muskelatrophie)**. Die Zahl der Muskelzellen nimmt hierbei nicht ab, wohl aber die Zahl der in den Muskelfasern enthaltenen **Myofibrillen**. Umfang und Kraftentwicklung der einzelnen Muskelfasern und damit des entsprechenden Gesamtmuskels verringern sich.

Ein **Muskelaufbautraining** führt ebenfalls nicht zu einer vermehrten Anzahl an Muskelfasern, sondern nur zu einer **Vermehrung** der enthaltenen **Myofibrillen (Muskelhypertrophie)**. Atrophie wie Hypertrophie sind also **jederzeit reversibel**.

Die Zahl der einzelnen **Zellen** pro Gesamtmuskel ist **genetisch festgelegt** und bleibt ab dem Kleinkindesalter weitgehend **unverändert**. Ab diesem Zeitpunkt nehmen lediglich die Zahl der Myofibrillen pro Muskelfaser sowie mit dem allgemeinen Wachstum des Kindes auch die Länge der Muskeln durch Bildung weiterer Sarkomere pro Myofibrille zu.

Zugrunde gegangene Muskelfasern können **nicht regenerieren**. Sie werden bindegewebig umgewandelt. Allerdings gibt es auch im ausgewachsenen Muskel Vorläuferzellen (Myoblasten), die vermehrungsfähig bleiben und den Verlust einzelner Zellen ausgleichen können. Dies ist aber nur bis zu einem gewissen Umfang möglich, sodass umfangreichere Nekrosen nicht mehr kompensiert werden.

Wenn durch die Schädigung des Nerven, der einen Teil des Gesamtmuskels versorgt, eine größere Zahl an Zellen zugrunde geht, ist eine Kompensation durch neu gebildete Zellen nicht möglich, weil in diesen Fällen keine Innervation erfolgen kann. Der betroffene Muskel wird seine frühere Stärke nur noch dadurch zurückgewinnen können, dass durch ein angemessenes Aufbautraining die **übrig gebliebenen Muskelfasern hypertrophieren** – also die Zahl ihrer Myofibrillen vermehren. Die einzelne Muskelfaser wird dicker. Die Hypertrophie von Muskelfasern hat allerdings ihre Grenzen. Ein umfangreicherer Zelluntergang kann durch die restlichen Zellen nicht mehr ausgeglichen werden.

1.5.10 Nervale Versorgung der Muskulatur

Ein Skelettmuskel muss wissen, **wann** er sich **wie stark** und **wie lange** zu **kontrahieren** und wann er zu **erschlaffen** hat.

Die dazu benötigten Befehle erhält er aus dem Gyrus precentralis des Großhirns (➤ Fach Neurologie). Die Leitung dieser Befehle erfolgt über Nervenfasern von Hirn und Rückenmark (Pyramidenbahn) und schließlich, nach synaptischer Umschaltung im zugehörigen Rückenmarksegment, über den sich anschließenden peripheren Nerven. Diese myelinisierten, sehr schnell leitenden Nerven nennt man **motorische Nerven** bzw. **α-Motoneurone**.

Periphere Nerven haben Längen von bis zu **über 100 cm** und Durchmesser, die sie mit bloßem Auge erkennbar werden lassen. Entsprechend dem Aufbau der Muskelfaserbündel, die man ebenfalls ohne Zuhilfenahme eines Mikroskops sehen kann, ist auch der Nerv aus einer Unzahl von nur noch mikroskopisch erkennbaren, einzelnen Nervenfasern zusammengesetzt.

Eine einzelne Nervenfaser (= Axon) ist der Fortsatz einer einzelnen Nervenzelle, die z. B. im Rückenmark der LWS liegen kann, während ihre Faser den 100 cm entfernten Muskel eines Fußes versorgt. Die Zellkörper der motorischen Nerven befinden sich im **Vorderhorn des Rückenmarks**, ihre Axone ziehen als Teil der Spinalnerven durch die Zwischenwirbellöcher zu den muskulären Strukturen. Einen weiteren Anteil der Spinalnerven bilden Fasern, die den umgekehrten Weg nehmen, aus der Peripherie zum Zerebrum, und dem Gehirn z. B. Schmerz oder Berührung oder Juckreiz melden (sensible Nerven).

Motorische Endplatte

Nervenzellen, die mit ihren Fasern zu einem Muskel ziehen, um ihn zur Kontraktion zu bringen, heißen also motorisch. Die **Verknüpfungsstelle** zwischen dem Ende des **Axons** und der **Muskelfaser** heißt **motorische Endplatte** oder auch myoneurale Synapse. Hier legen sich diverse Verzweigungen des Nervenfaserendes mit ihren leicht kolbig aufgetriebenen Enden in grübchenförmige Einsenkungen benachbarter Muskelfasern (➤ Abb. 1.96).

Die Membran der aufgetriebenen Nervenfaserendigung heißt **präsynaptische Membran**. Die Zellmembran der angrenzenden Muskelfaser heißt **postsynaptische Membran**. Zwischen beiden befindet sich der **synaptische Spalt**. Die Gesamtstruktur heißt Synapse oder (am Skelettmuskel) motorische Endplatte. Während sich das Axon des motorischen Nerven beim Erreichen des innervierten Muskels in zahlreiche Endigungen und damit präsynaptische Membranen aufteilen kann, wird pro Muskelfaser lediglich eine einzige Synapse ausgebildet.

Motorische Einheit

Die Zahl der nervalen Endungen eines Axons entspricht der Zahl innervierter Muskelfasern. Dies können bei Muskeln, die einer besonders feinen Steuerung bedürfen (z. B. am Auge), lediglich 10 benachbarte Zellen sein, bei Muskeln wie z. B. der Haltemuskulatur des Rumpfes jedoch mehr als 1.000 Muskelfasern, die durch ebenso viele **Verzweigungen** eines **einzelnen Axons** erreicht werden (➤ Abb. 1.97). Eine funktionelle Ein-

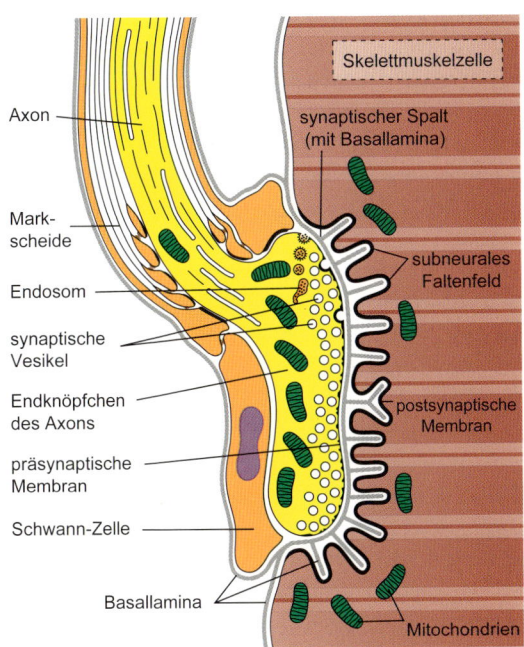

Abb. 1.96 Schema einer motorischen Endplatte. [12]

Labels in figure:
- Axon
- Skelettmuskelzelle
- synaptischer Spalt (mit Basallamina)
- Markscheide
- Endosom
- subneurales Faltenfeld
- synaptische Vesikel
- Endknöpfchen des Axons
- präsynaptische Membran
- postsynaptische Membran
- Schwann-Zelle
- Basallamina
- Mitochondrien

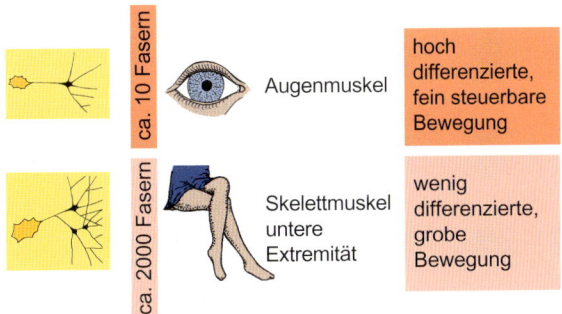

1 Motoneuron versorgt:
- ca. 10 Fasern – Augenmuskel – hoch differenzierte, fein steuerbare Bewegung
- ca. 2000 Fasern – Skelettmuskel untere Extremität – wenig differenzierte, grobe Bewegung

Abb. 1.97 Versorgungsgebiet einer motorischen Einheit. [38]

heit aus einem Motoneuron mit seinem Axon und sämtlichen von ihm innervierten Muskelfasern nennt man **motorische Einheit**, weil sie vom Zerebrum als Einheit und getrennt von benachbarten Muskelanteilen gesteuert werden kann.

1.5.11 Neurophysiologie

Ruhepotenzial

Das ionale Ungleichgewicht zwischen der Intra- und Extrazellulärflüssigkeit mit großen Mengen positiv geladener Natriumionen außerhalb und positiv geladener Kaliumionen innerhalb der Zellen führt an den **Zellmembranen** des Organismus zu einer **Ladungsdifferenz** auf den beiden Seiten. In der Ruhe einer Zelle wird dieses pseudoelektrische Potenzial durch **Kaliumionen** erzeugt, die durch ihre Kanäle vom Zellinneren aus zur **Außenseite** der Membran gelangen und dort festhängen. Die negativ geladenen Partner der Kaliumionen (Eiweiß und Phosphat) verbleiben an der Innenseite der Zellmembran. Die Differenz der positiven Ladungen außen zu den negativen Ladungen innen ergibt in der Summe eine Spannung bzw. ein Potenzial von etwa 85–90 mV.

Aktionspotenzial

Der Befehl des Gehirns mit Weiterleitung bis zur **präsynaptischen Membran** führt hier zur Ausschüttung eines chemischen Botenstoffes, des **Acetylcholin**, in den synaptischen Spalt. Acetylcholin wird bis zum Eintreffen des Nervenimpulses in kleinen Bläschen (synaptische Vesikel) der Nervenendigung gespeichert (> Abb. 1.96). Die **synaptischen Vesikel** sind für ihre Stabilität und ordnungsgemäße Funktion auf ausreichende Mengen an Magnesium angewiesen.

Ein Teil der Bläschen verschmilzt beim Eintreffen des Nervenimpulses mit der präsynaptischen Membran und entlässt den Inhalt (ca. 10.000 Moleküle Acetylcholin/Vesikel) in den **synaptischen Spalt**. Daraufhin diffundiert das Acetylcholin zur **postsynaptischen Membran** (Plasmalemm der Muskelzelle), bindet dort an spezifische Rezeptoren und verändert dadurch die **Durchlässigkeit** der Muskelfasermembran v. a. für **Natriumionen** (Na^+).

Durch den nun folgenden, ungeheuer schnellen Einstrom positiv geladener Natriumionen vom Interstitium ins Zellinnere wird die Muskelfasermembran, vergleichbar mit einem elektrischen Impuls, innerhalb von Sekundenbruchteilen erregt. Aus dem Ruhepotenzial entsteht das **Aktionspotenzial**. Dabei ist dieses Aktionspotenzial **immer vollständig**, sofern die am synaptischen Spalt übertragene Menge an Acetylcholin zur Auslösung des Potenzials ausgereicht hat. Das Aktionspotenzial findet also statt oder nicht. Wenn es stattfindet, hat es immer dieselbe Form und Stärke. Diesen Zusammenhang bezeichnet man als **Alles-oder-Nichts-Gesetz**.

Die Erregung des Aktionspotenzials pflanzt sich vom Bereich der Endplatte aus in Sekundenbruchteilen auf die gesamte Oberfläche der zugehörigen Muskelfaser sowie über Einstülpungen der Zellmembran (transversale Tubuli) bis zu den in Längsrichtung verlaufenden Schläuchen (longitudinale Tubuli) des **sarkoplasmatischen Retikulum** fort. Vom Retikulum aus erfolgt direkt anschließend über sich öffnende Calciumkanäle ein **Einstrom von Calciumionen** zu den benachbart liegenden **Myofibrillen**. Die Calciumionen bewirken nun die Verzahnung der Aktin- und Myosinfilamente miteinander und dadurch die **Kontraktion** von Muskelfaser und Gesamtmuskel. Die Umsetzung des pseudoelektrischen Membranpotenzials auf die rein mechanische Kontraktion der Muskelfaser bezeichnet man als **elektromechanische Kopplung**.

Nur wenige Millisekunden (1 ms = $\frac{1}{1.000}$ sec) nach Ausschüttung von Acetylcholin in den synaptischen Spalt wird dieses durch ein spezifisches Enzym, die **Cholinesterase**, auch schon wieder gespalten und damit unwirksam gemacht. Dadurch wird jeweils nur ein einziges Aktionspotenzial ausgelöst und das Gehirn erhält die Möglichkeit, den entsprechenden Muskel ganz nach seinen Bedürfnissen von einer kurzen Muskelzuckung bis hin zu einer Dauerkontraktion (durch laufend wiederholte Nervenimpulse) zu steuern.

Die **Natriumkanäle schließen**, nachdem sie durch des Acetylcholin geöffnet worden waren, umgehend wieder (innerhalb von 1–2 ms). Innerhalb von weiteren 3 ms stellen ausströmende **Kaliumionen** das **Ruhepotenzial** weitgehend wieder her. Die im Aktionspotenzial nach innen geströmten Natriumionen werden von der Natrium-Kalium-Pumpe hinausgeschafft.

Insgesamt dauert der **gesamte Vorgang** vom Zusammenbrechen des Ruhepotenzials bis hin zu seiner ausreichenden Wiederherstellung kaum länger als **5 ms**. Erst danach ist die Zellmembran durch einen weiteren Nervenimpuls erneut erregbar. Während der Dauer des Aktionspotenzials ist dies nicht möglich. Man bezeichnet deshalb diese Zeitspanne von ca. 5 ms als **Refraktärphase**.

Erschlaffung der Muskelzelle

Solange sich Calciumionen an den kontraktilen Filamenten befinden, kann die Muskelfaser nicht erschlaffen. Von besonderer Bedeutung ist deshalb eine große Zahl an Pumpen sowohl in der Zellmembran als auch in den Membranen des sarkoplasmatischen Retikulums, die unmittelbar nach dem Einströmen der **Calciumionen** bereits damit beginnen, dieselben wieder aus dem Zytosol **hinauszupumpen** und damit von den Myofibrillen zu entfernen. Dabei muss die Calciumkonzentration im Bereich der Myofibrillen eine kritische Konzentration von rund 10^{-7} mol/l unterschreiten, damit es zur Erschlaffung kommen kann.

Tetanische Kontraktion

Die Öffnung der Calciumkanäle im sarkoplasmatischen Retikulum hält länger an als diejenige der Natriumkanäle in der Zellmembran. Auch das anschließende Hinausschaffen der Calciumionen durch die Calciumpumpen geht nicht ganz so schnell vonstatten. Insgesamt dauert es **mindestens 20 ms**, bis die Calciumkonzentration ausreichend abgenommen hat. Damit ist gleichzeitig auch die Zeitdauer einer **einzelnen Muskelzuckung** definiert.

Gibt das Gehirn über seine Nerven bereits nach 10 oder 20 ms den Befehl zur **nächsten Kontraktion**, erfolgt der neuerliche Calciumeinstrom zu einer Zeit, in der der Muskel noch kontrahiert ist. Er kann also nicht erschlaffen, sondern hält und verstärkt die noch vorhandene Kontraktion. Man nennt eine solche Dauerkontraktion **tetanische Kontraktion**. Vollständig wird sie etwa ab 50 zerebralen Impulsen/Sekunde (50 Hz) (➤ Abb. 1.98). Dies entspricht einem Zeitintervall von 20 ms zwischen aufeinanderfolgenden nervalen Impulsen.

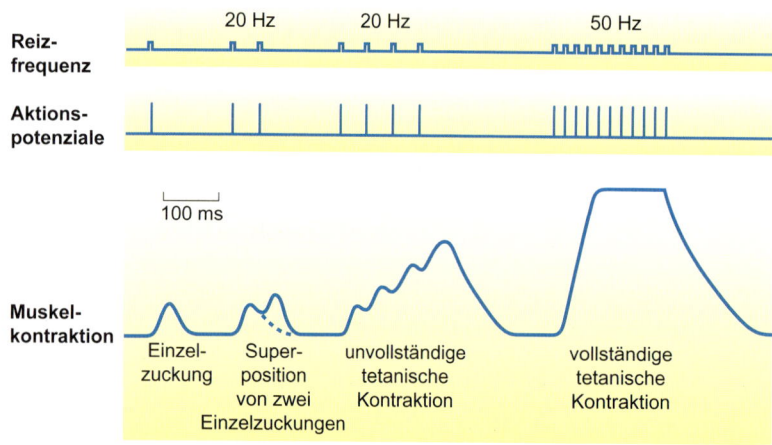

Abb. 1.98 Abhängigkeit muskulärer Kontraktionen von der Frequenz nervaler Befehle. [52]

Kraftentwicklung

Die Kraft eines Muskels lässt sich dadurch erhöhen, dass man ihn zuvor etwas aus seiner Ruhelage heraus **überdehnt**. Wenn man den Hohlraum einer Herzkammer durch vermehrte Blutfüllung weitet und damit die Muskelzellen ihrer Wandung dehnt, entwickeln diese bei der folgenden Kontraktion eine **größere Kraft** (➤ Abb. 1.99). Man nennt diesen Vorgang am Herzen Frank-Starling-Mechanismus. Diese Namensgebung gilt für den Skelettmuskel nicht. Der Vorgang ist aber vergleichbar: Wenn man einen Ball werfen will, holt man dafür mit dem Arm aus, überdehnt also zuvor die für das Werfen erforderliche Muskulatur.

Die Ursache für die Kraftzunahme ist darin zu sehen, dass die Aktin- und Myosinfilamente eine bessere Ausrichtung zueinander bekommen und sich bei der folgenden Kontraktion besser verzahnen können. Des Weiteren sollen auch die Calciumionen „mehr Platz bekommen" und deshalb in größerer Zahl die Kontraktion verstärken.

Überdehnt man einen Muskel aber **zu stark**, verlängern sich seine Sarkomere in einem Maß, dass auch die Filamente so weit auseinander gezogen werden, bis sie nur noch unvollständig oder schließlich überhaupt nicht mehr überlappen. Die mögliche **Kraft nimmt wieder ab**, bis zuletzt überhaupt keine Kontraktion mehr erfolgen kann (ab einer Sarkomerlänge von 3,6 μm).

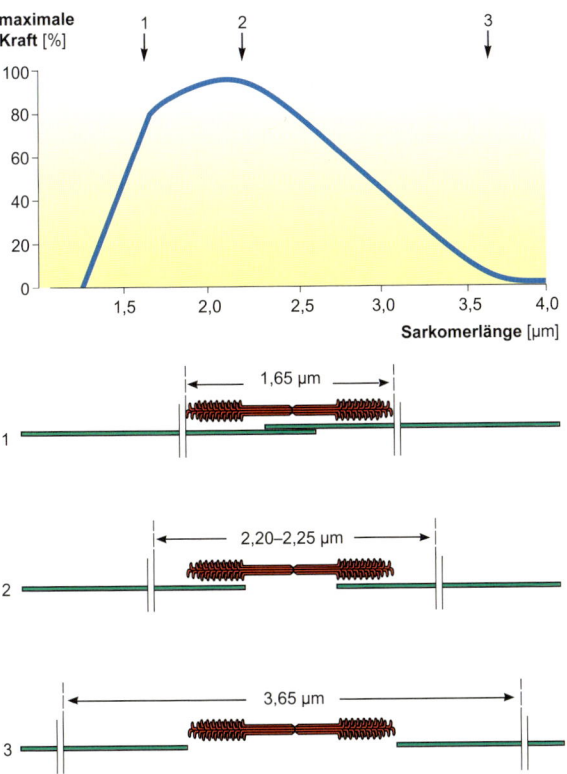

Abb. 1.99 Abhängigkeit der Kraftentwicklung von der Ausgangslänge des Muskels. [52]

Ruhetonus

Noch im Schlaf hat jeder Muskel eine geringe Grundspannung (Ruhetonus). Das bedeutet, dass selbst ohne jede willentliche Anspannung immer eine wechselnde Anzahl an motorischen Einheiten im Einsatz ist. Erst in einer **tiefen Narkose** ist ein Muskel **vollständig entspannt**.

1.5.12 Steuerung muskulärer Kontraktionen

Das Gehirn wäre nicht imstande, sehr fein abgestufte Bewegungen zu steuern, wenn es nicht laufend über den exakten Bewegungsumfang und Zustand seiner Muskulatur unterrichtet würde. Dies geschieht durch die **Kontrolle der Augen** sowie über das **Gleichgewichtsorgan** des Innenohrs, das ständig über die Lage des Körpers im Raum informiert. Daneben registrieren die **Mechanorezeptoren** von Haut und Gelenkstrukturen (➤ Fach Dermatologie) fein abgestuft Berührungen bis hin zu stärksten Drücken. Schließlich beherbergen die Muskeln sowie ihre Sehnen Messfühler, die **Propriozeptoren**, zu denen die **Muskelspindeln** und **Sehnenspindeln** zählen. Sie melden dem Gehirn die momentane **Spannung** in Muskel und Sehnen sowie die aktuelle **Länge** des Muskels.

Muskelspindel

Eine Muskelspindel ist ein wenige Millimeter langes ovales Gebilde, das einem „Mini-Muskel" ähnelt und von einer bindegewebigen Hülle umgeben ist (➤ Abb. 1.100). Darin liegende, sog. intrafusale Muskelfasern dienen als **Rezeptoren** für die Registrierung von Spannungen und können in ihrer Ansprechschwelle **verändert** und damit wechselnden Zuständen und Anforderungen **angepasst** werden.

Die Muskelspindeln werden von unterschiedlichen Nervenfasern versorgt, die einerseits die Ansprechschwelle dieser Spindeln verändern und andererseits deren Dehnung und damit auch die **Dehnung** des umgebenden **Muskelgewebes** weitermelden können. Nerven, die für die Einstellung der Vor-

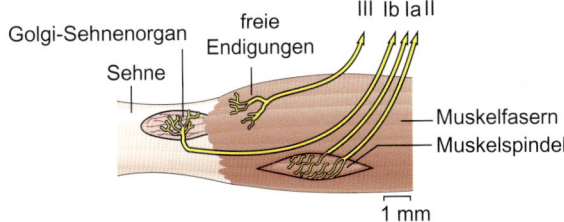

Abb. 1.100 Längen- und Spannungsrezeptoren der quergestreiften Skelettmuskulatur. Die Längenrezeptoren sind in einer Muskelspindel lokalisiert und parallel zur Arbeitsmuskulatur angeordnet. Sie werden von afferenten Axonen der Gruppen I (Ia) und II innerviert. Die Spannungsrezeptoren, die Golgi-Sehnenorgane, sind am Übergang von den Muskelfasern zur Sehne in Serie angeordnet. Sie werden von afferenten Axonen der Gruppe I (Ib) innerviert. [52]

spannung in Spindeln von Muskeln und Sehnen zuständig sind, gehören zu den sog. γ-**Motoneuronen** (➤ Fach Neurologie).

Sehnenspindel

Die Sehnenspindeln (**Golgi-Sehnenorgane**) reagieren wie die Muskelspindeln auf **Dehnung** und beantworten dieselbe ebenfalls mit Nervenimpulsen in Richtung Rückenmark bzw. Zerebrum (➤ Abb. 1.100). Sie haben allerdings eine weitaus **höhere Reizschwelle**, d. h. der erforderliche Zug an ihnen muss bis zur Auslösung einer nervalen Antwort deutlich größer sein.

Im Gegensatz zur Muskelspindel wird die Sehnenspindel sowohl aktiviert, wenn Sehne *und* Muskel **passiv überdehnt** werden, als auch dann, wenn der Muskel sich **aktiv kontrahiert** und damit seine eigene Sehne sowie deren Golgi-Spindeln überdehnt.

Ein Zug auf die Sehnen und ihre Spindeln erfolgt also bei jedem ausgeprägten Zug an ihnen, gleichgültig ob durch Kontraktion des zugehörigen Muskels oder denjenigen des Antagonisten. Ein Zug an den Spindeln des Muskels kann demgegenüber nur dann eintreten, wenn der Gesamtmuskel passiv überdehnt wird, denn bei seiner Kontraktion **erschlaffen** die enthaltenen Muskelspindeln. Daraus geht hervor, dass die Sehnenspindel alleine (bei Muskelkontraktion) oder gemeinsam mit der Muskelspindel (bei ausgeprägter passiver Dehnung) ansprechen kann. Wenn dagegen die sensiblere Muskelspindel alleine und ohne Sehnenbeteiligung anspricht, muss es sich um eine mäßig ausgeprägte passive Dehnung handeln. Je nachdem, ob beide Spindeltypen oder lediglich eine von ihnen Nervenimpulse weiterleiten, weiß das Gehirn, ob der Muskel sich kontrahiert oder passiv gedehnt wird und in welchem Ausmaß dies geschieht.

H I N W E I S   P R Ü F U N G
Diese Vorgänge sind nicht prüfungsrelevant und bedürfen deshalb keiner genaueren Erörterung.

1.5.13 Muskeleigenreflex

Muskeleigenreflexe werden durch die **abrupte Überdehnung** eines Muskels, und damit auch seiner **Spindeln**, ausgelöst und über die afferente Faser der Muskelspindel im Rückenmark direkt auf denjenigen motorischen Vorderhornnerven synaptisch weitergeleitet, der den überdehnten Muskel versorgt. Das Ergebnis besteht in einer **Reflexzuckung** im direkten Anschluss an den mit dem Reflexhammer ausgeführten Schlag auf die Sehne des entsprechenden Muskels. Eigen- und Fremdreflexe werden im ➤ Fach Neurologie ausführlich besprochen.

E X K U R S

Muskelzuckungen aufgrund einer **Elektrotherapie** erfolgen nicht direkt über die motorische Endplatte und nicht durch Ionenverschiebungen in den Muskelfasern als Folge elektrischen Stroms. Vielmehr bewirkt dieser eine Reizung der **Rezeptoren** der Muskulatur und ihrer Sehnen, welche dies entsprechend dem Weg der Muskeleigenreflexe auf den motorischen Nerven im Vorderhorn übertragen. **Sehr starke Ströme** können die Muskulatur aber auch **direkt** zur **Kontraktion** bringen.

1.5.14 Rückführung der Muskelkontraktion

Jeder Muskel hat einen Gegenspieler. Der **Agonist** hat seinen **Antagonisten**, der die vom Agonisten durchgeführte **Bewegung** eines Skelettanteils wieder **rückgängig macht**. Beispielsweise ist der M. triceps der Antagonist des M. biceps (und umgekehrt): Der Bizepsmuskel beugt den Arm im Ellbogengelenk. Der Trizeps streckt ihn wieder. Kontrahiert sich der eine, wird gleichzeitig der andere gedehnt. Ein einzelner Muskel ist nach seiner Kontraktion nicht imstande, sich wieder auf seine Ruhelänge aufzudehnen, weil es hierfür keine Vorrichtungen gibt. Er ist also grundsätzlich auf die Hilfe eines Antagonisten angewiesen.

Synergistische Muskelgruppen nennt man solche, die sich gegenseitig in ihren Bewegungen **unterstützen**. Synergistisch wirken also Muskeln, die am selben Knochen ansetzen und bei ihrer Kontraktion in etwa in die gleiche Richtung ziehen. Dies gilt u. a. für mehrere Muskeln am medialen Oberschenkel, die allesamt eine Adduktion des Beines im Hüftgelenk bewirken. Sie werden deswegen auch zur **Gruppe der Adduktoren** zusammengefasst.

1.5.15 Unterschiede zwischen den Muskelarten

Quergestreifte Skelettmuskulatur

Muskelfasern stellen nach den Nervenzellen mit ihren langen Fortsätzen die längsten Zellen des menschlichen Körpers dar. Sie enthalten als einzige Zellart zahlreiche (hunderte) Zellkerne. Jede **Einzelzelle** ist von ihren Nachbarzellen **vollständig getrennt**, arbeitet also **autonom** (für sich allein). Die Kontraktion erfolgt **ausschließlich** infolge eines **Nervenimpulses** an der motorischen Endplatte durch den Überträgerstoff Acetylcholin.

Jeder einzelne motorische Nerv verzweigt sich vor der Innervation der einzelnen Muskelfasern in etwa 10 (Auge, Ohr) bis > 1.000 (Haltemuskulatur der Wirbelsäule) einzelne, kolbig aufgetriebene **Endungen** und versorgt dadurch ebenso viele **einzelne Muskelfasern** (motorische Einheit). Die Muskelfasern der zahllosen weiteren motorischen Einheiten kontrahieren sich hierbei nicht, tragen also zur Kontraktionskraft des Gesamtmuskels auch nichts bei. Erst wenn der Befehl des Gehirns gleichzeitig an **alle** einen Muskel versorgenden Nervenfasern ergeht, kontrahieren sich auch dessen sämtliche Zellen und der **Gesamtmuskel** arbeitet mit **maximaler Kraft**.

Die Regulierung der Muskelkraft, mit der man z. B. einen Gegenstand hält oder bewegt, erfolgt also ausschließlich über den wechselnden Anteil an Nerven, der gerade aktiv ist. Die einzelne Nervenfaser kann bei einem einzelnen Impuls die Kraft der versorgten Muskelfasern nicht steigern; diese ist immer vollständig, sofern die durch den synaptischen Spalt diffundierende Menge an Acetylcholin für einen Zusammenbruch des Ruhepotenzials ausgereicht hat (Alles-oder-Nichts-Gesetz). Die dem Aktionspotenzial nachfolgende Kontraktion kann nur dadurch **verstärkt** und **verlängert** werden, dass die Nervenfaser pausenlos **weiter feuert** und die Muskelfaser damit auch unentwegt zusätzliche Mengen an Calcium erhält. Sie hat dadurch keine Chance mehr zu erschlaffen (tetanische Kontraktion).

Die **Querstreifung** des Skelettmuskels ist ausschließlich im **Mikroskop** zu erkennen. Sie entsteht durch die perfekt **parallele Ausrichtung der Myofibrillen** in ihren Zellen, wodurch Z-Streifen, Aktin- und Myosinfilamente benachbarter Myofibrillen genau nebeneinander zu liegen kommen. Dadurch bilden die Strukturen der Sarkomere mit ihren unterschiedlich dicken und unterschiedlich lichtbrechenden Molekülen einheitliche, die Muskelfaser quer durchziehende Linien bzw. Streifen.

Angefügt werden soll, dass die Muskulatur des **Kopfes** überwiegend von Anteilen der **12 Hirnnerven** innerviert wird, und die Muskeln des restlichen **Körpers** von den zugehörigen Spinalnerven (➤ Fach Neurologie). Des Weiteren gibt es **vereinzelt** auch quergestreifte Muskulatur, die **nicht willkürlich**, sondern über das Vegetativum gesteuert wird, dem Willen also gar nicht untersteht. Dazu gehören v. a. Anteile der Speiseröhre (oberes Drittel).

Herzmuskulatur

Auch die Herzmuskulatur besteht aus **quergestreifter** Muskulatur, weil auch bei ihr die Myofibrillen einer einzelnen Herzmuskelzelle parallel nebeneinander liegen. Im Skelettmuskel liegen auch die einzelnen Muskelfasern parallel nebeneinander. Dies ist beim Herzen nicht der Fall. Seine **Einzelzellen** bilden teilweise Winkel zueinander, überragen sich gegenseitig und haben oft auch einzelne Ausläufer, sind also gewissermaßen **verzweigt**. Daneben besitzen sie die Größe üblicher Zellen (100 µm) und nur einen Zellkern (selten auch zwei).

Der **wichtigste Unterschied** zur Skelettmuskulatur besteht darin, dass die Muskulatur des Herzens vollkommen autonom und **unabhängig von nervalen Impulsen** arbeitet. Es gibt **keine motorische Endplatte** und die Nervenfasern des vegetativen Nervensystems, die Teile des Herzens innervieren, haben **ausschließlich modulierenden** (verändernden) Charakter. Sie werden aber für die eigentliche Funktion des Herzens nicht benötigt, sodass sich die Herzkammern auch dann noch regelmäßig kontrahieren, wenn man das gesamte Herz aus dem Thorax entfernt und lediglich seine Durchblutung aufrechterhält.

Ermöglicht wird dies durch kleine **Poren** (sog. **gap junctions**) in den Zellmembranen an den Stellen, an welchen benachbarte Herzmuskelzellen aneinander grenzen (**Glanzstreifen**). Hierdurch gelangen dann Natrium- bzw. Calciumionen von der einen Zelle zur nächsten und so fort, bis das gesamte Herz erregt ist und sich kontrahiert. Die Natriumionen, die ausgehend von der motorischen Endplatte des Skelettmuskels als positive Ladungsträger (Na$^+$) vom Interstitium aus ins Zytosol geströmt waren und damit das Aktionspotenzial ausgelöst hatten, werden also am Herzen ersetzt durch positive Ionen, die von der einen Zelle über die gap junctions zur nächsten gelangen und dort das Ruhepotenzial beenden. Dies wird im ➤ Fach Herz-Kreislauf-System genauer besprochen.

Ein weiterer Unterschied zur Skelettmuskulatur besteht darin, dass die Calciumionen, die auch am Herzmuskel die Kontraktion auslösen, hier nicht ausschließlich aus dem **sarkoplasmatischen Retikulum** in die Zelle (Sarkoplasma) hinein-

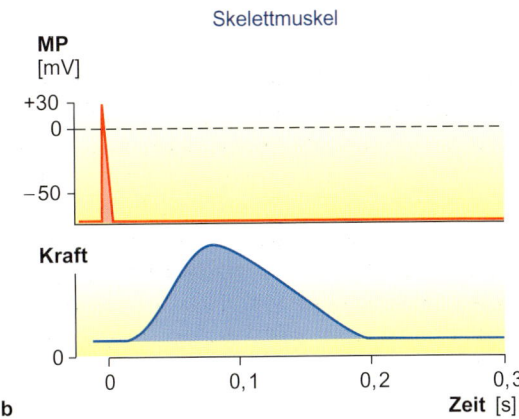

Abb. 1.101 Gegenüberstellung eines Aktionspotenzials (MP) und der zeitlich zugehörigen Kraftentwicklung. **a** Herzmuskelfaser. **b** Skelettmuskelfaser. [52]

strömen, sondern **zusätzlich von außen**, also aus dem Interstitium. Dadurch unterscheidet sich das Aktionspotenzial in seinen pseudoelektrischen Abläufen erheblich von demjenigen des Skelettmuskels (> Abb. 1.101).

Glatte Muskulatur

Die **Aktin- und Myosinfilamente** liegen in der Muskulatur der Blutgefäße und der Wandungen von Hohlorganen nicht in strenger Ordnung parallel nebeneinander, sondern recht wahllos und **ungeordnet**. Sie ergeben deshalb im Mikroskop **keine Querstreifung**, weshalb dieses Muskelgewebe als **glatt** bezeichnet wird.

Der **schnelle Natriumeinstrom** von außen (Skelettmuskel) oder aus der Nachbarzelle (Herzmuskel) **fehlt** an der glatten Muskulatur fast vollständig. Der Zusammenbruch des Ruhepotenzials wird hier nicht durch Natriumionen, sondern durch einströmende **Calciumionen** verursacht. Dabei gelangen dieselben ausschließlich vom **Interstitium** aus ins Sarkoplasma. Das sarkoplasmatische Retikulum enthält kein Calcium.

Glatte Muskelzellen haben **teilweise** über **gap junctions** Verbindungen zur Nachbarzelle und werden **teilweise** durch **Nervenfasern erregt** und zur Kontraktion gebracht. Sie sind aber im Gegensatz zu den beiden anderen Muskelarten sogar dazu imstande, z. B. bei ihrer Dehnung aus sich selbst heraus Kontraktionen zu bilden. Dies wird im > Fach Herz-Kreislauf-System genauer besprochen.

Zusammenfassung

Muskelgewebe:
- **Aufgabe:** Kraftentwicklung, Bewegung, Haltearbeit
- **quergestreifte Muskulatur:**
  - Befestigung am Knochen durch Sehnen (evtl. mit Sehnenscheide): Ursprung, Ansatz
  - Muskel besteht aus Muskelfaserbündeln, ist umhüllt von Muskelfaszie
  - Muskelzelle: bis zu 25 cm lang, Durchmesser 20–100 μm, zahlreiche Zellkerne, Mitochondrien, Sarkoplasma mit O_2-bindendem Myoglobin, Sarkolemm (Zellmembran), Myofibrillen (kontraktile Elemente Aktin und Myosin, bestehend aus Sarkomeren) sind verantwortlich für Querstreifung
- **Herzmuskulatur:**
  - Muskelzellen: übliche Zellgröße, 1–2 Zellkerne, sind verbunden durch gap junctions, keine exakt parallele Anordnung
  - arbeitet autonom, vegetatives Nervensystem hat lediglich modulierenden Einfluss
- **glatte Muskulatur:**
  - Muskulatur der Blutgefäße und inneren Organe (Darm, Magen usw.)
  - keine Querstreifung

Muskelphysiologie:
- Muskelkontraktion: Verkürzung der Sarkomere durch den Einfluss von Ca^{2+} und ATP; ATP wird regeneriert durch Kreatinphosphat; eigene Sauerstoffreserve (Myoglobin); eigene Brennstoffreserve (Glykogen → Glukose)
- Kontraktionsformen:
  - isoton: Muskel verkürzt sich bei gleichbleibender Kraftentwicklung
  - isometrisch: Muskel verrichtet Haltearbeit, ohne seine Länge zu verändern
  - auxotonisch: Mischform aus isotoner und isometrischer Kontraktion
- Zusammenspiel von Agonist und Antagonist (Spieler und Gegenspieler, z. B. Beuger und Strecker) notwendig, um eine Muskelkontraktion rückgängig zu machen

Neurophysiologie:
- Muskel wird von motorischen Nervenfasern innerviert
- motorische Endplatte: Verbindungsstelle von Nervenfaser und Muskel, besteht aus prä- und postsynaptischer Membran, synaptischem Spalt, synaptischen Vesikeln mit Acetylcholin als Transmitter
- Ruhepotenzial: elektrisches Potenzial an einer Zelle, beträgt ca. 85 mV, hervorgerufen durch die ungleiche Verteilung geladener Teilchen (Ionen) im Extra- und Intrazellulärraum
- Aktionspotenzial: kurzzeitige Ladungsverschiebung an der Zellmembran, ausgelöst durch Ausschüttung von Acetylcholin in den synaptischen Spalt und dessen Bindung an Rezeptoren mit nachfolgender Öffnung von Ionenkanälen
- Aktionspotenzial breitet sich über die Muskelfaser bis zum sarkoplasmatischen Retikulum fort und bewirkt dort über die Öffnung von Calciumkanälen eine Muskelkontraktion (elektromechanische Kopplung)
- tetanische Kontraktion: Dauerkontraktion durch ständig wiederholte nervale Impulse
- Muskelspindel, Sehnenspindel: Rezeptoren, die die Muskelspannung bzw. -dehnung messen und ans ZNS melden

1.6 Die Muskeln des menschlichen Körpers

Die **Namensgebung** der Muskeln erfolgt nach verschiedenen Kriterien. Teilweise tragen sie **Eigennamen**. Oft werden sie nach ihrer besonderen **Form** bezeichnet. So heißen 2 Muskeln des Oberarmes M. biceps bzw. M. triceps, weil sie 2 bzw. 3 „Köpfe" besitzen (bi = 2; tria = 3; ceps von Caput). Da es auch am Ober- bzw. Unterschenkel jeweils einen zwei- bzw. dreiköpfigen Muskel gibt, muss aus dem Namen zusätzlich die genaue Lokalisation hervorgehen. Die Oberarmmuskeln heißen deshalb mit vollständigem Namen M. biceps bzw. triceps brachii (Brachium = Arm, Oberarm). Ein Muskel des Zungenbeins heißt M. digastricus von di = zwei und Gastär = Magen bzw. Bauch. Es handelt sich also um einen „zweibäuchigen" Muskel.

Die **Mehrzahl der Muskeln** wird entweder nach den **Knochen** bezeichnet, an denen sie entspringen bzw. ansetzen, oder in direkter, meist lateinischer **Übersetzung ihrer Funktion**: Der M. temporalis entspringt dem Os temporale, der M. sternohyoideus zieht vom Sternum zum Zungenbein (Os hyoideum), der M. levator scapulae zieht das Schulterblatt nach oben (levare = hochheben, hochziehen).

HINWEIS PRÜFUNG

Die Funktionen eines Muskels sollte man nicht auswendig lernen, sondern aus Ursprung und Ansatz ableiten: Ein Muskel, der von a nach b zieht, muss bei seiner Kontraktion diese Lokalisationen einander annähern. Ein Muskel, der ringförmig um eine Öffnung zieht, z. B. an Auge oder Mund, wird bei seiner Kontraktion diese Öffnung einengen bzw. verschließen.

Insgesamt sind Prüfungsfragen betreffend Namen und/oder Funktion einzelner Muskeln in den letzten Jahren zunehmend selten geworden.

1.6.1 Kopf (➤ Abb. 1.102, ➤ Tab. 1.1)

Tab. 1.1 Gesichts- und Kaumuskeln.

M. orbicularis oculi (Ringmuskel des Auges)	
Funktion	• umgibt kranzförmig das Auge einschließlich Ober- und Unterlid • schließt die Augenlider (Lidschlag!), bewegt die Augenbrauen
Ursprung	Oberrand der Maxilla und Tränenbein
Ansatz	nicht knöchern, sondern periorbitale Haut
Innervation	N. facialis
M. masseter (Kaumuskel)	
Funktion	schließt den Mund
Ursprung	Arcus zygomaticus (Jochbein und Schläfenbein)
Ansatz	Unterkieferwinkel
Innervation	N. trigeminus
M. temporalis (Schläfenmuskel)	
Funktion	schließt den Mund, übertrifft dabei sogar den M. masseter an Stärke
Ursprung	Außenfläche des Schläfenbeins
Ansatz	Proc. coronoideus der Mandibula
Innervation	N. trigeminus
M. orbicularis oris (Ringmuskel des Mundes)	
Funktion	• umgibt ringförmig den Mund • bildet das Fleisch der Lippen • schließt den Mund
Ursprung/Ansatz	Unterhautgewebe von Mund und Umgebung, nicht knöchern
Innervation	N. facialis

Antagonisten des **M. orbicularis oculi** sind, in tieferen Schichten, der **M. levator palpebrae** (Lidheber, innerviert durch den N. oculomotorius) sowie der direkt an der Lidplatte (Tarsus) ansetzende **M. tarsalis** (innerviert durch den Sympathikus). Die Hebung des Oberlids bzw. Senkung des Unterlids durch

den M. tarsalis erfolgt unvollständig, wodurch beim Ausfall des Halssympathikus (Horner-Syndrom) die Lidspalte nur mäßig verengt ist (Ptosis).

Weitere **Kaumuskeln** neben M. masseter und M. temporalis stellen die **Pterygoides-Muskeln** dar, die unterhalb (profundus) des M. masseter verlaufen und teilweise ebenfalls am Kieferwinkel ansetzen.

1.6.2 Hals

Kraniale Zungenbeinmuskeln (Mundbodenmuskeln)

Tab. 1.2 Mundbodenmuskeln

M. digastricus (zweibäuchiger Unterkiefermuskel)	
Funktion	• hebt das Zungenbein • senkt mit dem vorderen Bauch den Unterkiefer (öffnet den Mund) • bewegt den Mund zur Seite
Ursprung	mit je einem Muskelbauch von Unterkiefer und Schläfenbein
Ansatz	Zungenbein
Innervation	N. trigeminus (vorderer Bauch), N. facialis (hinterer Bauch)
M. stylohyoideus (Griffelfortsatz-Zungenbeinmuskel)	
Funktion	• fixiert das Zungenbein • zieht das Zungenbein beim Schluckvorgang nach dorsal und kranial
Ursprung	Proc. styloideus des Schläfenbeins
Ansatz	Zungenbein
Innervation	N. facialis
M. mylohyoideus (Kiefer-Zungenbeinmuskel)	
Funktion	• bildet den Mundboden • hebt Mundboden, Zungenbein und Zunge
Ursprung	Mundboden mit seitlichem Unterkiefer
Ansatz	Zungenbein
Innervation	N. trigeminus

M. digastricus, M. stylohyoideus und M. mylohyoideus bilden den Hauptteil der kranialen Zungenbeinmuskeln (= Mundbodenmuskeln; ➤ Abb. 1.103, ➤ Tab. 1.2).

Untere Zungenbeinmuskeln

Tab. 1.3 Untere Zungenbeinmuskeln.

M. sternohyoideus (Brustbein-Zungenbeinmuskel)	
Funktion	• fixiert das Zungenbein • zieht das Zungenbein nach unten
Ursprung	Innenfläche des Brustbeins
Ansatz	Zungenbein
Innervation	Plexus cervicalis (C1–C4)

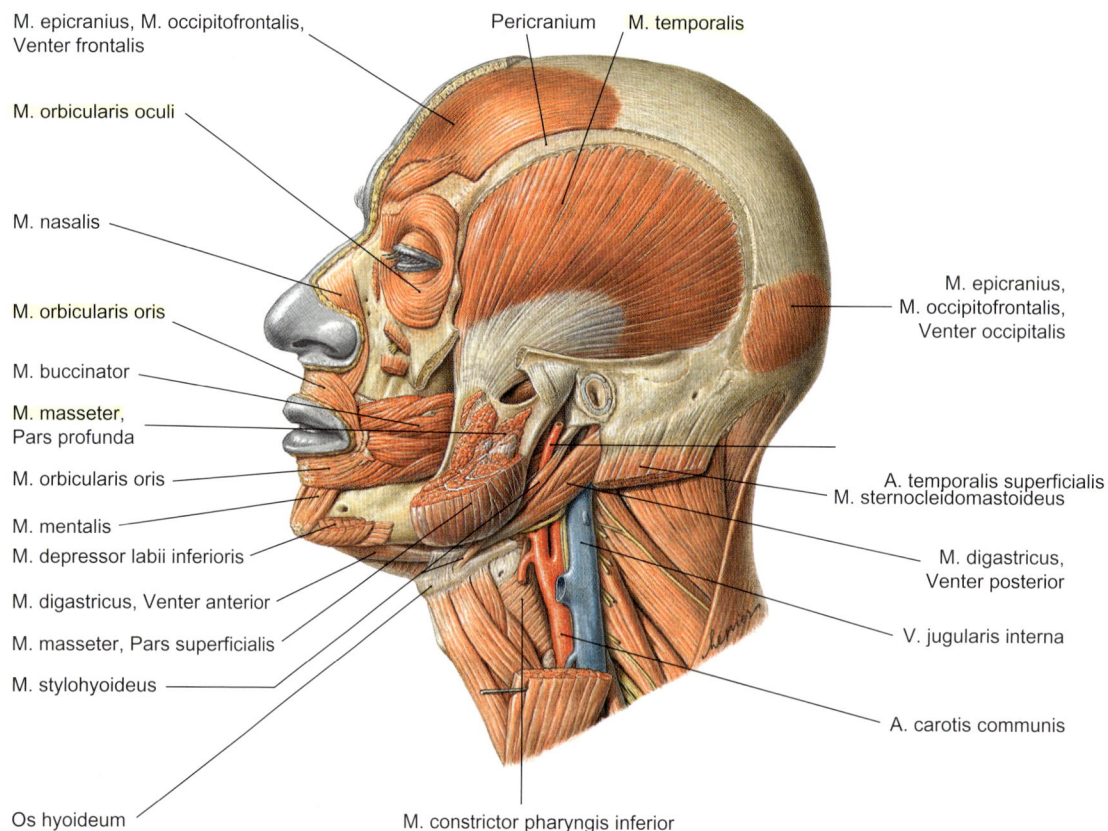

M. epicranius, M. occipitofrontalis, Venter frontalis

Pericranium

M. temporalis

M. orbicularis oculi

M. nasalis

M. epicranius, M. occipitofrontalis, Venter occipitalis

M. orbicularis oris

M. buccinator

M. masseter, Pars profunda

M. orbicularis oris

A. temporalis superficialis
M. sternocleidomastoideus

M. mentalis
M. depressor labii inferioris

M. digastricus, Venter posterior

M. digastricus, Venter anterior

V. jugularis interna

M. masseter, Pars superficialis

M. stylohyoideus

A. carotis communis

Os hyoideum

M. constrictor pharyngis inferior

Abb. 1.102 Gesichts- und Kaumuskeln. Der Arcus zygomaticus ist teilweise entfernt, um den Ansatz des M. temporalis am Proc. coronoideus zu zeigen, der M. masseter ist oberhalb des Kieferwinkels durchtrennt. [36]

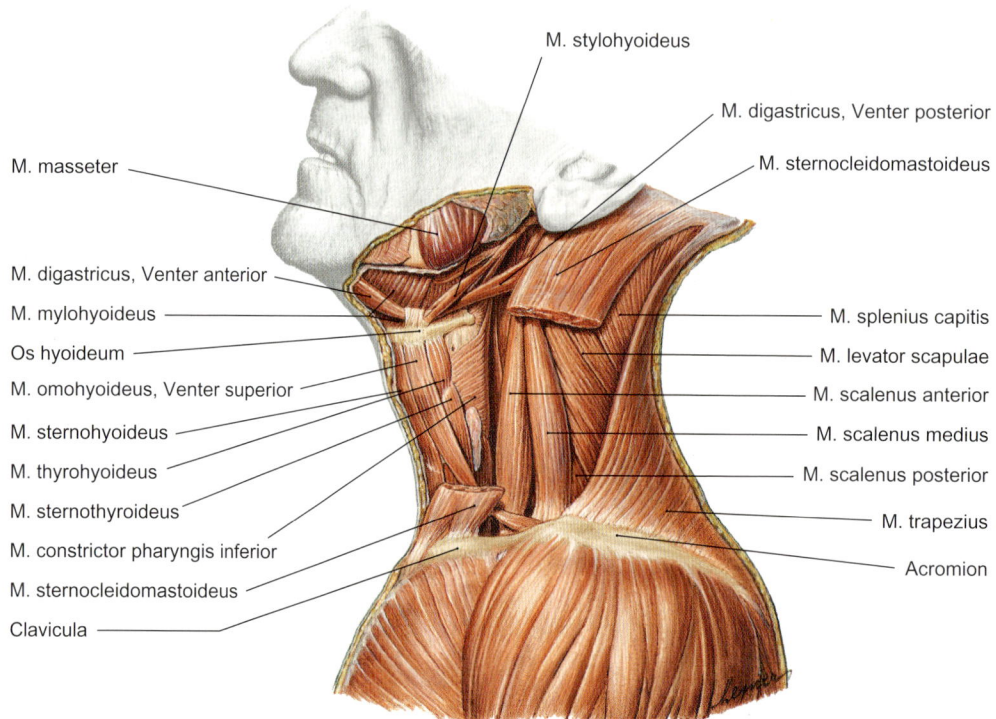

M. stylohyoideus

M. digastricus, Venter posterior

M. sternocleidomastoideus

M. masseter

M. digastricus, Venter anterior

M. mylohyoideus

M. splenius capitis

Os hyoideum

M. levator scapulae

M. omohyoideus, Venter superior

M. scalenus anterior

M. sternohyoideus

M. scalenus medius

M. thyrohyoideus

M. scalenus posterior

M. sternothyroideus

M. trapezius

M. constrictor pharyngis inferior

Acromion

M. sternocleidomastoideus

Clavicula

Abb. 1.103 Mundbodenmuskeln, untere Zungenbeinmuskeln und seitliche tiefe Halsmuskeln. Dem M. scalenus posterior aufgelagert ist der M. levator scapulae. [36]

Tab. 1.3 Untere Zungenbeinmuskeln. (Forts.)

M. sternothyroideus (Brustbein-Schildknorpelmuskel)	
Funktion	• zieht den gesamten Kehlkopf nach unten • hat dadurch großen Einfluss auf die Stimmbildung
Ursprung	Hinterfläche von Manubrium sterni und Knorpel der 1. Rippe
Ansatz	Außenfläche der Schildknorpelplatte
Innervation	Plexus cervicalis (C1–C4)

M. thyrohyoideus (Schildknorpel-Zungenbeinmuskel)	
Funktion	• fixiert das Zungenbein • hebt den Kehlkopf
Ursprung	Außenfläche der Schildknorpelplatte (Cartilago thyroidea)
Ansatz	Zungenbein
Innervation	Plexus cervicalis (v. a. C1 und C2 → sog. Globus hystericus bei Blockaden der Gelenke C1 und/oder C2)

M. omohyoideus (Schulter-Zungenbeinmuskel)	
Funktion	• fixiert das Zungenbein • zieht das Zungenbein nach kaudal • spannt die Faszie des Halses
Ursprung	Oberrand der Skapula (Incisura scapulae)
Ansatz	Zungenbein
Innervation	Plexus cervicalis (C1–C3)

M. sternohyoideus, M. sternothyroideus, M. thyrohyoideus und M. omohyoideus bilden die unteren Zungenbeinmuskeln (➤ Abb. 1.103, ➤ Tab. 1.3).

Oberflächliche Halsmuskeln (➤ Abb. 1.103, ➤ Abb. 1.104, ➤ Abb. 1.105, ➤ Tab. 1.4)

Tab. 1.4 Oberflächliche Halsmuskeln.

Platysma (Hautmuskel des Halses)	
Funktion	• besteht lediglich aus einer platten Schicht direkt unterhalb der Haut und ist ohne eigene Faszie mit dieser verwachsen • öffnet den Mund • zieht die Mundwinkel herab
Ursprung	Muskelfaszien des M. pectoralis major und M. deltoideus
Ansatz	Unterkieferrand und Wange
Innervation	N. facialis

M. sternocleidomastoideus (Kopfwendermuskel)	
Funktion	• dreht den Kopf zur Gegenseite • hebt gleichzeitig das Kinn • zieht bei beiderseitiger Innervation Kopf und HWS nach vorne • neigt den Kopf zur gleichen Seite • hilft bei festgestelltem Kopf bei der Inspiration

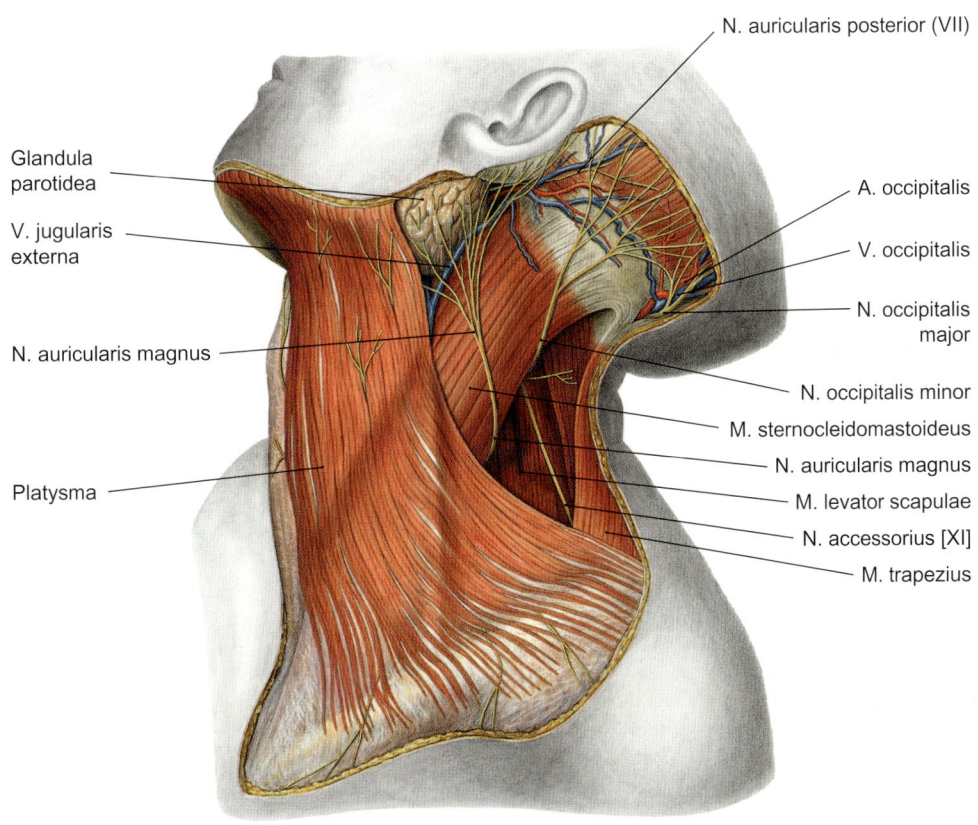

Abb. 1.104 Oberflächliche Halsmuskeln. [36]

Tab. 1.4 Oberflächliche Halsmuskeln. (Forts.)

M. sternocleidomastoideus (Kopfwendermuskel)	
Ursprung	Manubrium sterni, mediale Fläche der Klavikula
Ansatz	Proc. mastoideus (Mastoid) und dorsal davon
Innervation	N. accessorius und Plexus cervicalis

M. trapezius (Kappenmuskel, Kapuzenmuskel)	
Funktion	• bildet durch seinen Ursprung an sämtlichen Dornfortsätzen von HWS und BWS das Relief von Nacken und oberer Rückenhälfte • kranialer Anteil: zieht das Schulterblatt nach oben und innen, hilft bei der Elevation (Hebung des Armes über die Horizontale hinaus) • mittlerer Anteil: zieht das Schulterblatt nach medial • unterer Anteil: zieht das Schulterblatt nach kaudal • zum Hinterhaupt laufende Fasern drehen den Kopf zur Gegenseite und neigen ihn gleichzeitig nach oben
Ursprung	Hinterhauptbein sowie Dornfortsätze von C2–C7 und Th1–Th12
Ansatz	akromiales (= laterales) Drittel der Klavikula, Akromion, lateraler Anteil der Spina scapulae
Innervation	weit überwiegend N. accessorius

Die beiden Kopfwendermuskeln begrenzen zwischen sich die vordere Halsgegend.

Der M. trapezius wirkt praktisch nie in seiner Gesamtheit, sondern in Teilen und gemeinsam mit anderen Muskeln.

Seitliche tiefe Halsmuskeln (➤ Abb. 1.103, ➤ Tab. 1.5)

Tab. 1.5 Seitliche tiefe Halsmuskeln.

M. levator scapulae (Schulterblattheber)	
Funktion	• zieht das Schulterblatt nach innen und oben • dreht und beugt bei fixiertem Schulterblatt den Kopf
Ursprung	Processus transversi C1–C4
Ansatz	oberer medialer Schulterblattwinkel (Angulus superior)
Innervation	Plexus cervicalis (v. a. C3 und C4)

M. scalenus anterior (vorderer Rippenhalter)	
Funktion	• hebt die 1. Rippe (Hilfe bei der Inspiration) • neigt HWS (und Kopf) zur gleichen Seite (Lateralflexion)
Ursprung	Querfortsätze 3.–6. Halswirbel
Ansatz	1. Rippe
Innervation	Plexus cervicalis

M. scalenus medius (mittlerer Rippenhalter)	
Funktion	wie M. scalenus anterior
Ursprung	Querfortsätze sämtlicher Halswirbel
Ansatz	1. Rippe (lateral des M. scalenus anterior)
Innervation	Plexus cervicalis

Tab. 1.5 Seitliche tiefe Halsmuskeln. (Forts.)

M. scalenus posterior (hinterer Rippenhalter)	
Funktion	• hebt die 2. Rippe (Hilfe bei der Inspiration) • neigt HWS (und Kopf) zur gleichen Seite
Ursprung	Querfortsätze 5.–7. Halswirbel
Ansatz	Oberrand der 2. Rippe
Innervation	Plexus cervicalis

Die 3 Skalenusmuskeln sind die **wichtigsten** *Hilfs*muskeln für die **Inspiration**. Zwischen dem **vorderen** und dem **mittleren** Skalenusmuskel befindet sich eine **Lücke**, durch die der **Plexus brachialis** und die **A. subclavia** hindurchtreten, um den Arm zu versorgen (➤ Abb. 1.106).

1.6.3 Brust (➤ Abb. 1.107, ➤ Tab. 1.6)

Tab. 1.6 Muskeln der Brustwand.

M. pectoralis major (großer Brustmuskel)	
Funktion	• bedeckt den größten Teil des vorderen Thorax und bildet die vordere Begrenzung der Axilla • Adduktion und Innenrotation des Armes • Pars sternocostalis hebt bei aufgestützten Armen die Rippen (hilft bei der Inspiration)
Ursprung	• Pars clavicularis: sternale Hälfte des Schlüsselbeins • Pars sternocostalis: Brustbein und Rippenknorpel 2–6 • Pars abdominalis: vorderes Blatt der Rektusscheide des M. rectus abdominis
Ansatz	Tuberculum majus humeri
Innervation	Nervenfasern aus C5–Th1

M. pectoralis minor (kleiner Brustmuskel)	
Funktion	• liegt unterhalb der Mitte des M. pectoralis major • senkt und fixiert das Schulterblatt und damit den Schultergürtel • hebt bei festgestelltem Schultergürtel den Thorax und hilft damit bei der Inspiration
Ursprung	knöcherner Anteil der Rippen 2–5
Ansatz	Spitze des Proc. coracoideus (gemeinsam mit dem M. coracobrachialis und dem kurzen Bizepskopf)
Innervation	Nervenfasern aus C5–Th1

M. serratus anterior (vorderer Sägemuskel)	
Funktion	• läuft hinter der Skapula auf dem Thorax zu ihrem medialen Rand • fixiert die Skapula auf dem Thorax und zieht sie nach lateral
Ursprung	Rippen 1–9
Ansatz	medialer Skapularand einschließlich Angulus inferior und superior
Innervation	C5–C7 aus dem Plexus brachialis

Mm. intercostales externi (äußere Zwischenrippenmuskeln)	
Funktion	unterstützen die Hebung der Rippen und damit die Inspiration

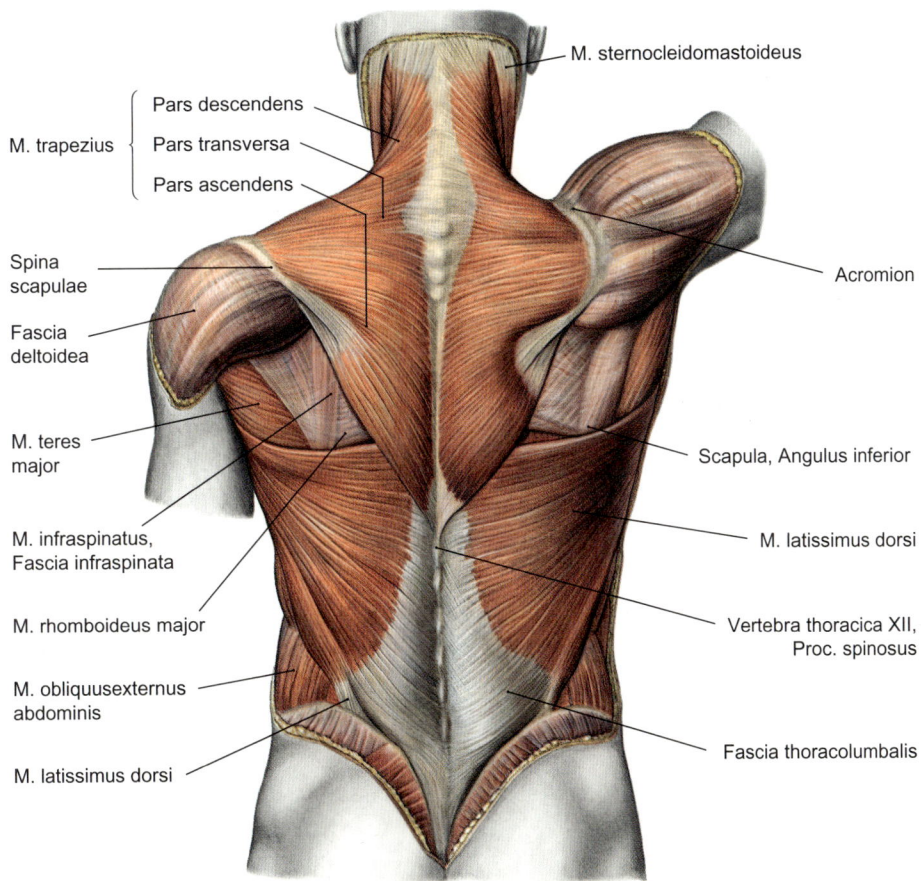

M. sternocleidomastoideus

M. trapezius
Pars descendens
Pars transversa
Pars ascendens

Spina scapulae

Fascia deltoidea

M. teres major

M. infraspinatus, Fascia infraspinata

M. rhomboideus major

M. obliquusexternus abdominis

M. latissimus dorsi

Acromion

Scapula, Angulus inferior

M. latissimus dorsi

Vertebra thoracica XII, Proc. spinosus

Fascia thoracolumbalis

Abb. 1.105 Oberflächliche Muskelschicht von Hals und Rücken. [36]

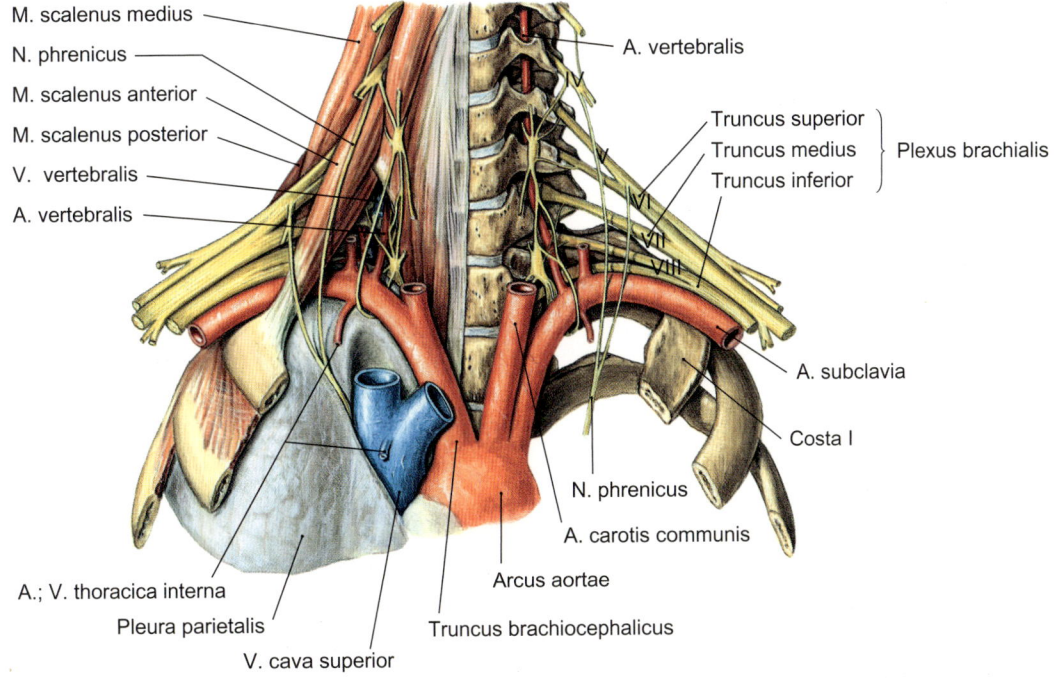

M. scalenus medius

N. phrenicus

M. scalenus anterior

M. scalenus posterior

V. vertebralis

A. vertebralis

A. vertebralis

Truncus superior
Truncus medius
Truncus inferior
} Plexus brachialis

A. subclavia

Costa I

N. phrenicus

A. carotis communis

Arcus aortae

Truncus brachiocephalicus

V. cava superior

Pleura parietalis

A.; V. thoracica interna

Abb. 1.106 A. subclavia und Plexus brachialis ziehen durch die vordere Skalenuslücke (rechts). [36]

Tab. 1.6 Muskeln der Brustwand. (Forts.)

Mm. intercostales externi (äußere Zwischenrippenmuskeln)	
Ursprung/Ansatz	in jedem Rippenzwischenraum von hinten oben nach vorne unten zum Oberrand der nächsttieferen Rippe
Innervation	Nn. intercostales 1–11
Mm. intercostales interni (innere Zwischenrippenmuskeln)	
Funktion	senken die Rippen und dienen damit der Exspiration
Ursprung/Ansatz	verlaufen von lateral unten nach medial oben zum Unterrand der nächsthöheren Rippe
Innervation	Nn. intercostales 1–11

Die **inneren** Zwischenrippenmuskeln dienen der **Aus**atmung, die *äußeren* der *Ein*atmung.

1.6.4 Bauch (➤ Tab. 1.7)

Kaudal bildet die Faszie des **M. obliquus externus abdominis** (➤ Abb. 1.108) das **Leistenband (Lig. inguinale)** und damit einen wesentlichen Teil des Leistenkanals.

Der **M. obliquus internus abdominis** (➤ Abb. 1.109) geht nach medial in eine flächenhafte **Aponeurose** über. Diese spaltet sich in **2 Lamellen**, die den M. rectus abdominis ventral und dorsal umfassen **(Rektusscheide)**. Die Lamellen der beiden Mm. recti abdominis vereinigen sich median in der sog. **Linea alba**. Aus den **kaudalen Fasern** des M. obliquus internus abdominis wird beim Mann der **M. cremaster** gebildet, der mit dem Samenstrang zum Hoden zieht und beim **Cremasterreflex** den Hoden mit seinen Hüllen um eine Kleinigkeit in Richtung Leiste zieht (gedacht zum Schutz des Hodens).

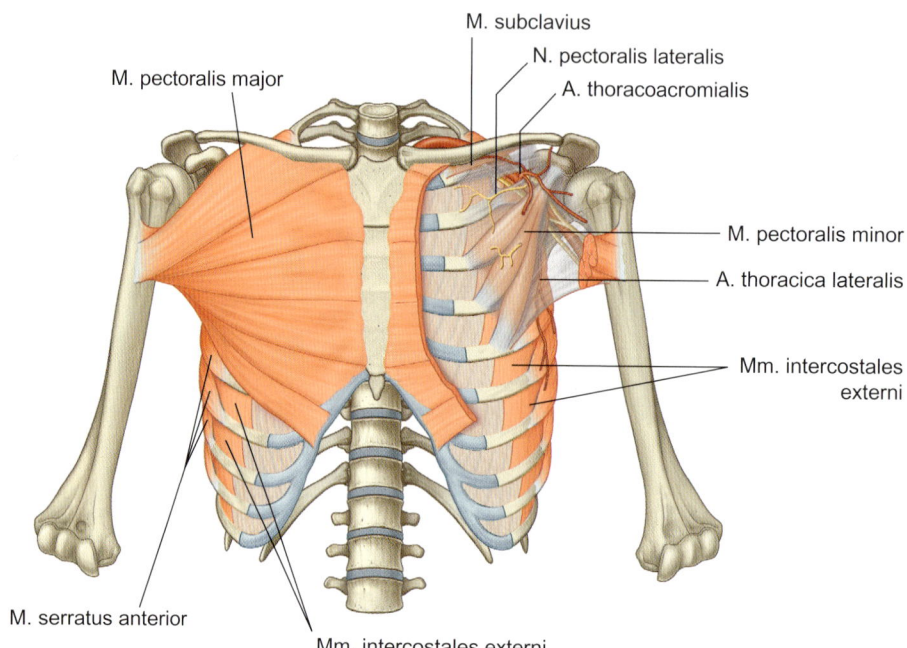

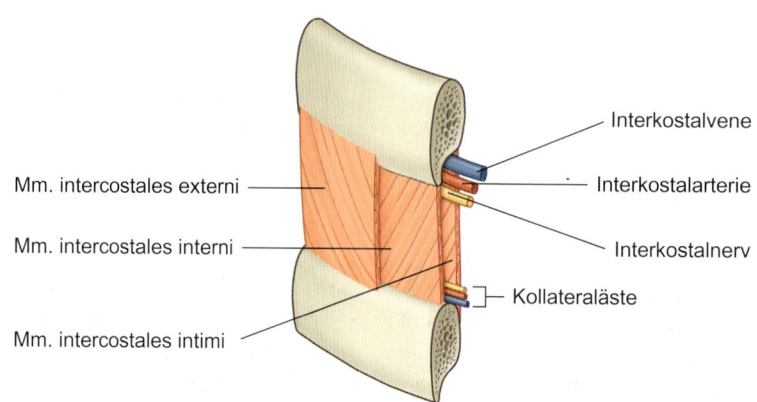

Abb. 1.107 Muskeln der Brustwand. **a** Pektoralismuskulatur und M. serratus anterior. **b** Interkostalmuskeln. [46]

Tab. 1.7 Muskeln der Bauchwand.

M. obliquus externus abdominis (äußerer Schrägmuskel des Bauches)	
Funktion	• dreht den Rumpf zur Gegenseite und neigt ihn zur selben Seite • beugt bei beiderseitiger Innervation die Wirbelsäule • hilft bei der Bauchpresse • zieht gemeinsam mit dem M. rectus abdominis den Thorax nach unten (Exspirationsmuskel)
Ursprung	Außenflächen der Rippen 5–12
Ansatz	Crista iliaca; seine Faszienplatte liegt in der Mitte des Bauches auf dem äußeren Blatt der Rektusscheide und verstärkt sie
Innervation	Nn. intercostales 5–12
M. obliquus internus abdominis (innerer Schrägmuskel)	
Funktion	• liegt unterhalb des M. obliquus externus abdominis • hilft bei der Bauchpresse • dreht den Thorax zur gleichen Seite
Ursprung	Crista iliaca einschließlich der Spina iliaca anterior superior
Ansatz	kaudaler Rand der 3 kaudalen Rippen
Innervation	Nn. intercostales 8–12, Plexus lumbalis
M. transversus abdominis (querer Bauchmuskel)	
Funktion	• bildet die innerste Schicht der muskulären Bauchwand • verläuft quer von den unteren Rippenknorpeln bis zur Crista iliaca nach medial zur Rektusscheide • hilft bei der Bauchpresse • beteiligt sich kaudal am Aufbau des M. cremaster
Ursprung	Innenfläche der Rippenknorpel 6–12, Crista iliaca
Ansatz	Linea alba
Innervation	Nn. intercostales, Plexus lumbalis
M. rectus abdominis (gerader Bauchmuskel)	
Funktion	• mehrbäuchiger, sehnig unterteilter Muskel • beugt die Wirbelsäule • senkt die Rippen und unterstützt damit die Exspiration • hilft bei der Bauchpresse
Ursprung	Außenfläche der Rippenknorpel 5–7, Proc. xiphoideus
Ansatz	am Oberrand des Schambeins im Bereich der Symphyse
Innervation	Nn. intercostales 5–12
Diaphragma (Zwerchfell)	
Funktion	• trennt den Brustraum vom Bauchraum • beteiligt sich an der Bauchpresse • ist der mit Abstand wichtigste Atemmuskel für die Inspiration
Ursprung	Xiphoid, Rippen 7–12 einschließlich ihrer Knorpel, LWK 1–3
Ansatz	alle Teile laufen nach medial in eine zentrale Sehnenplatte (Centrum tendineum)
Innervation	N. phrenicus (C3 und C4)

Auf dem kaudalen Ende des **M. rectus abdominis**, mit Ursprung an der Symphyse und Ansatz an der Rektusscheide, sitzt ein kleiner, dreieckiger Muskel, der **M. pyramidalis** (➤ Abb. 1.109). Seine einzige Funktion besteht in einer **Straffung der Rektusscheide**.

Entwicklungsgeschichtlich saß das **Zwerchfell** (➤ Abb. 1.110) im Bereich des Halses und senkte sich erst später nach kaudal. Die nervale Versorgung erfolgt deshalb durch den N. phrenicus aus C3 und C4. Ein **Singultus** (Schluckauf) kommt häufig bei Gelenkblockaden im Bereich C3 und v. a. C4 vor. Die zentrale Sehnenplatte des Zwerchfells (Centrum tendineum) enthält für die V. cava (Foramen venae cavae), im muskulären Anteil auch für

den Ösophagus (Hiatus oesophageus) und für die Aorta (Hiatus aorticus) Öffnungen.

1.6.5 Rücken (➤ Abb. 1.111, ➤ Tab. 1.8)

Zur tiefen Rückenmuskulatur (**M. erector spinae** als Sammelbegriff für die sog. **autochthone Rückenmuskulatur**; ➤ Abb. 1.112) gehören eine ganze Reihe verschiedener Muskeln, die bei den Bewegungen der Wirbelsäule mithelfen, v. a. aber den Rücken **strecken** und **stabilisieren** Sie brauchen nicht im Einzelnen gelernt zu werden.

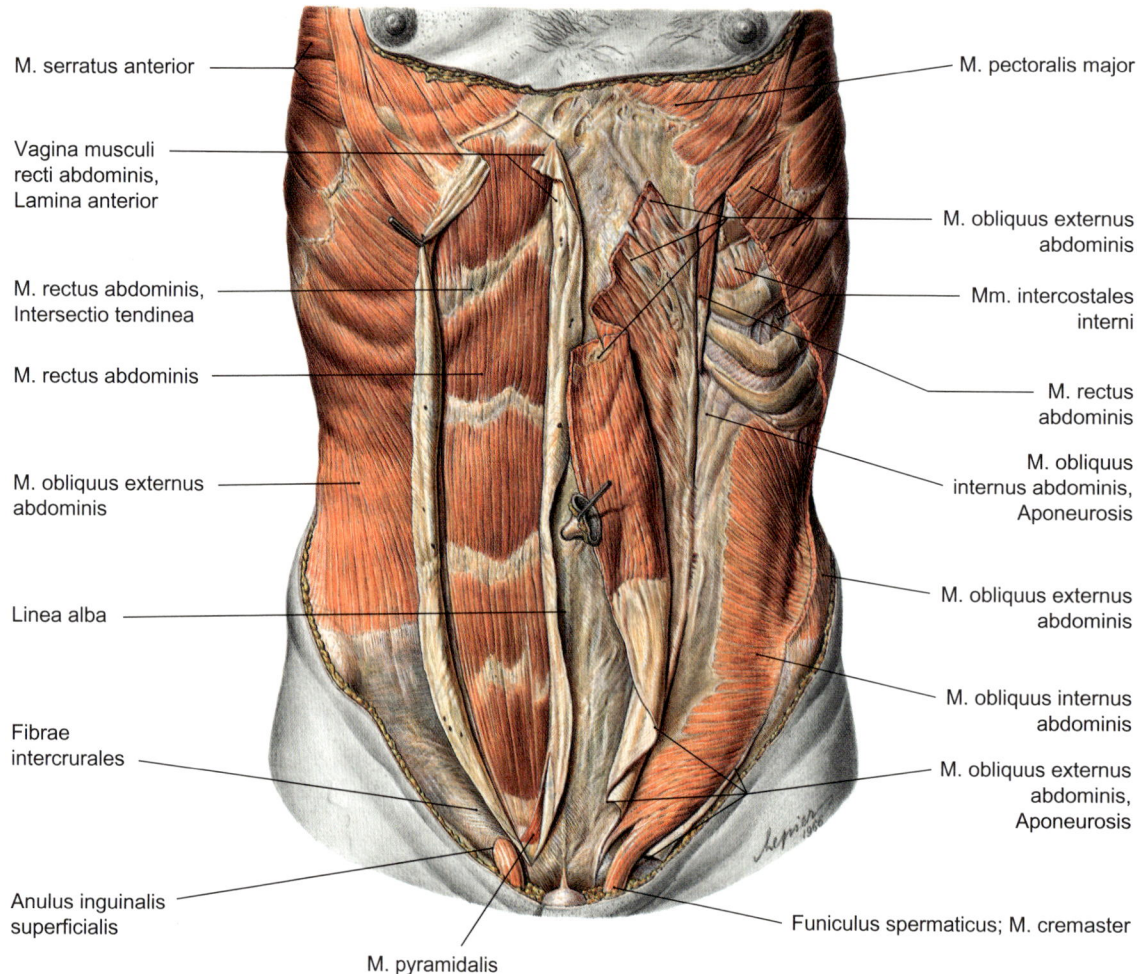

M. serratus anterior

Vagina musculi
recti abdominis,
Lamina anterior

M. rectus abdominis,
Intersectio tendinea

M. rectus abdominis

M. obliquus externus
abdominis

Linea alba

Fibrae
intercrurales

Anulus inguinalis
superficialis

M. pyramidalis

M. pectoralis major

M. obliquus externus
abdominis

Mm. intercostales
interni

M. rectus
abdominis

M. obliquus
internus abdominis,
Aponeurosis

M. obliquus externus
abdominis

M. obliquus internus
abdominis

M. obliquus externus
abdominis,
Aponeurosis

Funiculus spermaticus; M. cremaster

Abb. 1.108 Schräge Bauchwandmuskeln M. obliquus externus abdominis (rechts) und M. obliquus internus abdominis (links). [36]

Tab. 1.8 Rückenmuskeln	
M. trapezius (Kappenmuskel, Kapuzenmuskel) ➤ 1.6.2	
M. latissimus dorsi (breiter Rückenmuskel)	
Funktion	• bedeckt als dünne, breite Muskelplatte den gesamten unteren Teil des Rückens • bildet die hintere Achselfaltenlinie • Adduktion, Innenrotation und Retroversion des Oberarmes • senkt den erhobenen Arm bzw. hebt den Rumpf bei oberhalb der Schulter fixiertem Arm (Klimmzug) – gemeinsam mit dem M. trapezius und den Mm. pectorales
Ursprung	unterer Schulterblattwinkel (Angulus inferior); über die breite Sehnenplatte Fascia thoracolumbalis an Th6–Th12, LWS und Kreuzbein
Ansatz	Tuberculum minus humeri
Innervation	Plexus brachialis
M. serratus posterior superior (hinterer oberer Sägemuskel)	
Funktion	hebt mit den oberen Rippen gleichzeitig den ganzen Thorax → Hilfsmuskel für die Inspiration
Ursprung	Dornfortsätze C6–Th2 (Übergang HWS/BWS)
Ansatz	mit 4 Zacken an den Rippen 2–5
Innervation	Nn. intercostales 1–4
Funktion	• senkt mit den unteren Rippen den ganzen Thorax • Hilfsmuskel (normalerweise) für die Exspiration • hilft durch Antagonismus gegenüber dem Zwerchfell auch bei einer vertieften Inspiration

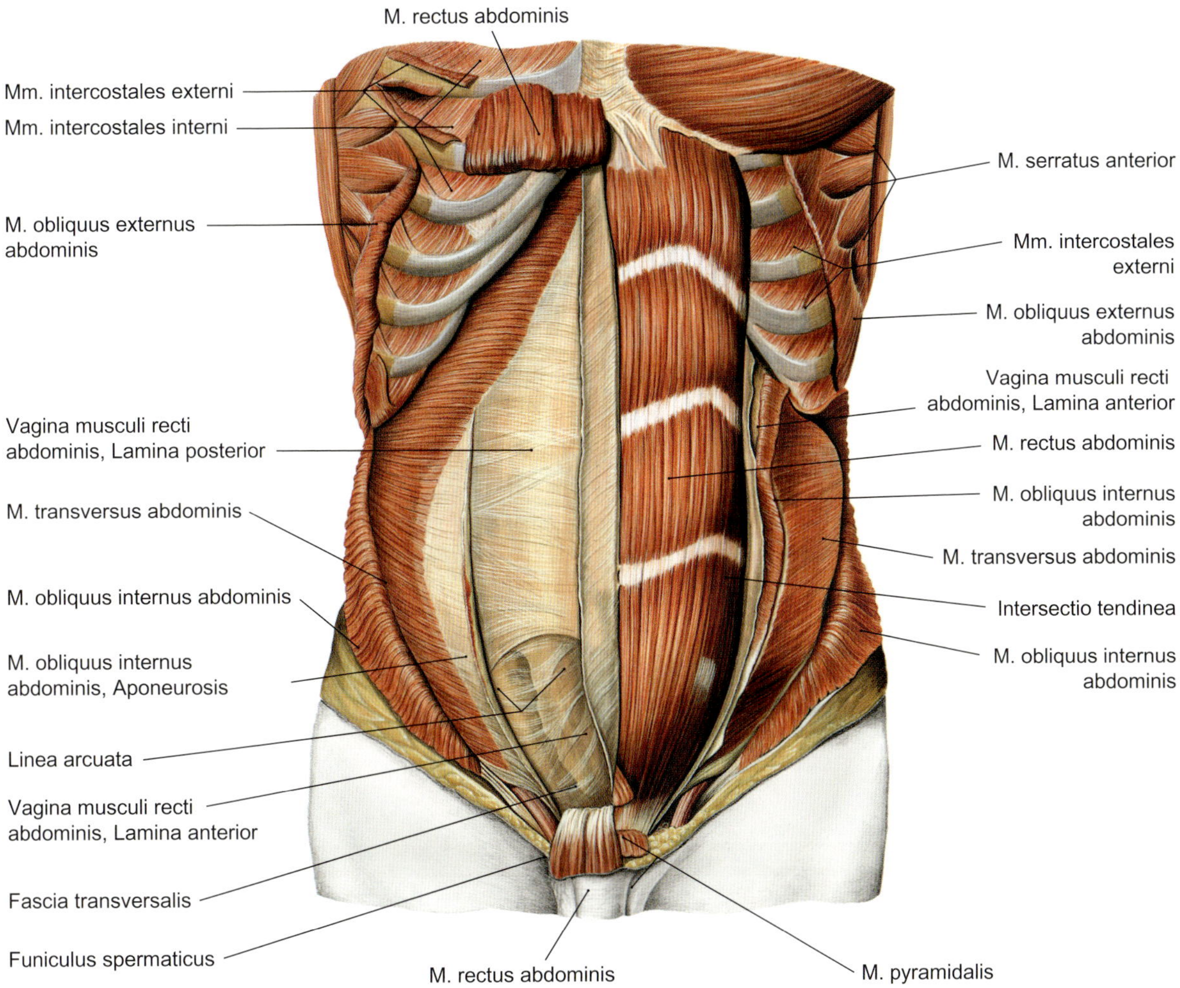

M. rectus abdominis

Mm. intercostales externi

Mm. intercostales interni

M. obliquus externus abdominis

Vagina musculi recti abdominis, Lamina posterior

M. transversus abdominis

M. obliquus internus abdominis

M. obliquus internus abdominis, Aponeurosis

Linea arcuata

Vagina musculi recti abdominis, Lamina anterior

Fascia transversalis

Funiculus spermaticus

M. serratus anterior

Mm. intercostales externi

M. obliquus externus abdominis

Vagina musculi recti abdominis, Lamina anterior

M. rectus abdominis

M. obliquus internus abdominis

M. transversus abdominis

Intersectio tendinea

M. obliquus internus abdominis

M. rectus abdominis

M. pyramidalis

Abb. 1.109 Tiefe Bauchmuskeln M. transversus abdominis (rechts) und M. rectus abdominis (links) mit Rektusscheide. [36]

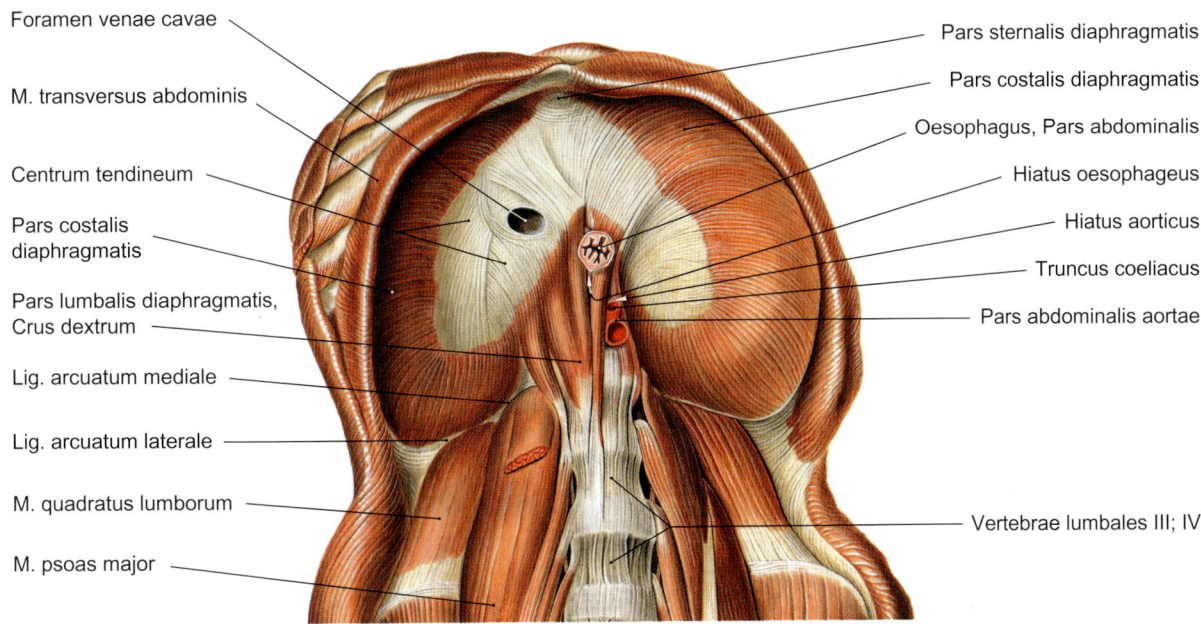

Foramen venae cavae

M. transversus abdominis

Centrum tendineum

Pars costalis diaphragmatis

Pars lumbalis diaphragmatis, Crus dextrum

Lig. arcuatum mediale

Lig. arcuatum laterale

M. quadratus lumborum

M. psoas major

Pars sternalis diaphragmatis

Pars costalis diaphragmatis

Oesophagus, Pars abdominalis

Hiatus oesophageus

Hiatus aorticus

Truncus coeliacus

Pars abdominalis aortae

Vertebrae lumbales III; IV

Abb. 1.110 Zwerchfell [36]

Tab. 1.8 Rückenmuskeln (Forts.)

M. serratus posterior superior (hinterer oberer Sägemuskel)	
Ursprung	Dornfortsätze Th11 und 12, L1 und 2 (Übergang BWS/LWS)
Ansatz	mit 4 Zacken am Unterrand der Rippen 9–12
Innervation	Nn. intercostales 9–12
M. rhomboideus major (großer rautenförmiger Muskel)	
Funktion	• fixiert das Schulterblatt auf dem Rücken (gemeinsam mit dem M. serratus anterior) • zieht das Schulterblatt nach medial und oben
Ursprung	Dornfortsätze Th1–Th4
Ansatz	medialer Skapularand
Innervation	N. dorsalis scapulae (aus dem Plexus brachialis)

1.6.6 Becken (➤ Tab. 1.9)

Tab. 1.9 Muskeln im Bereich des Beckens.

M. gluteus maximus (großer Gesäßmuskel)	
Funktion	• größter und stärkster Muskel des Menschen (gemeinsam mit dem M. quadriceps femoris) • Faserverlauf von kranial und medial nach kaudal und lateral • Aufrichten des Körpers • Streckung und Außenrotation im Hüftgelenk
Ursprung	kaudaler Anteil der Fascia thoracolumbalis, Seitenrand des Kreuzbeins und dorsomedialen Anteilen der Darmbeinschaufel
Ansatz	seitlicher Oberschenkel: am Tractus iliotibialis der Fascia lata (kräftige Faszie um den gesamten Oberschenkel), am dorsolateralen Femur unterhalb des Trochanter major
Innervation	N. gluteus inferior (L4–S1)
M. gluteus medius (mittlerer Gesäßmuskel)	
Funktion	• Abduktion im Hüftgelenk • neigt das Becken gegen das Standbein und stabilisiert so den Einbeinstand
Ursprung	Crista iliaca und anschließender Teil der Darmbeinschaufel
Ansatz	Trochanter major
Innervation	N. gluteus superior (L4–S1)
M. gluteus minimus (kleiner Gesäßmuskel)	
Funktion	• Abduktion im Hüftgelenk • neigt das Becken gegen das Standbein und stabilisiert so den Einbeinstand
Ursprung	Darmbeinschaufel unterhalb des M. gluteus medius
Ansatz	Trochanter major
Innervation	N. gluteus superior (L4–S1)
M. iliopsoas (Darmbeinlendenmuskel): besteht aus dem M. psoas major und dem M. iliacus	
Funktion	• kräftigster Beuger im Hüftgelenk (Beugen im Hüftgelenk heißt auch Aufrichten aus dem Liegen) • besorgt die Anteversion des Schwungbeins beim Gehen
Ursprung	• M. psoas: Seitenfläche der BWK 12 und LWK 1–5 • M. iliacus: Innenfläche der Darmbeinschaufel einschließlich Spina iliaca anterior inferior • verläuft von LWS und Darmbein durchs Innere des Beckens zum dorsomedialen Oberschenkel
Ansatz	Trochanter minor femoris
Innervation	N. femoralis des Plexus lumbalis (Th12–L3)

Die Funktion der Gluteusmuskulatur (v. a. M. gluteus **medius** und **minimus**; ➤ Abb. 1.113, ➤ Abb. 1.115) lässt sich mit dem **Trendelenburg-Zeichen** überprüfen: Bei Lähmung der Gluteusmuskulatur ist der **Einbeinstand** auf der betroffenen Seite wegen des Absinkens des Beckens zur Seite des angehobenen Beines (Spielbein) **nicht mehr möglich**. Zusätzlich entsteht ein **Watschelgang**. Das Trendelenburg-Zeichen ist auch bei angeborener **Hüftluxation** positiv.

Der M. gluteus **minimus** wird für **intramuskuläre Injektionen** verwendet. Der kräftigste Beuger im Hüftgelenk, der **M. iliopsoas** besteht aus dem M. psoas major und dem M. iliacus (➤ Abb. 1.114).

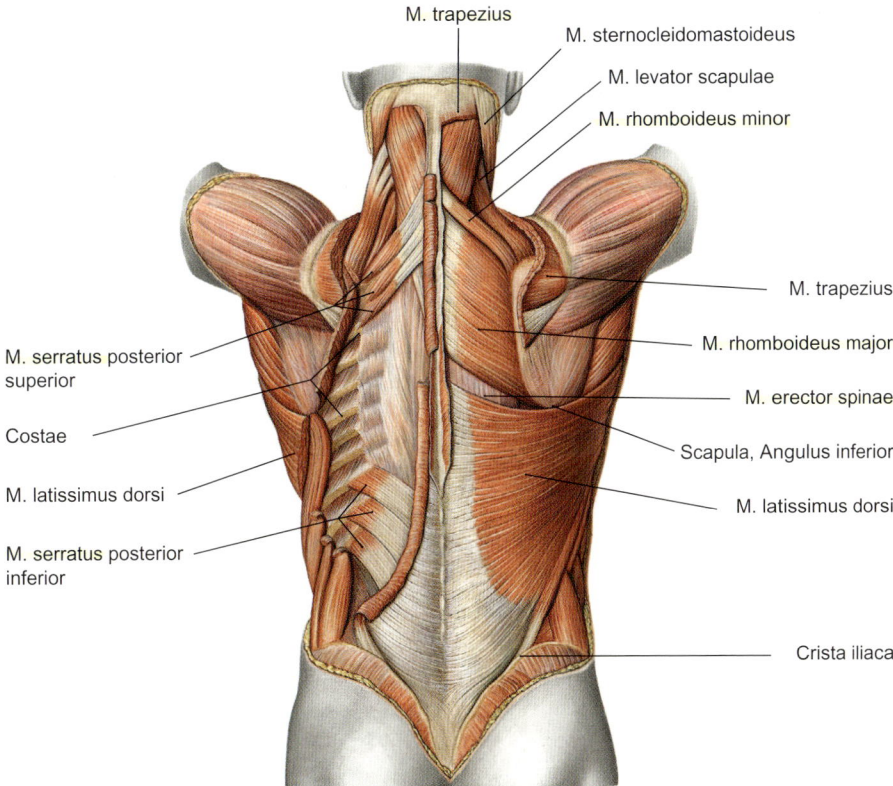

M. trapezius

M. sternocleidomastoideus

M. levator scapulae

M. rhomboideus minor

M. trapezius

M. rhomboideus major

M. erector spinae

M. serratus posterior superior

Costae

Scapula, Angulus inferior

M. latissimus dorsi

M. latissimus dorsi

M. serratus posterior inferior

Crista iliaca

Abb. 1.111 Rückenmuskeln [36]

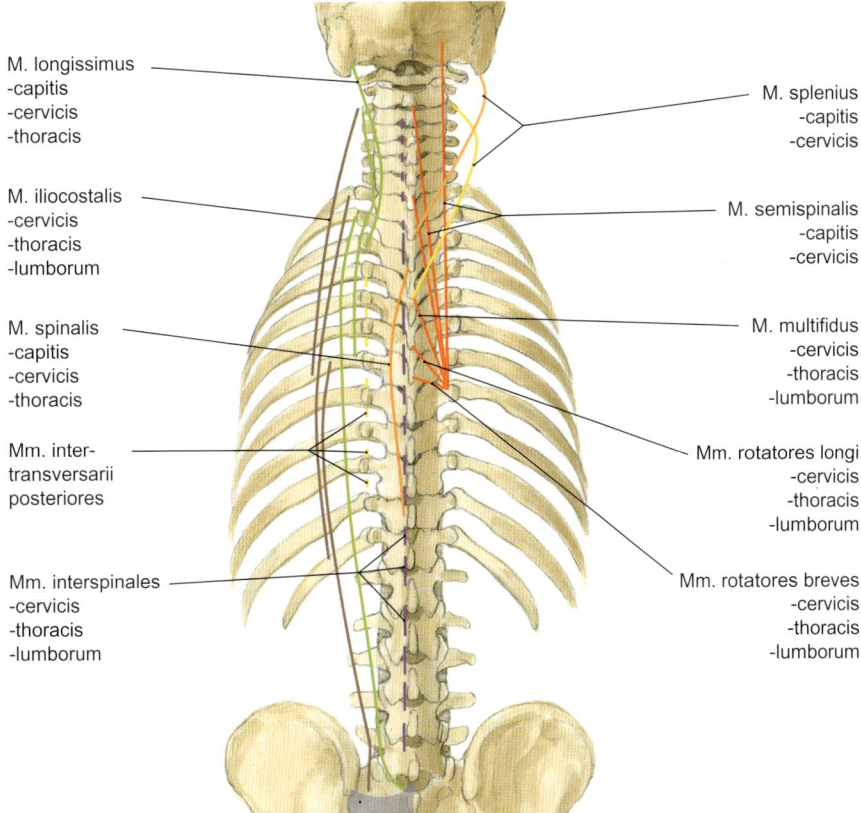

M. longissimus
-capitis
-cervicis
-thoracis

M. splenius
-capitis
-cervicis

M. iliocostalis
-cervicis
-thoracis
-lumborum

M. semispinalis
-capitis
-cervicis

M. spinalis
-capitis
-cervicis
-thoracis

M. multifidus
-cervicis
-thoracis
-lumborum

Mm. inter-
transversarii
posteriores

Mm. rotatores longi
-cervicis
-thoracis
-lumborum

Mm. interspinales
-cervicis
-thoracis
-lumborum

Mm. rotatores breves
-cervicis
-thoracis
-lumborum

Abb. 1.112 Tiefe (autochthone) Rückenmuskulatur. [36]

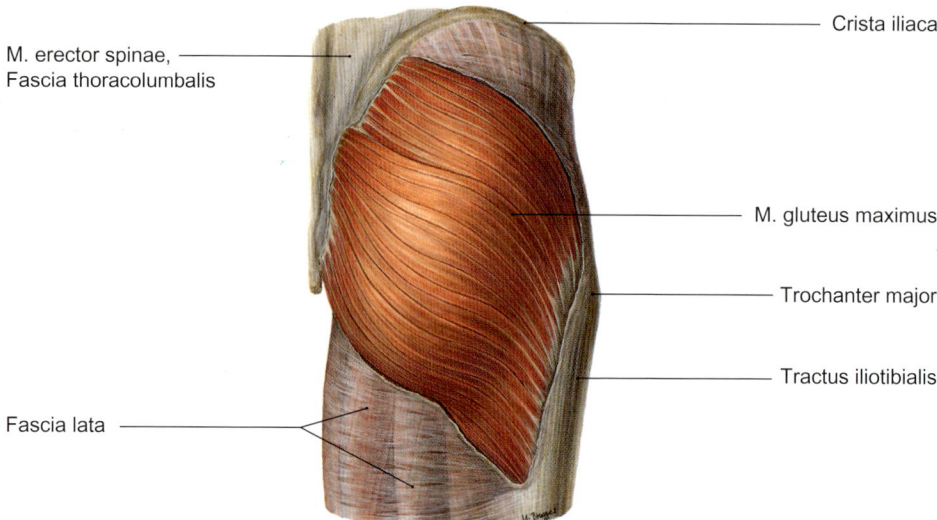

M. erector spinae, Fascia thoracolumbalis

Crista iliaca

M. gluteus maximus

Trochanter major

Tractus iliotibialis

Fascia lata

a

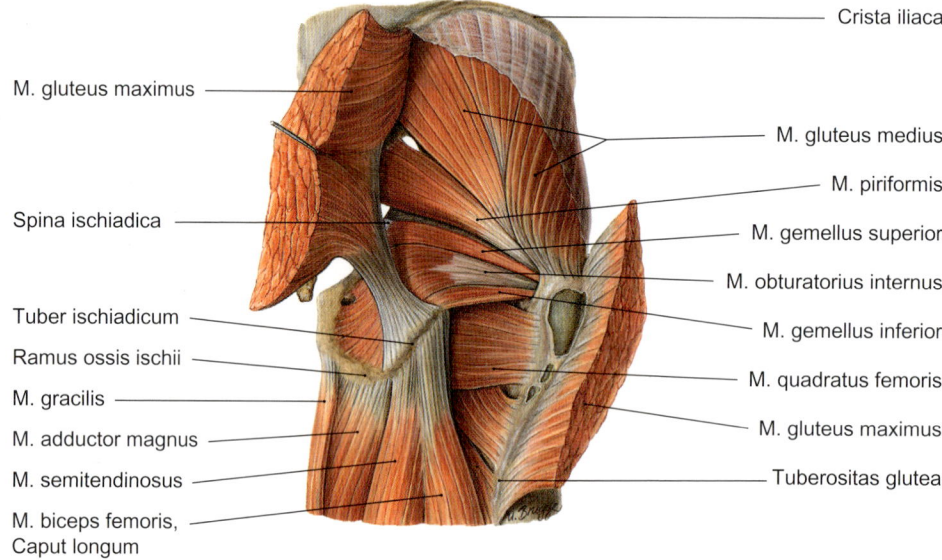

M. gluteus maximus

Spina ischiadica

Tuber ischiadicum

Ramus ossis ischii

M. gracilis

M. adductor magnus

M. semitendinosus

M. biceps femoris, Caput longum

Crista iliaca

M. gluteus medius

M. piriformis

M. gemellus superior

M. obturatorius internus

M. gemellus inferior

M. quadratus femoris

M. gluteus maximus

Tuberositas glutea

b

Abb. 1.113 Gesäßmuskulatur: M. gluteus maximus (**a**), M. gluteus medius (**b**) und M. gluteus minimus (➤ Abb. 1.115). [36]

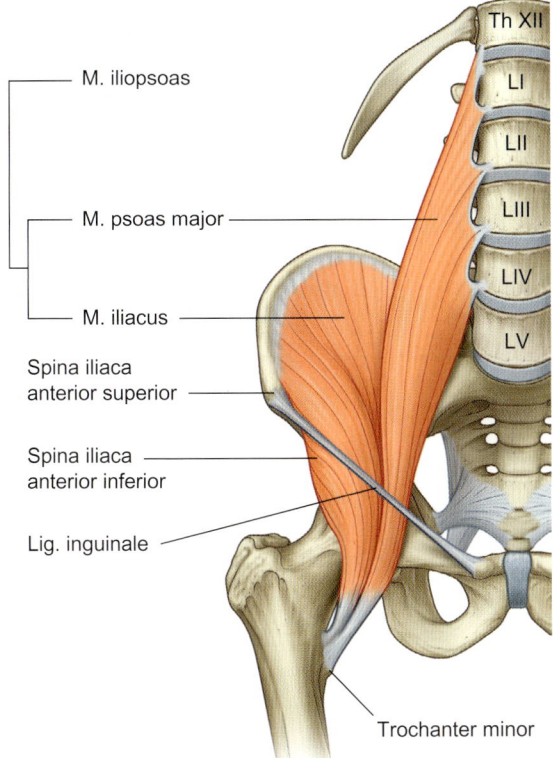

Abb. 1.114 M. psoas major und M. iliacus, meist zusammengefasst als M. iliopsoas. [46]

1.6.7 Bein

Oberschenkel (➤ Abb. 1.115, ➤ Abb. 1.116, ➤ Tab. 1.10)

Tab. 1.10 Muskeln des Oberschenkels.

M. biceps femoris (zweiköpfiger Schenkelmuskel)	
Funktion	• läuft auf der Rückseite des Oberschenkels • beugt im Kniegelenk • rotiert Oberschenkel und Kniegelenk nach außen • leichte Streckung im Hüftgelenk durch das Caput longum, das über 2 Gelenke zieht
Ursprung	• Caput longum: am Tuber ischiadicum • Caput breve: am lateralen Oberschenkel
Ansatz	Fibulaköpfchen (lateral am Unterschenkel)
Innervation	N. ischiadicus (L5–S1)

M. semitendinosus (Halbsehnenmuskel)	
Funktion	• läuft auf der Rückseite des Oberschenkels • streckt im Hüftgelenk • beugt im Kniegelenk • Innenrotation von Oberschenkel und Kniegelenk
Ursprung	Tuber ischiadicum (verwachsen mit der Sehne des M. biceps femoris)
Ansatz	Medialseite der Tuberositas tibiae (medial am Unterschenkel)
Innervation	N. ischiadicus (L5–S2)

Tab. 1.10 Muskeln des Oberschenkels. (Forts.)

M. quadriceps femoris (vierköpfiger Schenkelmuskel)	
Der Muskel besteht aus 4 Teilen bzw. „Köpfen", die sich am Oberrand der Patella zu einem einzigen Muskel zusammenschließen: M. rectus femoris, M. vastus medialis, M. vastus intermedius und M. vastus lateralis	
Funktion	• Streckung im Kniegelenk • M. rectus femoris: zieht als einziger der 4 Teilmuskeln über 2 Gelenke (Hüft- und Kniegelenk); beugt deshalb auch als einziger in der Hüfte – zusätzlich zur Hauptfunktion des Gesamtmuskels
Ursprung	• M. vastus medialis: zwischen den beiden Trochanteren (Linea intertrochanterica) und kaudal davon • M. vastus intermedius: frontal und lateral am Femurschaft • M. vastus lateralis: Linea intertrochanterica und Trochanter major • M. rectus femoris: Spina iliaca anterior inferior und Oberrand des Acetabulum
Ansatz	am Oberrand der Patella, benutzt diese als Sesambein und inseriert über das Lig. patellae an der Tuberositas tibiae
Innervation	N. femoralis (L2–L4)

M. sartorius (Schneidermuskel)	
Funktion	• besitzt die längsten Muskelfasern (bis zu 30 cm) • zieht über 2 Gelenke: geringe Beugung, Außenrotation und Abduktion im Hüftgelenk • dreht den gebeugten Unterschenkel einwärts (→ Schneidermuskel)
Ursprung	Spina iliaca anterior superior
Ansatz	medial neben der Tuberositas tibiae (wie M. gracilis)
Innervation	N. femoralis (L2–L3)

M. gracilis (schlanker Muskel)	
Funktion	• verläuft an der Innenseite des Oberschenkels • Adduktion im Hüftgelenk
Ursprung	unterer Schambeinast direkt neben der Symphyse
Ansatz	medial neben der Tuberositas tibiae (wie M. sartorius)
Innervation	N. obturatorius (L2–L4)

M. adductor longus, M. adductor magnus, M. adductor brevis (langer, großer, kleiner Oberschenkelanspreizer)	
Funktion	Adduktion des Oberschenkels
Ursprung	beide Schambeinäste
Ansatz	Medialseite des Femur
Innervation	N. obturatorius

Über seinen **Patellarsehnenreflex (PSR)** ist der M. quadriceps femoris Kennmuskel für die Funktion der **Segmente L2–L4**. Gemeinsam mit dem **M. gluteus maximus** ist er der umfangreichste und **kräftigste Muskel** des menschlichen Körpers.

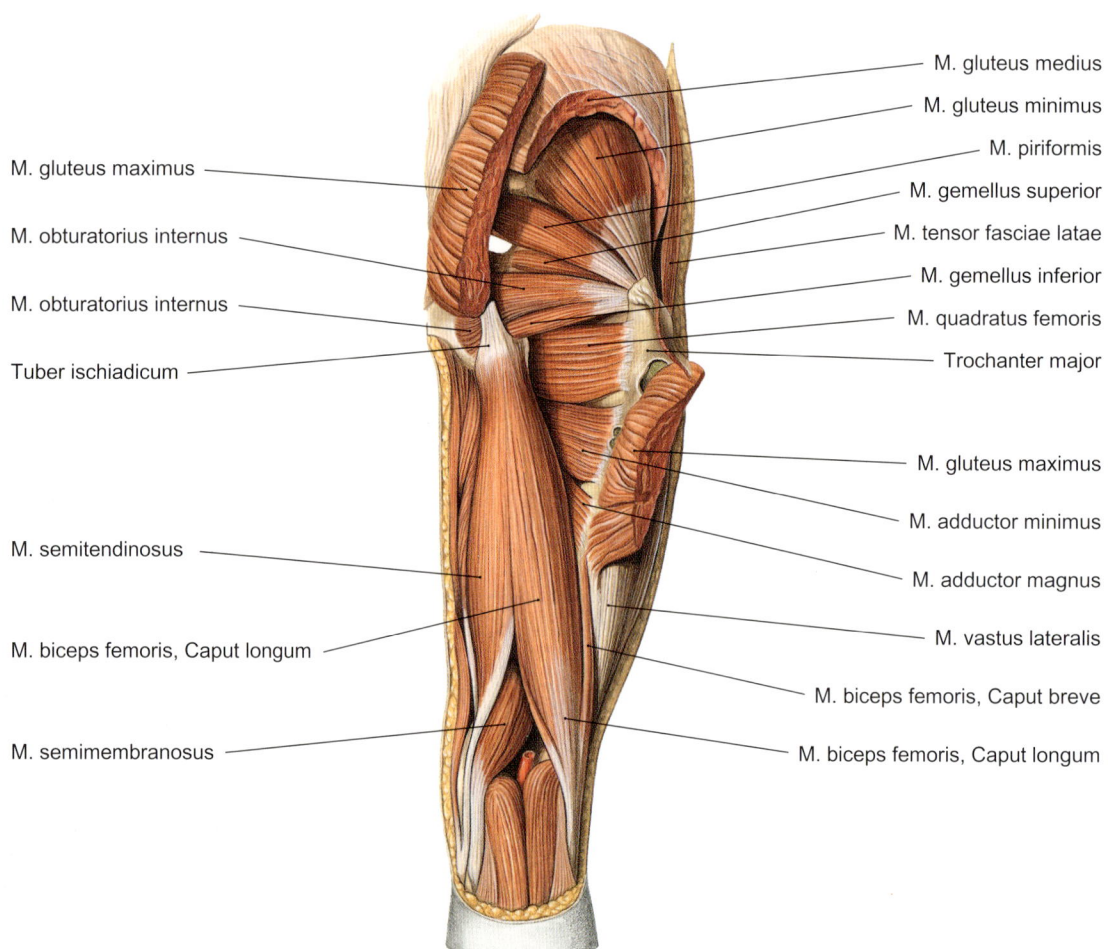

M. gluteus medius

M. gluteus minimus

M. piriformis

M. gemellus superior

M. tensor fasciae latae

M. gemellus inferior

M. quadratus femoris

Trochanter major

M. gluteus maximus

M. adductor minimus

M. adductor magnus

M. vastus lateralis

M. biceps femoris, Caput breve

M. biceps femoris, Caput longum

M. gluteus maximus

M. obturatorius internus

M. obturatorius internus

Tuber ischiadicum

M. semitendinosus

M. biceps femoris, Caput longum

M. semimembranosus

Abb. 1.115 Dorsal gelegene Muskeln des Oberschenkels: M. biceps femoris, M. semitendinosus und M. semimembranosus. [36]

M. adductor longus, M. adductor magnus, M. adductor brevis und M. gracilis werden gemeinsam zur **Gruppe der Adduktoren** zusammengefasst (➤ Abb. 1.116).

Die **Fascia lata** (Oberschenkelfaszie) bildet mit ihrer lateralen Verstärkung (**Tractus iliotibialis**) eine straffe Umhüllung des gesamten Oberschenkels. Der **M. tensor fasciae latae** (mit Ursprung von der Spina iliaca anterior superior) strafft diese

Faszie und hilft gleichzeitig bei der Beugung und Innenrotation im Hüftgelenk (➤ Abb. 1.116).

Unterschenkel (➤ Abb. 1.117, ➤ Abb. 1.118, ➤ Tab. 1.11)

Tab. 1.11 Muskeln des Unterschenkels.

M. gastrocnemius (Zwillingswadenmuskel)	
Funktion	• begrenzt beiderseits die Kniekehle • bildet das Relief der Wade • beugt im Kniegelenk • Plantarflexion und Supination des Fußes
Ursprung	• Caput mediale: am Epicondylus medialis femoris • Caput laterale: am Epicondylus lateralis femoris
Ansatz	mittels der langen Tendo calcanei (Achillessehne) am Tuber calcanei des Fersenbeins
Innervation	N. tibialis (v. a. S1)

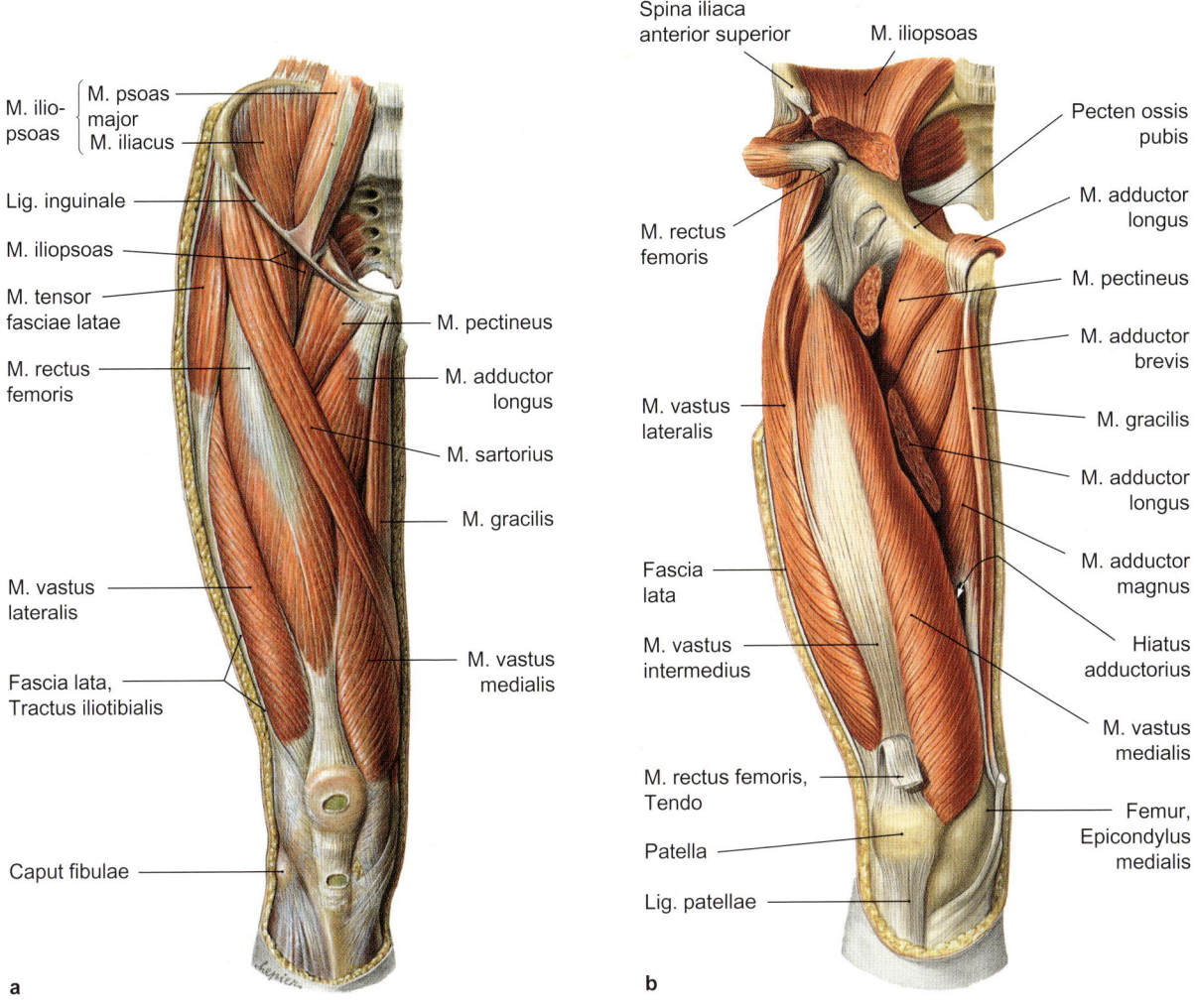

Abb. 1.116 Ventral gelegene Muskeln des Oberschenkels und Adduktorengruppe. **a** Oberflächliche Schicht. **b** Tiefe Schicht. [36]

Tab. 1.11 Muskeln des Unterschenkels. (Forts.)

M. tibialis anterior (vorderer Schienbeinmuskel)	
Funktion	• Dorsalflexion (= Dorsalextension) des Fußes • leichte Supination
Ursprung	laterale Tibiafläche mit Membrana interossea cruris
Ansatz	Os cuneiforme mediale und Os metatarsale I (am Fußrücken)
Innervation	N. peroneus (fibularis) profundus (L4–S1)
M. fibularis (peroneus) longus (langer Wadenbeinmuskel)	
Funktion	• Plantarflexion im oberen Sprunggelenk • Pronation im unteren Sprunggelenk
Ursprung	proximales Drittel des Wadenbeins einschließlich Fibulaköpfchen
Ansatz	Os cuneiforme mediale und Os metatarsale I (von plantar)
Innervation	N. fibularis (peroneus) superficialis (L5/S1)

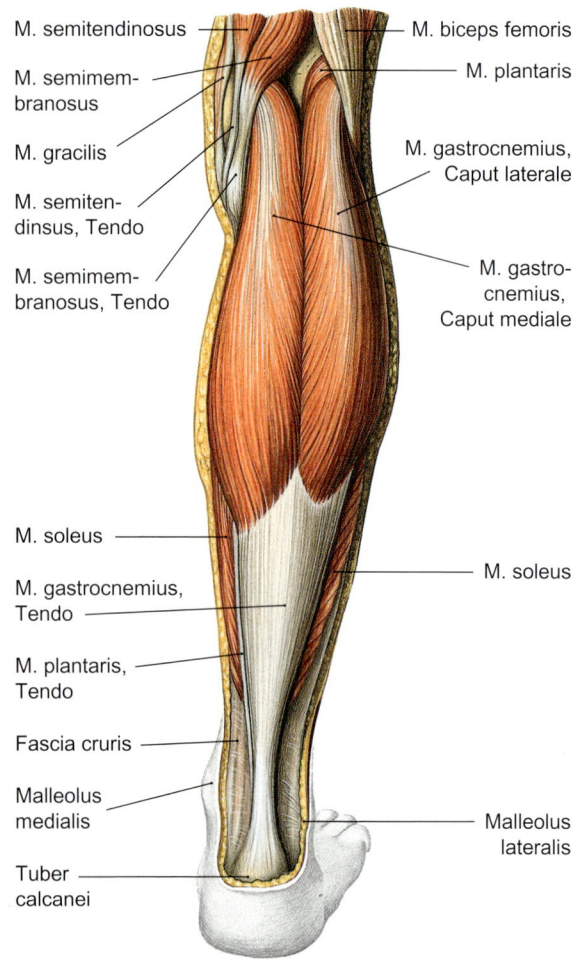

M. semitendinosus
M. semimem-branosus
M. gracilis
M. semiten-dinsus, Tendo
M. semimem-branosus, Tendo
M. biceps femoris
M. plantaris
M. gastrocnemius, Caput laterale
M. gastro-cnemius, Caput mediale
M. soleus
M. gastrocnemius, Tendo
M. plantaris, Tendo
Fascia cruris
Malleolus medialis
Tuber calcanei
M. soleus
Malleolus lateralis

Abb. 1.117 Muskeln des Unterschenkels in der Ansicht von dorsal. [36]

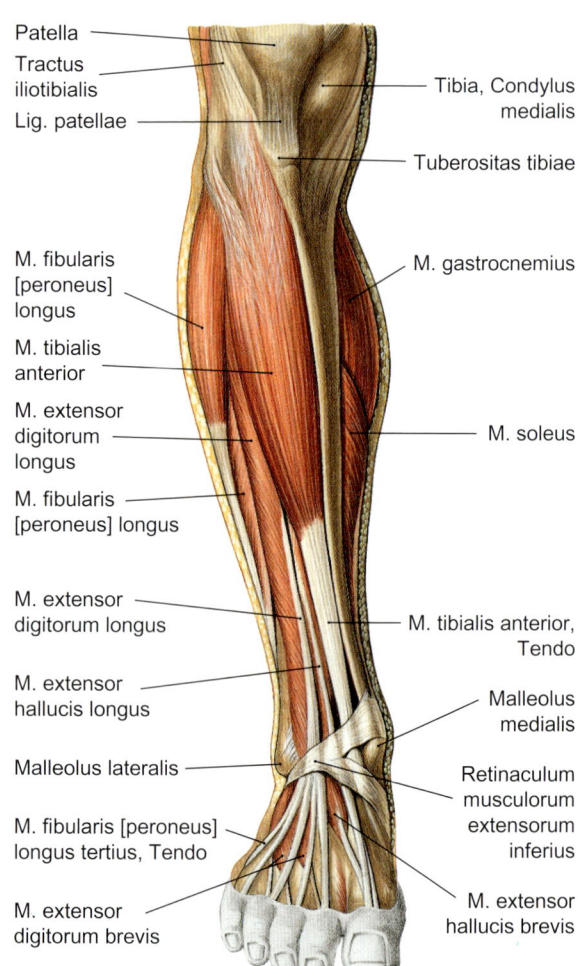

Patella
Tractus iliotibialis
Lig. patellae
Tibia, Condylus medialis
Tuberositas tibiae
M. fibularis [peroneus] longus
M. tibialis anterior
M. extensor digitorum longus
M. fibularis [peroneus] longus
M. extensor digitorum longus
M. extensor hallucis longus
Malleolus lateralis
M. fibularis [peroneus] longus tertius, Tendo
M. extensor digitorum brevis
M. gastrocnemius
M. soleus
M. tibialis anterior, Tendo
Malleolus medialis
Retinaculum musculorum extensorum inferius
M. extensor hallucis brevis

Abb. 1.118 Muskeln des Unterschenkels in der Ansicht von ventral. [36]

Unterhalb des M. gastrocnemius verläuft, mit Ursprung von den Rückflächen von Fibula und Tibia, der **M. soleus** (Schollenmuskel). Da er ebenfalls über die Achillessehne am Fersenbein ansetzt, wird er **gemeinsam** mit dem Zwillingswadenmuskel zum **M. triceps surae** (dreiköpfiger Wadenmuskel) zusammengefasst. Der **Achillessehnenreflex (ASR)** prüft überwiegend das Segment **S1**.

P A T H O L O G I E
Bei einer **Lähmung des M. tibialis anterior** und weiterer Extensoren von Fuß und Zehen, z. B. durch Druckschädigung des N. fibularis im Bereich des Fibulaköpfchens, kann der Fuß nicht mehr gehoben werden. Es resultiert eine **Spitzfußstellung** sowie der sog. **Steppergang**.

1.6.8 Schulter und Arm

Schulter (> Tab. 1.12)

Tab. 1.12 Schultermuskeln

M. supraspinatus (Obergrätenmuskel)	
Funktion	Abduktion des Armes
Ursprung	der Muskel liegt in der Fossa supraspinata, der er auch entspringt
Ansatz	die kräftige Sehne zieht über den oberen Rand der Schultergelenkkapsel und verschmilzt mit dieser; im weiteren Verlauf tritt sie unter dem Akromion auf den Oberarm und ist hier gut zu tasten, bevor sie am Tuberculum majus humeri ansetzt
Innervation	N. suprascapularis (C4–6)
M. deltoideus (Deltamuskel)	
Funktion	• vorderer Anteil: dreht den Arm nach innen • hinterer Anteil: dreht den Arm nach außen • kräftiger mittlerer Anteil: hebt den Arm seitlich (abduziert) bis zur Horizontalen
Ursprung	laterales Drittel der Klavikula, Akromion, Spina scapulae
Ansatz	Tuberositas deltoidea (Frontalfläche des Humerus etwas oberhalb der Mitte des Schaftes)
Innervation	N. axillaris (C5–6)

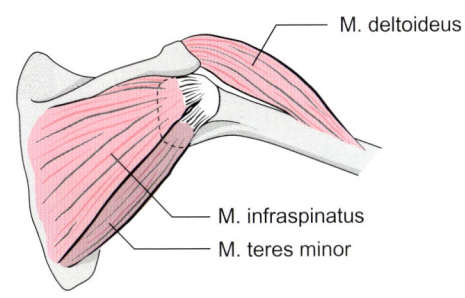

M. deltoideus

M. infraspinatus

M. teres minor

a

Rotatorenmanschette

M. supraspinatus

M. deltoideus

M. subscapularis

b

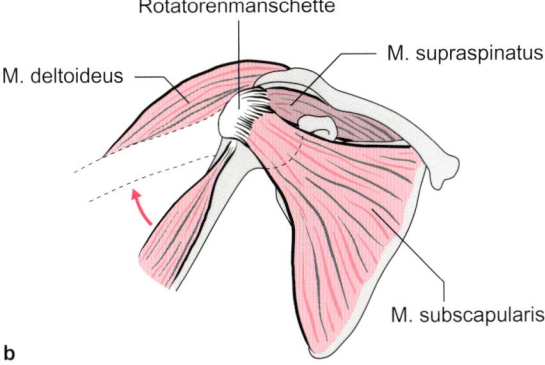

Abb. 1.119 Schematische Darstellung der Rotatorenmanschette von dorsal (**a**) und ventral (**b**). [32]

Der **M. supraspinatus** bildet gemeinsam mit **M. infraspinatus**, **M. subscapularis** und **M. teres minor** die **Rotatorenmanschette** des Schultergelenks (➤ Abb. 1.119), die durch ihre Lage zwischen Skapula und den Tubercula des Humerus der stützenden Abdeckung der schlaffen Schultergelenkkapsel dient. Sie ist häufig und gemeinsam mit weiteren Strukturen in das Bild der **PHS** (**P**eriarthropathia **h**umero**s**capularis) miteinbezogen. Typischerweise ist dabei u. a. die Supraspinatussehne verdickt und schmerzhaft tastbar.

Der **M. deltoideus** (➤ Abb. 1.105) legt sich wie ein Mantel um den proximalen Oberarmknochen und das Korakoid. Er gilt als Kennmuskel für das Segment **C5**. Sein *Ursprung* entspricht ziemlich genau dem *Ansatz* des *M. trapezius*.

Oberarm (➤ Abb. 1.120, ➤ Abb. 1.121, ➤ Tab. 1.13)

Tab. 1.13 Muskeln des Oberarms.

M. biceps brachii (zweiköpfiger Armmuskel)	
Funktion	• zweigelenkiger Muskel • Anteversion und Abduktion des Oberarmes (bis zur Horizontalen) • Beugung im Ellbogengelenk – hierbei auch Supination des Unterarmes; gilt aus der Beugestellung des Ellbogengelenks heraus als stärkster Supinationsmuskel • Innenrotation im Schultergelenk
Ursprung	• Caput longum: am Tuberculum supraglenoidale scapulae, also am oberen Rand der Schultergelenkpfanne innerhalb der Gelenkkapsel; die Sehne läuft durchs Schultergelenk • Caput breve: am Proc. coracoideus
Ansatz	Tuberositas radii (Ulnarseite des proximalen Radius)
Innervation	C5–C7
M. brachialis (Armbeuger)	
Funktion	kräftiger Beuger im Ellbogengelenk
Ursprung	v. a. Vorderfläche der distalen Humerushälfte
Ansatz	proximale Ventralseite der Ulna (Tuberositas ulnae)
Innervation	C5–C7
M. triceps brachii (dreiköpfiger Armstrecker)	
Funktion	• liegt mit 3 Köpfen dorsal und lateral am Oberarm • wichtigster Streckmuskel im Ellbogengelenk
Ursprung	• Caput longum: am Tuberculum infraglenoidale scapulae – ist also zweigelenkig • Caput laterale: am lateralen und dorsalen Umfang des proximalen Humerus • Caput mediale: überwiegend dorsal am proximalen Humerus
Ansatz	mit gemeinsamer Sehne am Olecranon ulnae
Innervation	N. radialis (C6–C8)
M. coracobrachialis (Hakenarmmuskel)	
Funktion	Innenrotation und Adduktion
Ursprung	Proc. coracoideus
Ansatz	ventral und medial in der Mitte des Humerusschaftes
Innervation	C5–C7

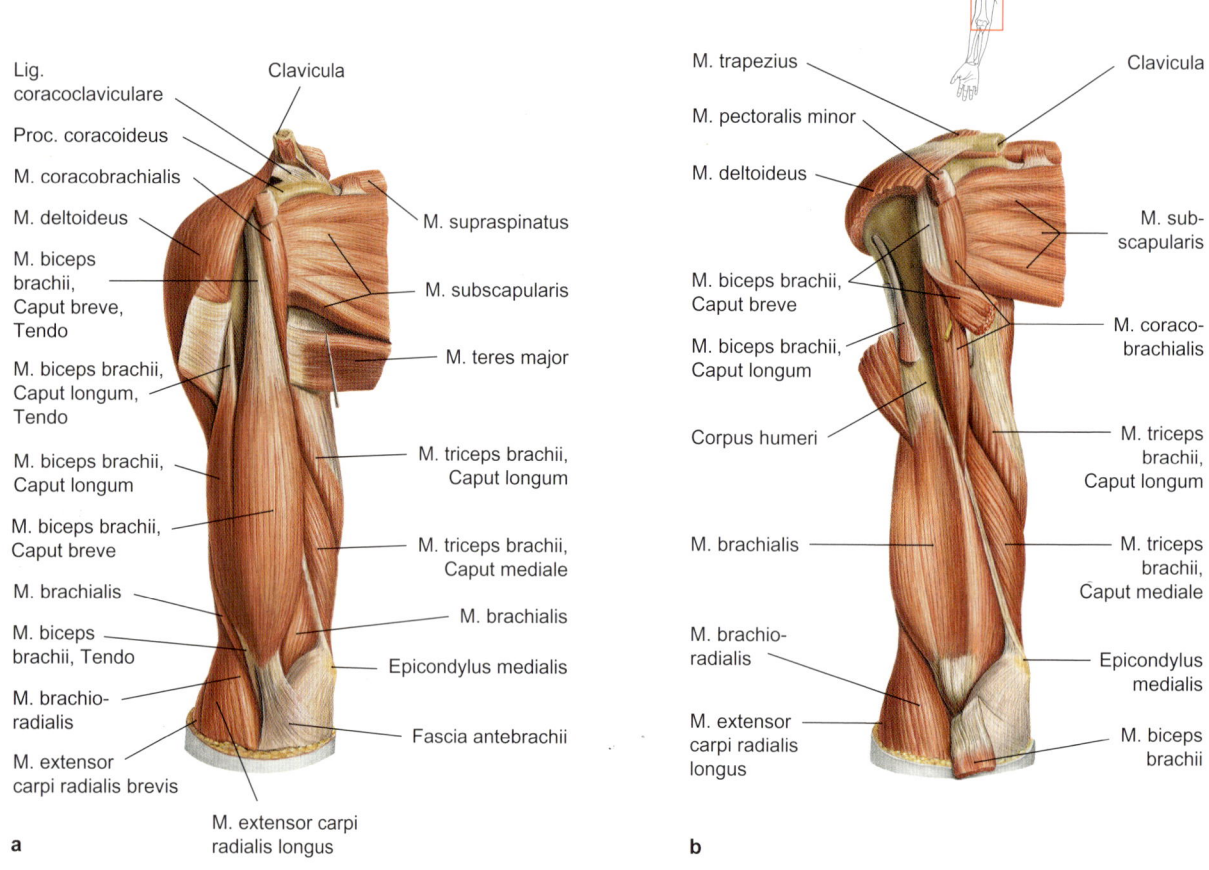

Abb. 1.120 Beugemuskeln des rechten Oberarms (Ansicht von ventral). **a** Oberflächliche Schicht. **b** Tiefe Schicht. [36]

Unterarm (➤ Abb. 1.121, ➤ Abb. 1.122, ➤ Abb. 1.123, ➤ Tab. 1.14)

Tab. 1.14 Muskeln des Unterarms.

M. brachioradialis (Oberarmspeichenmuskel)	
Funktion	• Beugung im Ellbogengelenk • Supination und Pronation (jeweils bis zur Mittelstellung des Unterarms)
Ursprung	distales radialseitiges Humerusdrittel
Ansatz	an der Basis des Proc. styloideus radii
Innervation	N. radialis
M. flexor carpi radialis (radialseitiger Handbeuger)	
Funktion	• Palmarflexion • radiale Abduktion • bei gestrecktem Ellbogengelenk auch Pronation
Ursprung	v. a. Epicondylus medialis (ulnaris) humeri
Ansatz	palmare Fläche der Basis des Os metacarpale II
Innervation	N. medianus
M. flexor carpi ulnaris (ulnarer Handbeuger)	
Funktion	• Palmarflexion • ulnare Abduktion
Ursprung	Epicondylus medialis (ulnaris) humeri

Tab. 1.14 Muskeln des Unterarms. (Forts.)

M. flexor carpi ulnaris (ulnarer Handbeuger)	
Ansatz	Sehne zieht über das Os pisiforme (= Sesambein) zum Os hamatum und zur Basis des Os metacarpale V
Innervation	N. ulnaris
M. supinator (Auswärtsdreher)	
Funktion	Supination von Unterarm und Hand
Ursprung	Epicondylus lateralis (radialis) humeri, Lig. anulare radii
Ansatz	proximaler Radius
Innervation	N. radialis (C5–C6)

Die **Flexoren** von Handgelenk und Fingern entspringen mit ihren Sehnen dem **medialen** (ulnaren) Epicondylus humeri (→ **Golferellenbogen**), die **Extensoren** dem **lateralen** (radialen) Epikondylus (→ **Tennisellenbogen**).

Durch den **Karpaltunnel** ziehen neben dem N. medianus lediglich die 8 Sehnen des **M. flexor digitorum** (superficialis und profundus) sowie die Sehne des **M. flexor pollicis longus** (→ Karpaltunnelsyndrom).

Folgende **Bewegungen** sind im Handgelenk möglich: Palmarflexion, Dorsalextension, Ulnarabduktion und Radialabduktion (➤ Abb. 1.125).

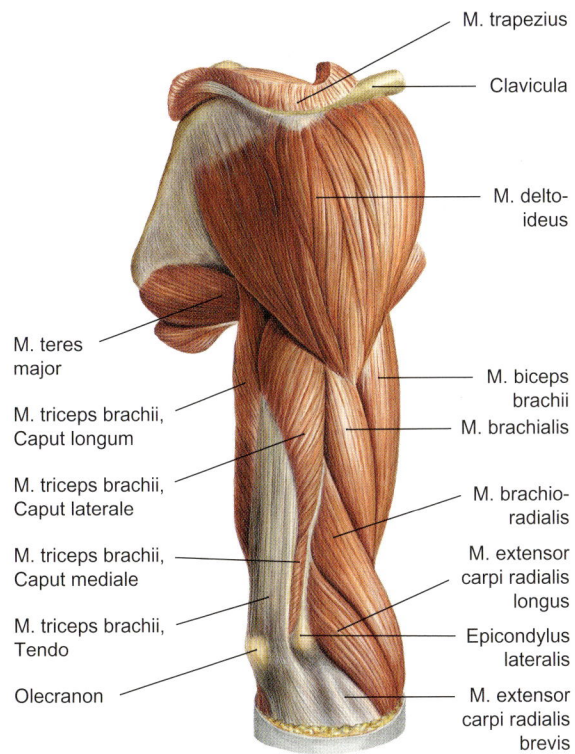

M. trapezius
Clavicula
M. delto-ideus
M. teres major
M. triceps brachii, Caput longum
M. triceps brachii, Caput laterale
M. triceps brachii, Caput mediale
M. triceps brachii, Tendo
Olecranon
M. biceps brachii
M. brachialis
M. brachio-radialis
M. extensor carpi radialis longus
Epicondylus lateralis
M. extensor carpi radialis brevis

Abb. 1.121 Muskeln des rechten Oberarms in der Ansicht von lateral dorsal. [36]

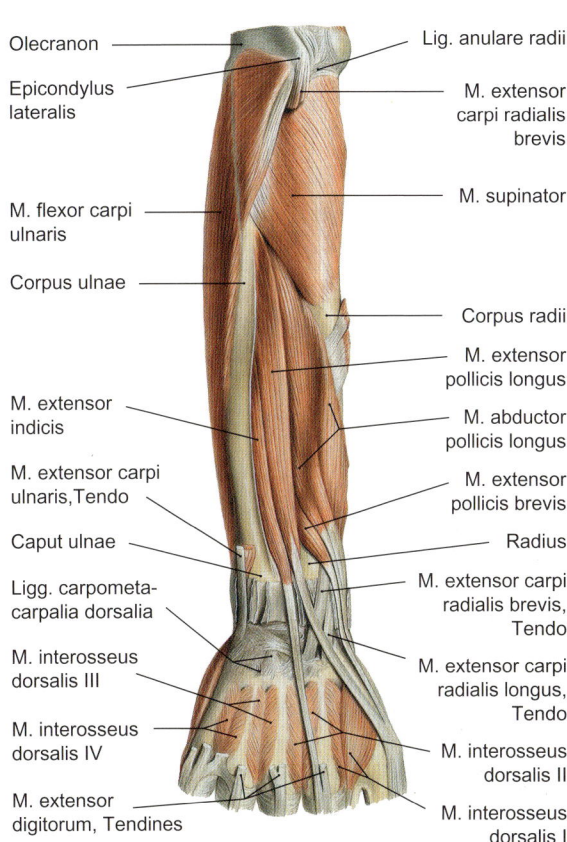

Olecranon
Epicondylus lateralis
M. flexor carpi ulnaris
Corpus ulnae
M. extensor indicis
M. extensor carpi ulnaris, Tendo
Caput ulnae
Ligg. carpometacarpalia dorsalia
M. interosseus dorsalis III
M. interosseus dorsalis IV
M. extensor digitorum, Tendines
Lig. anulare radii
M. extensor carpi radialis brevis
M. supinator
Corpus radii
M. extensor pollicis longus
M. abductor pollicis longus
M. extensor pollicis brevis
Radius
M. extensor carpi radialis brevis, Tendo
M. extensor carpi radialis longus, Tendo
M. interosseus dorsalis II
M. interosseus dorsalis I

Abb. 1.123 Muskeln des rechten Unterarms (tiefe Schicht in der Ansicht von dorsal). [36]

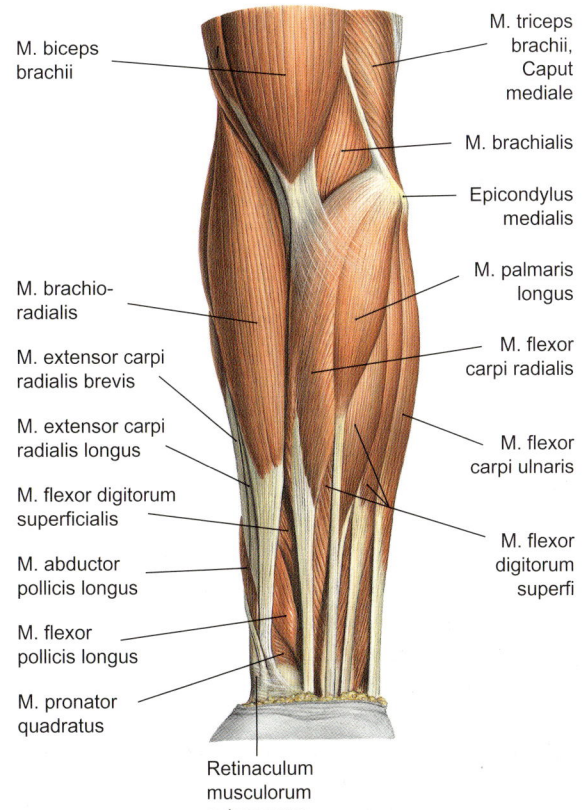

M. biceps brachii
M. brachio-radialis
M. extensor carpi radialis brevis
M. extensor carpi radialis longus
M. flexor digitorum superficialis
M. abductor pollicis longus
M. flexor pollicis longus
M. pronator quadratus
Retinaculum musculorum extensorum
M. triceps brachii, Caput mediale
M. brachialis
Epicondylus medialis
M. palmaris longus
M. flexor carpi radialis
M. flexor carpi ulnaris
M. flexor digitorum superfi

Abb. 1.122 Muskeln des rechten Unterarms (oberflächliche Schicht in der Ansicht von ventral). [36]

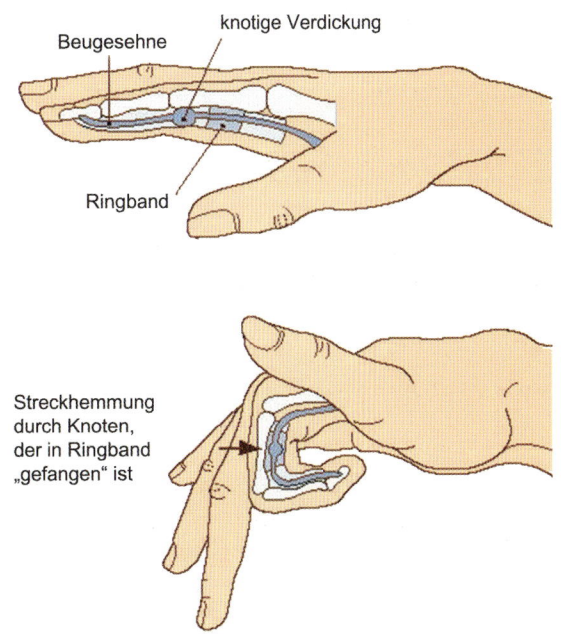

Beugesehne
knotige Verdickung
Ringband
Streckhemmung durch Knoten, der in Ringband „gefangen" ist

Abb. 1.124 Schnellender Finger. [56]

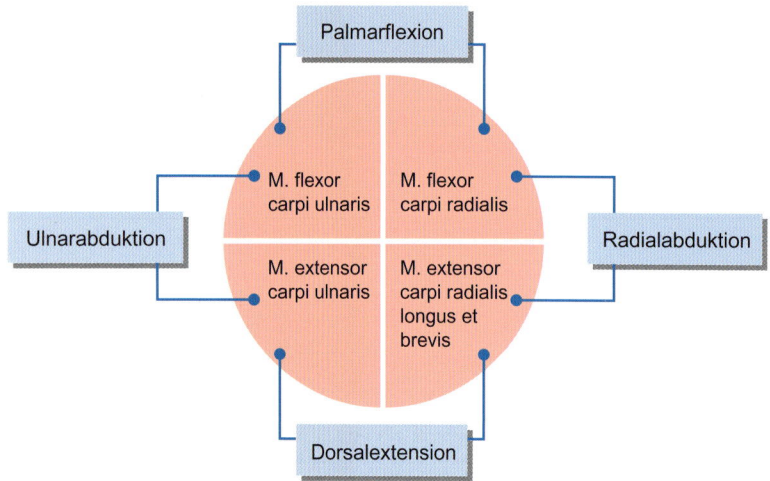

Abb. 1.125 Bewegungen im Handgelenk.

PATHOLOGIE

Nicht so selten kommt es in einzelnen Fingersehnen (v. a. der **Beugesehnen**), zumeist aufgrund von Überlastungen, zu knötchen- oder spindelförmigen **Verdickungen** überwiegend im Bereich der Fingergrundgelenke. Die Gleitfähigkeit der betroffenen Sehnen in ihren Scheiden (Ringbänder) wird dadurch beeinträchtigt, sodass eine **Streckhemmung** entsteht, die sich nur mit erhöhtem Kraftaufwand, unter einem möglicherweise schmerzhaften „Schnappen" überwinden lässt (➤ Abb. 1.124). Dies wird als **schnellender Finger** bezeichnet. Die **Therapie** besteht in einer operativen Spaltung der Sehnenscheide (Ringbänder).

Zusammenfassung

Muskeln, nach denen bisher (Stand 12/2011) in der Prüfung gefragt worden ist:

- **M. biceps brachii**
- M. brachioradialis
- M. coracobrachialis
- M. cremaster
- M. deltoideus
- M. erector spinae (autochthone Rückenmuskulatur)
- **M. gluteus**
- **M. iliopsoas** bzw. M. iliacus und M. psoas
- **Mm. intercostales**
- M. latissimus dorsi
- M. masseter
- M. orbicularis oris
- **M. pectoralis major** et minor
- **M. quadriceps femoris** bzw. **M. rectus femoris**
- M. rectus abdominis
- Mm. scaleni
- M. serratus anterior
- **M. sternocleidomastoideus**
- M. temporalis
- M. transversus abdominis
- M. trapezius
- Platysma
- **Rotatorenmanschette**
- **Zwerchfell**

KAPITEL

2 Untersuchung

Passiver und aktiver Bewegungsapparat bieten zahlreiche Untersuchungsmöglichkeiten. Mit Ausnahme der Dermatologie gibt es allerdings kaum ein Fach, bei dem zunächst gerade Inspektion und Palpation so sehr im Vordergrund stehen – wie immer auf der Basis einer soliden Anamnese.

2.1 Anamnese

Grundsätzlich gilt auch für den Bewegungsapparat, dass sich die Anamnese zunächst mit dem befassen muss, was den Patienten zum Therapeuten geführt hat. Er sollte also seine **Beschwerden** schildern, ihren Beginn und eventuell zeitlich veränderten Verlauf. Von Bedeutung ist, ob sich die Beschwerden bereits in der Ruhe manifestieren oder erst unter Belastung und ob sich ihr Charakter abhängig von deren Ausmaß verändert. Steht ein einzelnes Gelenk im Vordergrund, versucht man herauszufinden, was dem Beschwerdebild vorausging, ob weitere Gelenke rezidivierend oder chronisch in den Prozess miteinbezogen werden und ob Sehnenscheiden oder Schleimbeutel, Muskeln oder sonstige Strukturen, eventuell sogar innere Organe oder die Haut beteiligt sind oder waren. Von Bedeutung sind begleitende Allgemeinsymptome wie Fieber, Veränderung des Essverhaltens, Müdigkeit oder psychische Alterationen. Abhängig vom Beschwerdebild kann es im **Einzelfall** hilfreich sein, eine **soziale** oder **Familienanamnese** anzuschließen.

Auch beim Bewegungsapparat ändert sich die Gesprächsführung im Lauf der Jahre. Je mehr der Therapeut an Erfahrung gewinnt, je mehr Krankheitsbilder er nicht nur theoretisch gelernt,

sondern v. a. auch praktisch erfahren hat, desto konkreter werden seine Fragen und desto eher wird er dazu neigen, anamnestischen Ballast beiseitezulassen. Die üblichen Schemata einer Anamneseführung, die dazu neigen, den gesamten Patienten einschließlich Kindheit, Eltern, Partner, Berufsleben, Impfungen, Kinderkrankheiten samt aller weiteren vorausgegangenen Krankheiten, soziale Zufriedenheit usw. kennen zu lernen, mögen so lange akzeptabel sein, wie der Therapeut noch keine Patienten zu betreuen hat und der Patient nicht nur Zeit mitbringt, sondern auch dankbar registriert, dass sich da endlich jemand für seine Lebensgeschichte einschließlich seiner Großfamilie interessiert. Zum eigentlichen Krankheitsbild tragen allerdings stundenlange Gespräche eher selten bei. Wenn z. B. dem Patienten sein Knie weh tut, weil er gestürzt ist, sind Kenntnisse über Eltern und Großeltern im Zusammenhang nicht von allzu großem Wert.

Beispiele

Ein ohne vorausgehendes Trauma akut verdicktes und schmerzhaftes, bei der nachfolgenden Untersuchung erkennbar überwärmtes Kniegelenk hat beim jungen Erwachsenen eine andere Qualität als beim alten Menschen, und beim Kind oder Jugendlichen werden nochmals veränderte Ursachen möglich oder wahrscheinlich. Zum Beispiel ist beim Kind oder Jugendlichen an ein rheumatisches Fieber zu denken, sodass sich diesbezügliche Fragen anschließen sollten. Ein besonders deutlicher Fingerzeig wäre ein rascher Wechsel befallener Gelenke (Arthritis saltans). Beim alten Menschen wären diese Fragen zunächst eher überflüssig, weil die Krankheit unwahrscheinlich geworden ist. Dagegen würde man hier z. B. nach einem Steifigkeitsgefühl oder einem Anlaufschmerz fragen, was man sich beim Kind wiederum sparen kann. Beim älteren Kind oder Jugendlichen ist bei typischen Beschwerden eine Retropatellararthrose in Betracht zu ziehen. Beim jungen Erwachsenen könnte man an eine Gonorrhö oder einen Morbus Reiter denken und nach Begleitsymptomen wie einer Urethritis bzw. Dysurie fragen, was beim Kind überflüssig und beim alten Menschen ähnlich wie Fragen nach der Konstellation eines rheumatischen Fiebers zunächst eher sinnlos wäre.

Auffallend heftige Schmerzen z. B. im Kniegelenk, verbunden mit Überwärmung und Gelenkerguss, würden beim Erwachsenen in der 2. Lebenshälfte u. a. an einen Gichtanfall denken lassen, was beim Kind nicht möglich ist, solange keine Leukose o. Ä. in der Vorgeschichte eruierbar ist. Dafür wäre kaum in der 2. Lebenshälfte, sehr wohl aber beim Kind an eine hämatogene Osteomyelitis, eventuell sogar an einen malignen Tumor zu denken, der sich gerade bei Kindern häufig im Bereich des Kniegelenks manifestiert.

Rezidivierendes Hinken, eventuell verbunden mit Schmerzen in Hüfte oder Leiste, lassen beim Kind zunächst an einen Morbus Perthes denken, beim jungen Erwachsenen an einen Morbus Bechterew und beim Älteren an eine Coxarthrose bzw. Coxarthritis. Die Hüftdysplasie wird heute bei Kindern dank der Vorsorgemaßnahmen kaum noch beobachtet.

Begleitende schuppende Exantheme oder Nagelveränderungen weisen auf eine Psoriasis-Arthritis, eine Konjunktivitis auf eine Gonorrhö oder einen Morbus Reiter hin. Berichtet der Patient von einem länger zurückliegenden Erythema migrans, wird die Lyme-Borreliose wahrscheinlich. Auch ohne erinnerliche Zeckenstiche oder Symptome eines Stadium I muss bei einer Mon- oder Oligoarthritis immer an eine Borreliose gedacht werden.

Gesichtserytheme, evtl. schmetterlingsförmig, deuten auf einen Lupus erythematodes hin. Eine Arthritis im zeitlichen Zusammenhang mit juckenden Exanthemen bzw. einer Urtikaria lassen an eine Allergie vom Typ I oder III (Serumkrankheit) denken. Begleitende oder vorausgegangene Durchfälle könnten mit einer Enterokolitis z. B. durch Yersinien, aber auch mit einem Morbus Crohn oder einer Colitis ulcerosa zusammenhängen. Salmonellen und weitere Erreger sind ebenfalls in Betracht zu ziehen.

Sind mehrere Gelenke symmetrisch betroffen, im typischen Fall nicht akut, sondern in langsamer Entwicklung über Monate, ist an eine chronische Polyarthritis zu denken. Vor allem bei Kindern sieht man hierbei nicht so selten auch akute und asymmetrische Verläufe, teilweise mehr die großen Gelenke betreffend.

Die Fibromyalgie des Erwachsenen betrifft keine Gelenkstrukturen, sondern schwerpunktmäßig die Weichteile des Schulter- und Beckengürtels. Beim älteren Patienten müssen in solchen Fällen auch eine Polymyositis oder eine Polymyalgia rheumatica in die Überlegungen eingeschlossen werden.

Wichtige Hinweise auf diese Erkrankungen sind begleitende Müdigkeit und Schwäche, eventuell Depressionen und Gewichtsabnahme. In Verbindung mit Schmerzen oder auch nur morgendlicher Steifigkeit in kleinen Gelenken von Händen und Füßen deuten die Symptome wiederum eher auf die Möglichkeit einer chronischen Polyarthritis.

MERKE

Bei Erkrankungen, die mehrheitlich typische Altersgruppen betreffen, gilt es zur Zeiteinsparung zu beachten, dass in der Medizin „Häufiges häufig und Seltenes selten ist". Das Seltene sollte deswegen erst dann an Stellenwert gewinnen, wenn das Häufige ausgeschlossen worden ist.

2.2 Inspektion und Palpation

Gerade bei einem Patienten mit möglichen Symptomen von Seiten des Bewegungsapparates lohnt es sich für den Therapeuten besonders, ihn persönlich aus dem Wartezimmer abzuholen, um zu beobachten, wie er sich aus dem Stuhl erhebt und in Gang setzt, ob seine Beinachsen beim Gehen parallel zueinander stehen und ob irgendwelche Asymmetrien oder Schonhaltungen zu erkennen sind. Arthrotisch verursachte Anlaufschwierigkeiten lassen sich eventuell nur auf den ersten Metern erkennen.

2.2.1 Gangbild

Auffallende Gangbilder kann man teilweise bereits einer **definierten Erkrankung** zuordnen:

- Das Gangbild des Patienten mit fortgeschrittener Multipler Sklerose ist spastisch, wobei es diesbezüglich Alternativen gibt.
- Die Hemiparese nach einem Apoplex führt am betroffenen Bein zu einem halbkreisförmigen Nachvorneführen (Zirkumduktion), weil es nicht mehr angehoben werden kann.
- Das „watschelnde" Trendelenburg-Hinken tritt bei Lähmung im Bereich der Gluteus-Muskulatur, bei Hüftgelenkdysplasie oder auch bei Symphysensprengung auf.
- Bei einer Lähmung des N. peroneus (N. fibularis) kann der Fuß nicht mehr nach dorsal angehoben werden. Es kommt zur Spitzfußstellung. Beim Gehen muss das betroffene Bein, damit der Fuß nicht über den Boden schleift, besonders weit angehoben werden. Es resultiert der sog. Steppergang.
- Der Parkinson-Patient macht extrem kurze Schritte, setzt sich zögerlich in Bewegung und kann nur unter Schwierigkeiten wieder anhalten. Die Arme schwingen nicht, sondern werden angebeugt am Körper gehalten.
- Hinken findet man u. a. bei fortgeschrittenen Arthrosen im Bereich von Hüfte, Knie oder Sprunggelenken bzw. bei Schmerzen in diesen Gelenken. Auch echte Beinverkürzungen bzw. der Morbus Perthes der Kinder führen zu einem hinkenden Gangbild.

2.2.2 Inspektion

An peripheren **Gelenken** lässt sich meist bereits durch die Inspektion erkennen, ob es sich eher um ein entzündliches Stadium mit Rötung und Schwellung handelt, oder eher um eine einfache Arthralgie. Einen Hinweis auf entzündlich oder arthrotisch veränderte Kiefergelenke erhält man, wenn der Patient den Mund öffnet und schließt, während der Therapeut mit den Fingern die Gelenke im Seitenvergleich palpiert.

Am **Thorax** achtet man auf Asymmetrien bzw. auf das Nachschleppen einer Seite bei der Atmung (Pleuritis, Pneumothorax, Rippenfraktur). Der „rachitische Rosenkranz" der Rippen an den Übergängen vom Knorpel zum Knochen ist gut zu erkennen. Dasselbe gilt für den Fassthorax des Emphysematikers mit hochstehenden Rippen. Die Trichterbrust mit Einziehung des unteren Sternumanteils ist angeboren. Durch Verlagerung des Herzens führt sie manchmal zu Veränderungen im EKG. Als Folge einer frühkindlichen Rachitis kann es sowohl zu einer Einziehung ähnlich der Trichterbrust kommen als auch ganz im Gegenteil zu einem Vorspringen des Sternums. Die resultierende Thoraxform wird dann als Hühnerbrust bzw. Kielbrust bezeichnet, weil das Sternum wie der Kiel eines Schiffes aus dem flacheren Thorax hervorspringt. Eine Kielbrust kann auch unabhängig von einer Rachitis als Entwicklungsanomalie des Sternums auftreten (Silverman-Syndrom).

Die physiologischen oder pathologischen Schwingungen der **Wirbelsäule**, Schonhaltungen, hervorstehende Schulterblätter, ein Beckenschiefstand und verdrehte Beinachsen lassen sich in Kombination mit der Palpation erkennen. Die fixierte oder funktionelle Skoliose oder gar Kyphoskoliose der BWS führt zu Deformierungen des Thorax, von denen immer auch die Lunge betroffen ist, die dem Thorax innen anliegt. Es kommt bei ausgedehnten Thoraxdeformierungen zu atelektatischen und emphysematischen Bereichen der Lungen, die u. a. zu Störungen der Lungendurchblutung führen. Die mögliche Folge sind eine pulmonale Hypertonie und ein Cor pulmonale, das zum Rechtsherzversagen führen kann. Auch aus diesem Grund ist es wichtig, dass man funktionelle Deformierungen der Wirbelsäule erkennt und einer (chirotherapeutischen) Behandlung zuführt, bevor Folgekrankheiten entstanden sind. Fixierte Hyperkyphosierungen der BWS (Rundrücken) findet man z. B. beim Morbus Bechterew oder nach einem Morbus Scheuermann der späten Kindheit. Ein relativ frühes Symptom beim Morbus Bechterew besteht in einer Abflachung der Lendenlordose mit Bewegungseinschränkung der LWS, die kein vollständiges Vorwärtsneigen des Rumpfes mehr gestattet. Eine Quantifizierung dieser Bewegungseinschränkung erlaubt das Schober-Zeichen.

Verschiedene Erkrankungen lassen sich bereits aus dem **Aspekt** eindeutig zuordnen. Beispiele sind der typische Gichtanfall im Großzehengrundgelenk, die ulnare Deviation von Handgelenk oder Fingern bei der chronischen Polyarthritis, der Morbus Bechterew im Spätstadium, die Dupuytren-Kontraktur der Finger 4 und 5 oder die Chassaignac-Luxation (Scheinlähmung durch Subluxation des Radiusköpfchens) der Kleinkinder.

2.2.3 Konstitutionstypen

Die Konstitutionstypen nach **Kretschmer** sind, sofern man denn Wert darauf legt, an der **Form des Thorax** am besten voneinander zu unterscheiden. Diese Typen sind

- der stämmige, untersetzte, zu Fettansatz neigende **Pykniker** mit kurzem Hals und breitem Gesicht
- der hagere, hoch aufgeschossene **Leptosome** bzw. **Astheniker** mit schmalen Schultern, schmalem Thorax und schmalem Kopf
- der (Modell-)**Athlet** mit breiten Schultern und schmalen Hüften.
- Als 4. Typus benennt Kretschmer noch den **dysplastischen**, hormonell gestörten Menschen.

In der Regel sieht man keine reinen Formen, sondern **Mischbilder**. Man hat versucht, bestimmte Krankheiten wie die Neigung zu Bluthochdruck oder Tuberkulose bevorzugt einem dieser Typen zuzuordnen, doch ist dies eigentlich von sehr geringer Relevanz, denn wenn einer an einer Tuberkulose oder Hypertonie leidet, ist es ziemlich gleichgültig, ob er klein oder groß, dick oder dünn, athletisch oder „dysplastisch", jung oder alt, klug oder dämlich ist.

2.2.4 Knöcherne Bezugspunkte

Knöcherne Bezugspunkte (➤ Abb. 2.1) am Rumpf stellen dorsalseitig Scapulae, Beckenschaufeln und Dornfortsätze dar. Am Schulterblatt sind dies Angulus inferior und Margo medialis, Akromion sowie die schräg ansteigende Spina scapulae. Am Becken kann die Crista iliaca im Seitenvergleich mit aufliegenden Händen als erster, allerdings recht grober Hinweis auf einen Beckenschiefstand dienen, ergänzt durch vergleichende Palpation der beiden hinteren oberen Darmbeinstachel. Die beiden unteren können nicht getastet werden.

Die Dornfortsätze lassen sich auf Druck- und Klopfschmerzhaftigkeit überprüfen und liefern bei der Palpation ergänzend zur Inspektion Hinweise auf skoliotische Abweichungen. Zur Erleichterung des Abzählens und damit der Orientierung dienend sind v. a. der meist deutlich vorspringende 7. Halswirbel (Vertebra prominens), der 6. Brustwirbel etwa einen Querfinger oberhalb der Verbindungslinie zwischen den beiden unteren Schulterblattwinkeln (Angulus inferior scapulae) sowie der 4. Lendenwirbelkörper zu nennen: Legt man beide, flach und exakt horizontal gehaltenen Hände auf die beiden Cristae iliacae, treffen sich die Daumen über LWK4. Dessen Dornfortsatz steht allerdings um einen Querfinger tiefer.

2.2.5 Neutral-Null-Methode

Der **Bewegungsumfang** eines bestimmten **Gelenks** kann aktiv und passiv untersucht und möglichen Abweichungen zugeordnet werden. Werden Abweichungen erkennbar und ist eine Therapie dieses Gelenks vorgesehen, kann eine Dokumentati-

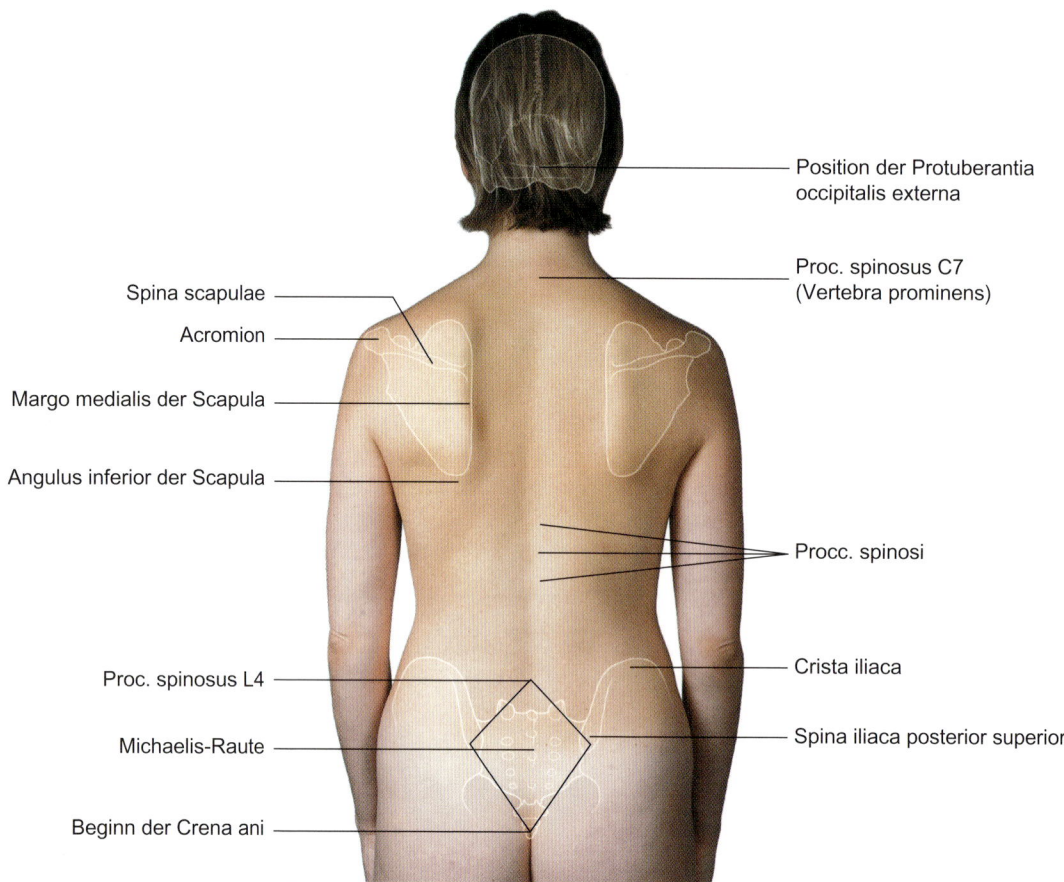

Position der Protuberantia occipitalis externa

Proc. spinosus C7 (Vertebra prominens)

Spina scapulae

Acromion

Margo medialis der Scapula

Angulus inferior der Scapula

Procc. spinosi

Crista iliaca

Proc. spinosus L4

Michaelis-Raute

Spina iliaca posterior superior

Beginn der Crena ani

Abb. 2.1 Tastbare Knochenpunkte. [46]

on vor und im Verlauf der Therapie hilfreich sein, um deren Erfolg zu objektivieren. Als einheitliche und vergleichbare Basis dieser Dokumentation, auch bspw. für forensische Zwecke, wurde die Neutral-Null-Methode geschaffen.

Nach dieser Methode erhält ein jedes Gelenk als Ausgangsstellung (Nullstellung) die Position zugewiesen, die es bei einem aufrecht stehenden Menschen mit locker herabhängenden Armen einnimmt. Aus dieser Nullstellung heraus kann für jedes Gelenk entsprechend der physiologischen Bewegungsachsen der maximal mögliche, passive und/oder aktive Bewegungsumfang bestimmt werden. Für den üblichen Alltag können die erhaltenen Winkelgrade geschätzt werden, für forensische Zwecke benutzt man Winkelmesser.

Soll nun beispielsweise das rechte Handgelenk dokumentiert werden, sind seine beiden Bewegungsachsen getrennt zu messen und schriftlich zu fixieren (➤ Abb. 2.2). Man schreibt in diesem Fall also z. B.: Rechtes Handgelenk, Extension/Flexion 50°/0°/60°, sofern in der Extension 50° und in der Flexion 60° gemessen wurden. Hierbei gilt es Folgendes zu beachten:

- Die **Null** steht als Ausgangsbasis für die Gelenkbewegungen grundsätzlich in der Mitte, sofern sie vom Patienten erreicht wird. Wird die Neutralstellung nicht erreicht, rutscht die Null nach vorne oder hinten.

- Die **1. Zahl** bezieht sich immer auf die Bewegungsrichtung, die im Anschluss an die Benennung des Gelenks als erste definiert wird, die **letzte Zahl** bezieht sich dementsprechend auf die Gegenrichtung. Würden in obigem Beispiel die Zahlen 50°/0°/60° dem rechten Handgelenk, aber dieses Mal der Schreibweise Flexion/Extension zugeordnet, wäre damit die Flexion mit 50° und die Extension mit 60° gemessen.

- Die seitlichen Abknickbewegungen des Handgelenks wurden im Beispiel bisher nicht erfasst. Sie müssten also in einem zweiten Durchgang mit „rechtes Handgelenk, Ulnar-/Radialflexion (bzw. Abduktion)" z. B. als 40°/0°/20° aufgeschrieben werden, wobei wiederum die 1. Zahl (40°) der am Anfang stehenden Begrifflichkeit (Ulnarflexion) zugeordnet wäre.

- Lässt das Handgelenk eines Patienten posttraumatisch nur noch minimale Bewegungen in der Beugestellung zwischen 20 und 30° zu, **ohne die Neutralstellung zu erreichen**, wäre der Befund: rechtes Handgelenk, Extension/Flexion 0°/20°/30°. Die Null kann nicht in der Mitte stehen, weil sie nicht erreicht wird. Einfacher zu verstehen ist das Beispiel, wenn man die Bewegungsrichtung und die Zahlen einfach umdreht: rechtes Handgelenk, Flexion/Extension 30°/20°/0°. Die 1. Zahl steht für die maximal erreichbare Flexion. Die 2. Zahl muss sich ebenfalls auf die Flexion beziehen, denn wenn eine Extensionsbewegung erreicht würde, wäre die

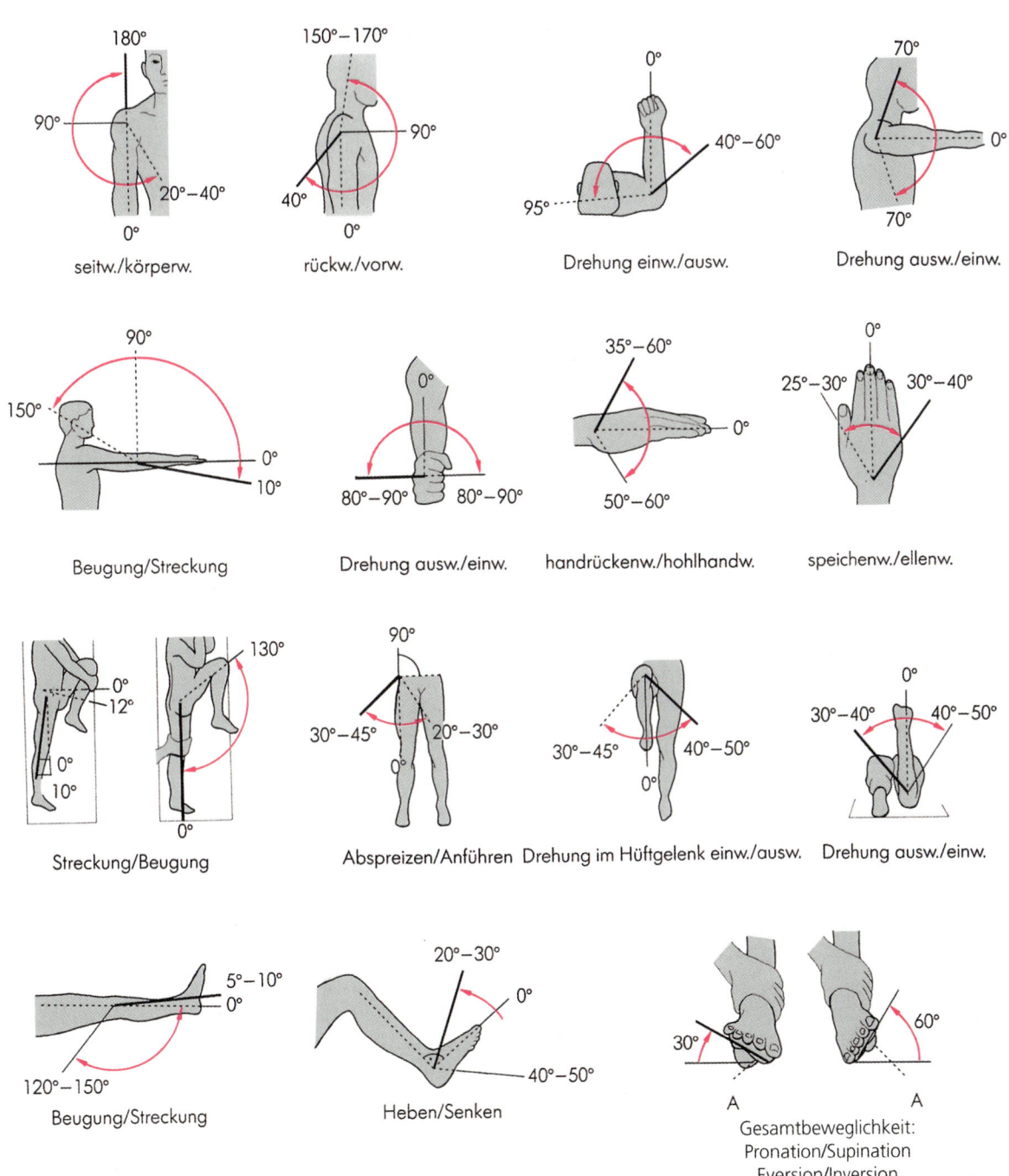

Abb. 2.2 Bewegungsumfänge ausgewählter Gelenke. [32]

Neutralstellung durchlaufen und die Null müsste in der Mitte stehen. Da sie jedoch hinten steht, ist dokumentiert, dass der Patient sein Handgelenk lediglich zwischen 20 und 30° Flexion hin- und herbewegen kann.

- Ein weiteres Beispiel: rechtes Kniegelenk, Extension/Flexion 10°/10°/0°. Das Kniegelenk des Patienten ist in einer Überstreckung von 10° **eingesteift**. Die Null steht hinten, weil die Neutralstellung nicht erreicht wird.

2.3 Untersuchung spezifischer Strukturen

Es gibt im Bereich des Bewegungsapparats einzelne Strukturen, die besonders häufig Beschwerden bereiten bzw. traumatisch oder degenerativ geschädigt sind und deren gewissenhafte Begutachtung deshalb besondere Bedeutung besitzt. Im Vordergrund stehen Wirbelsäule, Schulter-, Hüft-, Iliosakral- und Kniegelenk.

2.3.1 Wirbelsäule

Zur **Inspektion** der Wirbelsäule befindet sich der Therapeut hinter dem (teil-)entkleideten, aufrecht stehenden Patienten. Auf diese Weise lassen sich sowohl Seitverbiegungen (Skoliosen) als auch Abweichungen ihrer physiologischen Krümmungen erkennen. Dabei ist gleichzeitig auf die Symmetrie von Schultern, Schulterblättern und Becken zu achten.

Skoliose

Eine Skoliose wird nach ihrer Lage und der Richtung ihrer Auslenkung definiert (➤ Abb. 2.3). Zum Beispiel würde man eine Abweichung der BWS nach rechts als rechtskonvexe BWS-Skoliose bezeichnen. In der Mehrzahl der Fälle bedingt die skoliotische Verkrümmung eines Wirbelsäulenabschnitts eine kompensatorische Gegenschwingung eines oder beider benachbarten Abschnitte. Die rechtskonvexe BWS-Skoliose hat also z. B. eine linkskonvexe LWS-Skoliose zur Folge, sodass die Verformung sich insgesamt S-förmig darstellt. Meist sind in solchen Fällen Schultern und/oder Becken nicht mehr symmetrisch. Bei der rechtskonvexen BWS-Skoliose würde man also einen **Schulterhochstand** rechts erwarten, einschließlich ihrer Skapula. Die Beckenkippung wäre abhängig von der Ausprägung der LWS-Gegenschwingung. In ausgeprägten Fällen springen die Schulterblätter hervor, der gesamte Thorax wird asymmetrisch **(Rippenbuckel)**. Auf der konvexen Seite der LWS-Skoliose entsteht ein **Lendenwulst**, auf der Konkavseite ein **Lendental**. Manchmal werden die Veränderungen deutlicher, wenn sich der Patient während der Inspektion nach vorn beugt. Hinsichtlich der entstehenden Thoraxasymmetrie muss bedacht werden, dass jede Seitabweichung eines Brustwirbels eine gleichzeitig stattfindende **Rotation** (Torsion) dieses Wirbels bedingt, weil er über Gelenke, Zwischenwirbelscheiben und straffe Bänder an den benachbarten Wirbeln befestigt ist.

Bei erkennbaren Skoliosen sollte man herauszufinden suchen, ob sie **fixiert** oder lediglich **funktionell** entstanden sind, weil sie in diesem Fall eine ursächliche Therapie ermöglichen. Einen ersten Hinweis erhält man zum einen aus dem **Grad der Abweichung**, weil die weit überwiegende Mehrzahl **milder Skoliosen funktionell** aus einem Beckenschiefstand resultieren und demzufolge begradigt werden können. Zum anderen sollte eine angeborene oder in der Kindheit erworbene Achsabweichung anamnestisch bekannt sein, eventuell mit entsprechender Zuordnung z. B. zu einer Hüftdysplasie oder Fraktur im Bereich von Bein, Becken oder Wirbelsäule bzw. einem Morbus Perthes. Den sichersten Hinweis erhält man aus der Inspektion der Wirbelsäule während ihrer **Bewegungen** nach vorne, nach beiden Seiten und als Rotation um ihre Achse. Vor allem bei der Seitwärtsneigung gleichen sich funktionelle Skoliosen üblicherweise aus, während dies bei ihrer Fixation nicht mehr möglich ist. Gleichzeitig erhält man mit der Überprüfung der Beweglichkeit und eventuell dabei entstehender

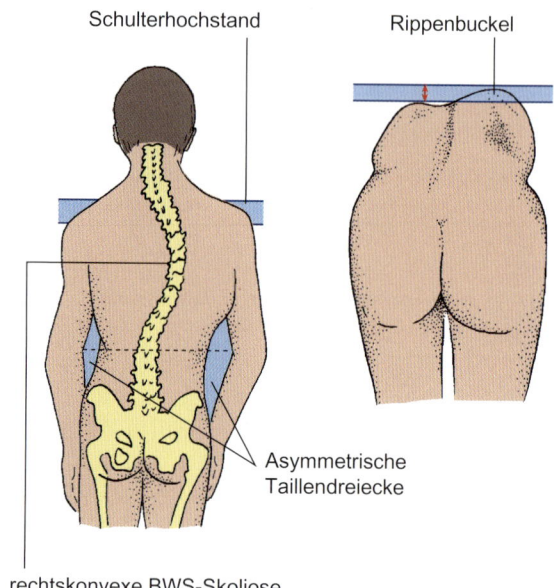

Abb. 2.3 Rechtskonvexe BWS-Skoliose. [39]

Schmerzen weitere Hinweise auf Veränderungen bzw. denselben zugrunde liegende Erkrankungen.

Zeichen nach Schober

Aufgrund ihrer sagittal stehenden Zwischenwirbelgelenke ist die **LWS** besonders auf Inklinations- und Reklinationsbewegungen der Wirbelsäule ausgerichtet. Mit dem Schober-Zeichen ermittelt man deren Umfang. Der Therapeut befindet sich hinter dem aufrecht stehenden Patienten und misst mit dem Maßband eine 10 cm lange Strecke über der LWS.

Um einen einheitlichen Standard festzulegen, nimmt man dabei den Dornfortsatz von **S1**, markiert ihn mit einem Stift und misst dann eine Strecke von **10 cm nach kranial**, deren Endpunkt ebenfalls markiert wird (➤ Abb. 2.4). Während der Therapeut nun den Anfang des Maßbandes wiederum auf S1 legt, bittet er den Patienten, sich so weit wie möglich in Richtung Boden zu bücken. Dabei verlängert sich die ursprüngliche Strecke von 10 cm physiologischerweise auf 14–16 cm, der obere Messpunkt rutscht also um **4–6 cm** nach kranial.

S1 lässt sich problemlos auffinden, wenn man sich daran erinnert, dass die Daumen über L4 zu liegen kommen, wenn man die beiden Hände horizontal und flach auf die Cristae iliacae des Patienten legt. Hat man auf diese Weise L4 gefunden, braucht man über die Palpation von L5 lediglich noch eine weitere Etage nach kaudal auf den Dornfortsatz S1 zu rutschen.

Zeichen nach Ott

Mit dieser Messung wird die Beweglichkeit der **BWS** dokumentiert. Der Therapeut befindet sich hinter dem aufrecht stehenden Patienten, markiert den **7. Halswirbel** (Vertebra prominens), führt das Maßband **30 cm nach kaudal** und markiert den erhaltenen Bezugspunkt (➤ Abb. 2.4). Während der Beginn des Bandes auf dem Punkt über der Vertebra prominens liegt, bückt sich der Patient so weit in Richtung Boden, wie ihm das möglich ist. Dabei verlängert sich die Strecke auf etwa 32–34 cm. Die Verlängerung von **2–4 cm** wird oft, entsprechend der LWS, mit 4–6 cm angegeben, doch wird dies allenfalls von Artisten erreicht.

Bei der Messung nach Ott ist Folgendes zu beachten: Bei zahlreichen, normal beweglichen Patienten verlängert sich die Strecke um höchstens 1 oder 2 cm oder sie bleibt unverändert bzw. verkürzt sich im Einzelfall sogar auf z. B. 29 cm. Ursache sind die quer bis schräg stehenden Gelenkflächen der Intervertebralgelenke der BWS, die eine gute Rotation der Wirbelsäule, jedoch keine physiologisch vorgesehene Beugung ermöglichen. Dies bedeutet in der Konsequenz, dass sich der Patient bei dieser Untersuchung nicht einfach nur bücken darf, sondern sich vielmehr nach vorne krümmen muss, um die Strecke auch tatsächlich zu verlängern.

MERKE

Rotationsbewegungen der Wirbelsäule erfolgen bevorzugt in der BWS, Neigungsbewegungen überwiegend in der LWS. Der Versuch, eine endgradige Drehbewegung der BWS durch zusätzliche Rotation der LWS weiter zu verstärken, führt häufig zu Blockaden in diesem Wirbelsäulenabschnitt.

Man kann rein theoretisch die Zeichen nach Schober und Ott zusammenfassen, indem die maximal mögliche Vorwärtsneigung als **Finger-Boden-Abstand** gemessen wird. Die Aussagekraft dieser Untersuchung ist allerdings eher begrenzt, weil es in Abhängigkeit vom Verhältnis Rumpf zu Extremitäten und weiteren Abweichungen zu individuell erheblichen Unter-

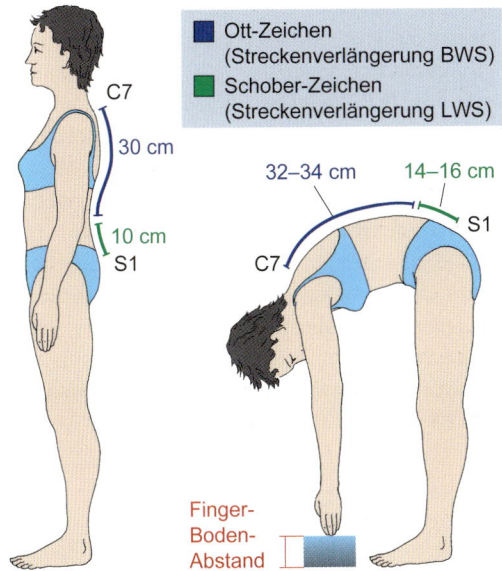

Abb. 2.4 Zeichen nach Schober und Ott. [42]

schieden kommt, selbst wenn Schober und Ott und damit die Beweglichkeit der Wirbelsäule vollkommen unauffällig waren.

Prüfung der HWS

Mit der passiv am sitzenden Patienten durchgeführten Prüfung der **Beweglichkeit des Kopfes** (Rotation, Inklination und Reklination) erkennt man in Verbindung mit der Palpation von Myogelosen und Triggerpunkten Störungen im Bereich der HWS, bei jüngeren Patienten in aller Regel Blockaden der kleinen Wirbelgelenke. Eine Atlasblockade ist durch Palpation des Atlas-Querfortsatzes zwischen Mastoid und Außenohr nachzuweisen. Der Querfortsatz springt auf der Seite der Blockade dem palpierenden Finger entgegen. Das darüber befindliche Gewebe ist verquollen und druckschmerzhaft und die Palpation insgesamt für den Patienten äußerst unangenehm. Teilweise lässt sich sogar ein Schwindelgefühl erzeugen.

Klopfschmerz

Eine umschriebe Druck- bzw. Klopfschmerzhaftigkeit einzelner Wirbelsäulenabschnitte (mit dem Reflexhammer bzw. einfach mit den Fingerkuppen) kann zahlreiche Ursachen haben, die in der Regel erst durch das Röntgenbild oder weitergehende Untersuchungen zugeordnet werden können. Allein schon deswegen, weil es sich hierbei immer auch um metastatische Absiedlungen, Wirbelkörpereinbrüche oder auch um eine Osteomyelitis handeln kann, sind stets apparative Untersuchungen anzustreben.

Die häufigen Blockaden der Intervertebral- oder Rippenwirbelgelenke verursachen keine knöcherne Klopfschmerzhaftigkeit, können also auch nicht ihrer Erklärung dienen. Den entscheidenden Hinweis auf blockierte Intervertebralgelenke liefern umschriebene, fingerkuppengroße, paravertebrale, druckschmerzhafte Myogelosen sowie muskuläre Verquellungen bzw. Verhärtungen u. a. des oberen Trapeziusrandes. Als weiteren Hinweis findet man Haut und Gewebe im Bereich von Blockaden deutlich kühler als in den Nachbarsegmenten.

2.3.2 Schultergelenk

Beim Schultergelenk handelt es sich aufgrund seiner besonderen Konstruktion um das mit weitem Abstand **beweglichste Gelenk** des menschlichen Körpers. Wesentliche Ursache dafür ist die evolutionäre Entwicklung der menschlichen Hand, deren besondere Fähigkeiten erst dadurch vollständig genutzt werden, dass sie mit Hilfe des Schultergelenks in jede beliebige Position gebracht werden kann. Wichtige Voraussetzung für die Extrembeweglichkeit ist nicht nur die geringe Überdachung des Oberarmkopfes mitsamt lockerer Fixation durch Kapsel und Bandstrukturen, sondern auch die Anbindung des Armes an den Schultergürtel, weil erst dessen zusätzliche

Bewegungen die Führung der Hand z. B. zum Rücken, oder die Hebung von Arm und Hand über die Horizontale hinaus (Elevation) ermöglichen.

Der große Bewegungsumfang in Schultergelenk und Sternoklavikulargelenk als einziger gelenkigen Verbindung zwischen Schultergürtel und Arm zum Rumpf bedeutet eine hohe Belastung der beteiligten Strukturen. Neben den möglichen mechanischen oder entzündlichen Alterationen gesellen sich allerdings ähnlich der Wirbelsäule in ungewöhnlich großem Umfang die Auswirkungen von Blockaden der kleinen Wirbelsäulengelenke, sodass die Ursachen einer Periarthropathia humeroscapularis mechanisch-degenerativ-entzündlich oder (häufig) lediglich in den Auswirkungen dieser Blockaden liegen können. Häufig kommt es auch zu Mischbildern, denen man nur gerecht wird, wenn dann eben auch beide Anteile korrekt zugeordnet und adäquat behandelt werden.

Erkennen von Blockaden

Die typischen Ausstrahlungen wichtiger Blockaden der Intervertebral-, Kostotransversal- und Kostovertebralgelenke werden im Rahmen der Chirotherapie besprochen. Zusammengefasst stehen die Blockaden der HWS auf der betroffenen Seite im Vordergrund, ergänzt v. a. durch die Rippenwirbelgelenke, weil dieselben sehr heftige Myogelosen des M. trapezius auslösen können. Einen wertvollen Hinweis liefern Sensibilitätsstörungen der Extremität bis in die Finger, v. a. in Ruhe beispielsweise beim morgendlichen Erwachen. Von größter Bedeutung zur Abgrenzung gegenüber mechanischen oder entzündlichen Irritationen ist das Ergebnis der Elevation. Erfolgt sie für den Patienten vollkommen ungestört und schmerzfrei, kann davon ausgegangen werden, dass die Periarthropathia humeroscapularis unter chirotherapeutischer Behandlung abklingen wird. Ist die Elevation schmerzhaft, sollte daraufhin untersucht werden, ob nicht zusätzlich Auswirkungen von Blockaden bestehen, die das Bild erheblich verschlimmern können.

Periarthropathia humeroscapularis

Im Vordergrund steht die allgemeine Untersuchung der Beweglichkeit im Schultergelenk, ergänzt durch die Überprüfung der Supraspinatus-Sehne (➤ Abb. 2.5): Die **Sehne des M. supraspinatus** zieht aus dem in der Fossa supraspinata liegenden Muskel zwischen Bursa subacromialis und Gelenkkapsel zum Tuberculum majus. Hier hat sie bereits physiologischerweise in Abhängigkeit von der Stellung des Schultergelenks wenig Platz, der bei einer Anschwellung von Sehne oder umgebenden Strukturen sehr schnell aufgebraucht ist (**Impingement-Syndrom**). Es kommt zu mechanischen, sehr schmerzhaften Irritationen, die eine aktive oder passive Abduktion ab etwa 60° und besonders auch Elevation unmöglich machen können. Meist ist die Supraspinatussehne direkt unterhalb des Akromions verdickt und außerordentlich schmerzhaft zu tasten. Bursa subacromialis

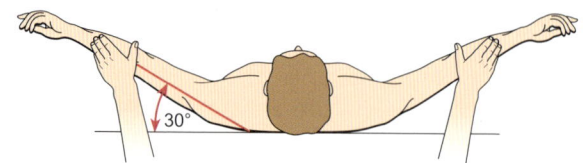

Abb. 2.5 Supraspinatus-Test (Ansicht von oben). [47]

und Bursa subdeltoidea können palpatorisch nicht ausreichend beurteilt werden, was erst recht im Hinblick auf mögliche Verkalkungen von Bursen oder Schultergelenk gilt.

> **ACHTUNG**
> Schmerzen und Bewegungseinschränkungen im Bereich des Schultergürtels sollten, sofern sie nicht eindeutig Blockaden in HWS und oberer BWS zugeordnet werden können, stets vom Orthopäden abgeklärt werden.

Es ist bei der Periarthropathia humeroscapularis meist pauschal von einer Irritation, Distorsion oder sogar einem Abriss im Bereich der **Rotatorenmanschette** die Rede, wobei manchmal übersehen wird, dass zahlreiche weitere Strukturen ausschließlich oder zusätzlich an dem Bild beteiligt sind. Dies gilt z. B. für das Korakoid, an dem nicht weniger als 3 Muskeln mit ihren Sehnen ansetzen und das beinahe gesetzmäßig einen erheblichen Druckschmerz und damit gleichzeitig eine Behandlungsbedürftigkeit dieser Strukturen anzeigt. Gefunden wird die Korakoidspitze direkt unterhalb der lateralen Klavikula.

Ebenso wenig wie der Proc. coracoideus gehört der Angulus superior der Skapula mit den dort ansetzenden Strukturen zur Rotatorenmanschette, doch dürfte es eher zu den Ausnahmen gehören, wenn nicht direkt oberhalb dieses Winkels erhebliche und äußerst schmerzhafte Myogelosen, häufig bereits verkalkt und palpatorisch „knirschend" zu tasten wären. Abgesehen vom M. levator scapulae machen sich hier z. B. auch Blockaden von Th1 bemerkbar.

Während die kurze Bizepssehne zum Korakoid zieht und dort auf Druckschmerzhaftigkeit geprüft werden kann, ist der Ansatz der langen Bizepssehne am Tuberculum supraglenoidale nicht direkt zugänglich. Man kann die Sehne jedoch palpieren, wenn man bei nach außen rotiertem Arm vom Muskelbauch ausgehend nach proximal tastet, bis sich die palpierenden Finger in der gelenknahen Lücke zwischen den beiden Tubercula befinden. Man kann auch überprüfen, ob bei angebeugtem Unterarm aus der Pronationsstellung heraus eine Supinationsbewegung gegen den Widerstand des Untersuchers schmerzfrei möglich ist. Bei einem Abriss der langen Bizepssehne würde der Muskelbauch am Oberarm deutlich sichtbar hervorspringen.

2.3.3 Hüftgelenk

Hüftgelenke können blockieren und dadurch Beschwerden verursachen. Dies hat allerdings keine allzu große Bedeutung für den Alltag, weil sich die Gelenke nach erfolgreicher ISG-

Behandlung mit Beheben der Rotationsfehlstellung zumeist von alleine zentrieren und „einlaufen". Im Vordergrund der Untersuchung durch einen Therapeuten, der weder chirotherapeutisch noch z. B. mittels Kraniosakraltherapie oder Osteopathie tätig ist, steht ohnehin die Frage, ob ein Hüftgelenk eventuell arthrotisch degeneriert bzw. vielleicht sogar bereits in seinem **Bewegungsumfang** entscheidend eingeschränkt ist.

Zu beachten ist, dass **Schmerzen** im Bereich des **Hüftgelenks** häufig in die Leiste projizieren, v. a. unter Belastung auch in den volaren Oberschenkel und teilweise bis zum Knie. Entstehen Schmerzen beim Treppenlaufen, ist es hilfreich nachzufragen, ob sie treppauf oder treppab verstärkt erscheinen, weil Schmerzen im Oberschenkel u. a. auch vom Kniegelenk verursacht sein können. Entstehen die Beschwerden also verstärkt beim Abwärtsgehen, kommt man „von oben" und auch die Schmerzen werden „von oben", also vom Hüftgelenk verursacht. Wird es dagegen beim Aufwärtsgehen schlimmer, kommt man „von unten", sodass auch die Ursache eher „unten", also im Kniegelenk zu suchen ist.

Schmerzen in der **Leiste** resultieren häufig aus einer Alteration des Hüftgelenks, doch sollte man nicht versäumen, durch sorgfältige Palpation weitere Ursachen wie u. a. angeschwollene Lymphknoten oder einen Leistenbruch auszuschließen. Auch eine Periostitis der Schambeine infolge einer Fehlbelastung der Adduktoren kann hier zu Beschwerden führen.

Wenn man einmal von angeborenen oder (traumatisch) erworbenen Störungen, von der übersehenen Hüftluxation bis hin zur Perthes-Krankheit absieht, besteht die Hauptursache für (vorzeitige) **Coxarthrosen** in einer **Fehlrotation der Beine**, erzwungen üblicherweise durch einen **Beckenschiefstand**. Dabei sind die Köpfe nicht mehr in ihren Pfannen zentriert – die eine Seite ist nach oben in Richtung Pfannenrand, die Gegenseite nach unten abgewichen. Mit einiger Regelmäßigkeit besteht dann auch eine funktionelle, scheinbare **Beinlängendifferenz**. Unter anderem dieser Zusammenhang macht einen Schuhausgleich so folgenreich, denn die Fehlstellung im Acetabulum wird dadurch gerade nicht ausgeglichen, sondern festgeschrieben – mit der unausweichlichen Folge einer vorzeitigen Coxarthrose. Dieser Zusammenhang zeigt gleichzeitig auf, dass die häufig geübte Praxis, einen Beckenschiefstand dadurch zu diagnostizieren, dass man so lange Brettchen unter das scheinbar kürzere Bein des Patienten legt, bis die beiden Cristae iliacae symmetrisch stehen, in die Irre führen muss. Diese Untersuchungsmethode macht sozusagen aus der funktionellen Beinlängendifferenz eine tatsächliche und übersieht damit die Zusammenhänge. Dasselbe gilt für die Röntgenaufnahme am stehenden Patienten, die letztendlich ohne jegliche Zuordnung lediglich den Beckenschiefstand aufzeigt, denn die ISG-Blockade kann im Röntgenbild nicht erkannt werden.

Diagnostik

Die Routinediagnostik des Hüftgelenks beschränkt sich im Wesentlichen auf eine Überprüfung der Rotationsbeweglich-keit, sofern keine entzündlichen oder schmerzhaften Veränderungen bestehen. Gibt es Hinweise auf eine mögliche Erkrankung des Hüftgelenks, prüft man am besten sämtliche Bewegungsachsen.

Abduktion und Adduktion

Der Patient liegt mit gestreckten Beinen auf dem Rücken. Um eine Mitbewegung des Beckens zu verhindern, fixiert der Therapeut das Becken durch Druck auf die kontralaterale Spina iliaca und führt das zu untersuchende Bein am Unterschenkel oder Sprunggelenk in die maximal mögliche Abduktion. Auf dieselbe Weise wird die Adduktion überprüft, wobei das Bein des Patienten über das Bein der Gegenseite geführt werden muss. Anschließend folgen die Untersuchung des kontralateralen Beines und der Vergleich mit dem Bewegungsumfang der Gegenseite. Dieser sollte sich in etwa entsprechen, Schmerzen dürfen nicht entstehen.

Flexion und Extension

Die Flexion wird vom liegenden Patienten aktiv durchgeführt, indem er nacheinander seine im Kniegelenk gebeugten Beine gegen seinen Bauch nach oben zieht. Im Idealfall sollte dabei der Oberschenkel den Stamm nahezu berühren. Der Therapeut kann dabei seine Hand flach unter die LWS des Patienten halten, um zu erkennen, wann die LWS-Lordose aufgebraucht ist und die tatsächliche Flexion im Hüftgelenk beginnt.

Ist die Flexion für den Patienten mühsam oder schmerzhaft und bestehen gleichzeitig Bauchschmerzen, kann der Therapeut der aktiven Flexion durch den Patienten Widerstand entgegensetzen, indem er dessen Oberschenkel nach unten drückt. Verstärken sich dabei die Bauchschmerzen, weil der M. psoas als wesentlicher Beugemuskel des Hüftgelenks gereizt ist, deutet dies auf eine entzündliche Ursache im Bauchraum. Das sog. **Psoas-Zeichen** wird z. B. bei einer Appendizitis positiv, die sich über den Wurmfortsatz hinaus in die Umgebung ausgebreitet hat, im Einzelfall bis hin zur Abszessbildung.

Die Extension kann am auf dem Bauch liegenden Patienten, aber auch in Seitenlage oder im Stehen überprüft werden.

Rotation

Geprüft wird beim liegenden Patienten in 90° Beugung von Hüfte und Knie und im Vergleich zur Gegenseite (➤ Abb. 2.6). Neben der Schmerzfreiheit und dem absoluten Bewegungsumfang sollte auch überprüft werden, ob der jeweilige Endanschlag der Bewegung bei Innen- und Außenrotation federnd erfolgt oder eventuell unphysiologisch hart bzw. unnachgiebig. Zu beachten ist bei dieser Untersuchung, dass bei einer Drehung des Unterschenkels nach innen (medial) die Rotationsbewegung im Hüftgelenk nach außen erfolgt, also jeweils gegenläufig ist.

Als Hinweis auf Fehlstellungen des Beckens ist zu werten, wenn der Gesamtbewegungsumfang zwar seitengleich ist,

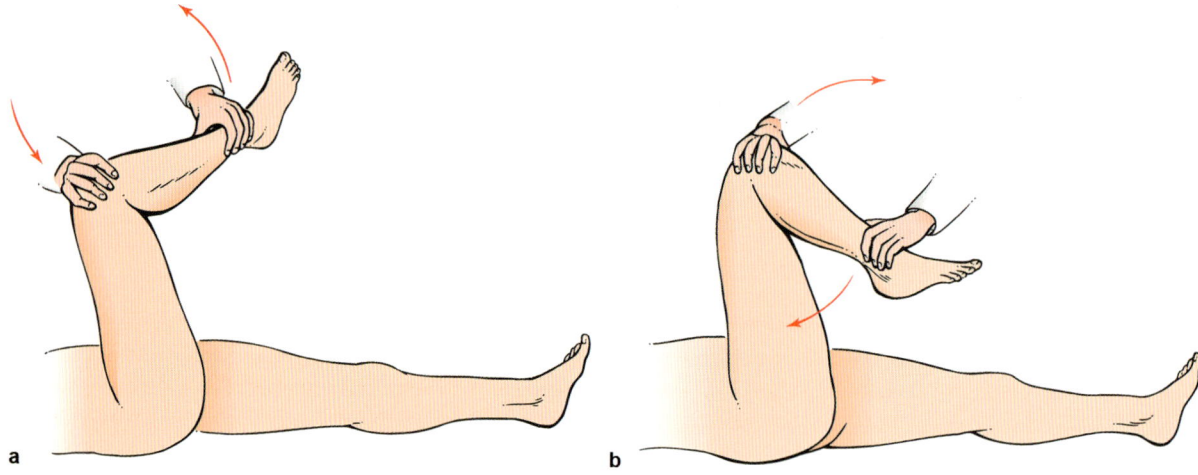

Abb. 2.6 Untersuchung der Innen- (**a**) und Außenrotation (**b**) des Hüftgelenks. [54]

dabei aber unterschiedliche Ausmaße an Innen- und Außenrotation einschließt, das eine Bein also z. B. weiter nach innen, aber gleichzeitig in geringerem Umfang nach außen rotiert werden kann. Ursache ist die Fehlrotation der Hüftköpfe beim Beckenschiefstand – in aller Regel als Folge einer ISG-Blockade.

Beim Verdacht auf eine Coxarthritis kann die Überprüfung der Rotation zu deren weiterer Abklärung genutzt werden. Dabei stützt sich der Therapeut auf das angebeugte Knie des Patienten und bewegt nun den Hüftkopf unter Druck in seiner Pfanne hin und her. Entstehen dabei keinerlei Beschwerden, kann eine entzündliche Gelenkerkrankung weitgehend ausgeschlossen werden.

Watschelgang

Ein Gangbild, bei dem das Becken des Patienten zur Seite des angehobenen und nach vorne geführten Beines kippt, weil das Standbein muskulär nicht ausreichend stabilisiert werden kann, wird als Watschelgang bezeichnet. Die wichtigsten Ursachen bestehen in einer (angeborenen) **Hüftdysplasie** sowie in einer **Schwäche der Abduktoren-Muskulatur** (v. a. M. gluteus medius). Bei der Hüftdysplasie ist der Hüftkopf nach kranial zum Pfannenrand verlagert oder sogar vollständig luxiert, sodass eine *tatsächliche* Beinlängendifferenz resultiert. Wird dieselbe bei genauer Messung nicht gefunden, handelt es sich mit großer Wahrscheinlichkeit um eine Abduktorenschwäche, die mit dem Trendelenburg-Zeichen nachgewiesen werden kann.

Trendelenburg-Zeichen

Beim Einbeinstand muss der Schwerpunkt des Rumpfes zur Seite des Standbeins verlagert werden, um ihn überhaupt zu ermöglichen. Diese Abknickbewegung wird überwiegend von

M. gluteus medius und **M. gluteus minimus** bewirkt. Sind sie dazu aufgrund einer gestörten nervalen Versorgung (N. gluteus superior aus dem Plexus sacralis) oder einer Hüftluxation nicht in der Lage, kippt das **Becken zur Seite des angehobenen sog. Spielbeins**, sodass der Einbeinstand nicht gehalten werden kann (➤ Abb. 2.7). Das Trendelenburg-Zeichen wird positiv.

2.3.4 Iliosakralgelenk

Das ISG (Iliosakralgelenk) bzw. SIG (Sakroiliakalgelenk) ist für die **Gesamtstatik** des Patienten von überragender Bedeutung. Nichts, was an Rücken oder stammnahen Gelenken therapeutisch erreicht wird, bleibt auf Dauer erhalten, wenn ein

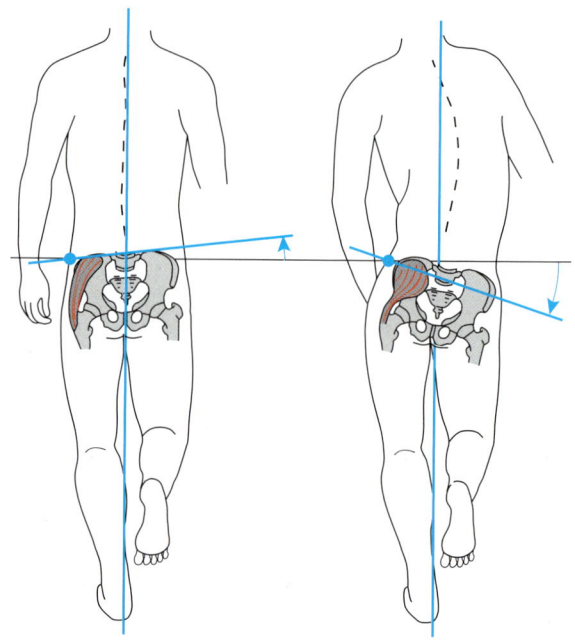

Abb. 2.7 Positives Trendelenburg-Zeichen rechts. [25]

Beckenschiefstand des Patienten übersehen, seine beiden Iliosakralgelenke nicht deblockiert wurden.

Andersherum könnte man auch sagen, dass allein die Deblockierung der beiden ISG, die Aufhebung von Beckenschiefstand, Fehlrotation der Beine und Begradigung der funktionellen Skoliose zumindest bei jüngeren und (geopathisch) unbelasteten Patienten in einem Teil der Fälle genügt, um dem „Rest" der Wirbelsäule ihre normale Funktion und Balance zurückzuerstatten. Zahlreiche Blockaden lösen sich selbsttätig, sofern ihre Ursache vergangen ist.

Es sei an dieser Stelle daran erinnert, dass die ISG-Blockade nicht nur zu erheblichen lokalen und/oder ausstrahlenden Beschwerden führen kann (aber nicht muss!), sondern sowohl über die resultierende Skoliose die gesamte Wirbelsäule als auch über die Fehlrotation im Hüftgelenk das gesamte Bein mit Knie- und Sprunggelenken und zusätzlich die Statik des Fußes mit einbeziehen kann.

> **MERKE**
>
> Der größte Anteil vorzeitiger Arthrosen oder Beschwerden in den Gelenken von Wirbelsäule, Bein und Fuß rührt überwiegend oder ausschließlich aus einem chronisch blockierten ISG.

Diagnostik

Für die Feststellung einer ISG-Blockade stehen ungezählte Möglichkeiten zur Verfügung, die nicht alle gleich einfach durchzuführen sind. Während aber diejenigen, die am schnellsten zu einer Aussage führen (z. B. die Verquellung bei Blase 2), vom Anfänger oftmals eher als unsicher oder unklar bewertet werden, werden die „aufwendigeren" zunächst favorisiert, um mit wachsender Erfahrung dann doch zunehmend als überflüssig erachtet und verworfen zu werden. Die verschiedenen Methoden sollen im Folgenden kurz vorgestellt werden:

- Das Gewebe, in das eine ISG-Blockade einstrahlt, befindet sich medial und etwas unterhalb der Spina iliaca posterior superior. Dort findet man eine druckschmerzhafte **Myogelose**.
- Der **Blasenmeridian**, in den das ISG eingebettet ist, erscheint an markanten Punkten derb und verquollen. Dies betrifft z. B. das Nackenband auf der Seite der Blockade ebenso wie das Gewebe im Bereich Blase 2 (mediale Augenbrauenregion).
- Die **Wirbelsäule** ist **skoliotisch** deformiert, wobei dies natürlich zunächst nicht beweisend für ein schiefes Becken steht, weil es sich auch um eine „echte" fixierte Skoliose handeln könnte. Auch tatsächliche Beinlängendifferenzen oder Schonhaltungen aus anderem Anlass sind möglich.
- **Vorlaufphänomen** und **Spine-Test** sind pathologisch nachweisbar.
- In der Regel findet man eine (scheinbare) **Beinlängendifferenz**.

- Die beiden hinteren oberen **Darmbeinstachel** stehen häufig **ungleich hoch**, wobei dies am besten zu erkennen ist, wenn der hinter dem stehenden Patienten sitzende Therapeut seine beiden Daumen horizontal, mit den Daumenkuppen exakt auf den beiden Spinae iliacae, auf den Rücken des Patienten legt.

Vorlaufphänomen

Zur Prüfung des Vorlaufphänomens steht der Patient aufrecht und symmetrisch vor dem (sitzenden) Therapeuten. Dieser legt seine beiden Daumen horizontal auf die beiden hinteren oberen Darmbeinstachel und fordert den Patienten anschließend auf, sich bei weiterhin durchgestreckten Kniegelenken nach vorne zu beugen. Bei einer einseitigen ISG-Blockade rotiert die Darmbeinschaufel auf dieser Seite nicht gegen das Sakrum, sondern wird bei der Rumpfbeuge sofort mit nach oben gezogen. Der Therapeutendaumen tritt also auf der Seite der Blockade höher, während bei einer fehlenden, aber auch beidseitigen Blockierung keine wesentliche Abweichung zu erkennen ist.

Spine-Test

Beim Spine-Test steht der Patient vor dem (sitzenden) Therapeuten, wobei derselbe einen Daumen auf die Spina der zu untersuchenden Seite legt, den anderen aber auf den Dornfortsatz S1. Es wird beim Spine-Test also kein direkter Seitenvergleich vorgenommen, sondern die Beweglichkeit der Iliosakralgelenke einzeln und unabhängig voneinander überprüft. Der Patient wird nun auch nicht zur Rumpfbeuge aufgefordert, sondern er hebt bei durchgestrecktem Standbein das Bein der zu untersuchenden Seite unter gleichzeitiger Beugung im Kniegelenk.

Ist die Beweglichkeit im ISG der untersuchten Seite erhalten, liegt also keine Blockade vor, wird die Spina in dem Moment tiefer treten, in dem die Beweglichkeit im Hüftgelenk erschöpft ist, sobald also der Patient sein Bein im Hüftgelenk entsprechend stark angebeugt hat. **Fehlt** dieses **Tiefertreten**, oder ist es absolut oder im Vergleich zur nachfolgenden Überprüfung der Gegenseite nur **gering vorhanden**, kann von einer Blockade ausgegangen werden.

Beinlängendifferenz

Die Beinlängendifferenz eines Patienten kann in der Folge einer früheren Fraktur oder einer (angeborenen) Hüftgelenkluxation **tatsächlich** vorhanden sein. Sie kann aber auch **scheinbar** bestehen, wie dies bei einer ein- oder beidseitigen ISG-Blockade häufig zu beobachten ist. Tatsächliche Beinlängendifferenzen stellen im Praxisalltag eine Rarität dar. Nahezu alle Differenzen sind scheinbar und **verschwinden nach erfolgreicher Deblockierung** der ISG-Gelenke, was bei einer echten Differenz nicht möglich ist.

Man kann die Beinlängendifferenz eines Patienten so deuten, dass sie bei fehlender Fraktur bzw. Luxation einen sicheren Hinweis auf eine ISG-Blockade erlaubt, während der Umkehrschluss nicht zulässig ist: Erfolgt nämlich bei einer beiderseitigen Blockade die Kippung der jeweiligen Beckenschaufel symmetrisch zur Gegenseite nach vorne oder hinten, entsprechen sich auch die Auswirkungen auf das jeweilige Bein, sodass keine Abweichungen erkennbar werden. Zumeist sind allerdings die Auswirkungen auf Rotation und Länge der beiden Beine asymmetrisch, sodass mit der Differenz der Beinlänge gleichzeitig auch der Nachweis der Beckenfehlstellung erbracht ist.

Zum Erkennen einer Beinlängendifferenz liegt der Patient in Rückenlage auf der Liege, wobei streng auf eine symmetrische, exakt ausgerichtete Lage zu achten ist. Um etwaige geringe Abweichungen aus dem Lot zu korrigieren, kann der Therapeut vom Fußende der Liege aus durch Traktion an den Patientenbeinen die lotrechte Lage erzwingen. Im Anschluss hieran braucht nun lediglich durch Vergleich der beiden aneinander liegenden Innenknöchel eine Abweichung erkannt oder ausgeschlossen zu werden. Bei Patienten, bei denen die Innenknöchel nicht deutlich vorspringen, kann der Therapeut seine beiden Daumen auf diese Fixpunkte legen, um nun im Höhenvergleich seiner Daumen eine Abweichung zu erkennen.

Übliche (scheinbare) Beinlängendifferenzen liegen zwischen 0,5 und 2 cm, bei einer Beckenverwringung auch einmal darüber hinaus. Minimale und undeutliche Abweichungen von 1–2 Millimetern sollten nicht bewertet werden. Es sei daran erinnert, dass selbst bei fehlender Beinlängendifferenz ISG-Blockaden bestehen können, sodass bei entsprechenden Symptomen des Patienten verstärkt auf die weiteren Hinweise zu achten ist.

Im Zweifelsfall, wenn also eine gefundene Differenz nicht sicher als „echt" oder „scheinbar" zuzuordnen ist, kann die Beinlänge auch mit dem **Maßband** gemessen und mit der Gegenseite verglichen werden. Hierzu misst man von der **Spina iliaca anterior superior** zum **Innenknöchel** der jeweiligen Seite (➤ Abb. 2.8), wobei es sich von selbst versteht, dass die Beine des Patienten durchgestreckt und die knöchernen Messpunkte exakt getroffen werden müssen. Ob der Innenknöchel hierbei bei der beiderseitigen Messung jeweils mittig oder mehr in seinem proximalen oder distalen Bereich gewählt

wird, ist unerheblich, da es nicht auf die absolute Beinlänge, sondern auf den **Vergleich zur Gegenseite** ankommt.

Werden die Beine trotz **Abweichung der Knöchel** bei der obigen Überprüfung mit dem Maßband als **gleich lang** gemessen, ist dies der Beweis für eine **scheinbare** Beinlängendifferenz und damit auch für die Ursache einer Beckenfehlstellung bei ISG-Blockade. Diese Prüfung, so simpel sie erscheinen mag, hat sich im Alltag als deutlich zuverlässiger und genauer erwiesen als die üblichen Messungen mittels Röntgenbild oder einseitigem Unterlegen von Distanzscheiben am stehenden Patienten, wie dies meist üblich ist.

Prüfung nach Derbolowski

Eine Variante der Überprüfung besteht im Erkennen einer **variablen Beinlängendifferenz** nach Derbolowski. Hierbei liegt der Patient in Rückenlage wie beim Innenknöchelvergleich beschrieben. Der Untersucher umfasst die Sprunggelenke des Patienten, wobei die Daumen auf den Innenknöcheln zu liegen kommen, und fordert den Patienten anschließend auf, sich unter Zuhilfenahme seiner Hände bzw. Arme zum Sitzen aufzurichten. Dies sollte zur Verifizierung mehrfach wiederholt werden.

Beim Vorliegen einer ISG-Blockade wird beim Aufrichten des Patienten das eine Bein deutlich tiefer treten als das Bein der Gegenseite, wobei analog zur entstehenden Differenz auch das Maß der vorliegenden Beckenfehlstellung erkannt wird.

Beckenschiefstand

Ergänzend zur Feststellung einer Beinlängendifferenz, und ganz besonders für diejenigen Fälle geeignet, bei denen trotz deutlichem Hinweis auf eine ISG-Blockade keine Differenz zu erkennen ist, kann das **Becken selbst beurteilt** werden. Sehr viel genauer als am stehenden Patienten, bei dem man die Hände vergleichend auf die beiden Cristae iliacae legen kann, ist die Beurteilung am **liegenden Patienten**: Hierzu werden im Seitenvergleich die vorderen oberen Darmbeinstachel verwendet, indem der Therapeut seine beiden **Daumen flächig** und **streng horizontal** und mit den Daumenkuppen auf den Spinae auflegt und die Höhe im Seitenvergleich überprüft. Idealerweise sollten sich die Augen des Untersuchers über dem Patientenbecken befinden. Der Bauchnabel des Patienten dient als Bezugspunkt, wodurch nun selbst minimale Abweichungen in der Höhenlokalisation der beiden Daumen und damit auch der beiden Spinae iliacae erkennbar werden.

Anfänger haben häufig Probleme beim Auffinden der beiden Spinae, wodurch die Untersuchung ungenau wird und nicht mehr verwertet werden kann. Man sollte daher im Kreis der Kollegen oder der Familie die notwendige Sicherheit erlangt haben, bevor man bei seinen Patienten Fehldiagnosen stellt: Beim Aufsuchen und Entlanggleiten auf der Crista iliaca nach vorne gelangt der palpierende Finger schließlich zu einem knöchernen Vorsprung, an dem aus dem horizontalen

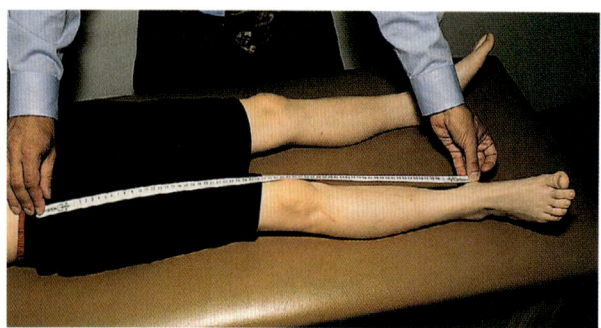

Abb. 2.8 Beinlängenmessung von der Spina iliaca anterior superior zum Innenknöchel. [60]

Bewegungsablauf heraus ein Abkippen in die Vertikale stattfindet. Gleitet man mit dem Finger mehrmals über diesen Punkt nach unten und wieder zurück in die Horizontale, kann man schließlich die Spina millimetergenau definieren. Solange dies nicht beiderseits exakt gelingt, und die beiden Daumen zugleich flächig und horizontal auf dem Patienten aufliegen, ist die Untersuchung nicht genau genug.

HINWEIS DES AUTORS

Im Alltag geht es darum, mit minimalem Zeitaufwand zuverlässig zu einer Diagnose zu kommen. Die verschiedenen Untersuchungen werden daher in ihrer Summe mit wachsender Erfahrung weitgehend überflüssig. Als wichtigste Instrumente auf dem Weg zu einer sicheren Diagnose haben sich mir die Überprüfung von **Differenzen der Beine** (Innenknöchel) und des Beckens (Spinae) bewährt, ergänzt durch die **Palpation von Blase 2**. Dies ist, sobald der Patient auf der Liege liegt, in 2 Minuten durchzuführen mit dem entscheidenden Vorteil, dass er nun für die sich (hoffentlich) anschließende Therapie nur noch auf die Seite gedreht zu werden braucht.

Differenzialdiagnose Sakroileitis

Ausstrahlende Schmerzen oder morgendliche Steifigkeit können auch von einer Sakroileitis herrühren, die deshalb zumindest bei jungen Männern vorsorglich ausgeschlossen werden sollte, bevor man sich der Diagnose einer Blockade zu sicher ist. Immerhin gibt es in Deutschland rund 1 Million Bechterew-Patienten. Abgesehen von den weiteren Symptomen des Patienten, die zur Diagnose führen können, steht für eine schnelle Abgrenzung das **Zeichen nach Mennell** zur Verfügung: Der Therapeut drückt in Rückenlage des Patienten auf dessen beide Darmbeinschaufeln, wobei dieses „Drücken" eher als ein mit großer Kraft durchgeführtes Daraufstemmen zu interpretieren ist, weil andernfalls wegen des gewaltigen Bandapparates des ISG keine Scherwirkung erzielt werden kann. Bei entzündlich ein- oder beidseitig gereizten Iliosakralgelenken entstehen dabei Schmerzen, während dies bei der Blockade nicht möglich ist. Alternativ und eigentlich überflüssig wird das Zeichen auch so angegeben, dass der Patient auf der Seite liegt und der Therapeut die Scherwirkung dadurch bewirkt, dass er das oben liegende Patientenbein überstreckt.

Entstehen beim Zeichen nach Mennell Schmerzen, lässt sich die Entzündung durch eine nachfolgende Röntgenaufnahme verifizieren. Patienten mit ISG-Blockade, die gerne darauf bestehen, dass bei eventuell vorausgegangenen radiologischen Abklärungen alles in Ordnung gewesen sei, sollten darüber aufgeklärt werden, dass Blockaden damit nicht nachgewiesen werden können.

2.3.5 Kniegelenk

Am Kniegelenk gibt es zahlreiche Strukturen, die potenziell geschädigt werden können. Besonders häufig betrifft ein Trauma die Menisci oder den Bandapparat. Nicht jeder Defekt lässt sich

klinisch unmittelbar zuordnen. Die aussagekräftigste apparative Untersuchungsmöglichkeit besteht dann in der MRT. Teilweise ist man aber auch auf eine Arthroskopie angewiesen. Dies gilt natürlich besonders für die Fälle, bei denen man die endoskopische Inspektion der Strukturen mit operativen Eingriffen kombinieren möchte.

Meniskus

Die Untersuchung der Menisci erfolgt durch das **Steinmann-Zeichen**. Dabei wird der Unterschenkel des liegenden Patienten bei rechtwinklig angebeugtem Kniegelenk gegen den Oberschenkel nach innen und außen **rotiert** (nicht ad- bzw. abduziert) (➤ Abb. 2.9). Bei einer Schädigung des Innenmeniskus ist die Außenrotation schmerzhaft, bei der (seltenen) Außenmeniskusschädigung die Innenrotation (sog. **Steinmann I**). Als **Steinmann II** bezeichnet man das **Wandern** des maximalen **Druckschmerzes** von vorne nach hinten in Richtung Kniekehle, wenn das Kniegelenk aus der Streckung heraus angebeugt wird (➤ Abb. 2.9).

Die Rotation des Unterschenkels gegen den Oberschenkel kann alternativ auch am auf dem Bauch liegenden Patienten durchgeführt werden.

Seitenbänder

Die Untersuchung der Seitenbänder bei Verdacht auf Riss oder Überdehnung erfolgt am liegenden Patienten bei **minimal** (etwa 5°) **angebeugtem Unterschenkel**. Durch kräftige **Abduktion** des Unterschenkels gegen den Oberschenkel überprüft man die Stabilität des **Innenbandes** (➤ Abb. 2.10), durch die **Adduktion** diejenige des **Außenbandes**. Bei einer Bandüberdehnung kommt es zu Schmerzen, bei einem **Abriss** entsteht eine erkennbare **Aufklappbarkeit des Gelenks**. Schmerzen entstehen in diesem Fall nicht, weil etwas, das nicht mehr da ist, auch nicht schmerzen kann.

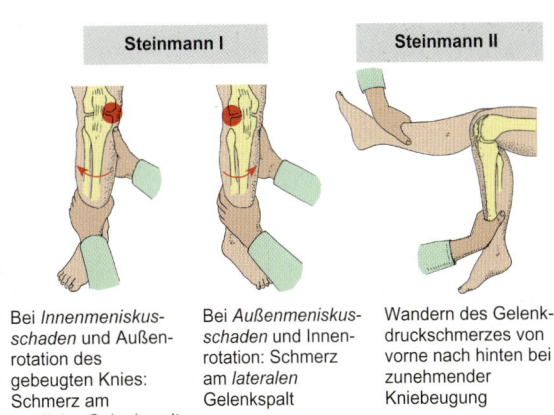

Bei *Innenmeniskus-schaden* und Außenrotation des gebeugten Knies: Schmerz am *medialen* Gelenkspalt

Bei *Außenmeniskus-schaden* und Innenrotation: Schmerz am *lateralen* Gelenkspalt

Wandern des Gelenkdruckschmerzes von vorne nach hinten bei zunehmender Kniebeugung

Abb. 2.9 Steinmann-Zeichen [39]

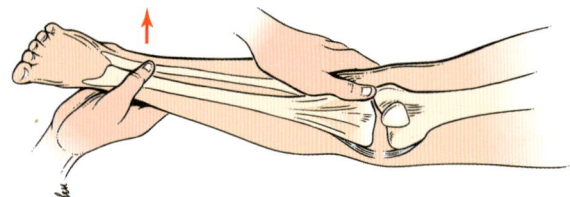

Abb. 2.10 Untersuchung des medialen Seitenbandes. [54]

Die Untersuchung der Seitenbänder fällt dem Anfänger erfahrungsgemäß besonders schwer, weil der Oberschenkel meist nicht ausreichend fixiert wird und deshalb bei den versuchten Bewegungen des Unterschenkels scheinbare Bewegungen zustande kommen. Mehrheitlich wird die Abduktions- bzw. Adduktionsbewegung auch vor lauter Angst, man könnte dem Patienten Schmerzen bereiten, mit viel zu geringer Kraft durchgeführt. Damit wird diese Untersuchung jedoch wertlos. Es ist also zunächst von großer Bedeutung, mit der Hand, deren Finger über die Kniekehle eine geringe Anbeugung erzwingen, gleichzeitig den distalen Oberschenkel im Bereich seiner Epikondylen zuverlässig zu fixieren, um dem Druck der kontralateralen Hand am distalen Unterschenkel bzw. am Sprunggelenk des Patienten standzuhalten. Gleichzeitig ist streng darauf zu achten, dass das Bein im Hüftgelenk ohne jegliche Rotation gerade gehalten wird, denn bereits ein kleiner Rotationswinkel nach innen oder außen führt bei den Seitbewegungen des Unterschenkels zu einer Rotationsverstärkung im Hüftgelenk, die dann irrtümlich als Bewegung im Kniegelenk gedeutet wird.

Liegt das Bein gerade und wird der Oberschenkel innen- oder außenseitig zuverlässig fixiert, resultiert aus den mit großer Kraft ausgeführten Abduktions- bzw. Adduktionsversuchen keinerlei erkennbare Beweglichkeit. Dagegen klappt es bei einem Abriss des Seitenbandes um etliche Winkelgrade auf, woraus hervorgeht, dass die übliche unerschütterliche Stabilität des Kniegelenks weitgehend nur durch seinen kräftigen Bandapparat bewirkt wird.

ACHTUNG

Es versteht sich von selbst, dass man im Anschluss an ein akutes Trauma diese wie jede weitere Untersuchung der Gelenkstrukturen zunächst mit angemessener Zurückhaltung vornimmt. Hierbei kann es zunächst nur darum gehen, auf irgendeine Art und Weise involvierte Strukturen u. a. durch sorgfältige Palpation dingfest zu machen, bevor man bei fehlender Schmerzauslösung „mutiger" wird und den Kraftaufwand erhöht. Entstehen also im Beispiel bereits bei geringen Abduktions- oder Adduktionsversuchen Schmerzen im Bereich des untersuchten Seitenbandes, ist von einer Distorsion auszugehen und der Patient je nach möglichem Verletzungsumfang einer apparativen Diagnostik zuzuführen.

Kreuzbänder

Die beiden Kreuzbänder laufen von der Fossa intercondylaris des Femur „über Kreuz" zum Tuberculum intercondylare der Tibia. Entsprechend den Seitenbändern tragen sie ganz entscheidend zur Stabilität im Kniegelenk bei.

Der Nachweis eines Kreuzbandrisses erfolgt durch das sog. **Schubladenphänomen**: Lässt sich bei gebeugtem Unterschenkel (90°) der Tibiakopf von der Femurepiphyse weg **nach vorne** ziehen, liegt ein Riss des **vorderen Kreuzbandes** vor (**vordere Schublade**; ➤ Abb. 2.11b; ➤ Abb. 2.12); lässt er sich nach **hinten** drücken, so ist das **hintere Kreuzband** gerissen (**hintere Schublade**; ➤ Abb. 2.11c).

Zur Untersuchung des vorderen Kreuzbandes legt der Therapeut seine gedoppelten Hände flach und mit der radialen Handkante in die Kniekehle **hinter den Tibiakopf** (➤ Abb. 2.12). Damit der 90°-Winkel im Kniegelenk erhalten bleibt, sitzt der Therapeut idealerweise seitlich auf dem distalen Fuß des Patienten. Der Zug nach vorn hat mit großer Kraft zu erfolgen, weil der muskuläre Widerstand überwunden werden muss, um zur Haltefunktion des Kreuzbandes zu gelangen. Dies verursacht dem Patienten bei **intaktem** oder **gerissenem** Kreuzband **keinerlei Schmerzen**. Ist das Kreuzband angerissen und damit nicht mehr in der Lage, seine Funktion zu erfüllen, könnte es anlässlich dieser Überprüfung theoretisch vollends durchreißen, doch wäre dies ohnehin passiert, sobald der Patient in der Folge sein Kniegelenk wieder physiologisch belastet hätte.

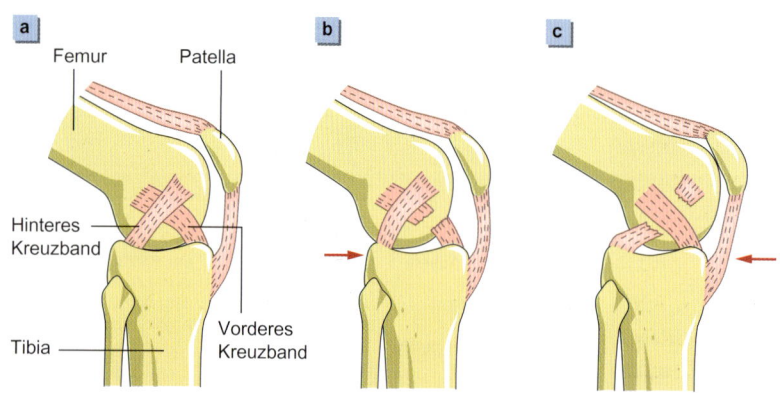

Abb. 2.11 a Intakte Kreuzbänder. **b** Riss des vorderen Kreuzbandes (→ vordere Schublade). **c** Riss des hinteren Kreuzbandes (→ hintere Schublade).

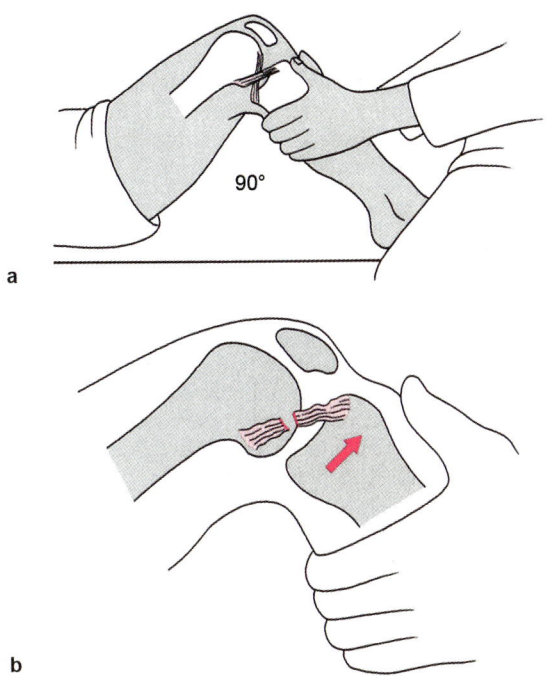

a

b

Abb. 2.12 Schubladenphänomen: Untersuchung des vorderen Kreuzbandes (die radialen Handkanten sollten sich in der Kniekehle und nicht unterhalb davon befinden). [32]

M E R K E

Ist man als Untersucher zu vorsichtig bzw. ängstlich, wird man weder bei intaktem noch bei gerissenem Kreuzband irgendeine Art von Resultat erhalten und die Untersuchung wird wertlos.

Zur Untersuchung des hinteren Kreuzbandes steht der Therapeut seitlich neben dem in derselben Position wie zuvor liegenden Patienten. Während die eine Therapeutenhand nun den Oberschenkel fixiert, übt die andere Hand über den Tibiakopf einen möglichst großen Druck nach proximal aus. Sinngemäß sollte der Therapeut versuchen, den Tibiakopf mit großer Kraft gewissermaßen unter dem Oberschenkel hindurch nach proximal zu drücken. Ist das hintere Kreuzband gerissen, entsteht bei dieser Untersuchung eine deutliche Beweglichkeit, eben die „hintere Schublade".

Kniegelenkserguss

Bei der Untersuchung des Kniegelenks **liegt** der Patient grundsätzlich auf dem **Rücken**, wobei die Beine gestreckt, gleichzeitig aber locker und möglichst ohne jede muskuläre Anspannung gelagert sein sollten, um die Untersuchung überhaupt erst zu ermöglichen. Eine Untersuchung am stehenden Patienten ist deswegen sinnlos.

Bei einem **umfangsvermehrten Kniegelenk** kann die Ursache in den umgebenden **Weichteilen** zu suchen sein (z. B. Bursitis), aber auch die **Gelenkhöhle** selbst betreffen. Ist das Gelenk betroffen, kann die Anschwellung von einem blutigen, eitrigen oder serösen Gelenkerguss herrühren, aber auch durch

die knöchernen Strukturen verursacht sein, z. B. bei einer fortgeschrittenen Gonarthrose oder einem Tumor. Man wird also zunächst die Umgebung des Gelenks einschließlich Bursen, Seitenbändern und Gelenkspalt palpieren, ergänzt durch vorsichtige Gelenkbewegungen unter aufgelegter Hand (arthrotische Krepitation?), um einen ersten Hinweis auf eine Beteiligung dieser Strukturen zu erhalten.

Befindet sich Flüssigkeit in der Gelenkhöhle, ist sie nicht nur im Gelenkspalt zwischen Femur- und Tibiakondylen, sondern gleichzeitig auch zwischen Femur und Patella, weil es sich um einen einheitlichen Raum handelt. Dabei wird die Patella von ihrem Lager auf dem distalen Femur abgehoben und schwimmt nun gewissermaßen auf der Gelenkflüssigkeit. Während physiologischerweise beim Anpressen mit den Fingern umgehend und ohne jedes Spiel der knöchern-knorpelige Widerstand ihrer femuralen Pfanne spürbar wird, lässt sie sich beim Gelenkerguss in die Flüssigkeit hineindrücken wie ein schwimmendes Stück Holz ins Wasser (➤ Abb. 2.13). Lässt man das Holz bzw. die Patella los, federn sie elastisch zurück. Erfolgt der Anpressdruck nicht genau mittig nach unten oder wird sie nicht durch die Finger der anderen Hand fixiert, rutscht sie evtl. seitlich unter den Fingern weg. Dieses Spiel mit einer auf der Flüssigkeit **tanzenden Patella** lässt sich beliebig wiederholen, weil es **keinerlei Schmerzen** verursacht. Manchmal wird empfohlen, die Patella ruckartig gegen den Femur zu pressen, was nicht sinnvoll ist, denn den spürbaren Anschlag auf dem Femur hat man bereits physiologisch bei fehlender Ergussbildung.

Bei einem sehr kleinen Gelenkerguss wird diese Untersuchung unsicher. Der Therapeut kann dann versuchen, durch flächigen Druck mit der Hand direkt oberhalb der Patella im Recessus suprapatellaris vorhandene Flüssigkeit nach distal hinter die Patella zu verschieben. Nun wird eventuell ein geringgradiges „Tanzen" der Patella möglich oder es entsteht seitlich von ihr eine kleine, sicht- und tastbare, mit den Fingern verschiebliche Vorwölbung.

Die korrekte Diagnostik der **Retropatellararthrose** wird unter ➤ 4.2 besprochen.

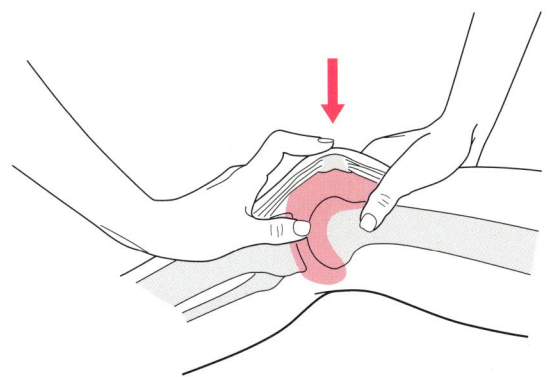

Abb. 2.13 Tanzende Patella bei Kniegelenkserguss. [32]

2.4 Spezielle Untersuchungen

2.4.1 Bandscheibenvorfall (➤ 4.18)

Bandscheibenvorfälle entstehen meist in den Segmenten der **LWS** einschließlich L5/S1. Den wesentlichen Hinweis erhält man durch **lumbale Schmerzen** des Patienten, die einem bestimmten Dermatom bzw. Myotom zugeordnet bis zum Fuß hinunterziehen. Begleitend ist es eventuell bereits zu **Sensibilitätsstörungen** oder sogar **muskulären Lähmungen** gekommen, erkennbar u. a. an abgeschwächten Reflexen (PSR oder ASR; ➤ Fach Neurologie).

Den entscheidenden Hinweis auf die Wurzelreizung erhält man mit dem **Zeichen nach Lasègue**. Dabei liegt der Patient mit gestreckten Beinen auf dem Rücken, während der Therapeut das Bein der betroffenen Seite vorsichtig nach oben führt (➤ Abb. 2.14a). Sobald die Nervenwurzel in ihrem Zwischenwirbelloch mechanisch bedrängt wird, führt dies zur Schmerzauslösung bzw. -verstärkung. Daraus kann man ableiten, dass der Zustand des Patienten sich desto ernsthafter darstellt, je geringer der Beugewinkel im Hüftgelenk ist, bei dem bereits Schmerzen auftreten.

Ein Herr Bragard meinte im vorigen Jahrhundert, ein weiteres Zeichen kreieren zu sollen, indem er bei auftretenden Schmerzen zusätzlich den Patientenfuß nach dorsal flektierte und den Schmerz dadurch weiter verstärkte (➤ Abb. 2.14b). Dies ist allerdings aufgrund der zusätzlichen Nervendehnung folgerichtig und stellt nichts anderes dar, als wenn man das Bein nach Lasègue ungeachtet der ersten Schmerzensschreie von Seiten des Patienten noch weiter anheben würde. Dies ist etwa so, als ob man versuchte, bei einer unklaren Fraktur durch Auslösen abnormer Beweglichkeit und Krepitation die Diagnose zu erhärten. Des ungeachtet sind sowohl die Crepitatio als auch das **Bragard-Zeichen** in der Medizin verankert und sollten für die Prüfung gelernt werden.

Man kann theoretisch in unklaren Fällen das Zeichen nach Lasègue auch als sog. **gekreuzten** oder **kontralateralen Lasègue** durchführen, indem man das **gesunde Bein hebt**, also im Hüftgelenk beugt. Der erreichbare Winkel ist dabei natürlich ungleich größer, bis es dann (auf der betroffenen Seite) schließlich doch zu Schmerzen kommt. Der gekreuzte Lasègue wird auch als **Moutard-Martin-Zeichen** bezeichnet und ist eigentlich entbehrlich. Unter dem **Minor-Zeichen** versteht man die Beobachtung, dass der Patient mit Ischiassyndrom beim Aufstehen von der Liege überwiegend nur sein gesundes Bein belastet.

> **MERKE**
>
> Es sei daran erinnert, dass das Zeichen nach Lasègue zunächst für einen Bandscheibenvorfall spricht, jedoch weitere mögliche Ursachen vom Tumor bis hin zu Entzündungen in Frage kommen. Positiv wird es auch bei einer Reizung der Hirnhäute, wobei dann allerdings die weiteren Symptome zur klaren Abgrenzung führen.

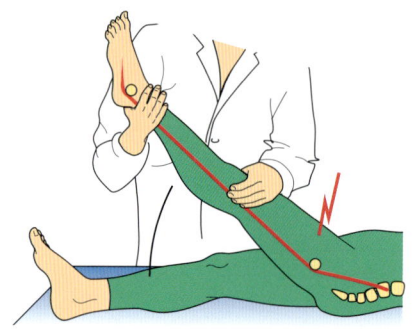

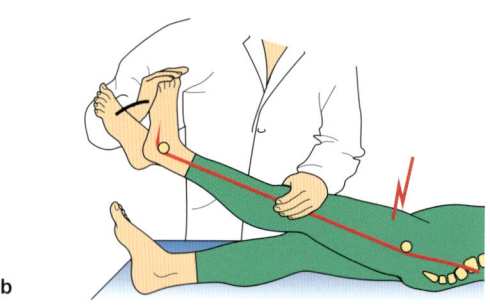

Abb. 2.14 **a** Lasègue-Zeichen. **b** Bragard-Zeichen. [50]

2.4.2 Karpaltunnelsyndrom (➤ 4.13)

Ein Karpaltunnelsyndrom kann durch **Affektionen der HWS** verursacht sein, aber auch durch eine direkte **Kompression des N. medianus** in seinem beugeseitigen Tunnel. In diesen Fällen kann man durch direkten Druck bzw. eine zusätzliche Einengung des Karpaltunnels Schmerzen auslösen bzw. vorhandene verstärken, daneben auch Sensibilitätsstörungen erzeugen.

Die Untersuchung besteht also in einem Druck oder einem Beklopfen der beugeseitigen Handwurzel. Alternativ kann man durch eine maximal mögliche Flexion der Patientenhand über 1 Minute versuchen, Symptome auszulösen. Entstehen bei diesen Untersuchungen keine Beschwerden, ist von der ursächlichen Beteiligung der HWS auszugehen.

Hauptsächlich vom Karpaltunnelsyndrom betroffen sind die durch den N. medianus versorgten Finger 1–3. Abgesehen von der Inspektion und Überprüfung der Daumenmuskulatur (Thenar) lässt sich die Funktionsfähigkeit der Flexoren nach ➤ Abb. 2.15 überprüfen.

2.4.3 Kahnbeinfraktur

Kahnbeinfrakturen des Handgelenks, isoliert oder begleitend zu einer distalen Radiusfraktur, lassen sich radiologisch häufig nicht auf Anhieb erkennen. Den relativ sichersten Hinweis bis zu einer zweiten Röntgenaufnahme 1–2 Wochen später erhält man durch die Schwellung und v. a. durch den ausgeprägten

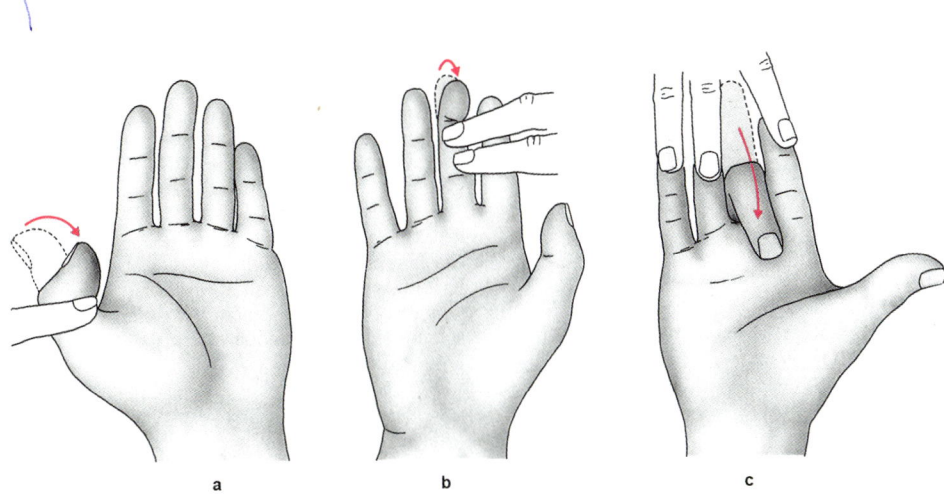

Abb. 2.15 Prüfung der Beugesehnenfunktion. [47]

Druckschmerz über der **Tabatiere** („Schnupftabakgrübchen"), weil sich das Kahnbein direkt unterhalb davon befindet.

Man findet die Tabatiere, wenn man den Patienten bittet, den Daumen zu abduzieren und gleichzeitig ein wenig nach oben (dorsal) zu führen, weil sich dabei direkt distal des Proc. styloideus radii die dreieckige Vertiefung der Tabatiere zwischen zwei Sehnen abzeichnet, die zum Daumen ziehen.

2.4.4 Muskelkraft und Muskeltonus

Eine grobe Abschätzung der Muskelkraft ist v. a. an den Extremitäten möglich, indem man den Patienten z. B. bittet, bestimmte Bewegungen auszuführen, die man dann mit den eigenen Händen zu unterbinden sucht. Auch ein möglichst kräftiger Händedruck durch den Patienten, am besten beiderseits, vermittelt einen ersten Hinweis. Den Muskeltonus kann man am möglichst entspannt liegenden oder sitzenden Patienten abschätzen, wenn man seine Extremitäten in den großen Gelenken beugt bzw. streckt.

2.4.5 Röntgen

Knöcherne Strukturen lassen sich im Röntgenbild weit besser erkennen als jede sonstige Struktur des menschlichen Körpers, weil Röntgenstrahlen problemlos durch sämtliche Weichteilschichten dringen und lediglich von verkalkten Anteilen reflektiert werden, wodurch sich dieselben von ihrer Umgebung abgrenzen lassen. Während z. B. umfangreiche Weichteile wenigstens schemenhaft zu erkennen, wenn auch nicht zu diagnostizieren sind, kann man feinere Strukturen wie Bänder oder Gelenkknorpel gar nicht darstellen und beispielsweise Lymphknoten oder tuberkulöse Herde erst dann, wenn sie im Zuge degenerativer Prozesse verkalkt sind. Röntgenaufnahmen sind also bei unklaren Prozessen knöcherner Strukturen grundsätzlich **1. Wahl** apparativer Untersuchungen, lediglich bei Bedarf

ergänzt durch weitergehende Maßnahmen wie CT, MRT oder die Szintigraphie.

Die **Sonographie** ist für die Diagnostik knöcherner Strukturen nicht geeignet, weil Ultraschall Knochen nicht durchdringen kann. Dafür stellt sie auch im Bereich des Bewegungsapparats eine ideale Ergänzung zum Röntgenbild dar, weil **Weichteile** problemlos und fein aufgelöst zu erkennen sind. Dies gilt bei modernen Geräten sogar für Band- oder Kapselstrukturen.

Ein Problem ergibt sich bei Weichteilprozessen, die hinter knöchernen Strukturen liegen, wie z. B. im Bereich der Lunge, gerade weil der Ultraschall die Rippen nicht zu durchdringen vermag. Bei der Suche nach Lungenmetastasen würde man also zunächst eine Röntgenübersichtsaufnahme anfertigen. Liegt eine Metastasierung vor und befinden sich einzelne Metastasen bereits in der Größenordnung eines Zentimeters, lassen sie sich durch ihre abweichende Dichte gegenüber der Umgebung auch im Röntgenbild erkennen, meist als sog. Rundherde. Andernfalls muss man auf das CT ausweichen. Entsprechendes gilt für den Lungenhilus, an dem verbackene Lymphknotenpakete, wie sie v. a. bei Tuberkulose, Sarkoidose oder einem Bronchialkarzinom entstehen können, erkennbar werden, während man bei weniger voluminösen Prozessen auf das CT oder sogar invasive Maßnahmen angewiesen ist. Bei einer Osteomyelitis lassen sich die Herde erst dann darstellen, wenn sich knöcherne Strukturen aufgelöst haben. Bis dahin muss man auf CT, Ultraschall oder die Szintigraphie ausweichen.

2.4.6 Arthroskopie

Arthroskopie bedeutet, dass man in ein Gelenk (Arthron) hineinschaut (skopein). Meist dient die Methode **minimal-invasiven operativen Zwecken**, da man sie dank der hervorragenden Auflösung von Gelenkstrukturen im MRT nur noch selten zur Diagnostik verwenden muss. Minimal-invasive Eingriffe bergen ein sehr viel geringeres Infektionsrisiko als offene Operationen und heilen deutlich schneller und komplikationsärmer, sofern der Chirurg bzw. Orthopäde ausreichend Erfahrungen sammeln konnte. Außerdem kann man die Methode meist in Lokalanästhesie anwenden, sodass auch das Risiko der Intubationsnarkose entfällt.

Besonders häufig wird die Arthroskopie am Kniegelenk eingesetzt, weil es bei diesem Gelenk häufiger als an anderen großen Gelenken zu kleineren oder größeren Traumen bzw. degenerativen Veränderungen an Menisci, Band- oder Gelenkknorpelstrukturen kommt, die operativer Korrekturen bedürfen. Der Eingriff erfolgt mittels mehrerer Stichinzisionen, durch die Lichtquelle und benötigtes Instrumentarium eingeführt werden. Vor dem diagnostischen oder operativen Eingriff wird das Gelenk mit Kohlendioxid bzw. (häufiger) Ringer-Lösung gefüllt, die dann auch als Spülflüssigkeit dienen kann.

Die wichtigsten **Komplikationsmöglichkeiten** bestehen in irrtümlichen Verletzungen von Gelenkstrukturen und einer sekundären (bakteriellen) Infektion.

2.4.7 Elektromyographie

Mit dieser Untersuchungsmethode werden die **elektrischen Aktivitäten** einzelner **Muskeln** und ihre eventuellen Abweichungen von der Norm erfasst. Während ein entspannter Muskel in der Regel keine Aktivitätsmuster zeigt, die mit der Elektromyographie (EMG) aufgezeichnet werden könnten, lassen sich bei seiner willkürlichen Aktivierung typische Ableitungen erhalten. Die Veränderung der physiologischen Ableitungen zum einen bei Schädigungen des Muskels selbst und zum anderen bei nervalen Störungen können wiederum von denjenigen abgegrenzt werden, die z.B. bei einem Muskel erhalten werden, der sich nach vorübergehender Schädigung in seiner Regenerationsphase befindet. Typische Abweichungen von der Norm sieht man neben vielen anderen bei Erkrankungen wie Myasthenia gravis, Polymyositis oder einer Polyneuropathie.

Benutzt werden z.B. für die Messung von Leitgeschwindigkeiten Oberflächenelektroden über dem untersuchten Muskel. Dies ist in etwa mit der Ableitung eines EKG vergleichbar, bei dem ebenfalls Aktionspotenziale der Herzmuskulatur in ihrer Richtung, Stärke und Regelmäßigkeit erfasst werden. Genauer werden die erhaltenen Ergebnisse, wenn das EMG über eingestochene Nadeln abgeleitet wird.

Zusammenfassung

Untersuchung:

- **Anamnese:** Fragen nach lokalen Beschwerden und Allgemeinsymptomen; soziale und Familienanamnese nur bei Bedarf
- **Inspektion und Palpation:** z.B. Gangbild, Gelenke (Rötung, Schwellung, Überwärmung), Schonhaltung, Schwingungen und Seitverbiegungen der Wirbelsäule (Patienten nach vorne beugen lassen), Kopfbeweglichkeit, Beckenschiefstand, Beinachsen, Thoraxform, Konstitutionstyp (Pykniker, Leptosome, Athlet) meist ohne Bedeutung

- **Neutral-Null-Methode:** Feststellung und Dokumentation des Bewegungsumfangs eines Gelenkes
- **apparative Diagnostik:** Röntgen, Sonographie, Arthroskopie, EMG
- **Untersuchung der Wirbelsäule:**
  - Schober-Zeichen: Messung der LWS-Beweglichkeit
  - Zeichen nach Ott: Messung der BWS-Beweglichkeit
  - knöcherner Druck- und Klopfschmerz
  - paravertebrale Myogelosen
- **Untersuchung des Schultergelenks:**
  - Überprüfung der Beweglichkeit
  - Untersuchung der Supraspinatussehne
  - Druckschmerz über knöchernen Bezugspunkten (z.B. Korakoid)
  - Suche nach Blockaden in HWS und oberer BWS
- **Untersuchung des Hüftgelenks:**
  - Bewegungsumfang
  - Rotationsbeweglichkeit
  - Schmerzausstrahlung
  - Watschelgang, Trendelenburg-Zeichen: Feststellung Beckenschiefstand, Beinlängendifferenz
- **Untersuchung des Iliosakralgelenks:**
  - druckschmerzhafte Myogelose neben der Spina iliaca posterior superior
  - Blasenmeridian derb und verquollen
  - Vorlaufphänomen
  - Spine-Test
  - Messung der Beinlänge mit Maßband, Vergleich Höhe Innenknöchel, Prüfung nach Derbolowski: variable Beinlängendifferenz
  - Vergleich Spina iliaca anterior superior zur Gegenseite: Beckenschiefstand
  - Mennell-Zeichen: Differenzialdiagnose Sakroileitis
- **Untersuchung des Kniegelenks:**
  - Steinmann-Zeichen: Untersuchung der Menisci
  - Ab- bzw. Adduktion des Unterschenkels gegen den Oberschenkel: Untersuchung der Seitenbänder
  - Schubladenphänomen: Untersuchung der Kreuzbänder
  - tanzende Patella: Kniegelenkserguss
- **Untersuchung auf Bandscheibenvorfall:**
  - Schmerzen
  - Sensibilitätsstörungen
  - muskuläre Schwäche
  - abgeschwächte Reflexe
  - Lasègue-Zeichen, Bragard-Zeichen (nur bis zur Prüfung)
- **Untersuchung auf Karpaltunnelsyndrom:**
  - Druckschmerz der beugeseitigen Handwurzel
  - Untersuchung der Daumenmuskulatur (Thenar)
  - Sensibilitätsstörungen, Schmerzen
- **Untersuchung auf Kahnbeinfraktur:** Druckschmerz über der Tabatiere

3 Chirotherapie

HINWEIS PRÜFUNG

Die Chirotherapie bzw. Chiropraktik gehört nicht zu den für den angehenden Heilpraktiker prüfungsrelevanten Fächern.

Die folgenden Ausführungen erheben deshalb auch keinen Anspruch auf Vollständigkeit. Angestrebt wird ein gewisses Grundverständnis für diese ungemein wertvolle Therapieform, ergänzt durch Hinweise auf alltägliche, besonders häufige Krankheitssymptome, die überwiegend oder ausschließlich durch Blockaden der Wirbelsäule verursacht werden. Sofern diese Zusammenhänge übersehen werden, gibt es dafür keine alternative Heilmethode. Auf eine Beschreibung der Therapie wird an dieser Stelle trotzdem verzichtet: Niemand erlernt chirotherapeutische Manipulationen ohne „lebendes Modell" und ohne Unterweisung und Kontrolle durch einen erfahrenen Chirotherapeuten.

Chirotherapie bedeutet, aus dem Griechischen übersetzt, eine Therapie, die **mit den Händen** ausgeführt wird (Cheir, cheiros = Hand). Synonym wird auch das Wort Chiropraktik benutzt, das in den USA entstand. Parallel entwickelte sich in den USA die verwandte Therapieform der Osteopathie. International bezeichnet man diese Therapien zumeist als **manuelle Medizin**, wobei Manus im Lateinischen ebenfalls Hand bedeutet. Neuerdings ist es üblich, die **weichen** Techniken der **Mobilisa-**tion, die z. B. auch von Physiotherapeuten durchgeführt werden, als manuelle Therapie zu bezeichnen, während die **Impulstechniken** der **Manipulation** Ärzten und Heilpraktikern vorbehalten bleiben und eher mit den Begriffen Chirotherapie oder Chiropraktik belegt werden.

3.1 Theoretische Grundlagen

3.1.1 Historisches

Die Chirotherapie ist eine sehr alte Heilkunst, die zu allen Zeiten und bei den verschiedensten Völkern eingesetzt wurde – dokumentiert bereits im Jahre 3.000 v. Chr. Überall gab es Kundige, die in der Lage waren, durch Handgriffe Beschwerden an Wirbelsäule und Gliedmaßen zu lindern oder zu beseitigen.

Auf eine breitere Basis gestellt wurde die Heilmethode dann vor gut 100 Jahren, als in den **USA** zwei unterschiedliche Schulen entstanden: 1894 gründete der amerikanische Arzt **Still** eine Schule, als Vorreiter einer ganzen Reihe spezialisierter, staatlich anerkannter Universitäten, deren Absolventen den Titel eines **Doktors der Osteopathie** erhielten. Nur ein Jahr später entstand dann durch den kanado-amerikanischen Gemischtwarenhändler **Palmer** die erste Schule der **Chiropraktik**.

In **Deutschland** wurde die Methode erst nach dem 2. Weltkrieg allmählich publik, als sich zunehmend Chiropraktiker und Osteopathen nach dem Heilpraktikergesetz niederließen. Erst hierdurch wurden vereinzelt auch Ärzte auf die enormen Möglichkeiten dieser Therapieform aufmerksam. 1953 wurden unabhängig voneinander zwei große ärztliche Gesellschaften gegründet, die sich 1966 zur *Deutschen Gesellschaft für Manuelle Medizin* zusammenschlossen. Auf eine wissenschaftliche Basis gestellt wurde die Methode im deutschsprachigen Raum in den 80er-Jahren des vorigen Jahrhunderts hauptsächlich durch Tilscher und Eder. Seit den 90er-Jahren gehört die Chirotherapie zu den **Pflichtfächern der deutschen Orthopäden**.

3.1.2 Aufgaben der Chirotherapie

Die Aufgabe der Chirotherapie besteht in erster Linie darin, ein **blockiertes Gelenk** als solches zu erkennen und durch eine gezielte **Manipulation** zu **deblockieren**, d.h. ihm seinen ursprünglichen und physiologischen Bewegungsspielraum wiederzugeben. Ist dies nicht möglich, wird durch die **Mobilisation** versucht, dieses Ziel wenigstens annähernd zu erreichen.

Blockierung bedeutet **Bewegungseinschränkung**. Das Gelenk ist in sich verdreht bzw. verkantet und kann so nicht mehr seinen gesamten Freiraum nutzen. Aus der im Idealfall gleichmäßigen Druckverteilung zwischen den artikulierenden Gelenkflächen mit gleichmäßig breitem Gelenkspalt entsteht eine (geringfügige, im Röntgenbild nicht erkennbare) **Achsabweichung mit punktueller Druckerhöhung**, die auch als **wesentliche Ursache einer Arthrose** anzusehen ist. Tatsächlich ist ein chronisch blockiertes Gelenk ganz abgesehen von dem Beschwerdebild, das es verursachen kann, geradezu prädestiniert, arthrotisch zu degenerieren.

> **MERKE**
> Die Störung des Gelenkspiels, bezogen auf die Blockierung, ist stets als **funktionell** und **reversibel** anzusehen, beinhaltet also **keinerlei anatomisch fassbare Veränderungen**. Sie hat demnach auch nichts mit einer Subluxation zu tun, von der man früher ausging.

Man könnte diese Störung der freien Gleitvorgänge in einem Gelenk mit dem Klemmen einer alten Holzschublade vergleichen, die oft in einer Richtung noch gut verschiebbar ist, während sie beim Bewegen in die andere Richtung zunehmend schwerer geht, bis sie festsitzt. Entsprechend hat auch ein blockiertes Gelenk eine **freie Richtung**, die unbehinderte und schmerzfreie Bewegungen zulässt, und eine oder mehrere **gesperrte Richtungen**, die nur noch einen Teil der ursprünglichen Bewegung erlauben und ab einem gewissen Bewegungsausmaß auch zunehmend Schmerzen bereiten.

> **MERKE**
> Die chirotherapeutische **Manipulation** erfolgt ausnahmslos in die **freie Richtung**.

3.1.3 Folgen von Gelenkblockaden

Ein von seiner Umgebung isoliertes und unabhängiges Gelenk gibt es nicht. Jede seiner Strukturen wie auch diejenigen seiner Umgebung sind mit **Nerven** und **Rezeptoren** ausgestattet, die bereits die geringste Fehlstellung weitermelden und damit eine Antwort auf der Ebene des zugehörigen Segments in Rückenmark oder sogar Gehirn induzieren.

Rezeptoren befinden sich in den Sehnen und Muskeln, die das entsprechende Gelenk bewegen, ebenso wie in den zugehörigen Dermatomen von Haut und Unterhaut (➤ Abb. 3.1). In der Synovialmembran der Gelenkkapseln finden sich zahlreiche Nervenfaserenden. Dasselbe gilt für zahlreiche Bänder und weitere Strukturen, z.B. auch für die Längsbänder oder Zwischenwirbelscheiben der Wirbelsäule, die Fehlstellungen der Wirbelkörper zueinander, mechanische Irritationen oder Schmerzen weiterleiten.

Eine, wenn auch geringe Achsenfehlstellung in einem blockierten Gelenk bewirkt eine **Störung im Gleichgewicht** der **Agonisten** zu ihren **Antagonisten**. Der eine Muskel ist in der neuen Mittenstellung des Gelenks etwas länger als zuvor – er ist überdehnt. Der Antagonist ist verkürzt. Gleichzeitig findet in jedem gedehnten Muskel eine darauf folgende Kontraktion statt. Dies kann man sich folgendermaßen vorstellen: Die Dehnung eines Muskels führt zu einer Erregung seiner Muskel-, eventuell auch Sehnenspindeln (den Propriozeptoren), die dies umgehend über Nerven, die ins Hinterhorn des Rückenmarks eintreten, weitermelden. Auch die Nozizeptoren der Gelenkumgebung projizieren ins Hinterhorn. Hier erfolgt eine Umschaltung auf drei verschiedenen Wegen (➤ Abb. 3.1):

- Der **1. Weg** führt über das Seitenhorn zu **sympathischen** (vegetativen) **Nervenzellen**, die diese Impulse an Blutgefäße und innere Organe weiterleiten und demnach hier zu Störungen bzw. Veränderungen führen können. Durchblutungsstörungen durch Engstellung der Arteriolen betreffen auch das perikapilläre Bindegewebe, sodass in den beteiligten Dermatomen nicht nur **Temperaturminderungen**, sondern auch **Verquellungen** des Gewebes getastet werden können, verstärkt durch die an der Schmerzauslösung beteiligten Mediatoren wie Prostaglandine und Kinine. Über den Grenzstrang des Sympathikus wird das zunächst lokale Geschehen sehr viel breiter abgebildet und bezieht weitere Dermatome, Myotome sowie innere Organe mit ein.
- Der **2. Weg** führt über die Vorderseitenstrangbahn direkt zu **Hirnstamm** (mit Thalamus und limbischem System) und **Großhirn**, informiert dort also über das periphere Geschehen bzw. löst bei stärkeren Reizen oder bei einer Summation aus mehreren Reizen Schmerzen aus.
- Der **3. Weg** schließlich führt über das **motorische Vorderhorn** direkt zu den Muskelfasern des gedehnten Muskels und

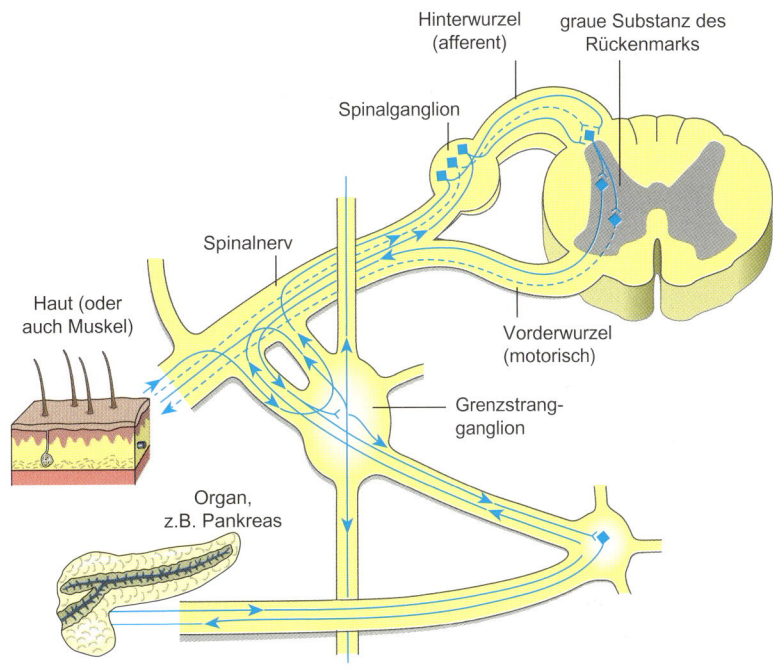

Abb. 3.1 Verschaltungen zwischen Dermatom bzw. Myotom, inneren Organen und sensiblen sowie sympathischen Nerven.

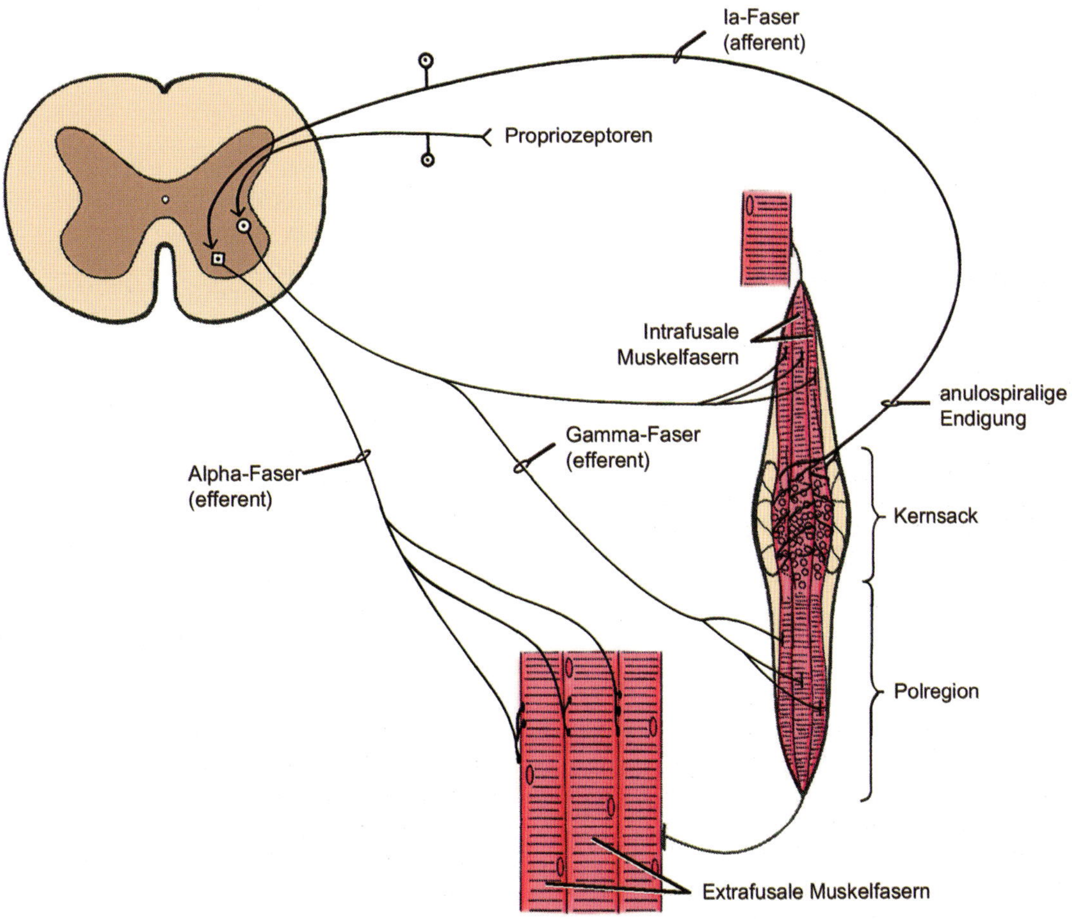

Abb. 3.2 Muskelspindel mit Afferenzen und Efferenzen. [18]

bringt dieselben zur Kontraktion. Ein Muskeleigenreflex verläuft auf diesem Weg. Wenn hierbei durch einen Schlag auf die Ansatz- oder Ursprungssehne dieselbe mitsamt ihrem Muskel abrupt überdehnt wird, folgt über das motorische Vorderhorn postwendend der Befehl an diesen Muskel, sich zu kontrahieren. Wir erkennen dies dann an der entstehenden Reflexzuckung (➤ Abb. 3.2). Der nächste Schlag mit dem Gummihammer bewirkt die nächste Kontraktion usw. Die chronische Überdehnung eines Muskels führt also gewissermaßen zu „chronischen Reflexzuckungen" geringeren Ausmaßes, genauer zu einer chronischen **Tonussteigerung** (Verhärtung bzw. Verquellung = **Myogelose**) dieses Muskels. Es führt also jede Blockierung eines Gelenks zur Kontraktion und damit auch palpatorisch erkennbaren Myogelose eines oder mehrerer zugehöriger Muskeln. Je nach Intensität und Dauer, mit der Propriozeptoren und Nozizeptoren ihre Salven zum Hinterhorn des Rückenmarks feuern, bleibt der ans Großhirn weitergeleitete Schmerz gerade noch unterschwellig oder er wird wahrgenommen, und bleiben die Auswirkungen auf innere Organe noch aus oder eben nicht mehr. Darüber hinaus bleibt auch der Dauerzug eines kontrahierten Muskels an seinen Sehnen oft nicht ohne Folgen – es kommt zur **Sehnenreizung** (Tendinitis) bzw. Reizung des **Sehneninsertionsbereichs** (Periostitis) oder auch der zugehörigen **Sehnenscheiden** (Tendovaginitis) oder **Schleimbeutel** (Bursitis).

3.1.4 Abgrenzung gegenüber Arthrosen

Ein **blockiertes Gelenk** hat an seinem Gelenkknorpel und subchondralen Knochen keine gleichmäßige Druckverteilung mehr. Es ist **punktuell überlastet**. Damit ist eine der wichtigsten Voraussetzungen zur Entstehung einer späteren **Arthrose** erfüllt.

Ist erst einmal eine Arthrose aus diesem oder einem anderen Grund entstanden, findet man durch die resultierende Destruktion und Fehlstellung der Gelenke dieselben Gesetzmäßigkeiten hinsichtlich der Auswirkung auf einen Hypertonus (Verspannung) einzelner Muskeln und weiterer Folgen bis hin zur Störung innerer Organe, wie man dies bei reinen Blockaden beobachtet. Die Unterscheidung gelingt durch die Untersuchung des Gelenks, das bei einer Arthrose immer pathologisch verändert ist. Hingegen ist bei der **Gelenkblockade** nicht das Gelenk verändert, sondern lediglich seine **Funktion gestört**.

Selbstverständlich ist eine Arthrose keine Indikation für eine chirotherapeutische Manipulation. Das betroffene Gelenk ist allerdings im Rahmen einer Krankengymnastik einer **chirotherapeutischen Mobilisation** zugänglich, die z.B. aus einer Traktion unter gleichzeitiger Durchbewegung bestehen kann. Nur hierbei darf dann auch einmal vorsichtig in die gesperrte Richtung gearbeitet werden. Es ist durch derartige Techniken z.B. möglich, die besonders empfindlichen und leicht schrumpfenden Gelenkkapseln an Schulter und teilweise auch Hüfte wieder so aufzudehnen, dass deren zusätzliche Spannung auf das entsprechende Gelenk wesentlich vermindert und ein Teil des Schmerzes beseitigt sowie seine Beweglichkeit gebessert wird. Gleichzeitig bessert sich dabei auch die Gleitfähigkeit der Gelenkflächen. Man kann dem Patienten damit manchmal eine drohende Operation ersparen oder zumindest weit hinausschieben.

Natürlich kann auch ein **arthrotisch** verändertes Gelenk **zusätzlich blockieren**. Zumeist wird es sogar blockiert, also verkantet sein, sonst hätte es nicht arthrotisch zu werden brauchen. In diesem Fall kann die chirotherapeutische Manipulation, soweit sie mit aller Vorsicht noch durchführbar ist, den Teil des Schmerzes nehmen, der blockierungsbedingt ist, und gleichzeitig den weiteren Fortgang der Arthrose mindern bzw. beenden.

3.1.5 Wirbelsäulengelenke

An der Wirbelsäule gibt es zwei unterschiedliche Gelenke: Zum einen die **Intervertebralgelenke** zwischen den Wirbelbögen zweier benachbarter Wirbel und zum anderen im BWS-Bereich die Gelenke zwischen Wirbelkörper bzw. Wirbelbogen und zugehöriger Rippe. Beide Gelenkarten können blockieren. Die Auswirkungen sind häufig weit größer und auch sehr viel komplexer und unübersichtlicher als bei peripheren Blockaden.

> **MERKE**
> Die Gelenke der Wirbelsäule blockieren nicht in gleicher Häufigkeit.

Besonders **häufig** betroffen sind die folgenden Gelenke:
- **Intervertebralgelenke** C1, C2, C4, C5, C6, Th1, Th3, Th6, Th9, Th11, L2 und L4
- **Rippenwirbelgelenke** (Kostotransversal- bzw. Kostovertebralgelenke) **CT1**, **CT3**, **CT5** und **CT7**
- Außergewöhnlich häufig, beinahe regelhaft betroffen sind die **Kreuzdarmbeingelenke** (Iliosakralgelenke = ISG) sowie deutlich seltener auch die **Sternoklavikulargelenke**, an denen der gesamte Schultergürtel angehängt ist.

Nur diese Gelenke werden in ihren Auswirkungen besprochen. Die restlichen blockieren eher selten und/oder haben in ihren Auswirkungen keine vergleichbare Bedeutung.

Jedes der benannten Gelenke hat eine „eigene Geschichte". Jedes verursacht Symptome und Beschwerden nicht nur an Ort und Stelle, sondern auch weitab davon. Innere Organe werden in teilweise erheblichem Ausmaß in ihren Funktionen gestört oder scheinen in anderen Fällen durch dorthin ausstrahlende Schmerzen betroffen. Viele **Organstörungen** können nur aus der genauen Kenntnis dieser **Fernwirkungen blockierter Wirbelsäulengelenke** heraus verstanden und zugeordnet werden. Es ist immer wieder von Neuem beglückend, wie teilweise seit Jahren bestehende und die Lebensqualität des Patienten beeinträchtigende Beschwerden mittels korrekter Zuordnung zu einem bestimmten Gelenk und nachfolgender manualtherapeutischer Manipulation innerhalb von Sekunden zum Verschwinden gebracht werden können.

3.1.6 Radikuläre und pseudoradikuläre Syndrome

Man unterscheidet an Stamm und Extremitäten grundsätzlich zwischen radikulären und pseudoradikulären Syndromen. Radix heißt Wurzel.

Das **radikuläre Syndrom** resultiert aus einer **Irritation der Nervenwurzel**, also des peripheren Nerven an seinem Austritt aus dem Wirbelkanal am Foramen intervertebrale. Es findet sich demgemäß eine Störung im Verlauf eines definierten **peripheren Nerven**. Umschriebene Störungen eines definierten Nervensegments resultieren im Allgemeinen aus einer entzündlichen oder mechanischen Schädigung des zugehörigen Rückenmarksnerven, seiner zerebral liegenden Nervenzellen oder auch der motorischen Nervenzellen im Vorderhorn bzw. deren Fortsätzen (Axone), die dann z. B. durch einen **Bandscheibenvorfall** im Bereich des Foramen intervertebrale mechanisch geschädigt werden. Zu einem radikulären Schmerz gehören also nicht nur eine **segmentale Zuordnung** zu einem bestimmten Nerven und dessen Ausbreitungsgebiet einschließlich des zugehörigen Dermatoms, sondern häufig auch **motorische** und/oder **sensible Ausfallerscheinungen** – zumindest bei längerem Bestehen der mechanischen oder entzündlichen Noxe (verursachenden Schädigung).

Demgegenüber ist ein **pseudoradikuläres Syndrom** scheinbar keineswegs so klar definiert und zuordnungsfähig, da das Geschehen nicht einem bestimmten Nerven, sondern den **Gesamtstrukturen eines Gelenks** samt seiner weiteren Umgebung, den vegetativen Verschaltungen sowie dem zugehörigen Meridian zugerechnet werden muss. Es hat also nur scheinbar mit einer Nervenirritation zu tun, lässt sich aber niemals genau dem Ausbreitungsgebiet eines definierten Nerven zuordnen, da es mit einem solchen eben nichts zu tun hat. Dementsprechend gibt es hier auch **keine** sensiblen oder motorischen **Ausfallerscheinungen**. Ein pseudoradikuläres Syndrom ist also das Ergebnis einer oder mehrerer Gelenkblockaden und damit prädestiniert für eine Behandlung durch die **Chirotherapie**.

Als Beispiel seien die Reizung des Ischiasnerven und die Blockade eines Iliosakralgelenks einander gegenübergestellt.

Ischialgie versus ISG-Blockade

Die mechanische **Reizung des Ischiasnerven** bei seinem Durchtritt durch das Foramen intervertebrale infolge eines **Bandscheibenvorfalls** bewirkt einen durchgängigen **Schmerz** in allen oder einem Teil derjenigen Strukturen, die von dem Nerven versorgt werden, also mit Ausstrahlung zumeist **bis in den Fuß**. Gleichzeitig können je nach Ausprägung des Vorfalls auch sensible Anteile des Ischiasnerven geschädigt werden, worauf wiederum nur in dem versorgten Gebiet oder in Teilen hiervon **Sensibilitätsstörungen** auftreten, die durch eine neurologische Untersuchung nachweisbar werden. Dasselbe gilt für **motorische Defekte** einschließlich einer erkennbaren Seitendifferenz der Reflexe am Bein.

Positiv ist auch das Zeichen nach **Lasègue**, bei dessen Prüfung das aus dem Liegen passiv zunehmend im Hüftgelenk gebeugte Bein dadurch Schmerzen bereitet, dass die Irritation des Nerven im Bereich des Zwischenwirbellochs weiter zunimmt. Bereits **Husten** oder Niesen, also eine Erschütterung des Körpers oder auch Betätigung der **Bauchpresse** genügen häufig, um den Schmerz eines Bandscheibenvorfalls zu **verstärken**.

> **MERKE**
>
> Die Irritation des Ischiasnerven verursacht Störungen exakt in dem Bereich, die von den einzelnen Nervenfasern, aus denen er zusammengesetzt ist, motorisch und/oder sensibel versorgt werden. Typisch für eine solche radikuläre Störung ist die **Schmerzzunahme bei Belastung** und deren **Nachlassen in der Ruhe**.

Bei einer **Gelenkblockade** mit ihrer punktuellen Überlastung wird dagegen der Schmerz im allgemeinen **durch Bewegung gebessert**, weil das „Verhaken" der Gelenkflächen hierbei nicht mehr so ausgeprägt ist wie in der Ruhe. Typisch für die Blockade des ISG ist der im **Liegen** oder nach **längerem Sitzen** auftretende **Schmerz**, der nach einigen Minuten der Bewegung wieder nachlässt. Die betroffenen Patienten berichten häufig von nächtlichen oder frühmorgendlichen Rückenschmerzen, die sie aus dem Bett treiben und zum Umhergehen zwingen, woraufhin es dann für die nächsten Stunden wieder leichter wird. Das erinnert an die Symptomatik des Bechterew-Patienten, bei dem die Iliosakralgelenke nicht blockiert, sondern entzündet sind. Die Abgrenzung erfolgt durch das Zeichen nach Mennell sowie das Röntgenbild, auf dem die Sakroiliitis erkennbar wird, nicht jedoch die Blockade.

Der auftretende Schmerz ist niemals so scharf umschrieben wie beim Nervenschmerz, sondern eher **diffus auf größere Bereiche verteilt**. Er zieht auch niemals bis in den Unterschenkel oder gar Fuß, sondern ist auf die Bereiche **Rücken**, **Gesäß**, evtl. **Leiste** und **Oberschenkel** begrenzt.

Das Zeichen nach **Lasègue** ist **negativ**. Es kann hierbei lediglich bei stärkerer Beugung zu einer geringen Schmerzverstärkung kommen, die durch Gelenkreizungen, Bewegungen in die gesperrte Richtung oder auch Anspannungen bereits hypertoner Muskeln ausgelöst wird und nicht mit dem massiven Nervenschmerz einer Wurzelirritation verwechselt werden kann. Die Bauchpresse verursacht keine Verschlimmerung. Es gibt keine Störungen der Sensibilität oder der Motorik, also z. B. Reflexdifferenzen zwischen rechter und linker Seite wie beim fortgeschrittenen Bandscheibenvorfall.

3.1.7 Blockaden der Wirbelsäule

Die Blockade eines peripheren Gelenks stellt ein komplexes Geschehen dar, in das verschiedene Strukturen einschließlich der Rezeptoren und freien Nervenendungen in Haut und Gelenkkapsel eingebunden sind. Bei Blockaden der intervertebralen und kostotransversalen Gelenke nimmt die Komplexität noch weiter zu – oftmals in einem Ausmaß, dass es zunächst schwierig erscheint, den Überblick zu behalten:

Einzelne Nerven versorgen nicht nur ein einziges Gelenk, sondern auch benachbarte. Ebenso wird ein einzelnes Gelenk oder auch ein umschriebenes Hautsegment (Dermatom) von **verschiedenen Nerven aus benachbarten Segmenten** zumindest teilweise mitversorgt. Des Weiteren beeinflusst zum einen die **Psyche** über das limbische System und zum anderen die **Formatio reticularis** des Hirnstamms über die γ-Neurone, mittels derer die Aktivität der Spindeln von Muskeln und Sehnen reguliert werden, das Geschehen. Zusätzlich darf man nie außer Acht lassen, dass eine skoliotische Fehlhaltung, z. B. als Schonhaltung aufgrund umschriebener Schmerzen in einem Wirbelsäulensegment oder (häufiger) in der Folge eines Beckenschiefstands, eine **kompensatorische Gegenschwingung** eines weiteren Wirbelsäulensegments nach sich zieht. Auch dort werden sich demnach muskuläre Dysbalancen mit Verspannungen und möglichen Schmerzen einstellen. Immerhin wird man aber im Rahmen der Diagnostik zumeist dort die ausgeprägtesten Myogelosen tasten, wo auch die wesentliche Ursache besteht.

Die **Wirbelsäule** ist grundsätzlich **als Einheit** aufzufassen. So induziert z. B. die Blockade des 2. Halswirbels links fast regelmäßig eine Blockade des 2. Lendenwirbels rechts und umgekehrt. Wenn man dies übersieht und sich nur mit der Blockade von C2 befasst, wird man keine dauerhafte Heilung erreichen können.

Schließlich sind auch die Gelenke der Wirbelsäule in **Meridiane** eingebettet, die völlig unabhängig von den Nervenbahnen verlaufen, also nichts mit denselben zu tun haben. Über einen solchen Meridian kann ein blockiertes Gelenk **fern von seinem Ort Beschwerden** und Störungen verursachen. So sehr diese Meridiane die Diagnostik scheinbar zusätzlich erschweren, so hilfreich sind sie andererseits, wenn man ihren Verlauf gelernt hat und dadurch über Organstörungen, die ursächlich ohne Wissen um die Zusammenhänge nicht erklärbar wären, direkt zu einem Wirbelsäulensegment geführt wird, das die scheinbare oder tatsächliche Organstörung ausgelöst hat.

Abschließend sei darauf hingewiesen, dass das Gehirn über hemmende Bahnen selbst bestimmt, welche Information, also z. B. welchen Schmerz es wahrnehmen möchte. Viele Reize bleiben dadurch unterschwellig. Die Blockade bzw. Störung ist vorhanden, gelangt aber **nicht** ins Bewusstsein. Niemand ist jemals ganz frei von einzelnen Gelenkblockaden in Wirbelsäule und peripheren Gelenken. Trotzdem fühlt sich die Mehrheit zumeist wohl und beschwerdefrei. Erst wenn sich zu diesen unterschwelligen Reizen weitere gesellen, also eine sog. zeitliche oder örtliche Bahnung erfolgt, wird dies als Schmerz oder Verspannung registriert.

3.1.8 Folgen von Manipulationen

Es ist möglich, dass die chirotherapeutische Deblockierung einzelner Gelenke dazu führt, dass danach **Schmerzen** in einem **anderen Segment** entstehen, das zuvor scheinbar gar

nicht betroffen war. Der Patient sieht dies dann als Folge der Chirotherapie und meint vielleicht, der Therapeut hätte ihm hier Gelenke blockiert, die bis dahin frei gewesen waren.

Dies ist allerdings nicht der Fall, bei korrekter Technik auch gar nicht möglich. Es ist vielmehr so, dass die Normalisierung in einem Segment, das zuvor gestört war, dazu führen kann, dass das **labile Gleichgewicht aus Schwingung und Gegenschwingung**, das in seiner Weitermeldung bis dahin gerade noch unterschwellig geblieben war, nun **ins Bewusstsein tritt**, indem die Schwingung vorübergehend nicht mehr durch ihre Gegenschwingung ausgeglichen werden kann.

MERKE

Es sollte stets versucht werden, dem Patienten nicht nur am Ort des im Vordergrund stehenden Geschehens die Gelenke zu deblockieren, sondern auch in dessen weiterer Umgebung – bei ausreichender Zeit natürlich am besten am ganzen Körper.

Manchmal wird von Gegnern der Chirotherapie (in der Regel von solchen, welche die Methode gar nicht kennen) behauptet, chirotherapeutische Manipulationen würden zum „**Ausleiern**" der Gelenke bzw. ihrer Bandstrukturen führen. Denkbar ist dies tatsächlich in Fällen, bei denen ein und dieselben Gelenke ständig manipuliert werden, wie man dies bei Menschen sehen kann, die gewissermaßen im Stundentakt ihre Fingergelenke knacksen lassen. Der zugehörige Bandapparat kann dabei sicherlich auch einmal zunehmend überdehnt werden, sodass eine straffe Schienung und Führung des Gelenks nicht mehr gegeben ist. Dies würde dann der Situation bei einem hypermobilen Gelenk entsprechen.

Übliche chirotherapeutische Maßnahmen erfolgen allerdings nicht im Stundentakt, sondern in Abständen von zumindest Tagen, Wochen oder Monaten. Die Kräfte, die hierbei auf ein Gelenk einwirken, entsprechen üblichen Alltagssituationen. Der anatomisch mögliche Bewegungsumfang eines Gelenks wird niemals überschritten, zumeist noch nicht einmal annähernd ausgeschöpft, wofür beweisend auch die fehlende Schmerzhaftigkeit der Manipulation stehen kann. Insofern, und auch hinsichtlich der nun in 50 Jahren gesammelten Erfahrungen und Daten allein im europäischen Raum, kann dieser Einwand als **unbegründet** angesehen werden.

3.2 Chirodiagnostik

Die Untersuchung vor der Durchführung einer chirotherapeutischen Manipulation umfasst zunächst einmal all das, was man auch ohne eine solche Manipulation durchführen würde – also nach der **Anamnese** die körperliche **Inspektion** am (teil) entkleideten Patienten, die **Palpation** schmerzhafter Strukturen, das Wahrnehmen von Schwellungen oder Entzündungen, die Beurteilung des Ausmaßes der aktiven und passiven Beweglichkeit mit dem automatischen Vergleich zum Normalen sowie für eine endgültige Diagnose erforderliche Zusatzuntersuchungen wie Labor und Röntgenaufnahmen.

Röntgenaufnahmen werden in jedem Lehrbuch wie in allen Kursen und Seminaren als **notwendig** vor jeglicher Chirotherapie dargestellt. In der üblichen Praxis hält sich nur niemand an diese Empfehlung, weil sie absolut nicht durchführbar wäre. Es ist unmöglich, in der täglichen Praxisroutine jeden Patienten zum Röntgen zu schicken, um ihn dann die Tage, die er auf den entsprechenden Termin wartet, unversorgt zu lassen bzw. so lange mit Tabletten oder Spritzen zu behandeln. Außer den Orthopäden macht das also keiner. Umso wichtiger wird es aber dadurch, um Zwischenfällen vorzubeugen, dass die **Kontraindikationen** zur Chirotherapie **sehr genau beachtet** werden, dass man **sorgfältig untersucht** und dass man schließlich auch nur **Techniken** anwendet, die einen Schaden am Patienten von vornherein ausschließen.

Wer in bester Absicht dem Patienten ins Kreuz springt und damit neben der Deblockierung von 3 Gelenken auch noch 2 Wirbelkörper bricht, der hat etwas falsch gemacht. Wer aber nach ausreichend gründlicher Anamnese und Untersuchung mit schonender Technik arbeitet und die Kontraindikationen zuvor auch noch beachtet hat, der kann eigentlich gar nichts mehr falsch machen und er wird auch kaum jemals einen erwähnenswerten Zwischenfall erleben.

M E R K E

Wichtig ist, das richtige Maß zwischen zu großer Vorsicht und Ängstlichkeit sowie einem unbedarften und respektlosen „Angriff" auf den Rücken des Patienten zu finden. Dieses Maß findet sich üblicherweise im Rahmen wachsender Erfahrung.

3.2.1 Hautfaltentechnik

Die eigentliche Chirodiagnostik benutzt zusätzliche Techniken, die über das sonst übliche Maß hinausgehen bzw. dieselben ergänzen. Die zunächst für Unerfahrene wichtigste zusätzliche Untersuchungsmethode besteht in dem Abheben der sog. **Kibler-Hautfalten**. Hierbei hebt man am entspannten, auf dem Bauch liegenden Patienten mit Daumen und Zeige- oder Mittelfinger beider Hände beiderseits der Wirbelsäule **horizontale Hautfalten** ab und beurteilt deren Konsistenz durch vorsichtiges Rollen zwischen den Fingern (➤ Abb. 3.3). Bei einer **Blockade** in diesem Segment erscheint das Gewebe **derb**

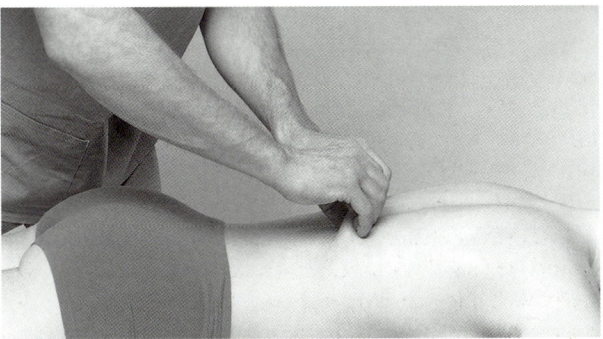

Abb. 3.3 Kibler-Hautfalte zum Auffinden von Blockaden. [17]

und **verquollen**; es lässt sich nur **schlecht** von seiner Unterlage **abheben** und der Patient wird eine mehr oder weniger große **Schmerzhaftigkeit** beklagen. Ohne Blockade im jeweiligen Bereich ist das Gewebe dagegen zart und weich und lässt sich zwischen den Fingern rollen, ohne dem Patienten Schmerzen zu bereiten.

Im eigentlichen Sinn ist eine Kibler-Falte ein abgehobener Hautanteil, der in seiner Mitte eine quere, also horizontal verlaufende Einkerbung zeigt, indem die Haut hier an ihrer Unterlage „klebt" und nicht mit abgehoben werden kann. Dieselben Hautfalten lassen sich auch im Verlauf der Körpermeridiane abheben und beurteilen. Dort besteht dann allerdings das Problem, dass man damit den Meridian mitsamt seiner Störung insgesamt erfasst, also den Ort der Blockade „eingekreist", aber häufig noch nicht exakt definiert hat.

Zur Erkennung von Wirbelsäulenblockaden werden also am entspannt liegenden Patienten, mit Beginn bei Th1 und segmental nach kaudal fortgeführt, beidseits der Wirbelsäule horizontale Hautfalten abgehoben und in ihrer Konsistenz beurteilt. **Zentrale Einsenkungen** in diesen Falten stehen beweisend für eine Blockade des betroffenen Segments auf der Seite dieser Falte. Die Zuordnung kann millimetergenau erfolgen, indem die zentrale Einsenkung exakt zum betroffenen Gelenk hinführt. Auffallend ist häufig auch eine spürbare **Abkühlung der Haut** im betroffenen Segment, verursacht durch die Verschaltung mit dem Sympathikus. Diese Abkühlung wird direkt nach erfolgter Deblockierung von einer reaktiven Hyperämie abgelöst, die von zahlreichen Patienten bemerkt und als angenehm empfunden wird.

M E R K E

Im Bereich der **LWS** lassen sich wegen der derben Fascia thoracolumbalis **keine zentralen Einstülpungen** der Hautfalten mehr erhalten. Hier muss also allein aus dem Tonus des Gewebes auf eine Blockade rückgeschlossen werden.

3.2.2 Weitere Untersuchungsmöglichkeiten

Eine weitere chirodiagnostische Technik besteht darin, das **passive Bewegungsausmaß** eines Gelenks in die verschiedenen Richtungen hin zu prüfen und dabei die jeweilige Zu- oder Abnahme umschriebener **Myogelosen** ebenso zu beurteilen wie den zu- oder abnehmenden **Schmerz**, den dies beim Patienten evtl. hervorruft. Man erhält damit auch gleichzeitig den sicheren Hinweis auf die **gesperrte** bzw. **freie Richtung**, den man – zumindest an HWS und LWS – ohnehin für die sich anschließende Manipulation benötigt. Wichtig ist bei dieser Untersuchung auch die Beurteilung des **Endanschlags** eines Gelenks in der jeweils vorgegebenen Bewegungsrichtung – also das Gefühl, das bei diesem Endanschlag entsteht. Ist es bei freiem Gelenkspiel federnd-elastisch, kann man von einem ungestörten Gelenk ausgehen. Ist der Anschlag dagegen „hart" und unnachgiebig, liegt eine Blockade vor, soweit das Gelenk nicht arthrotisch verändert ist.

Beim Überprüfen der passiven Beweglichkeit lässt sich, sofern eine Blockade in diesem Segment besteht, auch die zu- oder abnehmende Spannung der sog. **Triggerpunkte** beurteilen, umschriebener fingerkuppengroßer Bereiche von Weichteilen bzw. Muskeln, die jeweils bestimmten Gelenken zugeordnet werden können. Bei einer Bewegung in die **gesperrte Richtung** wird der **Tonus** dieser Triggerpunkte **zunehmen**, bei Bewegung in die freie Richtung dagegen abnehmen.

Des Weiteren kann mit dieser Untersuchungstechnik erkannt werden, ob in einem Segment eine **Hyper-** oder **Hypomobilität** vorliegt, ob also das passive Gelenkspiel im Bereich des normalen Ausmaßes liegt oder deutlich darüber hinausgeht bzw. dasselbe nicht erreicht. Eine **Hypermobilität** gilt als **relative Kontraindikation** für die manuelle Therapie und sollte in jedem Fall mit muskelaufbauenden gymnastischen Übungen nachbehandelt werden, um die betroffenen Gelenke zu stabilisieren. Eine **Hypomobilität erschwert** die Chirotherapie und macht sie manchmal auch unmöglich.

Im Zuge wachsender Erfahrung und Sensibilität für das zu beurteilende Gewebe wird man die Hautfaltentechnik lediglich noch dazu benutzen, Meridianverläufe zu beurteilen, um bei deren palpatorisch erkennbaren Störung, und im Verein mit der üblicherweise typischen Anamnese, auf das verursachende Gelenk rückzuschließen. In diesem Stadium ist das Erkennen paravertebraler, umschriebener Myogelosen vollkommen hinreichend für die Diagnostik. Palpation der myogelotischen Verhärtung und direkt anschließende Deblockierung des zugehörigen Gelenks bilden dann eine zeitliche Einheit, die über eine einzige Minute kaum hinauszugehen braucht. Auf diese Weise wird es für den Erfahrenen möglich, die Ganzkörperbehandlung eines Patienten (einschließlich HWS, Armen und Beinen) in einem Zeitraum von 15–20 Minuten und mit sehr zufriedenstellendem Ergebnis durchzuführen.

3.3 Indikationen und Kontraindikationen

MERKE

Die **einzige Indikation** zur chirotherapeutischen Manipulation ist die **Blockade** eines Gelenks.
Kontraindikationen lassen sich in **relative** und **absolute** unterteilen.
Das Gebot, dass die Chirotherapie **nicht weh tun darf**, ist stets zu beachten. Es schützt im gleichen Maße auch davor, dem Patienten körperlichen Schaden zuzufügen.

3.3.1 Absolute Kontraindikationen

Absolute Kontraindikationen sind:

- **Tumoren** bzw. **Tumormetastasen** im Bereich der angestrebten Manipulation. Ein Patient mit einem bekannten Tumor, der wie z. B. das Prostatakarzinom oder das Mammakarzinom häufig in die Wirbelsäule metastasiert, darf so lange nicht chirotherapeutisch behandelt werden, bis durch ein Röntgenbild die Tumorfreiheit des Bezirks seiner Blockade nachgewiesen ist.
- **akute Entzündungen**
- fortgeschrittene **Osteoporose**
- **Bandscheibenvorfall** mit Kompression von Nervenwurzeln
- **Spondylolisthesis**
- Zustand nach einem **Trauma** – z. B. mit subluxierten Gelenken
- **HWS-Schleudertrauma**, bei dem über Wochen nach dem Ereignis keinesfalls manipuliert werden darf, selbst wenn das Röntgenbild keinen pathologischen Befund ergeben hatte
- **Fehlen einer freien Richtung** und damit auch einer schmerzlos möglichen Manipulation; in diesen Fällen muss bis zur Besserung des Zustands und so lange konservativ behandelt werden, bis später eine freie Richtung gefunden werden kann.

3.3.2 Relative Kontraindikationen

Relative Kontraindikationen gibt es wenige. Neben der **Hypermobilität** ist dies z. B. die **Ängstlichkeit** eines Patienten, also das mangelnde Vertrauen in den Therapeuten oder in die Methode. Ein solcher Patient wird auch kaum die Lockerheit in seinen Geweben erreichen, die man für eine schmerzfreie Manipulation benötigt.

Eine relative Kontraindikation könnte auch in der noch **mangelnden Erfahrung des Therapeuten** liegen bei Grenzfällen wie einer mäßigen Osteoporose, nicht ganz zweifelsfreier Diagnostik oder z. B. an der HWS, wenn sich hier ein Wirbel nicht sozusagen fast von alleine lösen lässt.

Zu erwähnen ist weiterhin das **arthrotisch** veränderte Gelenk mit zusätzlicher Blockade, das einer Manipulation häufig nicht mehr zugänglich ist, wohl aber der chirotherapeutischen Mobilisation.

HINWEIS DES AUTORS

Eine relative bis absolute Kontraindikation stellt aus meiner Sicht auch die **geopathische Belastung** eines Patienten dar. Hier sitzen die Blockaden zumeist so fest, dass sie höchstens noch, falls überhaupt, mit erhöhtem Kraftaufwand zu lösen sind, sodass man dann sehr schnell in Bereiche kommt, wo doch Schmerzen entstehen würden. Daneben ist die Therapie in diesen Fällen ohnehin „für die Katz", weil 1–2 Nächte später schon wieder alles beim Alten ist. Man kann allein aus der Untersuchung und (versuchten) Chirotherapie die geopathische Belastung eines Patienten mit großer Zuverlässigkeit ersehen. Ich selbst bestehe in solchen Fällen zunächst auf einer Schlafplatzsanierung und wiederhole die Therapie 3–4 Wochen später. Der Mehrzahl der Patienten fällt auf, wie spielerisch leicht sich nun plötzlich zuvor unlösbare Blockaden lösen lassen. Bei mangelnder Bereitschaft oder Offenheit für diese Dinge beim Patienten weiche ich auf konservative Methoden aus (Spritzen bzw. Tabletten, Wärmeanwendungen, Massagen usw.). Dies hat dann allerdings häufig nichts mehr mit Heilung, sondern nur noch mit Symptomlinderung zu tun.

3.3.3 Ursachen von Blockaden und ihren Rezidiven

Wird ein Patient nach erfolgreich durchgeführter Chirotherapie jeweils nur vorübergehend beschwerdefrei, ist er entweder **geopathisch belastet** und dies wurde vom Therapeuten nicht bemerkt, oder es bestehen **Hypermobilitäten** oder man hat vergessen, dass der Mensch, zumindest aber seine **Wirbelsäule**, eine **Einheit** darstellt, die entsprechend umfassend zu therapieren ist. Eventuell aber ist er in seinem Alltag auch Belastungen ausgesetzt, die über sein physiologisches Maß, z. B. seine muskuläre Stabilität hinausgehen.

Daneben handelt es sich bei den Störungen in der Folge von Gelenkblockaden um keine Einbahnstraßen: Genauso, wie eine Blockade eine Organstörung vorzutäuschen vermag, kann eine tatsächlich vorhandene **Organstörung** die entsprechende Blockade hervorrufen. Zum Beispiel verursacht die Blockade des 6. Brustwirbels Magenbeschwerden, die mit der Deblockierung von Th6 augenblicklich verschwinden. Ein chronisches Magenleiden (von der Gastritis bis hin zum Magenkarzinom) wird aber auch umgekehrt eine Th6-Blockade zur Folge haben, die nach erfolgreicher Chirotherapie sehr schnell wiederkehren wird.

> **MERKE**
>
> Rezidivierende Blockaden sollten stets daran denken lassen, nach einem organischen Geschehen im Segment zu suchen, im Beispiel der Th6-Blockade also mittels Gastroskopie.

Findet man für rezidivierende Blockierungen keine offensichtliche Ursache, so ist spätestens jetzt eine **umfassende Anamnese** anzuschließen, die auch die Schlafposition des Patienten beinhaltet. Ich bin beispielsweise noch niemals einem Bauchschläfer ohne Dauerblockaden begegnet. Dasselbe gilt für Menschen, die ohne oder mit sehr flachem oder sehr dickem Kopfkissen schlafen. Auch durchgelegene Matratzen oder Roste führen zu Blockaden, ebenso wie das immer noch beliebte Brett als Rost-Ersatz.

Das einseitige Tragen schwerer Taschen, unphysiologisches Bücken, Drehbewegungen unter Einbeziehung der LWS, Sitzpositionen im Auto mit zu flach eingestellter Rückenlehne und/oder zu weitem Abstand zum Lenkrad sind weitere Ursachen rezidivierender Blockaden. Dies gilt auch für unphysiologisches Sitzen am Tisch, vor dem Fernseher oder am PC. In vielen Fällen ist es sinnvoll, mit geeigneten Methoden die Haltemuskulatur aufzutrainieren und ganz allgemein ein besseres Körpergefühl anzustreben.

3.4 Blockaden der Wirbelsäule und ihre Folgen

Erarbeitet wurde die Mehrzahl der vorgestellten Zusammenhänge in langjähriger praktischer Tätigkeit von Dr. med. **Josef Brand**, gelehrt und fortgeführt von Dr. med. Lothar Fechter. Ihre Arbeit kann nicht hoch genug eingeschätzt und gewürdigt

werden. Für mich bildete sie die Basis einer 20-jährigen chirotherapeutischen Tätigkeit. Aus meiner Sicht ist eine Chirotherapie auf der Basis dieser Kenntnisse für die Routine der täglichen Praxisarbeit unverzichtbar – dies selbstverständlich auf dem Boden solider medizinischer Kenntnisse. Sie trägt entscheidend dazu bei, dass man auch vor schweren und scheinbar hoffnungslosen Erkrankungen der Patienten nicht kapitulieren muss. Darüber hinaus geht sie auf eine Weise mitten hinein ins ursächliche Geschehen, dass bei ihrer Anwendung andere, durchaus wertvolle Methoden wie die Akupunktur zumindest zum Teil überflüssig werden, weil dieselben ihre Wirkungen mehr in der Peripherie entfalten. Wir heilen aber nicht durch eine Behandlung in der Peripherie, sondern durch das Erkennen und direkte Angehen der Ursachen der Krankheiten.

Es handelt sich im Folgenden um die hinsichtlich häufiger funktioneller Organstörungen wichtigsten Blockaden. Da ihre Wirkungen weder an der Universität noch in der Klinik noch während der üblichen Ausbildung zum chirotherapeutisch tätigen Arzt oder Heilpraktiker gelehrt und gelernt werden, bedeutet ihre Kenntnis und spätere Umsetzung in die eigene chirotherapeutische Arbeit ein mächtiges Instrument, die vielfältigsten Symptome der Patienten ursächlich zu erkennen und zu heilen.

3.4.1 C1 (Atlas)

Der Atlas herrscht über die Wirbelsäule genau so, wie er gewissermaßen auf ihr thront. Zahlreiche Symptome bis hin zu lebensentstellenden Erkrankungen gehen auf sein Konto. Es gibt chirotherapeutische Richtungen, die sich in der Meinung, alles andere werde sich sozusagen von alleine regeln, ausschließlich mit dem obersten Halswirbel beschäftigen. Ich kann aus meiner eigenen Erfahrung heraus diese Meinung in ihrer Absolutheit nicht teilen. Es ist aber zu bedenken, dass die Atlasregion **zahlreiche Verbindungen und Quervernetzungen** zu den vielfältigsten Zentren unterhält – u.a. zum gesamten Hirnstamm von der Medulla bis zum Thalamus einschließlich der dort befindlichen vegetativen Zentren, zu einzelnen Augenmuskeln (Abduzenskerne), zur A. vertebralis, zum sog. Gammasystem und damit zur Regulierung des gesamten Muskeltonus und zum Gleichgewichtsorgan im Innenohr.

Eine Blockade oder auch Instabilität – als Hypermobilität bzw. nach einem Trauma mit Schädigung des zugehörigen Bandapparates – kann konsekutiv Auswirkungen auf all diese Strukturen unterhalten, bis hin zu Impulsen an Atem-, Kreislauf- oder Brechzentrum. Damit dominieren die Kopfgelenke in dem angesprochenen Sinn tatsächlich auch das Achsenorgan, die Wirbelsäule.

Die Atlasblockade kann wie jede Blockade **vollständig ohne Beschwerden** bestehen. Häufig aber bewirkt sie ein Gefühl von **Schwäche** und **Unsicherheit** oder auch ein **Gefühl der Unwirklichkeit**, so als ob man bei allen Verrichtungen des täglichen Lebens „neben sich stehe" und zuschaue, ohne dies näher definieren zu können. Man fühlt sich zwischen Wachsein und Traum, wobei es hier in Richtung Albtraum geht, weil dieser

Zustand als sehr belastend empfunden werden kann. In milderen Fällen erfährt man nach der Deblockierung vom Patienten, dass er plötzlich sehr viel klarer denken könne – als ob nun irgendein imaginärer Schleier weggezogen sei.

Der Atlas verursacht Schwindelgefühle bis hin zu **schwersten Schwindelattacken**, bei denen ein Gehen unmöglich wird. Begleitend kann **Übelkeit** bis hin zum **Erbrechen** bestehen. **Tinnitus** (Ohrgeräusch) und **Hörsturz** werden durch seine Irritation verursacht oder mitverursacht. Eher selten findet man hierfür andere Ursachen wie Durchblutungsstörungen, Entzündungen oder Tumoren im Bereich des Innenohrs.

Das Globusgefühl, der sog. **Globus hystericus**, also ein Engegefühl oder sogar Kloß im Bereich des Kehlkopfs, der ständig zum Räuspern zwingt oder das Gefühl vermittelt, von einer imaginären Hand regelrecht gewürgt zu werden, werden durch ihn verursacht, evtl. im Verein mit C2 und/oder C4 (Zungenbeinmuskeln). Auch hier findet man nur selten andere Ursachen wie etwa eine Vergrößerung der Schilddrüse (Struma). Das Symptom ist zumeist in der großen psychosomatischen Schublade der Medizin abgelegt.

Schließlich verursacht er, wie jeder andere Halswirbel auch, **Kopfschmerzen**, die von nuchal nach vorne ziehen können bis in den Bereich des Auges oder sogar Jochbeins.

> **MERKE**
>
> Die wesentlichen Symptome, die ausschließlich oder überwiegend durch Atlasblockaden hervorgerufen werden, sind:
> • Schwäche, Unsicherheit, Gefühl der Unwirklichkeit
> • Schwindel, Übelkeit mit Erbrechen
> • Tinnitus bis hin zum Hörsturz
> • Globus hystericus
> • Kopfschmerzen bis hin zur Migräne
> • Durchblutungsstörung der A. vertebralis mit Beeinträchtigung des Denkvermögens
> • Beeinflussung von Atmung, Kreislauf sowie gesamtem Muskeltonus

3.4.2 C2 (Axis)

Eine **Atlasblockade** ruft in den allermeisten Fällen eine **Blockade des kontralateralen Axis** hervor. Die Auswirkungen sind deshalb oft nicht gut von denen des Atlas zu trennen.

Er ist beteiligt an **Tinnitus** und **Globus**, kann dieselben auch manchmal alleine auslösen. Die **Otalgie**, der Schmerz im Bereich des Außenohrs, bei dem an den Strukturen des Ohrs nichts Pathologisches zu finden ist, kann durch ihn verursacht werden, des Weiteren **Kopfschmerzen** von nuchal wie bei allen anderen Halswirbeln und immer auch eine **Rotationsbehinderung** in die gesperrte Richtung.

3.4.3 C4

Seine Blockade verursacht vor allem **Singultus** (Schluckauf), daneben **Kopfschmerzen**, Beteiligung am **Schulter-Arm-**

Syndrom (PHS) und **Parästhesien** wie C5–C7. Die C4-Blockade dürfte die mit weitem Abstand häufigste Ursache des chronisch rezidivierenden Singultus sein. Ursache ist die Innervation des Zwerchfells (N. phrenicus) aus diesem Segment.

3.4.4 C5–C7

Parästhesien bis in die Finger der Hand in der Ruhe, also z. B. nach dem Erwachen aus dem Schlaf. Eine **Verstärkung** dieser Symptomatik in der **Ruhe** ist hier **besonders typisch** und wichtig zur Abgrenzung anderer Krankheiten wie eines lokal verursachten Karpaltunnelsyndroms. Die überwiegende Mehrzahl der Karpaltunnelsyndrome wird nicht durch die allgemein angeschuldigte Kompression des N. medianus, sondern durch HWS-Blockaden verursacht.

Es sei daran erinnert, dass in der **Bewegung des Gelenks** und seiner Peripherie die Wirkung der **Blockade** mit unphysiologischer Druckverteilung im Gelenk und den Auswirkungen auf Nachbarstrukturen, Vegetativum und Meridian abgeschwächt, „verwischt", also überwiegend **nicht mehr bemerkt** wird. Es ist dies ein **überragendes Unterscheidungsmerkmal** zu den jeweiligen echten **Organstörungen** z. B. des Herzens, bei der Sakroileitis oder auch beim Karpaltunnelsyndrom und sollte während der Anamnese stets sehr genau nachgefragt werden. Gerade die Brachialgia paraesthetica nocturna, die als „ach so beweisend" für die Kompression des Karpaltunnels steht, sollte auf dieser Basis konsequent zu Ende gedacht werden.

C6 und **C5** sind auch als Auslöser der überwiegenden Mehrzahl der **Tennis-** und **Golferellenbogen** (Epicondylitis radialis et ulnaris humeri) anzusehen und in aller Regel am Bild des **Schulter-Arm-Syndroms (PHS)** mitbeteiligt.

3.4.5 Weitere Auswirkungen von HWS-Blockaden

Sämtliche Halswirbel, v. a. aber **C2–C4** können **Zahnschmerzen** vortäuschen bzw. eine **Trigeminusneuralgie** auslösen. Die **Migräne** wird mehrheitlich durch HWS-Blockaden verursacht. Manchmal gelingt es, einen Migräneanfall durch Deblockierung der oberen HWS umgehend zu beenden. Bevorzugt sollte die Therapie jedoch im schmerzfreien Intervall durchgeführt werden.

Das Anschwellen der Nasenschleimhäute, die **chronische Rhinitis**, kann durch Blockaden v. a. der oberen Halswirbel zumindest mitverursacht werden, weil dort Verschaltungen zum vegetativen Nervensystem bestehen (Sympathikus). Derselbe Mechanismus liegt der **trockenen Mundschleimhaut** zugrunde, die typischerweise nachts bzw. in Ruhe am stärksten empfunden wird – also dann, wenn die Blockade am stärksten ausgeprägt ist.

Angefügt werden soll, dass offensichtlich die Summation der Blockierungen mehrerer Halswirbel eine reflektorische

Minderdurchblutung der **A. vertebralis** zur Folge hat – in jedem Fall dann, wenn die Kopfgelenke beteiligt sind. Dies könnte eine Mitursache verschiedener Erkrankungen wie Sehstörungen, Hörstörungen bis hin zu Tinnitus oder Gehörsturz, Morbus Menière, Konzentrationsstörungen usw. – möglicherweise auch eines Schlaganfalls darstellen.

3.4.6 Th1

Hinsichtlich der **Parästhesien** gilt das, was zu C5–C7 ausgeführt wurde. Der Plexus brachialis rekrutiert sich aus nervalen Anteilen von C4–Th1. Aus demselben Grund ist er mitbeteiligt an der **PHS**, wobei er z. B. die häufigen und sehr schmerzhaften Verspannungen am medialen oberen Schulterblattwinkel (Angulus superior) verursacht. Beteiligt sind hieran allerdings auch die 4 oberen Halswirbel (über den M. levator scapulae).

3.4.7 Th3

Herzneurose

Th3 ist einer der beiden großen „**Herzwirbel**" (gemeinsam mit Th6) und kann verantwortlich sein für
- **Druck-** und/oder **Engegefühl** und/oder **Schmerzen** im Bereich des Herzens, teilweise entsprechend der „echten" KHK mit Ausstrahlung in den linken Oberarm
- **Tachykardie** (Herzrasen) ganz plötzlich aus der Ruhe heraus, besonders häufig nach dem Hinlegen
- **Arrhythmien** wie bei ernsthaften Herzerkrankungen.

Der Wirbel strahlt nicht nur in den Bereich des Thorax über bzw. etwas oberhalb des Herzens, falls er linksseitig blockiert ist, sondern auch in den Bereich der Herzkranzgefäße, wo er Spasmen auslösen kann (sog. **Prinzmetal-Angina**, für die schulmedizinisch keine Ursache bekannt ist). Arrhythmien und präkordiale Schmerzen können in wechselndem Umfang gemeinsam oder getrennt voneinander bestehen, chronisch andauernd oder lediglich sporadisch rezidivierend. Üblicherweise ist im EKG dieser Patienten absolut nichts Pathologisches zu finden, sodass man hier von der Herzneurose spricht und die betroffenen Patienten in der großen psychosomatischen Schublade der Medizin ablegt (➤ Fach Herz-Kreislauf-System).

Mastodynie

Eine zweite große Wirkung geht von einem blockierten 3. Brustwirbel aus, die Mastodynie der Frau. Th3 verursacht eine tastbare **Verhärtung der Brustdrüse** sowie der **Pektoralismuskulatur** der betroffenen Seite mit begleitender Schmerzhaftigkeit, teilweise sogar **extremer Berührungsempfindlichkeit**. Man bekommt dann manchmal zu hören, der Partner dürfe sie schon lange nicht mehr „anfassen". Oft tritt eine zyklusabhängige Besserung oder Verschlimmerung ein; niemals aber wird diese Form der Mastodynie durch den Zyklus, also hormonell verursacht.

Die Blockade von Th3 ist der mit weitem Abstand häufigste Anlass für die Durchführung einer Mammographie bei unklarer Mastodynie. Man kann den betroffenen Frauen also mit der Chirotherapie eine derart unnötige Strahlenbelastung ersparen – ganz zu schweigen von den Ängsten, die gerade mit diesen Schmerzen verbunden sein können.

3.4.8 Th6

Th6 ist der zweite große „**Herzwirbel**" – mit einer etwas anderen Lokalisation des nach ventral ausstrahlenden Schmerzes als bei Th3-Blockaden (3 Segmente tiefer), aber ähnlichen Auswirkungen einschließlich **Tachykardien** und **Arrhythmien**.

Auch Th6 hat eine weitere Wirkung, die im Praxisalltag sehr häufig ist und über Jahre Probleme bereiten kann. Es ist dies seine Ausstrahlung ins **Epigastrium** bzw. in den **Magen**. Die Patienten fangen mit Genuss und Appetit an zu essen und legen dann nach wenigen Bissen die Gabel aus der Hand, weil es anfängt zu drücken bzw. der Appetit bereits gestillt scheint. Sie haben das Gefühl, der Magen arbeite nicht, befördere die Nahrung nicht weiter. Sehr häufig fällt der Ausspruch vom Gefühl eines „**Steins im Magen**", der immer wegweisend für Th6 ist.

Nicht ganz so selten ist eine **chronische Gastritis** oder ein **Magenulkus** mit einer Th6-Blockade kombiniert, wobei dann die Symptome beider Erkrankungen geschildert werden. Auch bei der Untersuchung findet man die typische Druckschmerzhaftigkeit des Epigastriums kombiniert mit der Th6-Blockade. Es ist dies ein Hinweis darauf, dass eben jede Ausstrahlung eines Wirbels zum entsprechenden Organ auch einmal den umgekehrten Weg nehmen kann: die chronische Gastritis induziert die Blockade „ihres Wirbels" Th6.

3.4.9 Th9 und Th11

Die beiden Wirbel verursachen **Seitenstechen** beim Dauerlauf – als einzige mir bekannte Blockaden, die ihre Symptome vornehmlich **unter Belastung** auslösen.

An Blockaden dieser Wirbel ist aber v. a. bei Patienten mit sog. **labiler Hypertonie** zu denken, also einem Blutdruck, der mal erhöht und dann wieder normal zu messen ist, demnach medikamentös praktisch nie richtig eingestellt werden kann: Th9 und Th11 haben Verbindung zu den Nebennieren, die offenbar über unterschiedlich hohe Hormonsekretionen (v. a. Aldosteron) diese Blutdruckschwankungen induzieren.

3.4.10 L2 und L4

Neben der lokalen **Lumbalgie** sind auch Ausstrahlungen in den Unterbauch möglich.

3.4.11 CT3, CT5 und CT7

Die **5. Rippe** ist die mit weitem Abstand häufigste Ursache für den akuten oder chronischen **Schläfenkopfschmerz** – einschließlich der rezidivierenden **Migräne** in diesem Bereich. Daneben erzeugt sie muskuläre Verspannungen (direkt paravertebral) der gesamten Wirbelsäule entlang sowie von nuchal (lateral des Nackenbandes) bis in den Bereich des Jochbeins.

Die 3. und 7. Rippe lösen ebenfalls paravertebrale Verspannungen aus – lateral der 5. Rippe. Die **3. Rippe** zieht bis in den Bereich des N. ischiadicus und führt dort eventuell zu „**Ischiasbeschwerden**".

Alle 3 Rippen sind an der **PHS** beteiligt, indem sie Verspannungen am **oberen Trapeziusrand** zwischen Hals und Akromion verursachen. Dabei werden die **medialen** Verspannungen verursacht von der **5. Rippe**, die **lateralen** von der **3. Rippe** und diejenige **zwischen beiden** von der **7. Rippe**. Zur Diagnostik wird ausnahmsweise nicht die Haut über dem Trapezius benutzt; vielmehr sollte der obere Muskelrand selbst palpatorisch hinsichtlich seiner Konsistenz beurteilt werden.

3.4.12 Iliosakralgelenk

Gerade das ISG findet sich im Praxisalltag ungemein häufig blockiert. Im Allgemeinen resultiert hieraus eine **Beckenschiefstellung** oder sogar **Beckenverwringung** (> 2 cm), die zumeist eine **scheinbare Beinlängendifferenz** sowie eine **funktionelle Skoliose** mit sich bringt. In der Folge der verdrehten Beinachsen findet man dann bei Kindern und Jugendlichen die **Chondropathia patellae** und bei Erwachsenen eine (vorzeitige) **Gonarthrose** oder **Coxarthrose**.

Der Blockierungsschmerz des ISG wird vom Patienten häufig als **Ischiasschmerz** beschrieben, weil er in den Oberschenkel ausstrahlt. Die Lokalisation dieser Ausstrahlung entspricht aber nicht einer echten Ischialgie einschließlich deren zumeist ununterbrochenem Verlauf bis in den Fuß, sondern verläuft mehr dorsolateral in den Oberschenkel und **hört spätestens am Knie auf**. Ein weiteres wesentliches Unterscheidungsmerkmal besteht darin, dass sich eine echte Ischialgie unter

Belastung verschlimmert, während die ISG-Symptomatik überhaupt nur **in Ruhe** auftritt, also v. a. nach längerem Liegen oder Sitzen, um nach einigen Minuten der Bewegung vollständig abzuklingen, sofern nicht ein zusätzlicher Reizzustand besteht.

Da das ISG im Verlauf des Blasenmeridians liegt, verursacht es **Verspannungen der Nackenmuskulatur**. Ein Nackenschmerz kann also auch einmal lediglich ISG-bedingt sein.

> **MERKE**
>
> Es sei daran erinnert, dass eine scheinbare Beinlängendifferenz, ausgelöst durch eine ISG-Blockade, keinesfalls durch einen Schuhausgleich „ausgeglichen" werden darf, weil dann zwar die Wirbelsäule wieder einigermaßen im Lot steht, andererseits jedoch das Geschehen im Bereich von ISG und den Gelenken der Beine (verdrehte Achsen) endgültig zementiert würde.

3.4.13 Sternoklavikulargelenk

Das einzige Gelenk, das Thorax und Schultergürtel miteinander verbindet, ist nicht sehr anfällig für Blockierungen. Falls doch, so bedeutet dies eine Störung des **Nierenmeridians**, der hier zum Abschluss seines Weges vom Os metatarsale III endet.

Es resultieren teilweise **krampfartige Schmerzen** im rechten oder linken **Oberbauch** sowie im Bereich des **McBurney-Punktes**, die mit einer Appendizitis verwechselt werden können. Am **Unterschenkel** bestehen **Schmerzen**, die eventuell gleichzeitig vorhandenen **Krampfadern** zugeschoben werden. Im **Fußgewölbe** entstehen **Schmerzen nach längeren Wanderungen**.

Gerade Schmerzen im rechten oder linken Oberbauch bereiten diagnostisch größte Probleme, sofern man sie nicht fassbaren Veränderungen wie Gallesteinen (rechts) oder einer Gastritis (links) zuordnen kann. Gallesteine, die reizlos in der Gallenblase herumkullern, verursachen allerdings keinerlei Symptome, auch nicht unspezifische wie Druck oder Völlegefühl, die dann in Unkenntnis der eigentlichen Zusammenhänge dankbar den Steinen zugeschoben werden.

KAPITEL

4 Ausgewählte Erkrankungen

Die **Gicht** wird im ➤ Fach Endokrinologie besprochen. Nach **fett gedruckten** Erkrankungen wird in der Heilpraktikerprüfung in **nahezu jeder** Prüfung, nach *kursiv gedruckten sporadisch* gefragt, nach den weiteren nie. Diese Krankheiten sind relevant für den medizinischen Alltag (➤ Tab. 4.1).

Zu den rheumatischen Erkrankungen bzw. zum **rheumatischen Formenkreis** gehören eine ganze Reihe von Erkrankungen, deren wesentlichen Manifestationsort der **aktive** und **passive Bewegungsapparat** darstellt. Häufig sind zusätzlich **innere Organe** betroffen. Rheuma heißt Fließen oder Strö-

men. Gemeint sind also Erkrankungen des Bewegungsapparates, die mit fließenden, reißenden oder ziehenden Schmerzen einhergehen. Entsprechend diesem ursprünglichen Wortsinn werden den rheumatischen Erkrankungen nach der internationalen Klassifikation inzwischen auch **degenerative** Erkrankungen wie die **Arthrose**, oder **mechanisch-traumatische** Erkrankungen wie das **Karpaltunnelsyndrom** zugerechnet, die mit dem eigentlichen medizinischen Verständnis nicht mehr in Verbindung stehen. Nach dieser überflüssigen Nomenklatur gehören auch angeborene Veränderungen wie das

Tab. 4.1 Erkrankungen des Bewegungsapparats.

Degenerative Erkrankungen	• **Arthrose** ➤ 4.1 • *Chondropathia patellae* ➤ 4.2 • Hüftdysplasie ➤ 4.3 • **Morbus Scheuermann** ➤ 4.4
Rheumatische Erkrankungen	• **rheumatoide Arthritis** ➤ 4.5 • *Fibromyalgie* ➤ 4.6 • *Polymyalgia rheumatica* ➤ 4.7 • Polymyositis ➤ 4.8 • *rheumatisches Fieber* ➤ 4.9 • **Morbus Bechterew** ➤ 4.10
Osteoporose ➤ 4.11	
Rachitis bzw. Osteomalazie ➤ 4.12	
Karpaltunnelsyndrom ➤ 4.13	
Dupuytren-Kontraktur ➤ 4.14	
Traumatische Erkrankungen	• Zerrung (Distorsion) ➤ 4.15 • *Fraktur (allgemein)* ➤ 4.16 • Rippenfraktur ➤ 4.16.2, ➤ 4.16.3 • Schenkelhalsfraktur ➤ 4.16.4 • Schädelbasisfraktur ➤ 4.16.5 • Schädel-Hirn-Trauma ➤ 4.16.6 • Wirbelkörperfraktur ➤ 4.16.7
Wirbelgleiten (Spondylolisthesis) ➤ 4.17	
Bandscheibenvorfall ➤ 4.18	
Epicondylitis humeri ➤ 4.19	
Morbus Perthes ➤ 4.20	
Osteomyelitis ➤ 4.21	
Tumorerkrankungen	• gutartige Knochentumoren ➤ 4.22 • Osteosarkom ➤ 4.23.2 • Chondrosarkom ➤ 4.23.3 • Ewing-Sarkom ➤ 4.23.4

Marfan-Syndrom, eine überlastungsbedingte Bursitis, Stoffwechselerkrankungen wie die Gicht sowie ganz pauschal alle Krankheiten des Knochens und des Knorpels zu den rheumatischen Erkrankungen. *Eigentliche* rheumatische Erkrankungen sind v. a.

• chronische Polyarthritis
• Morbus Bechterew
• rheumatisches Fieber

sowie einige wenige, etwas unscharf definierte Krankheiten, die primär nicht die Gelenke, sondern Muskeln und Sehnen betreffen und die man deswegen unter dem Begriff des **Weichteilrheumatismus** zusammenfasst:

• Polymyositis
• Polymyalgia rheumatica
• Fibromyalgie.

4.1 Arthrose

Ursachen

Die Arthrose der Gelenke gehört zu den **degenerativen** Erkrankungen. Im Vordergrund steht die **Abnutzung** und nicht die Entzündung. Betroffen sind überwiegend Gelenke, die über lange Jahre Überlastungen und v. a. Fehlbelastungen ausgesetzt waren. Auch der natürliche Alterungsprozess spielt dabei eine begünstigende Rolle: Ein 80-Jähriger hat in jedem Gewebe seines Körpers Abbauprozesse. Es versteht sich von selbst, dass gerade die ständig belasteten und relativ schlecht ernährten Gelenkknorpel (keine Blutgefäße) davon nicht ausgenommen sein können. Ob die Arthrose z. B. der Kniegelenke (= Gonarthrose) allerdings bereits im Alter von 40 Jahren oder erst mit 80 oder auch einmal überhaupt nicht beginnt, hängt von etlichen **Faktoren** ab – vom Körpergewicht, einer eventuellen Fehlstatik bei Beckenschiefstand, einer Fehlbelastung durch Beruf, Hochleistungssport oder auch z. B. durch Joggen auf Teerstraßen, von der Ernährung oder von vorausgegangenen Schädigungen des betroffenen Gelenks.

> **MERKE**
>
> Pauschaliert ausgedrückt entsteht die Arthrose durch ein **Missverhältnis** zwischen **mechanischer Resistenz** des Gelenkknorpels und dessen Beanspruchung. Die wichtigste Ursache hierfür ist nicht die Gesamtüberlastung beispielsweise durch Übergewicht oder Sport, sondern eine punktuelle, also **umschriebene Überlastung** in einem Gelenk mit **ungleichmäßiger Druckverteilung** durch pathologische Ursachen.

Beispiele sind **X-Beine** und **O-Beine**, eine langjährige **Beckenfehlstellung** mit verdrehten Beinachsen, eine Gelenkstufe nach einer intraartikulären **Fraktur** oder eine angeborene und nicht rechtzeitig behandelte **Hüftdysplasie**. Immer gibt es in solchen Gelenken **Zonen überhöhten Drucks** und andere, die fast nichts zur Gelenkführung beitragen. Dies gilt letztendlich auch für ein **chronisch blockiertes Gelenk**, bei dem stets gestörte und ungleichmäßige Druckverhältnisse bestehen.

Nicht so selten entsteht eine Arthrose auf dem Boden einer zurückliegenden Gelenkerkrankung, die **Schäden am Gelenkknorpel** hinterlassen hat. Dazu gehören z. B. die **Gicht** oder das **rheumatische Fieber**, soweit sie nicht zügig ohne Knorpelschäden ausheilen. Die Arthrose ist also auch der Endzustand einer jeden Gelenkerkrankung, die Schäden an ihren Binnenstrukturen, insbesondere den Knorpelüberzügen hinterlassen hat.

Krankheitsentstehung

Die Arthrose eines Gelenks, bei dem keine mechanischen oder entzündlichen Schädigungen vorausgegangen sind, beginnt mit einer umschriebenen **Schädigung des Knorpels** in der **Hauptbelastungszone**. Die glatte und glänzende Knorpelschicht wird an dieser Stelle matt und aufgeraut. Der Knorpel wird weich und mit der Zeit vollständig weggeschliffen, bis zuletzt der subchondrale Knochen frei liegt. Dieses Verschwinden des Gelenkknorpels ist im Röntgenbild als **Verschmälerung des Gelenkspaltes** im Bereich der Haupttragezone des Gelenks zu erkennen. Schließlich gleiten dann nicht mehr die Knorpelüberzüge, sondern die ungeschützten Knochen aufeinander.

Das Fortschreiten der Arthrose entsteht danach v. a. durch die Reaktion der weiteren, im Gegensatz zum Knorpel gut durchbluteten Strukturen: In den unbelasteten Randzonen des Gelenks beginnt der Knochen zu wuchern. Hierdurch entstehen **Osteophyten** („das, was aus dem Knochen wächst"), also knöcherne Anbauten, die an den Gelenkrändern sehr breit ausladen können, aber auch in den Gelenkspalt hineinwachsen (➤ Abb. 4.1). Die Osteophyten stellen den Versuch dar, die Gelenkfläche zu vergrößern, um den Druck auf eine möglichst große Fläche zu verteilen.

Durch das Abschleifen des Knorpels wird das **Gelenk inkongruent** (ungleichmäßig; Kopf und Pfanne passen nicht mehr perfekt zueinander), wodurch die Druckverteilung immer noch ungleichmäßiger wird, bis das Gelenk schließlich **subluxiert** (der Gelenkkopf hat noch Kontakt zu seiner Pfanne, ist aber nicht mehr zentriert). Subluxation und weitere Veränderungen können äußerlich als **Deformierung** erkennbar werden. Man sprach deshalb früher von der **Arthrosis deformans**.

In der **Spongiosa** des subchondralen Knochens der Hauptbelastungszone erfolgt eine allmähliche **Sklerosierung**, d. h. Umwandlung in einen geschichteten **Kortikalis- (= Lamellen-)Knochen**. Dies ist im Röntgenbild oft frühzeitig zu erkennen. Im Bereich dieser Umwandlungszonen bilden sich häufig, wohl aufgrund des übermäßigen Drucks, rundliche **Zysten**.

Die **Synovialmembran** der Gelenkkapsel ist **verdickt** als Reaktion auf den vermehrten Abrieb im Gelenk. Sie reagiert auf den Knorpel- und Knochenabrieb auch rezidivierend mit einer Entzündung **(Synovitis)**, welche die Hauptursache für wiederkehrende **Schmerzen** und **Gelenkergüsse** darstellt. In dieser Phase der Arthrose spricht man dann von einer **aktivierten Arthrose**, während ansonsten die Entzündung eines Gelenks als Arthritis bezeichnet wird.

Im **Endstadium** der Arthrose verformen sich die Gelenke immer mehr und werden schließlich steif und unbeweglich. Diese Gelenkeinsteifung nennt man **Ankylose**.

Altersgelenk

Das sog. Altersgelenk stellt **keine Arthrose** dar. Es ist gekennzeichnet durch eine mäßige und **gleichmäßige Verschmälerung des Gelenkspaltes**, die alleine von der physiologischen Alterung und Eintrocknung des hyalinen Gelenkknorpels herrührt. Das Altersgelenk verursacht höchstens minimale Bewegungseinschränkungen und eine gewisse Morgensteifigkeit, aber keine weiteren Störungen und auch keine Schmerzen. Es wird in dieser reinen Form allerdings selten gesehen, weil mit zunehmendem Alter zumindest leichte Fehlstellungen mit entstehender punktueller Überlastung doch eher die Regel als die Ausnahme darstellen. Die Übergänge zwischen Altersgelenk und Arthrose sind also fließend.

Lokalisationen

Entsprechend der Abhängigkeit der Arthrose auch von Überlastungen (bestimmte Sportarten, Übergewicht) ergibt sich etwa die folgende **Häufigkeitsverteilung** in ihrem Auftreten:

1. Wirbelgelenke **(Spondylarthrose)**
2. Kniegelenke **(Gonarthrose)**
3. Hüftgelenke **(Coxarthrose)** (➤ Abb. 4.2)

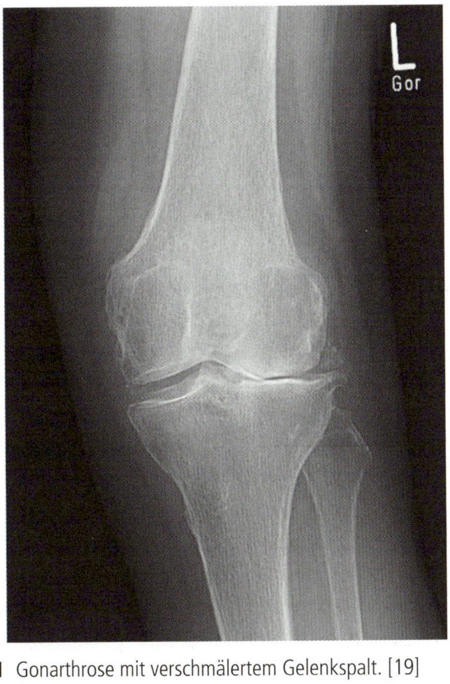

Abb. 4.1 Gonarthrose mit verschmälertem Gelenkspalt. [19]

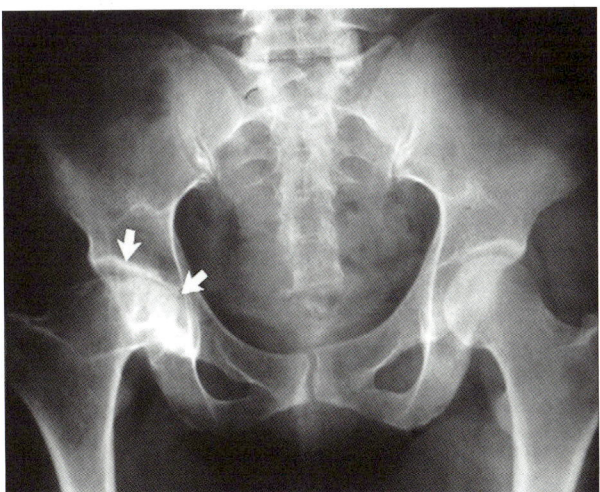

Abb. 4.2 Weit fortgeschrittene Coxarthrose des rechten Hüftgelenks mit aufgehobenem Gelenkspalt, entrundetem Hüftkopf, Sklerosierung des Pfannendaches, Zysten und ausgeprägten Osteophyten, die das Acetabulum stark verbreitert haben. [4]

4. danach folgen Sprunggelenke, Fuß- und Zehengelenke, Schulter (**Omarthrose**), Handgelenk, Daumensattelgelenk (**Rhizarthrose**) und zuletzt die übrigen Gelenke.

An der Wirbelsäule sieht man hierbei die gleiche Reihenfolge wie auch bei den Bandscheibenvorfällen: Die am stärksten belastete **LWS** degeneriert früher und häufiger als die kranialen Abschnitte. Die Arthrose der **kleinen Wirbelgelenke** wird begünstigt durch die Degeneration der Zwischenwirbelscheiben, die bereits um das 20. Lebensjahr herum einsetzt. Der Nucleus pulposus trocknet zunehmend ein. Der Anulus fibrosus verliert an Höhe, sodass auch die Gelenke zwischen den benachbarten Wirbelbögen und ihren Gelenkfortsätzen ihre ideale Position zueinander verlieren. Fehlstellungen mit punktueller Überlastung sind die unausweichliche Folge, womit die Entwicklung der Arthrose vorgezeichnet ist.

Dasselbe gilt für die ungemein häufigen **chronischen Blockaden** in diesen Gelenken, die ebenfalls Fehlstellungen und dadurch punktuelle Überlastungen erzeugen, und noch mehr für die **funktionelle Skoliose** auf dem Boden einer ISG-bedingten **Beckenschiefstellung**, die wiederum zu Fehlstellungen in den Intervertebralgelenken führen muss.

Symptomatik

Typisch für die Arthrose sind ein **Steifigkeitsgefühl** im betroffenen Gelenk sowie der **Anlaufschmerz** nach längeren Ruhephasen. Später kommt es zu **Belastungsschmerzen**, schließlich auch zu **Dauerschmerzen**.

Der Anlaufschmerz entsteht einerseits durch die Fehlstellung mit Verhaken der Gelenkflächen, die sich erst nach einigem Durchbewegen wieder voneinander lösen. Andererseits aber muss immer berücksichtigt werden, dass jegliche Gelenkfehlstellung gesetzmäßig von einer **muskulären Dysbalance** begleitet ist. Agonisten und Antagonisten sind nicht im Gleichgewicht miteinander. Der eine Muskel ist verkürzt, der andere überdehnt. Immer lassen sich im Meridian, zu dem das Gelenk gehört, Verspannungen tasten und ebenso ein zum betroffenen Gelenk gehörender Muskel, der allein durch seine Verhärtung (**Myogelose**) oder durch den einseitigen Zug auf das Gelenk Schmerzen bereiten kann.

Je mehr das Gelenk in seinem Bewegungsumfang eingeschränkt ist und sich dem Stadium der Ankylose nähert, desto ausgeprägter werden auch die Schmerzen unter Belastung, schließlich bereits in der Ruhe. Schon in den Jahren davor kann es zu entzündlichen Phasen (aktivierte Arthrose) mit erheblichen Schmerzen kommen.

Heberden-Arthrose

Eine **Sonderform** der Arthrose stellt die Heberden-Arthrose dar. Sie betrifft überwiegend nur die **Fingerendgelenke** (➤ Abb. 4.3) und lässt sich alleine dadurch zweifelsfrei z. B. von der rheumatischen Erkrankung (cP) unterscheiden, die gerade diese Gelenke ausspart. Die knorpelig-knöcherne, zystenartig mit Hyaluronsäure gefüllte Auftreibung einzelner oder mehrerer Gelenke und der umgebenden Weichteile ist häufig

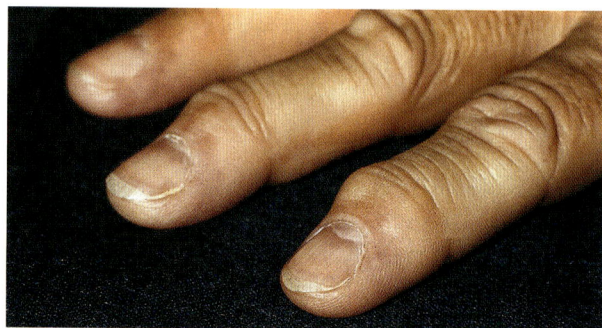

Abb. 4.3 Heberden-Arthrose mit Auftreibung der Fingerendgelenke. [21]

schmerzfrei, teilweise aber doch mit Entzündungen und sogar Endgliedabweichungen verbunden. Systemische Entzündungsparameter oder sonstige Nachweise der Erkrankung existieren nicht.

Betroffen sind meist **Frauen** jenseits des 50. Lebensjahres. Die Krankheit scheint **dominant** vererbt zu werden. Eine wirksame **Therapie** ist **nicht bekannt**.

Diagnostik

Von Bedeutung ist zunächst die **Anamnese** hinsichtlich Steifigkeitsgefühl und Anlaufschmerz sowie eventuell rezidivierenden Schmerzen unter Belastung, die bei einer Gonarthrose oder Coxarthrose z. B. beim Treppenlaufen in die Oberschenkel ausstrahlen können. Die wichtigsten Merkmale bei der **Untersuchung** sind:

- Fehlstellung und Verdickung des Gelenks
- Reibegeräusche bei der Bewegung, die man bei aufgelegter Hand auch spüren kann
- Einschränkung des sonst üblichen Bewegungsumfangs im betroffenen Gelenk.

Die wichtigsten Merkmale im **Röntgenbild** sind die Verschmälerung des Gelenkspalts, randständige Osteophyten, subchondrale Sklerosierung sowie eventuell Zysten, eine Subluxation und Entrundung des Gelenkkopfes (➤ Abb. 4.2).

Therapie

Zur Therapie einer Arthrose kann deren Auswirkung auf Meridian und gelenkübergreifende Muskulatur dazu benutzt werden, mittels Akupunktur oder intrakutanen Quaddeln, manualtherapeutischen **Mobilisationen** oder **Massagen** der verhärteten Muskulatur das entsprechende Gelenk schmerzfrei und beweglich zu bekommen.

Wärmeanwendungen, auch in Form von durchblutungsanregenden Salben, tun dem arthrotischen Gelenk und seiner muskulären Umgebung gut, solange nicht ein aktiviertes, also entzündliches Stadium vorliegt. Hier muss man vorübergehend kühlen. Entzündliche Begleiterscheinungen mit oder ohne Gelenkerguss sind allerdings nicht sehr häufig und dann auch zumeist nicht sehr ausgeprägt. Schmerz und Schwellung in einem Gelenk sind also für sich alleine niemals ein Beweis oder auch nur Hinweis auf eine Arthrose. Sie sollten vielmehr bei ihrem ersten Auftreten in einem Gelenk Anlass geben, nach einer anderen Ursache der Arthritis zu fahnden.

Von besonderer Bedeutung im Hinblick auf den Fortgang des Verschleißes sind Bewegungen und Belastungen: Ein arthrotisches Gelenk sollte **viel bewegt** und **wenig belastet** werden. Man konnte nachweisen, dass eine übermäßige Schonung den Verschleiß vorantreibt und nicht aufhält. Ursachen hierfür sind die entstehende Muskelatrophie und damit weitere Destabilisierung des Gelenks sowie Ernährungsstörungen des Gelenkknorpels. Gut geeignete Sportarten sind demzufolge z. B. Schwimmen, Radfahren oder Skilanglauf.

Begleitend zur physikalischen Therapie bieten sich **Knorpel erhaltende Präparate** an, zu denen u. a. auch die Vitamine C und E gehören. Intraartikuläre Injektionen (z. B. Traumeel® oder Zeel®), wärmende Salben oder Traumeel® Salbe sind wertvoll. Bei Knorpel erhaltenden, oralen Medikamenten hat sich in den letzten Jahren so etwas wie ein neuer „Standard" entwickelt, der z. B. Hyaluronsäure, Chondroitinsulfat, Glucosamin und Kollagen enthält. Es gibt Studien, die eine gewisse Wirksamkeit bescheinigen und andere, bei denen kein Effekt nachgewiesen werden konnte. Man sollte sich bei der oralen Anwendung solcher Präparate in Erinnerung rufen, dass Inhaltsstoffe wie Hyaluronsäure, Kollagen oder Chondroitinsulfat, die einen wesentlichen Bestandteil gesunder Knorpelstrukturen darstellen, in dieser Form dem Knorpel gar nicht zugute kommen, weil sie vor ihrer Resorption im Dünndarm in ihre kleinsten Einheiten zerlegt werden und höchstens in der Art benötigter Bausteine und zu einem geringen Anteil auch zu den Chondrozyten geschädigter Knorpelstrukturen gelangen. Die Frage, inwieweit diese Zellen nun in der Lage sind, daraus neue Knorpelsubstanzen herzustellen, muss offen bleiben.

> **MERKE**
>
> Sofern ihre Ursachen abgestellt werden, kann eine Arthrose mit einer Kombination dieser Maßnahmen durchaus zum **Stillstand** kommen. Eine **vollständige Heilung** bzw. medikamentöse Wiederherstellung zerstörter Strukturen ist allerdings **nicht möglich**.

Gelenkersatz

Ein eingesteiftes Gelenk (Ankylose), dessen Funktion für den Alltag unentbehrlich ist, wird nach Möglichkeit operativ ersetzt. Am häufigsten betrifft dies das **Hüftgelenk**, bei dem in der Regel sowohl Oberschenkelkopf als auch das Acetabulum durch Implantate ersetzt werden (**TEP** = **T**otal**e**ndo**p**rothese). Diese Operation wird heute in zahlreichen Krankenhäusern routinemäßig durchgeführt. In Deutschland wurden 2010 etwa 210.000 Hüftgelenke und 165.000 Kniegelenke implantiert. Die Ergebnisse, auch hinsichtlich der wiedergewonnenen Mobilität, sind zumeist sehr gut. Die Haltbarkeit künstlicher Gelenke liegt inzwischen bei 15 Jahren, wobei (mit allerdings ungleich größerem Aufwand) auch ein nochmaliger Austausch möglich ist.

> **Zusammenfassung**
>
> **Arthrose:** degenerative Gelenkerkrankung mit Schädigung des Knorpels, Bildung von Osteophyten und Verschmälerung des Gelenkspaltes; **aktivierte Arthrose:** Entzündung eines arthrotischen Gelenkes
>
> - **Ursachen:** natürlicher Alterungsprozess, begünstigend wirken
>   - Übergewicht
>   - Fehlstatik (Beckenschiefstand, X-, O-Beine)
>   - Fehlbelastung in Sport und Beruf
>   - zurückliegende Gelenkerkrankungen (z. B. rheumatisches Fieber)
> - **Symptome:**
>   - Steifigkeitsgefühl
>   - Anlaufschmerzen
>   - später Belastungs- und Ruheschmerzen
> - **Diagnostik:**
>   - Fehlstellung, Deformierung des Gelenkes
>   - eingeschränkter Bewegungsumfang
>   - Reibegeräusche
>   - typische Veränderungen im Röntgenbild
> - **Therapie:**
>   - Mobilisation, Massagen
>   - Akupunktur, intrakutane Quaddeln
>   - Wärmeanwendung (nicht bei entzündetem Gelenk)
>   - gelenkschonende Sportarten (Schwimmen, Radfahren) mit viel Bewegung und wenig Belastung
>   - knorpelerhaltende Präparate mit Hyaluronsäure, Chondroitinsulfat, Kollagen u. a.
>   - Gelenkersatz

4.2 Chondropathia patellae

Obwohl es sich bei der Retropatellararthrose um ein degeneratives Krankheitsbild handelt, findet man es überwiegend bei **jungen Menschen in der Wachstumsphase** – besonders häufig im Alter zwischen 10 und 14 Jahren.

Krankheitsentstehung

Angeschuldigt werden ein vorausgegangenes **Trauma** sowie eine angeborene **Fehlbildung** oder **Fehlstellung** der Patella mit ungleichmäßiger Druckverteilung im Gelenk. Andererseits findet man bei genauer Untersuchung immer einen **Beckenschiefstand** mit **scheinbarer Beinlängendifferenz** und **Rotationsfehlstellung** der Beine – in aller Regel als Folge einer **ISG-Blockade**. Wenn eine solche Fehlstellung über einen längeren Zeitraum besteht, wird dies gerade auch beim wachsenden Kniegelenk nicht ohne Folgen bleiben können, weil die Patella in ihrem femuralen Gleitlager verkantet und die gegenseitigen Wachstumsreize und Anpassungsvorgänge zwischen Patella und Femur nicht mehr physiologisch ablaufen können. Schmerzen und arthrotische Veränderungen sind vorprogrammiert.

Symptomatik

Die jungen Patienten klagen über **belastungsabhängige Schmerzen** hinter bzw. im Bereich der Patella v. a. beim Treppenlaufen, beim Aufrichten aus der Hocke oder bei sportlicher Betätigung (Schulsport). Die Beschwerden werden nicht so selten als „Wachstumsbeschwerden" fehlgedeutet. Wachstum schmerzt aber nicht, auch wenn diese Verlegenheitsdiagnose ob ihrer großen Beliebtheit inzwischen sogar im Pschyrembel auftaucht. Der Belastungsschmerz rührt nicht nur von der beginnenden Arthrose, sondern auch von der **Verlagerung der Patella** nach medial oder lateral, wodurch entsprechend veränderte Druckverhältnisse und Verkantungen mit punktueller Überlastung resultieren.

Diagnostik

Neben der **ISG-Blockierung** beiderseits mit ihren typischen Folgen wie Beckenschiefstand und Fehlrotation der Beinachsen findet man bei der Untersuchung zumeist eine **Rauigkeit der Patellarückseite** (Gelenkfläche) beim Anpressen und gleichzeitigen horizontalen Verschieben auf der Gelenkfläche des Femur. Hierbei entsteht auch der typische Schmerz der Erkrankung. Die Rauigkeit wird durch die Knorpelschädigung hervorgerufen.

Im Röntgenbild können die Veränderungen erst in fortgeschrittenen Stadien erkannt werden. Die Arthroskopie dient diagnostischen und operativen Zwecken.

> **ACHTUNG**
>
> Vor der manchmal ausschließlich empfohlenen Untersuchungsmethode, die bei Anspannung des M. quadriceps unter der auf der Patella liegenden Hand eine Krepitation erspüren oder bei kaudal fixierter Patella Schmerzen auslösen soll (Zohlen-Zeichen), ist zu warnen, weil dadurch lediglich Endzustände erfasst werden anstatt der sehr viel wichtigeren frühen Stadien.

Therapie

Die übliche medizinische Therapie besteht aus körperlicher Schonung, Antiphlogistika wie Ibuprofen, dem Tragen flacher Schuhe zur Verringerung des patellaren Anpressdrucks sowie, in therapieresistenten Fällen, aus Operationen, bei denen z. B. die Knorpelschicht abgeschliffen wird oder bei einer scheinbaren Lateralisation der Patella die Anheftungsstelle der Patellarsehne an der Tuberositas tibiae nach medial verlagert wird. Auch Knorpelersatzverfahren kommen zum Einsatz.

> **HINWEIS DES AUTORS**
>
> Die einzig sinnvolle, weil ursächliche Therapie besteht meines Erachtens aus einer **Korrektur der verdrehten Beinachsen** durch chirotherapeutische **Deblockierung der Iliosakralgelenke**. Die bereits angegriffenen Gelenkknorpel sollten mittels Chondroprotektiva oder naturheilkundlicher Therapie behandelt werden. Diese Maßnahmen reichen, zusammen mit vorübergehender Schonung, bei Kindern und Jugendlichen zur Heilung vollkommen aus.

> **Zusammenfassung**
>
> **Chondropathia patellae:** Retropatellararthrose aufgrund einer Fehlbelastung, meist verursacht durch ISG-Blockaden mit resultierendem Beckenschiefstand; häufiges Auftreten zwischen 10 und 14 Jahren
> - **Symptome:** belastungsabhängige Schmerzen
> - **Diagnostik:**
>   – Rauigkeit der Patellarückseite
>   – evtl. Röntgenbild
>   – evtl. Arthroskopie
> - **Therapie:**
>   – körperliche Schonung
>   – Antiphlogistika
>   – ggf. chirotherapeutische Manipulationen

4.3 Hüftdysplasie

Krankheitsentstehung

Bei dieser häufigen (4 % aller Kinder) **angeborenen Fehlanlage** des Hüftgelenks, von der **Mädchen** häufiger betroffen sind, ist das Acetabulum in seinem Winkel zum restlichen Hüftbein „versteilert" (> Abb. 4.4). Der Kopf des Oberschenkelknochens, der erst im Alter von 3 Monaten mit der allmählichen Verknöcherung beginnt, liegt nicht in der Mitte der Pfanne, sondern ist nach außenoben abgewichen. Er wird also nicht mehr vollständig vom Acetabulum überdacht. Man spricht von der Subluxation des Gelenks. Zwischen einer **leichten Dysplasie**, einer **Entrundung der Pfanne**, einer **Subluxation** oder einer **vollständigen Luxation** mit Austreten des Femurkopfes nach lateral und oben aus dem Acetabulum heraus sind alle **Übergangsstadien** zu finden.

Symptomatik und Komplikationen

Die Dysplasie führt im Kindesalter je nach Ausprägung zu **vorzeitigem Ermüden** und späterem **Hinken**. Schmerzen bestehen bei den Kindern eher selten. **Immer** kommt es später zur

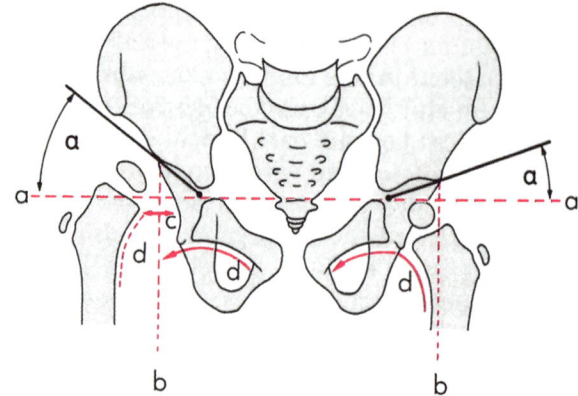

Abb. 4.4 Hüftdysplasie rechts (Versteilerung der rechten Hüftgelenkpfanne). [32]

Coxarthrose – oft schon im frühen Erwachsenenalter. Es bilden sich ohne Behandlung sekundäre, später nachfolgende **Deformierungen**: Änderung des Schenkelhalswinkels (**Coxa valga**), vermehrte Antetorsion (Verdrehung nach ventral), Verbreiterung der Pfanne, mangelnde Überdachung des Kopfes, Verformung des Hüftkopfs usw.

Aus der Beinverkürzung resultiert ein Beckenschiefstand. Jeder **Beckenschiefstand**, ob er nun aus einer tatsächlichen (z. B. nach Dysplasie, Fraktur oder Morbus Perthes) oder scheinbaren Beinlängendifferenz (in der Folge von Lähmungen oder einer Blockade im ISG) resultiert, führt zu **Seitverbiegungen** der Wirbelsäule mit links- oder rechtskonvexer **LWS-Skoliose** und **kompensatorischer Gegenschwingung** der **BWS** (S-förmige Skoliose). Eine erhebliche Beinlängendifferenz, die durch den resultierenden Beckenschiefstand nicht vollständig kompensiert werden kann, erzwingt evtl. zusätzlich eine **Spitzfußstellung** des kürzeren Beines.

Diagnostik

Bei der Untersuchung der Kinder findet man eine **Abspreizhemmung des Oberschenkels** auf der Seite der Hüftdysplasie (➤ Abb. 4.5). Der **Trochanter major** steht **höher** als auf der Gegenseite. Entsprechend besteht eine (echte) **Beinlängendifferenz**. Die **Faltenbildungen** der Weichteile im Bereich von Hüftgelenk und Oberschenkel sind **asymmetrisch**.

In früheren Jahren benötigte man das Röntgenbild zur sicheren Diagnosenstellung und Verlaufsbeobachtung. Üblich war damals auch noch die Auslösung des **Ortolani-Phänomens** (= Schnapp-Phänomen): Das im Hüftgelenk angebeugte und adduzierte Beinchen wurde unter Außenrotation in die Abduktion geführt. Dabei kam es zu einem hör- und spürbaren Schnappen, wenn der (sub-)luxierte Hüftkopf über den Pfannenrand ins Acetabulum glitt. Da hierbei der Hüftkopf geschädigt werden kann, wird dieses Zeichen **nicht mehr genutzt**. Heute liefert die **Ultraschalluntersuchung** sehr genaue und zuverlässige Ergebnisse. Sie ist seit etlichen Jahren fester Bestandteil der üblichen **Vorsorgeuntersuchungen**.

Therapie

Die Therapie besteht in der **Abspreizbehandlung** mittels **Spreizhose** (➤ Abb. 4.6), wobei ein früher Beginn die Be-

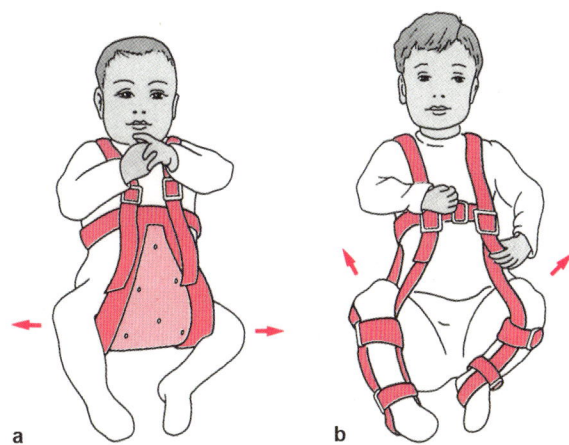

Abb. 4.6 Behandlung der Hüftdysplasie mit Spreizhose (**a**) oder Pavlik-Zügel (**b**). [32]

handlung wesentlich verkürzt (auf 1–3 Monate). In dieser Stellung wird der Hüftkopf gegen den Pfannengrund gedrückt, die Hüfte ist konzentrisch und stabil. Damit ist die Voraussetzung zur Entwicklung eines normalen Gelenks gegeben. Nur bei sehr schwerwiegenden Veränderungen (z. B. vollständigen Luxationen) ist eine Operation erforderlich.

Zusammenfassung

Hüftdysplasie: angeborene Fehlanlage des Hüftgelenks mit Steilstellung des Acetabulum und Abweichen des Hüftkopfs nach außen-oben

- **Symptome:**
  - vorzeitiges Ermüden beim Laufen
  - selten Schmerzen
  - unbehandelt resultiert eine Coxarthrose
- **Diagnostik:**
  - Sonographie der Hüfte im Rahmen der Vorsorgeuntersuchung
  - Abspreizhemmung des Oberschenkels
  - Asymmetrie der Adduktorenfalten am Oberschenkel
  - echte Beinlängendifferenz
- **Therapie:** Spreizhose, selten Operation

4.4 Morbus Scheuermann

Die Scheuermann-Krankheit (**juvenile Kyphose, Adoleszentenkyphose**) beginnt etwa im **10. Lebensjahr** und führt mit 12–13 Jahren häufig (nicht immer) zum klinisch erkennbaren **fixierten Rundrücken**. Auch eine **geringgradige Skoliose** ist möglich. Mit dem Ende der Wachstumsperiode, also gegen Ende der Pubertät, kommt sie zum Stillstand. Sie ist demnach eine **Erkrankung älterer Kinder** bzw. **Jugendlicher**. **Jungen** sind häufiger betroffen als Mädchen (2 : 1).

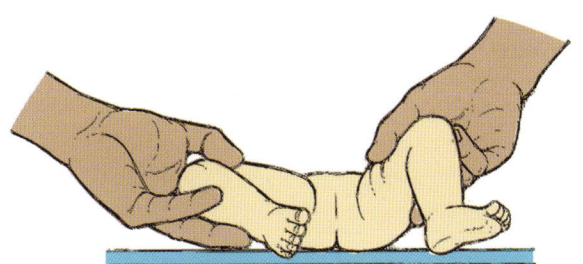

Abb. 4.5 Hüftdysplasie links mit Abspreizhemmung und Abweichung nach kranial. [24]

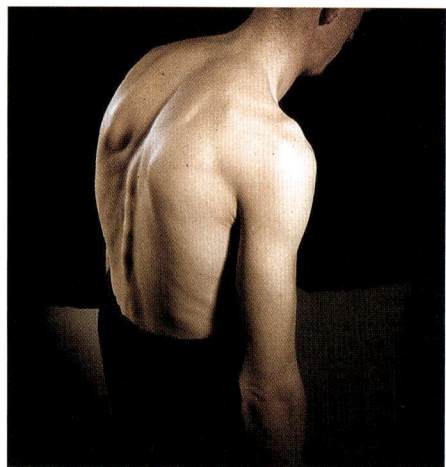

Abb. 4.7 Fixierter Rundrücken bei Zustand nach Morbus Scheuermann. [21]

Krankheitsentstehung

Eine zweifelsfreie Ursache wurde bis heute nicht gefunden. Man denkt v. a. an **Fehlhaltungen** und **Fehlbelastungen** wie z. B. durch den **erzwungenen Rundrücken** auf ungeeigneten Schulbänken, durch den gerade die ventralen Anteile der Wirbelkörper und Zwischenwirbelscheiben besonders belastet werden. Auch das zunehmend häufigere Fernsehen auf ungeeigneten Stühlen scheint gemeinsam mit einer schlecht entwickelten Rückenmuskulatur zum Krankheitsprozess beizutragen.

Die hormonellen Veränderungen zu Beginn der Pubertät mit Wachstumsschub und verminderter Knorpelresistenz begünstigen im Bereich der besonders belasteten Wirbelkörpervorderkanten eine relative Wachstumsverzögerung im Vergleich zu den wenig belasteten Hinterkanten, woraus sich die Keilwirbelbildung gut erklären lässt. Dabei ist auch zu berücksichtigen, dass die Deckplatten der Wirbelkörper während des Wachstums noch nicht ihre endgültige Festigkeit besitzen.

Symptomatik

Im Vordergrund steht der klinische Aspekt mit fixiertem Rundrücken (➤ Abb. 4.7). **Rückenschmerzen** bestehen, spontan oder bei Belastung, nur bei etwa ⅓ der jungen Patienten. Die Entdeckung der „ehemaligen" Erkrankung geschieht deshalb häufig rein **zufällig** in späteren Jahren.

Diagnostik

Im Röntgenbild sieht man **keilförmig veränderte Wirbelkörper** mit ventraler Verschmälerung, **unregelmäßige Abschlussplatten**, **Einbuchtungen** in diesen Platten (**Schmorl-Knötchen**) sowie teilweise auch **knöcherne Abtrennungen** aus den vorderen Kanten (➤ Abb. 4.8). Die Schmorl-Knötchen bestehen aus Bandscheibengewebe, das in die Spongiosa des Wirbelkörpers eingebrochen ist. Die Veränderungen betreffen hauptsächlich die **mittlere BWS**, zum Teil aber auch die kaudalen BWK sowie die kranialen Abschnitte der LWS.

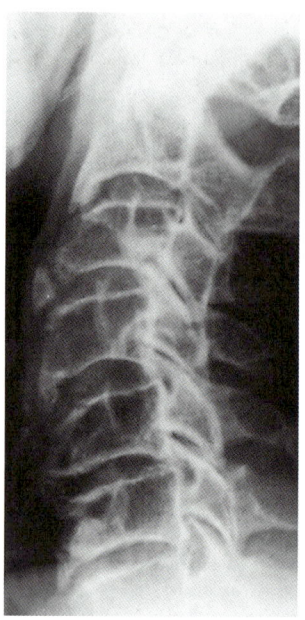

Abb. 4.8 Radiologisch erkennbare Veränderungen bei Morbus Scheuermann. [44]

Therapie

Die Therapie besteht aus intensiven **krankengymnastischen Übungen**, die v. a. über eine Kräftigung der Rückenmuskulatur die Haltung verbessern sollen. In schwereren Fällen muss zusätzlich ein **Korsett** über mindestens 1 Jahr getragen werden, um schlimmere Schäden zu verhindern. In schwersten Fällen mit entsprechenden Schmerzen wird eine **operative Korrektur** angestrebt.

Mit der Verknöcherung der Wachstumsfugen gegen Ende der Pubertät „heilt" die Krankheit aus. Der Rundrücken bleibt aber selbstverständlich bestehen, sodass dann häufig erst in späteren Jahren Beschwerden entstehen.

Zusammenfassung

Morbus Scheuermann (Adoleszentenkyphose, juvenile Kyphose): betroffen sind v. a. Jugendliche in der Wachstumsperiode

- **Ursachen:**
  - Fehlhaltung
  - Fehlbelastung mit vermehrtem Druck im Bereich der Wirbelkörpervorderkanten
- **Symptome:**
  - Rundrücken
  - evtl. Schmerzen
- **Diagnostik:** Röntgen
- **Therapie:** Physiotherapie, notfalls Korsett oder Operation

4.5 Rheumatoide Arthritis

Die rheumatoide Arthritis bzw. **chronische Polyarthritis (cP)** bezeichnet die Erkrankung, die man üblicherweise mit dem

Begriff des Rheuma in Verbindung bringt, ungeachtet aktueller Einordnungen und Vorschläge. Die chronische Polyarthritis ist eine **systemische Erkrankung**, betrifft also das ganze System des menschlichen Körpers, zumindest aber den **gesamten Bewegungsapparat**. Sie ist **progredient** – d.h., sie schreitet in zumindest 75 % der Fälle unaufhaltsam vorwärts. Bei etwa 10 % aller Betroffenen resultiert früher oder später eine vollständige Invalidität. Allerdings gibt es auch eine Selbstheilungsrate in der Größenordnung von 10 %.

Betroffen sind > **1 % der Bevölkerung** (1 Million Bundesbürger), **Frauen** 3–4-mal häufiger als Männer. Bei Frauen über 55 beträgt der relative Anteil 5 %, also jede zwanzigste. Dadurch hat die chronische Polyarthritis eine große soziale Bedeutung auch für die Gesellschaft. Jede Altersgruppe kann betroffen sein, doch beginnt die Erkrankung in 80 % aller Fälle im **mittleren Lebensabschnitt** zwischen dem **35.** und **50. Lebensjahr**.

Ursachen und Krankheitsentstehung

Die Ursache der chronische Polyarthritis gilt nach wie vor als ungeklärt. Vereinzelt gibt es Häufungen in bestimmten Familien. Meist findet man eine Assoziation zu Genen des HLA-Systems (➤ Fach Immunologie). Beispielsweise ist **HLA-DR4** besonders bevorzugt – bei bis zu **70 % der Betroffenen**.

Die chronische Polyarthritis beruht nicht auf Abnutzungen wie die Arthrose, sondern auf **entzündlichen Vorgängen** im Bereich von Gelenken und weiteren Geweben. Überwiegend betroffen sind Gewebe, die von einer **Synovialis** ausgekleidet sind – also **Gelenke**, **Sehnenscheiden** und **Schleimbeutel**. Das primäre entzündliche Substrat liegt in der **Membrana synovialis**. Man vermutet daher eine **Autoimmunreaktion** in dem Sinne, dass bei Menschen mit definierten HLA-Systemen im Bereich der Membrana synovialis Strukturen bestehen, die in dieser Form teilweise auch auf der Oberfläche von manchen Viren oder Bakterien vorkommen.

Findet nun eine Infektion mit einem dieser Erreger statt, lernt das Immunsystem, sich sehr gezielt damit auseinanderzusetzen und den Eindringling möglichst zu vernichten. In erster Linie geschieht dies durch exaktes „Lesen" der fremden Oberflächenstrukturen und Produktion hiergegen gerichteter Antikörper. In der Folge kann das Immunsystem der betroffenen Menschen nicht mehr zwischen den Oberflächenstrukturen (Antigenen) dieser Bakterien oder Viren und den in Teilen nahe verwandten oder identischen Strukturen der eigenen Synovialmembran unterscheiden und greift deshalb den eigenen Körper an (sog. molekulares Mimikry). Von daher wird verständlich, dass **sämtliche Gelenke und Gewebe mit Synovialstrukturen** betroffen sein können und nicht nur einzelne Gelenke wie z.B. bei der Arthrose.

Eine weitere mögliche Ursache könnte darin bestehen, dass die vermuteten **Mykoplasmen** (z.B. Mycoplasma arthritidis) die Gelenke bzw. ihre Synovialis infizieren und in der Folge vom Immunsystem bekämpft werden. Intrazellulär lebende Organismen sind allerdings, besonders wenn sie zusätzliche

Abwehrstrategien entwickelt haben, für das Immunsystem schlecht erreichbar, sodass aus der akuten Infektion ein chronischer Prozess entstehen könnte. Diese Hypothese ist allerdings eher unwahrscheinlich, weil sie den Zusammenhang mit dem gehäuften Auftreten von HLA-DR4 nicht zu erklären vermag.

HINWEIS DES AUTORS

Ich kenne keinen Rheuma-Patienten, bei dem nicht in der Testung (z.B. Biotensor, Elektroakupunktur oder Kinesiologie) **Mykoplasmen** und gleichzeitig eine **rechtsdrehende Wasserader** angesprochen hätten. Mykoplasmen sind intrazellulär lebende, menschenpathogene Bakterien ohne eigene Zellwand. Sie verursachen überwiegend Infektionen im Genitalbereich (Adnexitis, Prostatitis) sowie im System Lunge bzw. Bronchien (Bronchitis, atypische Pneumonie), selten auch eine Pankreatitis. Ähnlich wie die entsprechenden Infektionen durch Chlamydien verlaufen v.a. die Unterbauchentzündungen extrem chronisch und sind mittels der üblichen medizinischen Diagnostik sehr schwer, oft überhaupt nicht zu fassen. Ebenfalls entsprechend der chronischen Chlamydieninfektion müssen diese Entzündungen von den betroffenen Patienten nicht unbedingt zur Kenntnis genommen werden. Nach meiner Erfahrung handelt es sich also bei diesen Mykoplasmen um das gesuchte infektiöse Agens, dessen Oberflächenstruktur in Teilen mit der Synovialstruktur mancher Menschen verwandt scheint und den Autoimmunprozess der rheumatischen Erkrankung in Gang setzt.

In Kreisen, die der Schulmedizin nicht unbedingt nahe stehen, ist seit langem bekannt, dass der dauerhafte, v.a. nächtliche Aufenthalt auf Wasseradern mit Drehsinn nach rechts zu Beschwerden im Bewegungsapparat, aber z.B. nicht zu Malignomen führt. So gibt es in Finnland eine Gegend, in der die Bevölkerung ungemein häufig an Störungen des Bewegungsapparates leidet, gleichzeitig aber ungewöhnlich selten Krebs bekommt, und wo man auf der Suche nach der Ursache auf obige Tatsache gestoßen ist. Dies deckt sich mit eigenen Erfahrungen, nach denen niemals bei meinen Testungen von Krebspatienten eine rechtsdrehende Wasserader angesprochen hat, auffallend häufig aber bei solchen mit chronischen Beschwerden an Rücken oder peripheren Gelenken. Schlafstörungen bzw. morgendliche Müdigkeit (sich fühlen „wie gerädert") werden sowohl auf rechtsdrehenden als auch auf linksdrehenden Wasseradern beobachtet, sind also kein Unterscheidungsmerkmal.

Zusammenfassend scheint es also so zu sein, dass die Auslösung des Autoimmunprozesses, der zum Rheuma führt, bei immunologisch prädisponierten Patienten (HLA-DR4) sowohl der Mykoplasmen als auch eines Co-Faktors in Gestalt einer geopathischen Belastung durch solche Wasseradern bedarf. Einer dieser beiden Faktoren alleine führt nicht zur chronischen Polyarthritis, sondern lediglich zu den oben angesprochenen Störungen.

Entsprechend beider möglichen Ursachen (Autoimmunreaktion oder infektiöses Agens) findet sich in der Membrana synovialis, und hier v.a. perivaskulär, ein Infiltrat aus **Makrophagen**, **Neutrophilen**, **T-** und **B-Lymphozyten** sowie **Plasmazellen** (➤ Abb. 4.9). Diese Plasmazellen produzieren verschiedene **Antikörper**, u.a. auch den sog. **Rheumafaktor**. Lokal entstehende Antigen-Antikörper-Komplexe können über eine Komplementaktivierung die Entzündung der Synovialis auslösen und unterhalten. Daneben werden von Makrophagen und T-Lymphozyten eine ganze Reihe von **Interleukinen** produ-

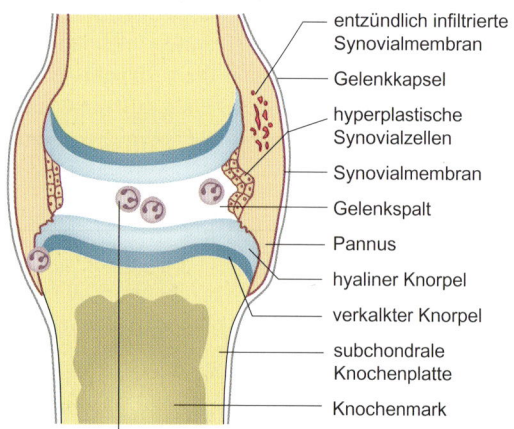

entzündlich infiltrierte Synovialmembran
Gelenkkapsel
hyperplastische Synovialzellen
Synovialmembran
Gelenkspalt
Pannus
hyaliner Knorpel
verkalkter Knorpel
subchondrale Knochenplatte
Knochenmark
neutrophile Granulozyten in der Synovia

Abb. 4.9 Entzündliche Verdickung der Membrana synovialis (Granulationsgewebe, sog. Pannus) mit Infiltration von Neutrophilen und Lymphozyten sowie Knorpelzerstörung.

ziert, welche die verschiedensten lokalen und systemischen Reaktionen verursachen, von der lokalen Entzündungsreaktion über die Stimulierung der **CRP-Bildung** (und weiterer Akute-Phase-Proteine) in der Leber bis hin zur **Fieberreaktion**.

Die **Synovialis** wird **ödematös** und **hypertroph** und beginnt, in den Gelenkspalt sowie über die angrenzende Knorpelschicht zu proliferieren und dieselbe zu bedecken. Dieses Granulationsgewebe wird **Pannus** genannt. Der Pannus enthält aktivierte Fibroblasten, zahlreiche Blutgefäße sowie immunkompetente Zellen, die auch knorpel- und knochenabbauende Enzyme produzieren.

Die in großem Umfang, v. a. von den Makrophagen gebildeten **Interleukine IL-1** und **TNF-α** (➤ Fach Immunologie) stimulieren u. a. sowohl die Chondrozyten zur Bildung von abbauenden Enzymen, als auch die Osteoklasten der angrenzenden Knochenschicht, sodass es neben der **Knorpelzerstörung** auch zum Abbau des subchondralen Knochens mit **Erosionen** und **osteoporotischen Veränderungen** kommt. Neben seinen entzündungsfördernden Eigenschaften besitzt TNF-α systemisch u. a. appetithemmende Funktionen, die bei den Patienten zur **Inappetenz** mit **Gewichtsabnahme** führen.

MERKE

Der entzündliche Prozess der chronischen Polyarthritis ist zunächst eine **entzündliche Infiltration der Membrana synovialis**. Die Leukozyten des sich ausbildenden Pannus, die diese Entzündung einleiten und unterhalten, setzen dann Interleukine, Enzyme und weitere Substanzen frei, die in der Folge zur **Knorpelschädigung** und schließlich zur **Destruktion des gesamten Gelenks** führen.

Symptomatik

Die Krankheit beginnt in der Mehrzahl der Fälle schleichend und **unspezifisch** mit **subfebrilen Temperaturen** bis 38 °C, allgemeiner **Schwäche** und chronischer **Müdigkeit**, **Inappetenz** mit **Gewichtsverlust**, Schmerzen in Muskeln (**Myalgien**)

und Gelenken (**Arthralgien**) sowie **Depressionen**. In der Folge, und häufig lange vor dem eigentlichen Ausbruch der chronischen Polyarthritis, entsteht nicht so selten eine **Tendovaginitis** z. B. im Bereich des Handgelenks.

Später kommt es dann im typischen Fall zu einer **symmetrischen** Entzündung der **proximalen Interphalangealgelenke** (Gelenke zwischen Grund- und Mittelphalanx der Finger), der **Metakarpophalangealgelenke** (Fingergrundgelenke, Knöchel) sowie der **Fingerbeugesehnen**. Auch die Knie- oder Fußgelenke können von Anfang an mitbetroffen sein. Seltener (bei ⅓ der Patienten) sind anfänglich nur einzelne oder wenige Gelenke befallen.

Die Entzündungen verursachen in ausgeprägten Fällen die üblichen Symptome **Rötung**, **Überwärmung**, **Schwellung** und **Schmerz**, im Anfangsstadium aber viel häufiger über intraartikuläre Verwachsungen die für die chronische Polyarthritis sehr typische **Morgensteifigkeit** im Bereich der befallenen Gelenke. Diese Steifigkeit löst sich mit dem Durchbewegen der Finger und der beteiligten Strukturen erst im Verlauf der folgenden Stunden. Sie hält desto länger an, je fortgeschrittener der Entzündungsprozess ist.

Zug um Zug werden dann weitere Gelenke in den Krankheitsprozess einbezogen, wobei lediglich die **Fingerendgelenke** nahezu immer **ausgespart** bleiben (Heberden-Arthrose ➤ 4.1.3). Auch die Gelenke der **Wirbelsäule** können betroffen sein. Es kommt zu Abweichungen der Gelenkachsen in den destruierten (zerstörten) Gelenken, z. B. zu einer **ulnaren Deviation** am proximalen Handgelenk (➤ Abb. 4.10) oder den Fingergrundgelenken oder zu X-Beinen. Die zugehörige **Muskulatur** kann aufgrund mangelnder Beanspruchung **atrophieren**.

An den **Fingern** entsteht teilweise eine Überstreckung im Mittelgelenk bei Beugung im Endgelenk (**Schwanenhalsdeformität**; ➤ Abb. 4.11b) oder es bildet sich die **Knopflochdeformität** (➤ Abb. 4.11c, ➤ Abb. 4.12), eine Beugung im Mittelgelenk bei Überstreckung im Endgelenk, oder es kommt am Daumen in Folge einer Luxation des Grundgelenks zum sog. **Schusterdaumen** (➤ Abb. 4.12).

MERKE

Das Kennzeichen der rheumatoiden Arthritis ist der **symmetrische Befall peripherer Gelenke** mit **Gelenkdeformierungen** und **Bewegungseinschränkungen**, zumeist verbunden mit Schmerzen.
Die chronische Polyarthritis betrifft nahezu alle Gelenke des Körpers, besonders häufig aber die Gelenke der **Hände** und **Füße**, **Ellenbogen**, **Knie**, **Sprunggelenke** und **Schulter**. Ebenfalls häufig in das Krankheitsgeschehen einbezogen sind daneben die **Sehnenscheiden** und die **Schleimbeutel** (➤ Abb. 4.13).
Wie nahezu jede Autoimmunkrankheit verläuft auch die rheumatoide Arthritis **schubweise**; Zeiten relativer Symptomenarmut wechseln mit protrahierten Verläufen.

Rheumaknoten

Des Öfteren (etwa 30 % der Fälle) findet man die sog. Rheumaknoten. Dies sind bis zu hühnereigroße **Granulome** im Bereich der **Weichteile** von Gelenken, Sehnen und Faszien, häufig sub-

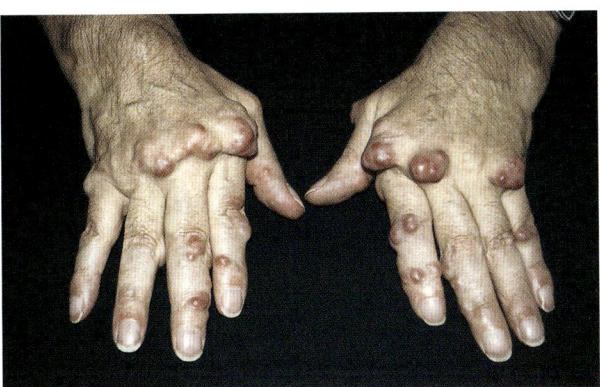

Abb. 4.10 Rheumaknoten und ulnare Deviation bei chronischer Polyarthritis. [21]

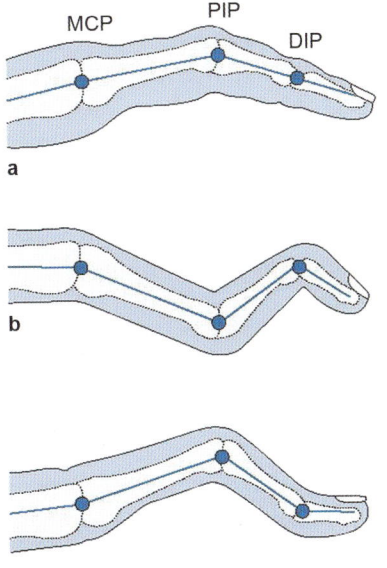

Abb. 4.11 a Normale Stellung der Fingergelenke. **b** Schwanenhalsdeformität. **c** Knopflochdeformität. [56]

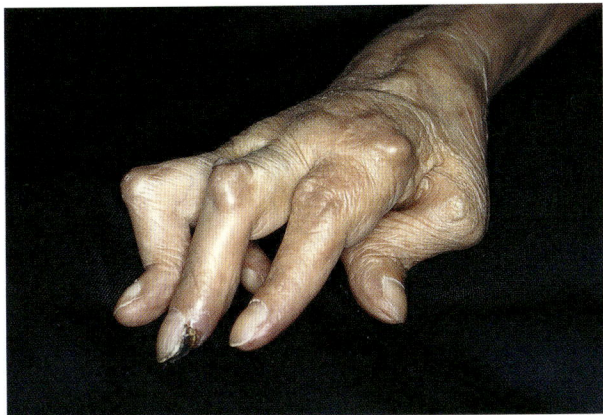

Abb. 4.12 Knopflochdeformität und Schusterdaumen. [21]

kutan an mechanisch belasteten Geweben wie z. B. am Unterarm (➤ Abb. 4.10). Eher als Ausnahme entstehen solche Granulome in inneren Organen wie **Lunge** (Pleuritis, Fibrose),

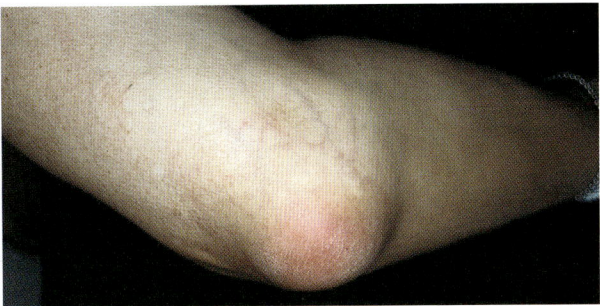

Abb. 4.13 Bursitis olecrani bei chronischer Polyarthritis. [21]

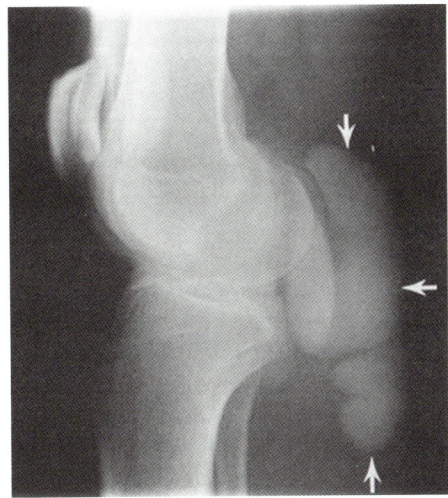

Abb. 4.14 Große Baker-Zyste in der Kniekehle. [10]

Herz (Karditis) oder **Sklera** des Auges. Im Bereich des Handgelenks sieht man neben Schwellungen und einer ulnaren Deviation manchmal infolge von Weichteilschwellungen ein **Karpaltunnelsyndrom**. In der **Kniekehle** kommt es aufgrund des Drucks der Synovialflüssigkeit auf die Gelenkkapsel zu Ausstülpungen und damit **schmerzhaften Schwellungen** (sog. **Baker-Zyste** – häufiger bei Innenmeniskusläsionen; ➤ Abb. 4.14).

Vaskulitis
Eine **Vaskulitis** kann in fortgeschrittenen Stadien **Durchblutungsstörungen** verursachen, eine **periphere Polyneuropathie** (das Zerebrum bleibt ausgespart) **Sensibilitätsstörungen**. Die Vaskulitis scheint bei Patienten mit zirkulierenden Autoantikörpern (Rheumafaktor) die **Rheumaknoten** zu verursachen. Auch weitere Organmanifestationen wie **Hautveränderungen** über Einblutungen (➤ Abb. 4.15) bis hin zur Ulkusbildung oder die Beteiligung von **Lunge** (Pleuritis, Fibrose), **Herz** (Myokarditis) und weiteren Organen sind ursächlich auf die Vaskulitis zurückzuführen. Selbst die **Muskelatrophie** der Rheumapatienten rührt nicht nur von der Inaktivität im Bereich befallener Gelenke, sondern auch von einer direkten entzündlichen Beteiligung. Bei manchen Patienten kommt es nach jahrelangem Verlauf zusätzlich zu einer **Leukopenie** mit **Hepatosplenomegalie**. Dies wird als **Felty-Syndrom** bezeichnet.

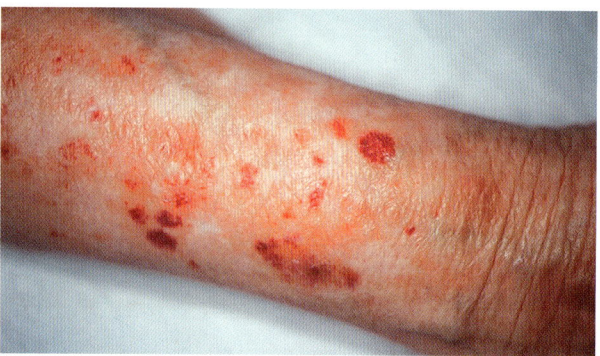

Abb. 4.15 Rheumaknoten und Einblutungen in die Haut bei Vaskulitis im Rahmen der chronischen Polyarthritis. [53]

Abweichende Formen

Bei etwa 10 % der Patienten, v. a. **jüngeren Menschen** und manchmal sogar **Kleinkindern**, beginnt die chronische Polyarthritis nicht schleichend, sondern **akut** mit einer **Polyarthritis** und Allgemeinreaktionen wie **Fieber, Lymphadenopathie** und **Splenomegalie**. Die Chance zur dauerhaften oder zumindest länger anhaltenden Remission ist in diesen Fällen größer, sofern nicht gerade die Sonderform des **Still-Syndroms** vorliegt, bei dem ein rezidivierendes hohes Fieber mit sehr breiter **systemischer Beteiligung** mit Exanthem, Hepatosplenomegalie und Lymphadenopathie bestehen.

HINWEIS DES AUTORS

In Anknüpfung an das Gesagte könnte man sich vorstellen, dass das Immunsystem jüngerer Menschen eventuell noch in der Lage ist, das auslösende Agens, die Mykoplasmen, zu vernichten. Junge Menschen sind auch mobiler, wechseln häufiger ihre Wohnung und damit auch den Standort des Bettes. Es ist allerdings auch möglich, dass diese Erkrankung dem „echten" Rheuma nur ähnelt, aber ganz andere Ursachen hat.

Diagnostik

Die Diagnose einer chronischen Polyarthritis im Frühstadium erfolgt nicht durch das Hinzuziehen eindeutig definierter Parameter, sondern praktisch als **Ausschlussdiagnose**: Sobald alle anderen in Frage kommenden Gelenkerkrankungen von der Gicht bis hin zur Borreliose ausgeschlossen worden sind, bleibt zuletzt die chronische Polyarthritis als wahrscheinlichste Diagnose übrig.

Hinführend ist v. a. die **Morgensteifigkeit** der Finger in Verbindung mit einer **Tendovaginitis** und einer **stark beschleunigten BSG**. Diese Beschleunigung ist im Allgemeinen bereits im Frühstadium der rheumatoiden Arthritis auffallend und liefert damit den relativ sichersten Hinweis unter den Laborparametern.

Dagegen ist der sog. **Rheumafaktor** im **Frühstadium** der Erkrankung nur **selten nachweisbar** und selbst in fortgeschrittenen Stadien nur bei 80 % der Patienten. Beim Rheumafaktor

handelt es sich um **Antikörper** der Klasse **IgM** (oder IgG), die sich gegen den Fc-Teil anderer Immunglobuline (vom Typ G) richten (Autoantikörper). Sie sind auch bei einer Reihe weiterer Krankheiten nachweisbar, in 5 % sogar bei Gesunden, sodass der Rheumafaktor alleine für die chronische Polyarthritis keinesfalls beweisend ist, sondern lediglich ein **zusätzliches diagnostisches Kriterium** darstellt.

Noch mehr gilt dies für die sog. **antinukleären Antikörper (ANA)**, die häufig bei der chronischen Polyarthritis, aber auch bei Kollagenosen oder bei gesunden Menschen nachzuweisen sind; sie werden noch nicht einmal als zusätzliches Diagnose-Kriterium benutzt.

Diagnostische Hauptsymptome

Zur Vereinheitlichung der Diagnostik wurden **7 Hauptsymptome** der rheumatoiden Arthritis definiert. Danach kann die Diagnose als sicher beurteilt werden, wenn **zumindest 4** dieser Kriterien seit mindestens 6 Wochen erfüllt sind:

1. Morgensteifigkeit in und um die Gelenke, Dauer mindestens 1 Stunde vor maximaler Besserung
2. Weichteilschwellung (Arthritis) von 3 oder mehr Gelenken
3. Schwellung (Arthritis) der proximalen Interphalangeal-, Metakarpophalangeal- oder Handgelenke
4. symmetrische Schwellung (Arthritis)
5. Rheumaknoten
6. nachweisbarer Rheumafaktor
7. im Röntgenbild Erosionen und/oder gelenknahe Osteoporose in Finger- oder Handgelenken

Therapie

Die Therapie der chronischen Polyarthritis ist, wie so häufig, als rein **palliativ** anzusehen, ohne Chance auf Heilung. Schulmedizinisch gibt es ausschließlich Medikamente mit potenziell erheblichen Nebenwirkungen:

- **Antiphlogistika** wie ASS, Ibuprofen oder Diclofenac, die in niedriger Dosierung auch dem Heilpraktiker zur Verfügung stehen
- die kaum noch eingesetzten sog. **Basistherapeutika** wie Gold, D-Penicillamin und Resochin.
- **Immunsuppressiva** – also Substanzen wie z. B. Methotrexat, die auch zur Behandlung von Malignomen eingesetzt werden, weil sie Zellteilungen hemmen
- **Glukokortikoide** werden nach wie vor häufig benötigt.
- Seit einigen Jahren gibt es zur Behandlung der cP und weiterer Krankheiten (extrem teure) **Hemmstoffe des TNF-α und IL-1** – entweder in der Form von **Antikörpern** gegen diese Interleukine oder als **chemische Hemmstoffe** (Enbrel®, Remicade®, Kineret®, Adalimumab®). Die bisherigen Ergebnisse überzeugen: Der entzündliche Fortgang in den Gelenken wird weitgehend unterbunden, die Beschwerden lassen entsprechend nach. Aus Sicht des Autors könnte das „böse Erwachen" in einigen Jahren nachfolgen, denn TNF-α und IL-1 sind überall im menschlichen Körper derart wichtige Bestandteile des Im-

munsystems, dass ihre Ausschaltung über längere Zeit kaum ungestraft erfolgen kann. Zum Beispiel ist TNF (= Tumornekrosefaktor) u. a. auf maligne entartete Zellen spezialisiert. Zu allem Überfluss werden die Medikamente dieser Gruppe auch noch offiziell als **Biologika** bezeichnet.

Von großer Bedeutung sind neben der medikamentösen Therapie **physikalische Maßnahmen** (Bewegungsübungen) zur möglichst langen Erhaltung der Funktion und Beweglichkeit der Gelenke. **Wärmeanwendungen** können in Zeiten relativer Ruhe hilfreich sein, sind jedoch im akuten Schub streng kontraindiziert. Üblich sind dann **Kälteanwendungen** (einschließlich Kältekammer: z. B. 3 Minuten bei −110 °C). Auch **operative Verfahren** sind sporadisch noch im Gebrauch, die z. B. durch (Teil-)Entfernung der Membrana synovialis den Entzündungsmechanismus zu unterbinden suchen.

HINWEIS DES AUTORS

In der Therapie der Naturheilkunde stehen die **Sanierung von Bettplatz bzw. Arbeitsplatz** sowie die **Elimination der Mykoplasmen** an erster Stelle, weil sonst keine Heilung möglich ist. Heilung bedeutet natürlich nicht, dass ein bereits zerstörtes Gelenk wiederhergestellt werden könnte. Man kann aber dadurch den weiteren Fortgang der chronischen Polyarthritis vollständig unterbinden.
Zur begleitenden Therapie eignen sich z. B. **Vitamin E, Enzympräparate** wie Karazym®, pflanzliche wie Teufelskralle oder **homöopathische Medikamente**. Im akuten Schub und bis zum Wirkungseintritt der angeführten Therapie wird man auf NSAR wie ASS und Ibuprofen zurückgreifen müssen. Dabei handelt es sich um wirksame und vergleichsweise harmlose Medikamente, die im Gegensatz zu Glukokortikoiden und weiteren Arzneimitteln eine begleitende homöopathische Therapie nicht stören. Der Magen sollte allerdings geschützt werden. Bei einer Niereninsuffizienz sind sie wegen ihrer Prostaglandin-Synthesehemmung kontraindiziert.

Zusammenfassung

Rheumatoide Arthritis (chronische Polyarthritis, cP): betrifft den gesamten Bewegungsapparat und teilweise auch innere Organe; Frauen sind häufiger betroffen als Männer
- **Ursachen:**
  - Autoimmunerkrankung
  - fragliche Infektion mit Mykoplasmen
  - Manifestation an der Synovialmembran mit nachfolgenden lokalen und systemischen Entzündungsreaktionen
- **Symptome:**
  - Allgemeinsymptome wie Müdigkeit, Inappetenz, Fieber, Myalgien
  - symmetrischer Gelenkbefall, anfangs meist der kleinen Gelenke (Finger), später auch der großen Gelenke (Ellenbogen, Knie-, Sprunggelenk)
  - Morgensteifigkeit der Gelenke
  - Entzündung von Sehnenscheiden und Schleimbeuteln
  - Rheumaknoten: subkutan gelegene Granulome
  - Symptome, die nicht den Bewegungsapparat betreffen: Vaskulitis, Pleuritis, Lungenfibrose, Myokarditis, periphere Polyneuropathie

- **Diagnostik:**
  - BSG, Rheumafaktor
  - Röntgenbild
  - 4 von 7 Hauptsymptomen müssen seit mindestens 6 Wochen bestehen
- **Therapie:**
  - Antiphlogistika (ASS, Ibuprofen, Diclofenac)
  - Glukokortikoide
  - Basistherapeutika
  - Biologika (Antikörper u. a. gegen TNF-α)
  - physikalische Therapie (Bewegungsübungen, Wärme, Kälte)
  - operative Entfernung der Synovia

4.6 Fibromyalgie

Die Fibromyalgie ist eine häufige Erkrankung, von der überwiegend **Frauen** betroffen sind. Der Anteil an der Gesamtbevölkerung liegt bzgl. der Frauen bei etwa 3,5 %, und bei den Männern bei 0,5 %. Insgesamt sollen in Deutschland rund 3 Millionen Menschen betroffen sein.

Während man früher davon ausging, dass die Erkrankung überwiegend junge Frauen betrifft, weiß man inzwischen, dass sie mit dem Alter zunimmt. Frauen über 70 sind zu mindestens 7,5 % betroffen. Bei **Kindern** ist die Fibromyalgie **sehr selten**. Die frühere Unterscheidung in primäre und sekundäre Formen wird heute nicht mehr getroffen.

Die Fibromyalgie ist eine **generalisierte Tendomyopathie** unbekannter Ursache, betrifft also generalisiert sowohl die Muskulatur (Myo) als auch ihre Sehnen (Tendo) bzw. Sehnenansätze. Die Diagnose des Krankheitsbildes bereitet im medizinischen Alltag große Probleme, weshalb verschiedene Kriterien entwickelt und festgelegt worden sind. Danach müssen sowohl **oberhalb** als auch **unterhalb des Bauchnabels** Schmerzen bestehen und gleichzeitig **beide Körperhälften** betroffen sein. Die Schmerzsymptomatik ist chronifiziert, muss also definitionsgemäß seit mindestens **3–6 Monaten** bestehen. Darüber hinaus wurden im Bereich von Muskeln und Sehnen, besonders häufig am Übergang eines Muskels in seine Sehne, **18 Druckschmerzpunkte** (sog. **Tender Points**) definiert (➤ Abb. 4.16), von denen **mindestens 11** als schmerzhaft angegeben werden müssen, um die Diagnose zu erlauben. Dabei sollte der Druck mit einer Stärke von etwa **4 kg/cm²** erfolgen, um zu reproduzierbaren Ergebnissen zu gelangen. Weniger Druck löst eventuell keinen Schmerz aus, mehr führt auch bei Gesunden zu Schmerzen.

Krankheitsentstehung

Zur Ursache der Erkrankung existieren eine Flut von Vermutungen und Erklärungsversuchen. Definiert sind allerdings lediglich Begleitumstände, die bei allen oder wenigstens der Mehrzahl der Betroffenen zu finden sind. Danach bestehen grundsätzlich und als wesentlichstes Symptom Einschlaf- und

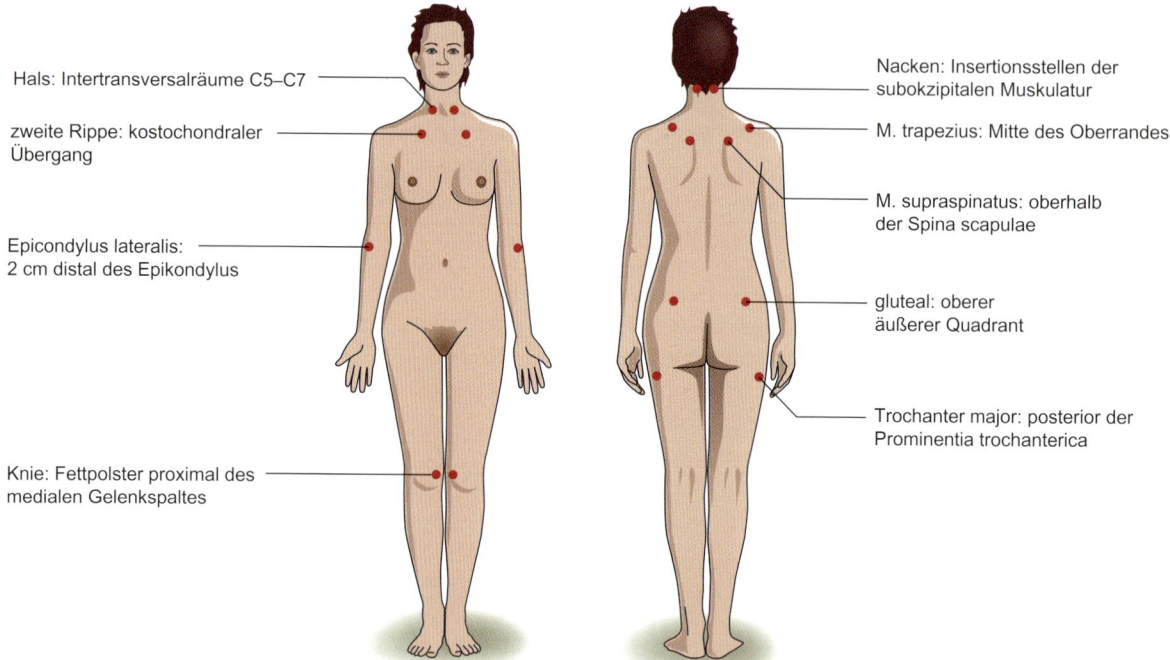

Abb. 4.16 Druckschmerzpunkte bei Fibromyalgie.

Hals: Intertransversalräume C5–C7

zweite Rippe: kostochondraler Übergang

Epicondylus lateralis: 2 cm distal des Epikondylus

Knie: Fettpolster proximal des medialen Gelenkspaltes

Nacken: Insertionsstellen der subokzipitalen Muskulatur

M. trapezius: Mitte des Oberrandes

M. supraspinatus: oberhalb der Spina scapulae

gluteal: oberer äußerer Quadrant

Trochanter major: posterior der Prominentia trochanterica

v. a. **Durchschlafstörungen**. Die Patienten sind morgens nicht erholt. Gleichzeitig ist die **Schmerzsymptomatik** auch **morgens am ausgeprägtesten**, um im Verlauf des Tages abzuklingen oder wenigstens nachzulassen. Im Schlaflabor wurde festgestellt, dass bei den Patienten überwiegend die traumlosen **Tiefschlafphasen gestört** sind. Die entsprechende Schlafstörung wurde auch bei Patienten mit Schlafapnoe-Syndrom (➤ Fach Atmungssystem), bei der chronischen Polyarthritis und weiteren Erkrankungen des Bewegungsapparates nachgewiesen, was im Hinblick auf die wahrscheinlichste Ursache der Erkrankung hilfreich ist.

Symptomatik

Die **Schmerzen** bestehen in **Muskeln**, **Sehnenansätzen** und **Muskel-Sehnen-Übergängen** und werden von **Parästhesien**, **Kopfschmerzen** und einer **Morgensteifigkeit** begleitet. Häufig besonders betroffen sind der **Schultergürtel** und der **Lumbalbereich**, mit Ausstrahlung in Gesäß und Oberschenkel. Die Schmerzen erscheinen teilweise verstärkt unter Belastung, aber v. a. auch **in Ruhe**. Gebessert werden sie durch Bewegungen mit geringer Belastung und durch Wärme. Stress, Kälte oder Wetteränderungen können zu Verschlimmerungen führen.

Zahlreiche Patienten sind, aus der Sicht des (schmerzfreien und ausgeschlafenen) Untersuchers, psychisch auffällig mit **Depressionen**, **Ängstlichkeit** oder **Hypochondrie**, wobei dies den Anhängern psychosomatischer Erkrankungen sehr gelegen kommt, aber mit den chronischen Schmerzen und der Übermüdung besser erklärt ist. Auffallend häufig wird die Er-

krankung von einem **Reizdarmsyndrom** (Colon irritabile) begleitet.

Entzündliche oder sonstige Veränderungen können nicht nachgewiesen werden. Auch die Gelenke sind nicht betroffen. Ebenso wenig existieren Abweichungen der üblichen Laborparameter wie z. B. eine beschleunigte BSG. In manchen Studien wurde über einen **verminderten** Spiegel von **Somatomedin C** berichtet. Somatomedine üben wesentliche Funktionen beim Aufbau der Muskulatur und weiteren Geweben bzw. bei Reparaturmechanismen aus und werden in der Leber durch Stimulation des **STH** (➤ Fach Endokrinologie) gebildet. STH wird überwiegend **nachts** in den **Tiefschlafphasen** produziert, wodurch nun ein wichtiger Zusammenhang mit den Krankheitssymptomen gegeben ist, über die Ursache der Schlafstörung aber nichts ausgesagt ist. Peripher und im Liquor der Patienten findet sich eine deutlich **erhöhte** Menge an **Substanz P**, wichtig u. a. für die Schmerzleitung. Dies könnte die **Hyperästhesie** der Patienten erklären.

Wie wenig definiert die Erkrankung ist, erkennt man auch daran, dass parallel zu den Tender Points Punkte angegeben sind, die nicht druckschmerzhaft sein dürfen, wenn es sich um eine Fibromyalgie handeln soll. Zu diesen Punkten gehören u. a. das mittlere Drittel der Klavikula, der Innenknöchel und die Rückseite des Mittelglieds des 3. Fingers.

Differenzialdiagnose

Abzugrenzen ist die Fibromyalgie gegenüber dem **chronischen Müdigkeitssyndrom** (chronic fatigue syndrom, **CFS**), der **Polymyalgia rheumatica** oder auch einer **Hypothyreose**. Das chronische Müdigkeitssyndrom zeigt eine ähnliche Symptomatik, beginnt aber häufig nicht schleichend, sondern in einem eng umschriebenen Zeitraum und ist dann mit Fieber oder anderen Zeichen eines Infektes vergesellschaftet. Bei der Polymyalgia rheumatica sind die Schmerzen proximal betont, die Blutsenkung ist beschleunigt.

Therapie

Die Therapie der Fibromyalgie umfasst neben **Medikamenten** gegen die **Schmerzen** (NSAR einschließlich ASS oder Ibuprofen), Wärmeanwendungen, Massagen und kurzzeitigen und milden Bewegungsübungen auch **antidepressive Substanzen**, wobei **Schlaftabletten** zur besseren nächtlichen Erholung eventuell sinnvoll sein können. Die Mehrzahl der Patienten erfährt durch die Therapie keine wesentliche und v. a. keine anhaltende Erleichterung.

Zusammenfassung

Fibromyalgie: generalisierte Tendomyopathie unklarer Ursache

- **Symptome:**
  - Schmerzen an Muskulatur, Muskel-Sehnen-Übergängen, Sehnenansätzen
  - besonders betroffen sind Schultergürtel und Lumbalbereich
  - Morgensteifigkeit
  - Kopfschmerzen
  - Parästhesien
  - Schlafstörungen
  - psychische Auffälligkeiten (fraglich)
  - häufig besteht gleichzeitig ein Reizdarm-Syndrom
- **Diagnostik:**
  - 11 von 18 Druckschmerzpunkten (Tender Points) müssen schmerzhaft sein
  - Symptome müssen oberhalb und unterhalb des Bauchnabels, auf beiden Körperseiten und über mindestens 3 Monate bestehen
- **Therapie:**
  - Schmerzmedikation (NSAR)
  - Wärme, Massagen, Bewegungsübungen
  - Antidepressiva, evtl. Schlafmittel

4.7 Polymyalgia rheumatica

Die Polymyalgia rheumatica ist eine ursächlich ungeklärte **Autoimmunerkrankung**, die neben dem Bewegungsapparat auch andere Organe oder Gewebe befallen kann (selten). Auffallend häufig (ca. 20 % der Fälle) sieht man sie in **Kombination** mit einer **Arteriitis temporalis** (➤ Fach Herz-Kreislauf-System; ➤ Abb. 4.17). Bevorzugt erkranken **ältere Menschen**. Die jährliche Inzidenz liegt bei 1/2.000 Fälle.

Symptomatik

Betroffen ist **symmetrisch** die **Muskulatur** (ohne Tendopathie) des Schultergürtels, des Beckens und der proximalen Extremitäten. Entsprechend der Fibromyalgie ist die Schmerzsymptomatik **morgens** oder nach Ruhepausen **verstärkt** und geht mit einer ausgeprägten **Steifigkeit** einher. In der betroffenen Musku-

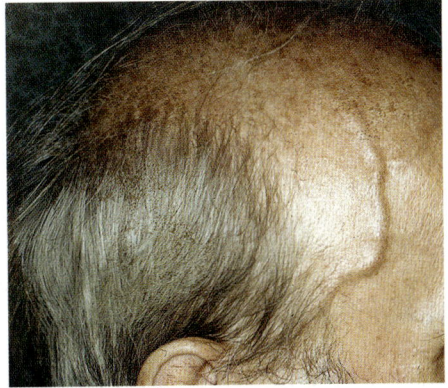

Abb. 4.17 Arteriitis temporalis. [21]

latur bestehen **Atrophien** ohne deutliche Entzündungszeichen, doch findet man manchmal auch einzelne entzündliche Infiltrate. Die Patienten sind **müde**, oft auch **depressiv**. Inappetenz kann zur **Gewichtsabnahme** führen. Nicht so selten kommt es im Verlauf der Erkrankung zu peripheren Arthritiden, z. B. einer **Gonarthritis** mit entzündlichem Kniegelenkerguss.

Diagnostik

Der wesentlichste Unterschied gegenüber der Fibromyalgie oder weiteren unklaren Schmerzzuständen besteht in einer **stark beschleunigten BSG**. Auffallend ist auch eine deutliche **Erhöhung** des **CRP-Spiegels**, was den Verdacht auf eine bakterielle Ursache dieser Autoimmunerkrankung nahe legt (➤ Fach Immunologie).

Therapie

Die Therapie erfolgt primär durch NSAR, doch lässt sich eine **Glukokortikoid-Therapie** häufig nicht umgehen. Dies gilt besonders auch für jeden Fall einer begleitenden Arteriitis temporalis.

Zusammenfassung

Polymyalgia rheumatica: Autoimmunerkrankung
- **Symptome:**
  - symmetrische Schmerzen der Muskulatur von Schultergürtel, Becken, proximalen Extremitäten, besonderes morgens
  - evtl. gleichzeitig Arteriitis temporalis
  - Müdigkeit, evtl. Depressionen
- **Diagnostik:** BSG stark erhöht, CRP erhöht
- **Therapie:** NSAR, Glukokortikoide

4.8 Polymyositis

Auch die Polymyositis ist eine **Autoimmunkrankheit** mit Befall der **Muskulatur**. Betrifft sie gleichzeitig die **Haut**, definiert man sie als **Dermatomyositis**. Bei nahezu einem Drittel der Patienten bestehen weitere Erkrankungen wie eine chronische Polyarthritis, ein **s**ystemischer **L**upus **e**rythematodes (SLE) oder eine Sklerodermie. Von denjenigen, bei denen sich die Erkrankung als Dermatomyositis manifestiert, entwickelt etwa **jeder Zehnte** ein **Malignom**.

Die Polymyositis (Dermatomyositis) wird, gemeinsam mit dem Lupus erythematodes und weiteren Erkrankungen wie der Sklerodermie (➤ Fach Dermatologie) zu den sog. **Kollagenosen** gerechnet. Hierunter versteht man **Autoimmunkrankheiten**, die bevorzugt das **Bindegewebe** (und dessen Kollagen) unterschiedlichster Organe betreffen.

Das bevorzugte Alter ist das **mittlere Erwachsenenalter**, doch sind in jedem 5. Fall Kinder betroffen. Die Erkrankung ist mit etwa 5/1 Million Einwohner insgesamt selten.

Krankheitsentstehung

Die eigentliche Ursache ist unbekannt. Wegen **familiärer Häufungen** sowie dem oft vorhandenen **HLA-DR3** vermutet man eine genetische Komponente in Verbindung mit einem viralen Infekt. Im Tierversuch lässt sich die Polymyositis durch **Coxsackie-Viren** auslösen. Entsprechend lässt sich dieses Virus häufig auch bei der Polymyositis v. a. von **Kindern** nachweisen. Die wahrscheinlichste Ursache besteht also in einer **Kreuzreaktivität** zu einem letztendlich noch unbekannten Virus.

Symptomatik

Die Erkrankung beginnt schleichend mit einer **muskulären Schwäche**, die sich symmetrisch auf die proximale Muskulatur der Extremitäten beschränkt. Die Patienten haben in typischen Fällen Schwierigkeiten, aus dem Sitzen aufzustehen oder Treppen zu steigen. Teilweise sind weitere Muskelgruppen betroffen, sodass es z. B. zur **Dysphagie** oder sogar Schlucklähmung kommt. Lediglich bei einem Teil der Patienten entstehen **Schmerzen** in der betroffenen Muskulatur.

Ist die Haut mitbetroffen (**Dermatomyositis = Lila-Krankheit**), sieht man hauptsächlich an Gesicht und oberem Thorax **lilafarbene**, ödematöse, später atrophische **Erytheme** (➤ Abb. 4.18).

Diagnostik

Die Klassifikation der Polymyositis erfolgt gemeinsam mit der Dermatomyositis, obwohl die Krankheiten wahrscheinlich nicht identisch sind . In der **Muskelbiopsie** findet man bei der Polymyositis **entzündliche Infiltrate** um die Gefäße des Bindegewebes herum sowie **degenerative Veränderungen** der Muskulatur. Im Serum ist die **CK** (Kreatinkinase) **erhöht**.

Therapie

Therapeutisch gibt man **Glukokortikoide** und weitere **Immunsuppressiva**.

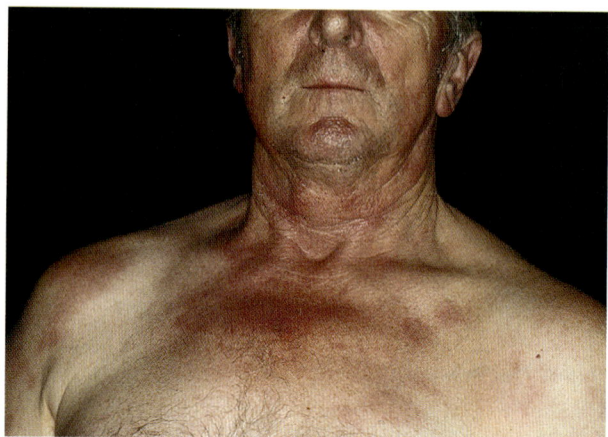

Abb. 4.18 Dermatomyositis („Lila-Krankheit"). [21]

Polymyositis: Autoimmunerkrankung mit Befall der Muskulatur; gehört zu den Kollagenosen (Autoimmunerkrankung, die das Bindegewebe betrifft); kann in Zusammenhang mit einer anderen Kollagenose oder einem malignen Tumor auftreten; **Dermatomyositis:** Polymyositis mit gleichzeitigem Befall der Haut

- **Symptome:**
  - Schwäche der proximalen Muskulatur der Extremitäten
  - selten Schmerzen
  - Befall des Ösophagus mit Schluckstörungen möglich (Dysphagie)
  - Dermatomyositis: lilafarbene, ödematöse Erytheme an Gesicht und Thorax
- **Diagnostik:** CK erhöht, Muskelbiopsie
- **Therapie:** Glukokortikoide, evtl. Immunsuppressiva

4.9 Rheumatisches Fieber

Diese Erkrankung ist heute in der westlichen Welt **sehr selten** geworden, was den verbesserten hygienischen Verhältnissen und dem großzügigen Einsatz des Penicillins bei Tonsillitiden zuzuschreiben ist. Inzwischen gibt es die Erkrankung fast nur noch in den Entwicklungsländern. Man rechnet mit > 15 Millionen Menschen, die an einer **rheumatischen Herzerkrankung** leiden, mit etwa 250.000 Sterbefällen/Jahr.

Krankheitsentstehung

Das rheumatische Fieber gehört wie die Mehrzahl rheumatischer Erkrankungen zu den **Autoimmunkrankheiten**. Auslöser sind sog. β-**hämolysierende Streptokokken der Gruppe A** und von diesen wiederum nur **einige wenige Untertypen** (z.B. die Serotypen 3, 5, 6, 10 und 18). Auch **Erbfaktoren** des Menschen, die noch nicht endgültig definiert worden sind, bestimmen, ob eine unbehandelte Tonsillitis oder ein Scharlach ein rheumatisches Fieber nach sich ziehen können. Es führt also längst nicht jede Angina tonsillaris zum rheumatischen Fieber. Insgesamt wird das Risiko, im Anschluss an eine **unbehandelte Streptokokken-Tonsillitis** ein rheumatisches Fieber zu entwickeln, auf **3 %** geschätzt. Betroffen sind, entsprechend dem Vorkommen von Angina und Scharlach, überwiegend **Kinder** und **Jugendliche**, seltener auch junge Erwachsene.

In der Folge einer **Angina tonsillaris** oder eines **Scharlach** durch diese Bakterien erkennt das Immunsystem einzelne Moleküle in Geweben von Gelenken, Herz und weiteren Strukturen als „fremd", verwechselt diese Gewebe also mit bakteriellen Antigenen und versucht, die vermeintlichen Eindringlinge zu vernichten. Ursache hierfür ist die **Übereinstimmung** bestimmter **Eiweiß-** und **Kohlenhydratsequenzen** der Streptokokken-Zellwand und -Zellmembran mit Molekülsequenzen menschlichen Gewebes (**Kreuzreaktivität**). Dem Verständnis

zuliebe sollte man sich daran erinnern (**>** Fach Immunologie), dass sich in grauer Vorzeit alles Leben aus Bakterien weiterentwickelt hat. Membransequenzen, die sich bewährten, brauchten im Laufe der Evolution nicht verändert zu werden. Dies gilt auch für die insgesamt 20 Aminosäuren, aus denen sich jegliches Eiweiß in Einzellern, Pflanzen und Tieren zusammensetzt.

HINWEIS DES AUTORS

Es verwundert angesichts der enormen medizinischen Fortschritte der vergangenen Jahrzehnte ein wenig, dass das rheumatische Fieber die einzige unter hunderten Autoimmunkrankheiten darstellt, bei der der Erreger zuverlässig bekannt ist. Bei einzelnen weiteren werden immerhin Vermutungen angestellt. Bei 99 % tappt man definitiv im Dunkeln.

Symptomatik

Das rheumatische Fieber des Bewegungsapparates beginnt etwa **2** (1–4) **Wochen** nach einer nicht oder nicht ausreichend behandelten Tonsillitis mit **Fieber** und einer sehr schmerzhaften **Polyarthritis**, die häufig innerhalb von Stunden oder wenigen Tagen von einem Gelenk zum nächsten wandert (**Arthritis saltans**) und dort jeweils die **typischen Entzündungszeichen** Schwellung, Rötung, Überwärmung und Schmerzen verursacht.

Auch subkutane Knötchen (**Rheumaknoten**) wie beim „echten Rheuma" können entstehen, sind also kein Unterscheidungsmerkmal. Das Fieber ist allerdings zumeist wesentlich höher (> 39 °C), der gesamte **Beginn wesentlich akuter und dramatischer**.

Zu beachten ist, dass sich der zumeist definierte, durchschnittliche Beginn der Erkrankung von 2 Wochen nach der Streptokokkeninfektion auf die abgeklungene Tonsillitis bezieht. Definiert man die Zeitspanne ausgehend von deren Beginn, sind es im Durchschnitt etwa 3 Wochen.

Typisch für das rheumatische Fieber ist also neben der Streptokokkenanamnese und dem zumeist hohen Fieber der **asymmetrische, wechselnde Befall** zumeist **großer Gelenke** – v.a. **Knie**, **Ellbogen**, **Hand-** und **Sprunggelenke**. Selten können auch einmal mehrere und teilweise kleinere Gelenke gleichzeitig betroffen sein, ohne nachfolgenden Wechsel auf weitere Gelenke.

Die Tonsillitis kann allerdings inapparent verlaufen, nicht jeder vermag Fieber zu entwickeln, selbst der Gelenkbefall kann fehlen. Aus diesem Grund wurden Kriterien (sog. **Jones-Kriterien**) definiert, die sich in **5 Hauptkriterien** sowie eine Reihe von **Nebenkriterien** gliedern. Zu den Hauptkriterien zählen neben der Arthritis saltans (zusätzliche) Organbeteiligungen als Karditis, Chorea minor bzw., die Haut betreffend, Rheumaknoten und Erythema anulare. Daraus geht gleichzeitig hervor, dass das rheumatische Fieber nur teilweise auf den Bewegungsapparat beschränkt bleibt, häufig jedoch weitere Organe wie Herz, Nervensystem oder Haut in das Geschehen einbezieht.

Karditis

Die in etwa **jedem 2. Fall** entstehende Karditis ist in der Regel eine **Pankarditis**, betrifft also alle 3 Schichten des Herzens. Die häufigsten Symptome bestehen in einer **Sinustachykardie**, einer **Mitralinsuffizienz** und/oder -stenose, einer **Arrhythmie** (Galopprhythmus), einem **Perikardreiben** und einer Vergrößerung des Herzens infolge **Insuffizienz** oder **Perikarderguss**. Im interstitiellen Gewebe des Myokards finden sich Granulome aus Riesenzellen, weiteren Leukozyten und zentraler Nekrose, die sog. **Aschoff-Geipel-Knötchen**. Die akute **Letalität** der Karditis liegt zwischen 2 und 5 %.

> **MERKE**
> Patienten mit Verdacht auf oder dem Nachweis eines rheumatischen Fiebers müssen engmaschig kardiologisch überwacht werden.

Chorea minor

Die Chorea minor (Sydenham) entwickelt sich infolge zerebraler Beteiligung (Corpus striatum) teilweise erst **nach etlichen Monaten** und betrifft v. a. **Mädchen**. Sie stellt eine Ausschlussdiagnose dar, weil es keine diagnostischen Kriterien gibt, die sie beweisen würden.

Die **Symptome** bestehen in unwillkürlichen, schnellen Bewegungen einzelner Muskeln oder Muskelgruppen, häufig in den distalen Extremitäten, teilweise auch im Gesicht (Grimassieren). Der Muskeltonus ist außerhalb der Zuckungen erniedrigt. Häufig bestehen gleichzeitig psychische Veränderungen wie Antriebsminderung oder Reizbarkeit. Die Chorea minor ist in aller Regel selbstlimitierend und heilt innerhalb von 2 Monaten aus.

Rheumaknoten

Die (seltenen) **subkutanen Knötchen** (Rheumaknoten) entstehen erst im fortgeschrittenen Krankheitsverlauf und nur bei unzureichender Therapie – am häufigsten, entsprechend der chronischen Polyarthritis, über den Streckseiten von Gelenken.

Erythema anulare

Das seltene Erythema anulare (Erythema marginatum) erscheint bevorzugt am **Stamm**. Typisch ist seine randbetonte, ring- bzw. girlandenartige Form mit zunehmender Ausbreitung in die Peripherie (Erythema anulare centrifugum) (➤ Abb. 4.19). Typisch ist auch, dass es abblassen kann, um in der Folge erneut hervorzutreten.

Diagnostik

Nach den offiziellen Vorgaben darf die Diagnose eines rheumatischen Fiebers nur dann gestellt werden, wenn zumindest 2 Hauptkriterien oder 1 Hauptkriterium in Verbindung mit 2 Nebenkriterien vorhanden sind. Obligat wird der zumindest indirekte Nachweis der Streptokokken, entweder durch Kultur oder durch Labortests (z. B. ASL) gefordert.

Hauptkriterien nach Jones

- **Arthritis saltans** (vorhanden in 75 % aller Fälle)
- **Karditis** (> 50 %)

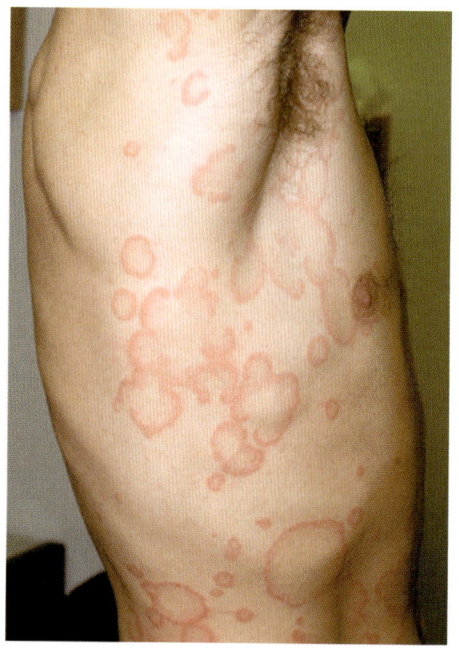

Abb. 4.19 Erythema anulare (centrifugum) [5]

- **Chorea minor** (= Chorea Sydenham, < 10 %)
- **Rheumaknoten** (< 10 %)
- **Erythema anulare** (< 10 %)

Nebenkriterien nach Jones

Als Nebenkriterien sind **Fieber**, **Gelenkschmerzen** (= Arthralgie, nicht Arthritis), **EKG-Veränderungen** (z. B. AV-Block) und verschiedene **Laborparameter** wie BSG-Beschleunigung, Leukozytose und CRP-Erhöhung definiert. Auch der Nachweis von A-Streptokokken im Rachenabstrich oder zumindest der Hinweis auf eine vorausgegangene Streptokokkenerkrankung gehören zu den Nebenkriterien.

Labordiagnostik

Laborchemisch wichtig ist besonders der Nachweis eines erhöhten **Antistreptolysin-Titers (ASL)** im Blutserum, ersatzweise auch des Antistreptokinase-Titers. Der ASL ist beim rheumatischen Fieber, im Gegensatz zum Rheuma-Faktor bei der cP, in den meisten Fällen (80–90 %) nachweisbar erhöht. Daneben findet man eine **Leukozytose** und zirkulierende **Antigen-Antikörper-Komplexe**. Die **BKS** ist **stark beschleunigt**, der **CRP-Titer erhöht**.

Therapie

Die Therapie besteht aus **Bettruhe** und **Penicillin**, bei Herzbeteiligung über Jahre (prophylaktisch), und **ASS** (Aspirin®) in hoher Dosierung; bei Herzbeteiligung gibt man meist während der akuten Phase zusätzlich **Glukokortikoide**, obwohl ein Nutzen nicht belegt ist. Während hierunter sämtliche Symptome folgenlos abheilen, bestimmt die eventuell aufgetretene Karditis nicht nur die Dauer der Therapie, sondern auch die Prognose (Letalität 2–5 %).

MERKE

Für den Heilpraktiker besteht nach den **§§ 24 und 34 IfSG** ein Be-**handlungsverbot** für **A-Streptokokkenerkrankungen**, sodass sich z. B. homöopathische Therapien einer chronisch rezidivierenden Tonsillitis auf die beschwerdefreien Intervalle beschränken müssen. Das Behandlungsverbot erstreckt sich uneingeschränkt auch auf Folgekrankheiten wie z. B. das rheumatische Fieber.

Glomerulonephritis

Unabhängig vom rheumatischen Fieber, und nur selten gemeinsam mit ihm auftretend, kommt es manchmal 2–3 Wochen nach einer **Angina tonsillaris**, einem **Scharlach** oder, extrem selten, nach einer Hauterkrankung durch **Streptokokken** (z. B. Impetigo contagiosa) zu einer Mitbeteiligung der Niere in Gestalt einer Glomerulonephritis (**Poststreptokokkennephritis**). Die Erkrankung wird im ➤ Fach Urologie besprochen und soll hier nur aus dem Zusammenhang heraus erwähnt werden.

Der Pathomechanismus ist gegenüber den Erscheinungen des rheumatischen Fiebers ein grundlegend anderer: Im einen Fall wird körpereigenes Gewebe durch einen direkten Angriff des Immunsystems geschädigt (Autoimmunkrankheit); bei der **Glomerulonephritis** lagern sich dagegen zirkulierende **Immunkomplexe** (Antigen-Antikörper-Komplexe; ➤ Fach ➤ Immunologie) in die Glomeruli der Niere und führen dort über eine **Komplementaktivierung** zur Entzündung.

HINWEIS PRÜFUNG

Obwohl das rheumatische Fieber eine klar definierte Autoimmunerkrankung darstellt, mit Autoantikörpern z. B. gegen Myosin, Tropomyosin, Laminin (u. a. im Endokardgewebe enthalten), Keratin und weiteren humanen Strukturen, die eine molekulare Mimikry (Ähnlichkeit bzw. Identität) mit bestimmten Streptokokkenstrukturen (z. B. M-Protein) aufweisen, ist in Deutschland eine erstaunliche Entwicklung zu beobachten, die auch einschlägige Lexika wie Pschyrembel, Roche oder Springer erfasst hat. Während im Pschyrembel etwas verschwommen von einer „postinfektiösen, entzündlich-rheumatischen Systemerkrankung" die Rede ist, die durch eine „abnorme Sensibilisierung und Antikörperbildung" zustande kommen soll, wird im Roche Lexikon behauptet, die Entzündung werde durch „Toxine der A-Streptokokken verursacht". Leider wird im Pschyrembel nicht weiter ausgeführt, was der geneigte Leser sich unter einer „abnormen Sensibilisierung" vorstellen darf, denn *autoimmun* ist nicht gleichbedeutend mit *abnorm*. Stattdessen erfährt man, dass es sich bei der Arthritis um eine „reaktive Arthritis" handelt – vorsichtig formuliert ein sehr unglücklicher Begriff, weil dieselbe zwar nach Streptokokkenerkrankungen entstehen kann, aber gerade nicht im Zusammenhang mit dem rheumatischen Fieber. Der Begriff tauchte dann auch in der Heilpraktikerprüfung auf und war anzukreuzen.

Der Begriff „autoimmun" wird in den Lexika streng vermieden. Bei den wenigen aufgelisteten Autoimmunkrankheiten unter diesem Stichwort sucht man denn auch vergeblich nach dem rheumatischen Fieber. Dafür tauchen hier dann Krankheiten wie Morbus Crohn und Colitis ulcerosa auf, die dieser Gruppe gerade nicht angehören. Den Prüflingen sei an dieser Stelle empfohlen, die Medizin zumindest im Mündlichen korrekt zu definieren und die Kreuzchen im Schriftlichen dort zu setzen, wo dies nach bisherigen Erfahrungen erwartet wird.

Zusammenfassung

Rheumatisches Fieber: vorangehender Infekt mit β-hämolysierenden Streptokokken der Gruppe A (Angina tonsillaris, Scharlach) führt zu Autoimmunreaktion (Kreuzreaktivität); heute selten aufgrund frühzeitiger Therapie mit Penicillin

- **Symptome:**
  - 2 Wochen nach Streptokokken-Infekt meist hohes Fieber
  - wandernde Polyarthritis (Arthritis saltans) meist großer Gelenke
  - subkutane Knötchen (Rheumaknoten)
  - Erythema anulare: stammbetont, randbetont, ring- oder girlandenförmig
  - (Pan-)Karditis: Sinustachykardie, Mitralklappenfehler, Arrhythmie, Perikardreiben, Perikarderguss
  - Chorea minor: unwillkürliche, schnelle Muskelzuckungen
- **Diagnostik:**
  - 2 diagnostische Hauptkriterien oder 1 Hauptkriterium und 2 Nebenkriterien nach Jones müssen erfüllt sein
  - Nachweis des Streptokokkeninfektes, erhöhter ASL-Titer
  - Leukozytose, CRP-Erhöhung, stark beschleunigte Senkung
- **Therapie:**
  - Bettruhe
  - Penicillin, bei Herzbeteiligung als Rezidivprophylaxe über Jahre
  - ASS in hoher Dosierung
  - bei Herzbeteiligung evtl. Glukokortikoide

4.10 Morbus Bechterew

Die Bechterew-Krankheit (**Spondylitis ankylosans** oder auch **Spondylitis ankylopoetica**) ist eine **chronische**, **entzündliche** Erkrankung, die hauptsächlich das **Achsenskelett** (Wirbelsäule und Iliosakralgelenke), daneben aber auch die **stammnahen Gelenke** befällt.

Betroffen sind überwiegend **junge Männer** etwa zwischen **15 und 35 Jahren**. Gelegentlich tritt sie erst nach dem 40. Lebensjahr in Erscheinung. Die Bechterew-Erkrankung beginnt also **frühestens zum Ende der Pubertät**, während z. B. der Morbus Scheuermann zu diesem Zeitpunkt bereits abgeklungen ist.

Auch Frauen können daran erkranken, doch ist hier der Verlauf zumeist so milde, dass sie nicht diagnostiziert werden und von daher auch statistisch nicht korrekt repräsentiert sind. Insgesamt rechnet man in Deutschland mit 800.000 Patienten, also 1 % der Bevölkerung.

Krankheitsentstehung

Auch der Morbus Bechterew ist eine **Autoimmunerkrankung**. Auffallend ist seine nahezu vollständige Assoziation mit dem **HLA-B27**, d. h. er kommt bei Menschen ohne HLA-B27 praktisch nicht vor (weniger als 5 % → möglicherweise fehldiagnostiziert). Dies bedeutet gleichzeitig auch, dass es zu **familiären**

Häufungen kommen muss. Wie bei sämtlichen Autoimmunerkrankungen ist bei der Spondylitis ankylosans davon auszugehen, dass das bisher unbekannte infektiöse Agens (Bakterien oder Viren) auf seiner Oberfläche Strukturen enthält, die mit Teilen menschlicher Gewebestrukturen nahe verwandt oder identisch sind.

Während sich bei der chronischen Polyarthritis der Angriff des Immunsystems gegen die innere Schicht der Gelenkkapsel (= Membrana synovialis) richtet, ist beim Morbus Bechterew deren **äußere Schicht (= Membrana fibrosa)** betroffen. Dasselbe, ungemein derbe, kollagenfaserreiche Bindegewebe ist auch in den **Bandstrukturen** der Gelenke sowie in den **Sehnen** zu finden. Letztendlich gilt diese Strukturverwandtschaft auch für **Faserknorpel**, sodass sowohl die **Symphyse** als auch die **Disci intervertebrales** in den Krankheitsprozess einbezogen sein können.

Zusammengefasst ist beim Morbus Bechterew generalisiert alles kollagenfaserreiche, wasserarme Gewebe betroffen. Diese kaum oder gar nicht durchbluteten Strukturen reagieren auf den Angriff des Immunsystems mit einer nur langsam fortschreitenden, mäßig ausgeprägten, klinisch oft kaum erkennbaren Entzündung.

Symptomatik

Das Gelenk mit dem ausgeprägtesten Bandapparat ist das **Iliosakralgelenk**, das aus diesem Grund trotz seines Gelenkcharakters (Scharniergelenk) funktionell zur **Bandhaft** geworden ist. Das ISG ist deswegen auch das Gelenk, das nahezu **ausnahmslos** und zumeist auch **als erstes** von der Erkrankung erfasst wird.

Die **Achillessehne** als stärkster Sehne des Körpers mit breitem Ansatz am Fersenbeinhöcker ist **häufig** befallen. Es entsteht der typische **Fersenschmerz**.

Eine breite Sehneninsertion findet sich auch am **Tuber ischiadicum** (langer Kopf der Mm. biceps femoris, semitendinosus und semimembranosus). Hier entsteht der ebenfalls häufige und typische **Gesäßschmerz** des Bechterew-Patienten.

Weitere häufige Schmerzlokalisationen sind die vorderen Darmbeinstachel und die Schambeinfuge.

Die Krankheit beginnt, ähnlich wie zahlreiche weitere schwere und/oder chronische Krankheiten (einschließlich der chronischen Polyarthritis), **schleichend** mit allgemeinem **Krankheitsgefühl**, **Müdigkeit** und **Schwäche**, **Gewichtsverlust**, evtl. **nächtlichem Schwitzen** und **subfebrilen Temperaturen**. Häufig kommt es bereits im Frühstadium zu **Schmerzen** in den Fersen, an der Spina iliaca anterior superior oder am Tuber ischiadicum (Gesäßschmerz) mit Ausstrahlung in den dorsalen Oberschenkel.

Das **häufigste Erstsymptom** besteht in **lumbalen Schmerzen** (→ Sakroiliitis), eventuell mit Ausstrahlung in den Oberschenkel. Besonders ausgeprägt bestehen diese Beschwerden in **Ruhe**, also überwiegend **nachts** oder in den **frühen Morgenstunden**, wodurch die Patienten aus dem Bett getrieben werden, um durch Umherlaufen Erleichterung zu erfahren.

> **MERKE**
>
> Die Sakroiliitis kann dadurch sehr leicht mit einer Blockade des ISG verwechselt werden, die identische Symptome verursachen kann. Hilfreich ist dann das Röntgenbild, in dem die Sakroiliitis gut zu erkennen ist, nicht aber die Blockade.

Neben den Schmerzen besteht, ähnlich wie bei der cP auch beim Morbus Bechterew eine **Morgensteifigkeit** – hier allerdings nicht in den Fingern, sondern im Bereich der **LWS**. Teilweise können ein **thorakales Engegefühl** bzw. **Schmerzen bei der Inspiration** beobachtet werden. Die Ursache ist ein Befall der Gelenke zwischen Wirbelsäule und Rippen (Kostotransversal- und Kostovertebralgelenke), wodurch die üblichen Atemexkursionen eingeschränkt werden. Die Atemverschieblichkeit des Thorax ist hierbei bis auf die Hälfte oder weniger vermindert. In fortgeschrittenen Stadien ist nur noch die Zwerchfellatmung möglich.

Bei jedem 4. Patienten sind die Augen mitbefallen (**Konjunktivitis**, **Iritis**), häufig auch in der Kombination mit einer Entzündung der Harnröhre (**Urethritis**).

> **MERKE**
>
> Die Kombination aus **Konjunktivitis**, **Urethritis** und **Arthritis** wird auch als eigenständiges Krankheitsbild beobachtet und als **Morbus Reiter** bezeichnet. Auch der Morbus Reiter ist eine Autoimmunerkrankung **junger Männer** und häufig assoziiert mit **HLA-B27**, sodass beide Erkrankungen evtl. dieselbe Ursache haben (Chlamydien, Yersinien?).

Bei jedem 2. Patienten besteht in der Frühphase der Erkrankung gleichzeitig eine **periphere Arthritis** in Hüft- oder Schultergelenken, teilweise aber auch in Knie- und Sprunggelenken oder in Fingern und Zehen (➤ Abb. 4.20). Der Begriff „Arthritis" ist hierbei nicht wörtlich zu nehmen, da primär nicht der Binnenraum des Gelenks, sondern seine Umgebung betroffen ist.

Die Sklerosierung von Kapseln, Bändern und Sehnenansätzen führt durch die entstehenden Fehlstellungen der Gelenkflächen mit resultierenden **punktuellen Überlastungen** ge-

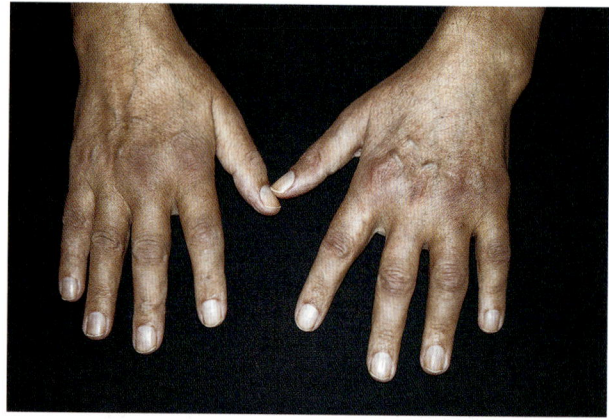

Abb. 4.20 Beteiligung kleiner Fingergelenke beim Morbus Bechterew. [21]

setzmäßig zur fortschreitenden **Arthrose** und damit letztendlich auch zu **Gelenkdestruktionen** und **Ankylosen**, beschleunigt durch die Entzündung der Umgebung.

Besonders ausgeprägt sind dieselben im Bereich der **Wirbelsäule** – zum einen, weil auch die **kleinen Wirbelgelenke** betroffen sind, und zum anderen, weil die **Bandstrukturen** der Wirbelsäule und die **Zwischenwirbelscheiben** ebenfalls in den Prozess einbezogen werden. Der **Anulus fibrosus** kann im Verlauf der Krankheit sogar **verknöchern**. Bevor jedoch dieses Endstadium erreicht ist, tritt eine allmählich über Jahre und Jahrzehnte zunehmende und messbare **Bewegungseinschränkung** einzelner Wirbelsäulenabschnitte auf – v. a. in **BWS** und **LWS**. Die Bandstrukturen der Wirbelsäule verkalken zunächst, um zuletzt ebenfalls zu verknöchern, sodass im Endstadium des Morbus Bechterew eine **vollständige Einsteifung der gesamten Wirbelsäule** resultiert – zumeist in der Form einer **Hyperkyphosierung der BWS**, also mit extremem, **fixiertem Rundrücken** (➤ Abb. 4.21). Die physiologische LWS-Lordose ist aufgehoben oder sogar ins Gegenteil verkehrt. Die Patienten könnten im Endstadium mit dem Gesicht über dem Boden nicht mehr nach vorne blicken, wenn sie nicht beizeiten auch eine **Hyperlordosierung** ihrer **HWS** entwickeln würden. Dieser Endzustand des Morbus Bechterew wird heute allerdings nur noch bei ca. 10 % der Erkrankten gesehen.

Oft ist der Verlauf **schubweise**. Auf Zeiten fortschreitender Behinderung und starker Schmerzen folgen Jahre relativer Ruhe. Manchmal kommt der Prozess auch zum Stillstand.

Diagnostik

Die Diagnose ergibt sich aus dem Nachweis einer ein- oder beidseitigen **Sakroileitis** in Verbindung mit einer **einge-**schränkten LWS-Beweglichkeit** (Schober-Zeichen; ➤ 2.3.1) und den in der Summe sehr typischen **Schmerzen** (Ferse, Spina iliaca, Tuber ischiadicum, Iritis). Die Sakroileitis kann durch das **Zeichen nach Mennell** vermutet, und im Röntgenbild nachgewiesen werden. Die Blockade der Sakroiliakalgelenke, die häufig eine ähnliche Symptomatik mit frühmorgendlichen Schmerzen verursacht, ist von der Entzündung im Röntgenbild deutlich abzugrenzen. Das Zeichen nach Mennell ist negativ.

Die **BSG** ist häufig **stark beschleunigt**. Der Nachweis von **HLA-B27** beseitigt eventuell noch bestehende diagnostische Zweifel.

Bänder sind im Röntgenbild nicht sichtbar. Ihre Kalksalzeinlagerung beim Morbus Bechterew lässt sie aber sichtbar werden. Kommt es im Endstadium der Erkrankung zur Verknöcherung des Anulus fibrosus, bei gleichzeitiger Osteoporose der Wirbelkörper und Verkalkung der Längsbänder, sieht man im Röntgenbild die typische **Bambusstabwirbelsäule** des Bechterew-Patienten (➤ Abb. 4.22).

Therapie

Ziel der Therapie ist **Schmerzarmut** und möglichst lange **Erhaltung der Beweglichkeit**. Ganz im Vordergrund steht hier die regelmäßig durchgeführte **Krankengymnastik**. Insgesamt entspricht sie der Therapie bei der cP. Auf Glukokortikoide wird allerdings mangels Wirksamkeit in der Regel verzichtet. Neuerdings werden stattdessen die auch nicht harmlosen Medikamente aus der Gruppe der sog. **Biologika** (➤ 4.5) eingesetzt.

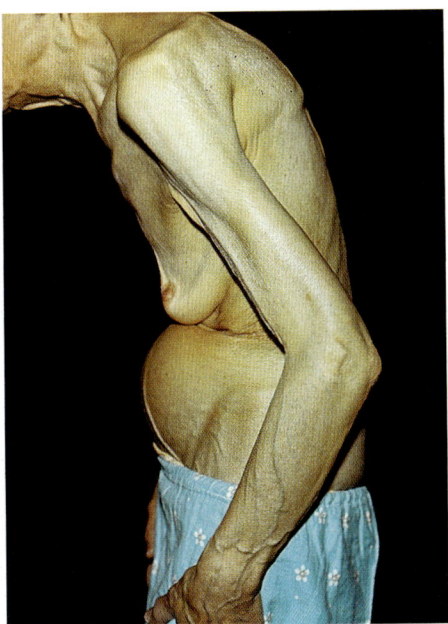

Abb. 4.21 Endstadium des Morbus Bechterew mit fixiertem Rundrücken. [21]

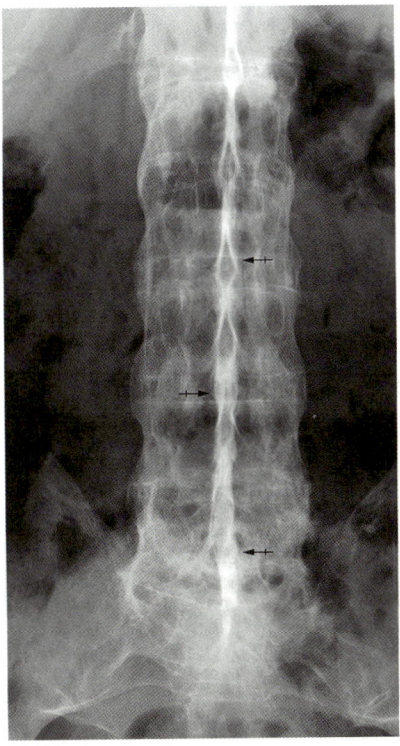

Abb. 4.22 Bambusstabwirbelsäule bei Morbus Bechterew. [6]

Zusammenfassung

Morbus Bechterew (ankylosierende Spondylitis): chronische Entzündung des Achsenskeletts und der stammnahen Gelenke; Autoimmunerkrankung, bei der das kollagenfaserreiche Bindegewebe betroffen ist; überwiegend bei jungen Männern

- **Symptome:**
  - allgemeines Krankheitsgefühl: Müdigkeit, Schwäche, Gewichtsverlust, subfebrile Temperaturen, nächtliches Schwitzen
  - Sakroileitis mit Rückenschmerzen
  - Morgensteifigkeit der LWS
  - Bewegungseinschränkung einzelner Wirbelsäulenabschnitte bis zur Versteifung
  - Schmerzen bei der Inspiration durch Befall der Kostotransversal- und Kostovertebralgelenke
  - Fersenschmerz
  - Gesäßschmerz
  - evtl. Iritis, Konjunktivitis (→ Morbus Reiter)
- **Diagnostik:**
  - klinisches Bild
  - BSG deutlich erhöht, HLA-B27 positiv
  - Röntgen: verkalkte Bänder, Bambusstabwirbelsäule
- **Therapie:**
  - Physiotherapie
  - NSAR
  - Biologika

4.11 Osteoporose

Die Osteoporose nimmt als eine **typische Erkrankung des Alters** mit der zunehmenden Anzahl alter Menschen ständig zu. Sie ist heute die **häufigste Skeletterkrankung** überhaupt. Bei etwa 25 % aller Frauen über 60 ist sie derart ausgeprägt, dass **Wirbelkörperdeformierungen** auftreten. Die Osteoporose stellt damit ein enormes sozialmedizinisches Problem dar – von den Auswirkungen auf die Betroffenen ganz zu schweigen.

Je nach dem Ausmaß der Krankheit, erkennbar in der Knochendichtemessung, unterteilt man die Erkrankung in die **Osteopenie** (mäßige Ausprägung), die eigentliche **Osteoporose** sowie in die **manifeste Osteoporose**, bei der es bereits zu **Frakturen** gekommen ist.

Krankheitsentstehung

Osteoporose bedeutet „Ausdünnung" des Knochens. Das **Verhältnis seiner Bestandteile** zueinander ist **normal**. Die Aktivität der **Osteoklasten** ist im Verhältnis zur Aktivität der Osteoblasten **gesteigert**. Die **Abbauvorgänge** übertreffen diejenigen des Aufbaus, sind aber im Gegensatz zu anderen Knochenerkrankungen **gleichmäßig** und geordnet und betreffen **sämtliche Strukturen** (➤ Abb. 4.23).

Es handelt sich also um ein **quantitatives**, nicht qualitatives **Problem**. Dementsprechend ist die übliche Übersetzung „Knochenentkalkung" nicht korrekt. Der Zustand der **Knochenentkalkung**, bei dem tatsächlich nur ein Mangel an eingelagertem Calcium zu verzeichnen ist, heißt **Osteomalazie** bzw., beim Kind, **Rachitis** (➤ 4.12). Bei der Osteomalazie ist der Knochen durch den Calciummangel **weicher** als üblich. Der **osteoporotische** Knochen ist nicht weicher, sondern durch die Rarefizierung der Knochenbälkchen und Verdünnung der Kortikalis **„spröde und brüchig wie Glas"**.

Der Knochenaufbau und seine innere Struktur werden in der Kindheit, der Jugend und den folgenden Jahrzehnten den körperlichen Aktivitäten dieser Zeit angepasst. Der Knochen wächst und verfestigt sich **analog zu den geforderten Belastungen** – besonders ausgeprägt bis zum Ende der Pubertät. Es ist von daher nicht verwunderlich, wenn er sich angesichts der geringen Anforderungen, welche die Aktivitäten alter Menschen an ihn stellen, zurückbildet. Auch ein junger Mensch, der z. B. nach einem schweren Unfall über Monate immobilisiert wird, verliert große Anteile seiner Muskulatur wie auch seiner Knochensubstanz. Erst der gezielte und tatkräftige Aufbau im Zuge der Mobilisierung verhilft ihm schließlich wieder zu früherer Stärke, sofern der Zeitraum der Immobilisation nicht wesentlich länger als 4 Monate gedauert hat.

Eine gewisse Osteoporose des alternden Menschen ist also schon von daher physiologisch, doch addieren sich zu deren Ausprägung noch weitere Faktoren hinzu. Die größte Bedeutung kommt bei der **Frau** den **hormonellen Veränderungen** mit Absinken der Östrogene nach der Menopause zu. Beim Mann fällt der Testosteronspiegel bei Weitem nicht im gleichen Umfang, sodass die Osteoporose mit zunehmender Frakturgefährdung in erster Linie eine Erkrankung der alternden Frau darstellt. Dazu kommt die größere Knochenmasse des **Mannes**, die im Alter **größere Reserven** bietet. Dies bedeutet nicht, dass nicht auch Männer ihre Osteoporose be-

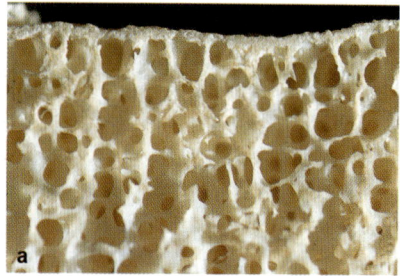
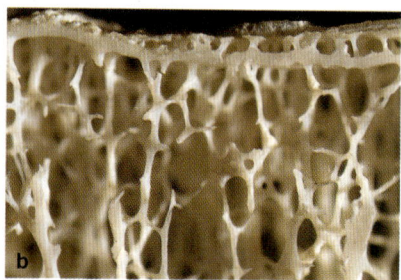

Abb. 4.23 a Normale Spongiosa. **b** Spongiosa bei Osteoporose. [23]

kommen würden – nur eben später und nicht unbedingt im selben Ausmaß.

Manchmal spielen weitere Hormonveränderungen eine Rolle. Die Hormone **Parathormon** und **Calcitonin** steuern direkt den Ab- und Aufbau des Knochens. Die **Schilddrüsenhormone** greifen in das Regelwerk ein. **Wachstumshormon** und v. a. das **D-Hormon** sind von Bedeutung. Der im Alter veränderte Biorhythmus mag dazuhelfen.

Besonders wichtig ist auch das Hormon **Cortisol**, das bei einem Überangebot von innen (z. B. Morbus Cushing) oder außen (Medikamente) eine ausgeprägte Osteoporose in jedem Lebensalter verursacht. Im Gegensatz zur primären Osteoporose des Alters nennt man dies eine **sekundäre Osteoporose**. Weitere sekundäre Osteoporosen gibt es bei **Anorexia nervosa**, anderen **massiven Unter- und Fehlernährungen** hauptsächlich in Bezug auf Eiweiß, **Hypogonadismus** v. a. bei Frauen, fortgeschrittenem **Diabetes mellitus** und bei **Immobilisierung**. Übergewicht führt nicht zur Osteoporose: Zusätzliches Gewicht belastet auch Knochen zusätzlich und im Fettgewebe werden sogar, auch nach der Menopause, stabilisierende Östrogene produziert.

Symptomatik und Folgen

Die Reduzierung der Knochenmasse betrifft zunächst die **Spongiosa** und erst später auch die **Kortikalis**. Demzufolge finden sich zunächst vermehrt **Wirbelkörpereinbrüche** („**Fischwirbelbildung**" mit zentral eingebrochenen Wirbeln; ➤ Abb. 4.24) und erst später dann gehäuft auch **Schenkelhalsfrakturen**.

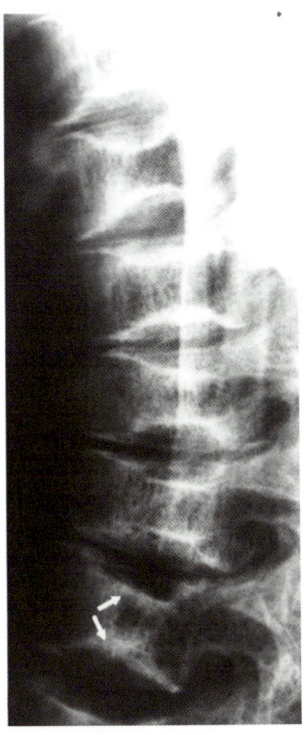

Abb. 4.24 „Fischwirbel" bei Osteoporose. [45]

Eine Osteoporose verursacht **Schmerzen** v. a. im Bereich des **Rückens**. Teilweise ist daran die vermehrte Beanspruchung der Muskulatur bei Deformierungen der Wirbelsäule beteiligt. Der wesentliche Schmerz entsteht aber durch die häufigen Impressionsfrakturen der Wirbelkörper, wodurch es zu Verkrümmungen der Wirbelsäule kommen kann („Witwenbuckel"). Seltener entstehen Schmerzen auch in peripheren Knochen.

Diagnostik

Im **Röntgenbild** sieht man eine **erhöhte Strahlendurchlässigkeit** der Knochen, ohne dass dies aber für das Ausmaß der Osteoporose beweisend wäre (➤ Abb. 4.25). Die erhöhte Strahlendurchlässigkeit ist auch erst zu erkennen, wenn bereits mindestens 30 % der Knochenmasse verloren gegangen sind. Sehr viel genauer ist die **Computertomographie (CT)**.

Heute misst man üblicherweise mittels der **Osteodensitometrie** (Knochendichtemessung = Messung der Photonenabsorption), die aber immer noch nicht genau reproduzierbare Werte liefert. Inzwischen wird sogar Ultraschall verwendet. Es versteht sich von selbst, dass man ungeachtet der verwendeten Untersuchungsmethode im besten Fall das Ausmaß der verminderten Knochendichte feststellen kann, aber nicht deren Ursache.

> **MERKE**
>
> Laborparameter als Hinweis auf eine Osteoporose gibt es nicht; alle Laborwerte sind üblicherweise normal.

Therapie

Der Wert einer **Calciumzufuhr** bei der Therapie der Osteoporose war früher umstritten, stellt aber heute die wesentliche Säule einer jeden therapeutischen Maßnahme dar. Im Vordergrund stehen **Milch** und **Milchprodukte** wie Käse und Joghurt, **calciumreiche Mineralwässer** und **Medikamente**. In **grünem Gemüse** wie Bohnen, Brokkoli usw. sind ebenfalls geringere

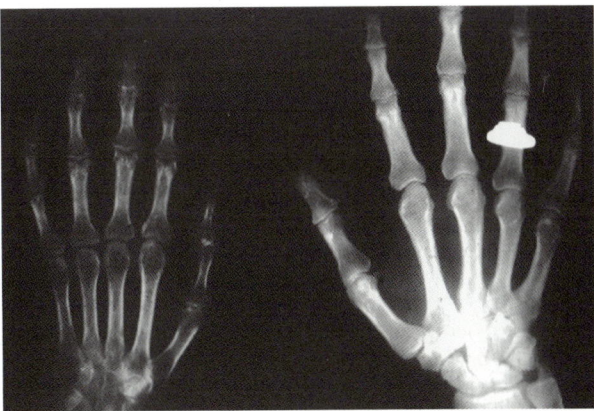

Abb. 4.25 Inaktivitätsosteoporose der linken Hand nach Ruhigstellung: vermehrte Strahlendurchlässigkeit und sehr dünne, kaum noch erkennbare Kortikalis. [57]

Mengen an Calcium enthalten. Die Zufuhr sollte **1,0–1,5 g/Tag** betragen, ergänzt durch die (Sommer-)**Sonne** bzw. **Vitamin D** zumindest im Winterhalbjahr.

Calcitonin als „natürlichste" Therapieform (Stimulation der Osteoblasten) hilft, ist aber viel zu teuer für eine breite Anwendung. Auffallend an der Injektionstherapie mit Calcitonin ist, dass der Osteoporose-Schmerz oft in den ersten Therapiewochen verschwindet, obwohl zu diesem Zeitpunkt von einem nennenswerten Knochenaufbau noch keine Rede sein kann.

Fluoride sind teilweise noch im Gebrauch, führen aber am Oberschenkel eher zu einer Häufung der Frakturrate, während sie die Wirbelsäule zu stabilisieren vermögen. Sie sind eigentlich **obsolet**, weil die modernen Therapieformen ungleich wirksamer sind.

Seit etlichen Jahren sind die **Bisphosphonate** (**nicht** Phosphate!) auf dem Markt, die durch eine **Hemmung der Osteoklasten** echten Fortschritt ermöglichten. Diese Präparate sind allerdings verschreibungspflichtig und bleiben daher dem Arzt vorbehalten.

Raloxifen (Evista®, Optruma®) und verwandte Präparate stellten bis vor kurzem die modernste Therapieform für weibliche Patienten dar. Die Präparate besitzen **östrogene Eigenschaften**, die sich überwiegend nur am Knochen manifestieren. Trotzdem ist auch unter Raloxifen das **Thromboserisiko** wie unter den üblichen Hormontherapien leicht erhöht.

2010 eingeführt wurde mit **Denosumab** (Prolia®) ein ganz neuer Therapieansatz. Es handelt sich um gentechnologisch hergestellte Antikörper gegen einen Membranrezeptor der Osteoklasten (**R**ezeptor-**A**ktivator des **N**uklearfaktor-κB-**L**iganden = RANKL). Die Antikörper hemmen sowohl die Bildung als auch die Aktivität der Osteoklasten und damit die Abbaurate insgesamt. Im Ergebnis überwiegt der Aufbau, wodurch eine deutlich messbare Zunahme an Knochensubstanz möglich wurde und die Frakturrate an Wirbelsäule und peripheren Knochen signifikant gesenkt werden konnte. Das Präparat braucht lediglich 2-mal/Jahr gespritzt zu werden, ist also, was die zu erwartende Compliance angeht, konkurrenzlos. Die Nebenwirkungen liegen nach den ersten klinischen Erfahrungen über wenige Jahre auf Placebo-Niveau. Die Langzeitergebnisse müssen abgewartet werden.

Physikalische Therapie

Ergänzt werden sollte jegliche Therapie durch **möglichst große körperliche Aktivität**. Sie alleine kann letztendlich einen physiologischen und geordneten Wiederaufbau des Knochens bewirken. Jede pharmakologische Therapie schafft im besten Fall die Voraussetzungen hierfür (reichliches Calciumangebot) oder härtet den Knochen im schlimmsten Fall auf unphysiologische Weise (Fluoride). Besonders geeignet sind Sportarten, die Knochen und Muskulatur auch tatsächlich belasten – bis hin zum Krafttraining. Weniger effektiv sind demnach entlastende Sportarten wie Schwimmen oder Radfahren.

Zusammenfassung

Osteoporose: „Ausdünnung" des Knochens (Abnahme der Knochenmasse) durch gesteigerte Aktivität der Osteoklasten bei normalem Verhältnis seiner Bestandteile zueinander; der Abbau betrifft gleichmäßig sämtliche Strukturen; typische Erkrankung des Alters (Frauen > Männer)

- **Formen:**
  - primär: postmenopausal, altersbedingt
  - sekundär: Morbus Cushing, Therapie mit Glukokortikoiden, Hypothyreose, Immobilität nach Trauma, Mangelernährung
- **Symptome:**
  - Wirbelkörpereinbrüche mit Schmerzen und Kyphosierung der Wirbelsäule
  - Oberschenkelhalsfraktur
- **Diagnostik:** Röntgen, v. a. Knochendichtemessung
- **Therapie:**
  - körperliche Aktivität
  - Physiotherapie bei Bettlägerigkeit
  - calciumreiche Ernährung, Calciumtabletten mit Vitamin D-Zusatz
  - Bisphosphonate, Raloxifen, Denosumab

4.12 Rachitis und Osteomalazie

4.12.1 Rachitis

Die Rachitis ist in den westlichen Ländern eine fast „ausgestorbene" Krankheit, weil ihre **Ursache** dank guter Aufklärung und weitgehend vollständig durchgeführter Prophylaxe und/oder ausreichender Ernährung **weggefallen ist**.

Krankheitsentstehung

Die Rachitis ist eine **Calcium-Mineralisationsstörung** des Knochens durch **Unterversorgung mit Vitamin D** und hieraus entstehendem **Mangel an Calcium**. Der Erkrankungszeitraum reicht etwa vom 3. Lebensmonat bis zum vollendeten 2. Lebensjahr. Sie ist also eine Erkrankung des **Säuglings** und **Kleinkindes**.

MERKE

Erwachsene bekommen keine Rachitis.

Betroffen ist das **gesamte Skelettsystem**. Entsprechend des Wachstums der einzelnen Knochen erkranken zunächst der Schädel, in der Folge der Rumpf und zuletzt die Extremitäten.

Symptomatik

Die entstehenden Symptome lassen sich zwanglos aus dem Calciummangel des Wachstumsalters ableiten, von dem in erster Linie das Skelett betroffen sein muss:

- Der **Schädel** ist parietal und okzipital abgeflacht, frontal vorgewölbt. Das Schädeldach bleibt weich. Die Nähte können klaffen.
- Die Übergänge der **Rippen** vom knöchernen zum knorpeligen Anteil werden durch knöchern-knorpelige Anbauten (Osteophyten) prominent; es entsteht der **rachitische Rosenkranz**.
- Selten kommt es zur Vorwölbung des Sternums; dies nennt man **Kielbrust** (Hühnerbrust), die aber auch unabhängig von der Rachitis (angeboren) vorliegen kann.
- Das **Becken** deformiert sich.
- Die **Extremitäten** werden krumm und frakturieren leicht.
- Die **Zähne** brechen verspätet durch und tragen Schmelzdefekte (➤ Abb. 4.26).
- Die Kinder bleiben insgesamt im **Wachstum zurück**.
- In ausgeprägten Fällen **sinkt** auch das **Serum-Calcium**, das üblicherweise auf Kosten des Calciumspeichers Knochen sehr genau einreguliert wird, und es kommt zu muskulärer Schwäche und eventuell zu **Tetanien**.
- Die Kinder neigen zu einem **muskulären Hypotonus** und zur **Obstipation**, erscheinen reizbar und unruhig und **schwitzen** auffallend schnell – v. a. am Hinterkopf.

Therapie

Die Therapie besteht aus der Zufuhr von **Vitamin D** (1.000 Einheiten/Tag). Auf ausreichende Mengen an **Calcium** über die Nahrung (Milch und Milchprodukte) ist zu achten. Bei noch nicht allzu weit fortgeschrittenen Schäden **heilt** die Rachitis damit folgenlos aus.

Prophylaxe

Die Rachitisprophylaxe sollte mit täglich 400–500 Einheiten **Vitamin D** in der **2. Lebenswoche** beginnen. Sie ist zu beenden, sobald sich die Kinder in den Sommermonaten ausreichend lange und höchstens teilbekleidet im Freien bewegen, üblicherweise im Alter von 2 Jahren. In den westlichen Ländern ist die Prophylaxe mit (wohlschmeckenden) Tabletten längst allgemeingültiger Standard, während man die Kinder der Nachkriegsjahre noch mit Lebertran gequält hatte.

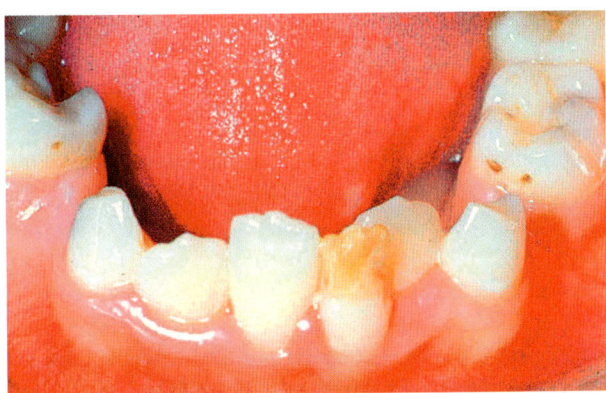

Abb. 4.26 Zahnschmelzdefekte bei Rachitis. [34]

Leider ist es in zahlreichen Praxen immer noch üblich, die Prophylaxe gemeinsam mit Fluor durchzuführen (D-Fluoretten®, Fluor-Vigantoletten®), obwohl die Fluorprophylaxe seit etwa 10 Jahren offiziell nicht mehr empfohlen wird.

4.12.2 Osteomalazie

Die Osteomalazie (**„Knochenerweichung"**) ist die „Rachitis des Erwachsenen". Der Knochen ist in seiner Struktur unverändert, durch seinen Mangel an Calcium(-Phosphat) jedoch weicher als üblich. Die Krankheit ist bei uns gar nicht so selten. Viele einheimische Bürger meiden Sonnenbäder, weil man glücklicherweise inzwischen erkannt hat, dass von der Sonne enorme Gefährdungen ausgehen, sodass diese Menschen überleben, aber in ihrer Haut kein Vitamin D mehr bilden können. Die Unbelehrbaren, die sich trotzdem sporadisch in die Sonne wagen, verwenden dabei z. B. Lichtschutzfaktor 50 in ihren Sonnencremes, sodass auch in diesen Fällen die Vitaminbildung sistiert. Wenn dann noch die weit verbreitete Fehlernährung hinzukommt, sind die Bedingungen für die Entwicklung einer Osteomalazie bereits gegeben.

Bei ausländischen Mitbürgern, v. a. denjenigen mit stärkerer Hautpigmentierung aus südlichen Ländern, kommt es in unseren Breiten noch schneller zu einer D-Hypovitaminose durch unzureichende Sonnenexposition. Viele von ihnen tragen zusätzlich verhüllende Kleidung. Auch die Ernährungsgewohnheiten sind nicht immer ideal.

Symptomatik

Während Patienten mit Osteoporose eher umschriebene Schmerzen z. B. in der Wirbelsäule beklagen, kommt es bei der Osteomalazie mehr zu **generalisierten Schmerzen** mit **Gehstörungen** und **muskulärer Schwäche**. Man sollte also gerade bei muslimischen Patientinnen mit entsprechenden Beschwerden immer an diesen möglichen Zusammenhang denken.

Therapie

Therapie und Prophylaxe entsprechen derjenigen der kindlichen Rachitis (➤ 4.12.1).

Vitamin D
Dieses „Vitamin" ist genau genommen kein Vitamin, sondern lediglich die unwirksame **Vorstufe** für ein körpereigenes **Hormon**, das an Dünndarm, Knochen und Niere auf den Stoffwechsel von **Calcium** und **Phosphat** Einfluss nimmt.

Es entsteht in der Haut des Menschen durch die UV-Strahlen der Sonne aus **Cholesterin** (➤ Abb. 4.27). Auch zahlreiche weitere Hormone, von Cortisol bis zu den Sexualhormonen bei Mann und Frau, entstehen aus Cholesterin (→ Steroidhormone) – allerdings nicht in der Haut und auch nicht unter Mithilfe der Sonneneinstrahlung.

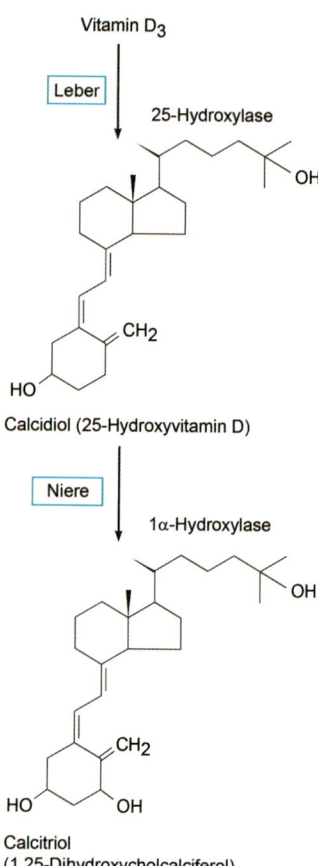

Abb. 4.27 Entstehung des D-Hormons. [8]

Das UV-Licht der Sonne (**UV–B** = 280–315 nm) spaltet in der **Haut** Cholesterin, das der Nahrung oder der Lebersynthese entstammt und auf dem Blutweg zur Haut transportiert wird. Aus der Spaltung entsteht **Vitamin D**, das wiederum ans Blut abgegeben wird. Dort bindet es an ein Protein des Blutplasmas und wird zur Leber transportiert. Eine Sonnen-Ganzkörperbestrahlung, die gerade eben eine leichte Rötung der Haut verursacht, bildet dabei etwa eine Menge von 10.000 Einheiten Vitamin D. Wie effektiv dies ist, zeigt sich daran, dass die physiologisch erforderliche Menge an Vitamin D nur etwa 300 Einheiten/Tag beträgt. Durch Sonnencreme, gebräunte oder gealterte Haut wird die Vitaminbildung behindert.

In der **Leber** wird im nächsten Schritt an das Vitamin D eine Hydroxylgruppe angehängt. Es entsteht das 25-Hydroxy-Vitamin D mit einer Halbwertszeit von etwa 3 Wochen im Blutplasma. Es handelt sich hierbei also um eine Depot-Form (Speicherform), sodass keine täglichen Sonnenbestrahlungen notwendig sind. Dementsprechend schwankt aber auch der Spiegel an 25-Hydroxy-D ganz erheblich je nach Jahreszeit, Sonnenexposition und zugeführter Nahrung (Lebertran, Vitamin D-angereicherte Milch, Eigelb).

Der letzte und entscheidende Schritt zur eigentlich **wirksamen Form** vollzieht sich schließlich in der **Niere**. Hier wird ein weiterer OH-Rest angehängt. Es entsteht das 1,25-Dihydroxy-D, das eigentliche **D-Hormon**. Dieses entfaltet nun seine beiden **Hauptwirkungen**: Zum einen sorgt es für eine verstärkte und beschleunigte Aufnahme von Calcium, Magnesium und Phosphat aus dem Darmlumen ins Blut. Zum anderen begünstigt es in der Niere die Rückresorption von Calcium (und Magnesium). Beide Mechanismen **erhöhen den Calcium-Serumspiegel**, was schließlich zu dessen vermehrter Einlagerung in den Knochen führt. Der Calciumstoffwechsel wird, gemeinsam mit den Funktionen der zugehörigen Hormone, im ➤ Fach Endokrinologie genauer besprochen.

MERKE

Für die Bildung ausreichender Mengen an D-Hormon bedarf es also nicht nur einer regelmäßigen Sonnenexposition und/oder Vitamin D-Zufuhr durch die Nahrung, sondern auch einer funktionierenden Leber und Niere.

Verschiedene Medikamente wie z.B. Antiepileptika vermindern die Bildung von 25-Hydroxy-D in der Leber. Bei einer Schädigung der Niere (Niereninsuffizienz) wird zu wenig D-Hormon hergestellt. Es kommt zur Osteomalazie.

Rachitis bzw. Osteomalazie: Mineralisationsstörung des Knochens beim Säugling bzw. Erwachsenen aufgrund eines Vitamin-D-Mangels; die Rachitis ist heute selten aufgrund der Prophylaxe mit Vitamin D

- **Symptome:**
  - weiches Schädeldach, Verformung des Schädels
  - rachitischer Rosenkranz im Thoraxbereich
  - Kielbrust
  - Beckendeformierungen
  - verspäteter Zahndurchbruch, Zahnschmelzdefekte
  - Wachstumsverzögerung
  - muskulärer Hypotonus
  - Obstipation
- **Therapie:**
  - Zufuhr von Vitamin D und Calcium
  - Rachitisprophylaxe ab der 2. Lebenswoche obligat

4.13 Karpaltunnelsyndrom

Das Karpaltunnelsyndrom stellt nach der üblichen und allgemein anerkannten Lehrmeinung eine **Kompression** des **N. medianus** in seinem „Tunnel" am beugeseitigen = volaren Handgelenk dar. Bei **Frauen** ist die Krankheit wesentlich häufiger als bei Männern. In jedem 2. Fall sind beide Handgelenke betroffen.

Die **Karpalknochen** bilden durch ihre konkave Anordnung an der beugeseitigen Handwurzel eine **längs verlaufende Rinne**, in der neben einigen **Fingerbeugesehnen** auch der **N. medianus** verläuft (> Abb. 4.28). Zu einem Kanal verschlossen wird diese knöcherne Einsenkung durch ein quer verlaufendes, derbes Band, das **Retinaculum flexorum** („Halteband").

M E R K E
Die Blutgefäße verlaufen außerhalb dieses Kanals, sodass Durchblutungsstörungen nicht zum Karpaltunnelsyndrom gehören.

Krankheitsentstehung

Kommt es nach **Verletzungen** oder entzündlichen **Reizungen** im Bereich der Sehnenscheiden, bei extremen **Fehlstellungen** oder **Fehlbelastungen** im Bereich der Handwurzel, im Zusammenhang mit **Stoffwechselerkrankungen** wie Diabetes mellitus oder Amyloidose (durch Ablagerungen), evtl. auch in der **Spätschwangerschaft** (durch Wassereinlagerung) zu einer Einengung des Kanals, so führt diese zu einem **Druck** auf den **N. medianus**. Aus der mechanischen Kompression des Nerven wiederum resultieren anfangs **sensible** und später auch **motorische Störungen** im Ausbreitungsgebiet des Nerven, also an den **Fingern 1–3** sowie an der **Radialseite** des **4. Fingers**. Inzwischen ist auch ein Zusammenhang des Karpaltunnelsyndroms mit einem **Defekt** auf **Chromosom 17** bekannt geworden, aus dem offensichtlich eine **höhere Anfälligkeit** gegen-

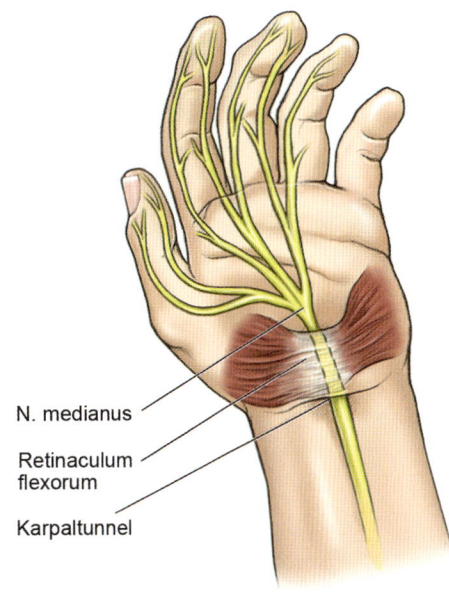

Abb. 4.28 Der Karpaltunnel wird von den Karpalknochen und dem Retinaculum flexorum gebildet. In ihm verläuft der N. medianus. [22]

über mechanischen Überlastungen des Karpaltunnels resultiert.

Symptomatik

Schmerzen und **Parästhesien** (Kribbeln, „Ameisenlaufen") treten bei den betroffenen Patienten besonders beim **morgendlichen Erwachen** oder in der **Nacht** auf, sodass die Nachtruhe dadurch unterbrochen wird. Die Missempfindungen werden dann durch **Bewegungen** in Hand und Arm **gebessert**. In ausgeprägten Fällen kommt es zur **Atrophie** der Muskulatur des Daumenballens **(Thenaratrophie)**, sodass Gegenstände wie größere Flaschen nicht mehr gegriffen werden können. Über dem Karpaltunnel an der beugeseitigen Handwurzel besteht manchmal ein **Druck-** und **Klopfschmerz**.

Häufig strahlen die Schmerzen den Arm hinauf bis in die **Schulter** (Brachialgia parästhetica nocturna), was als besonders typisch für das Karpaltunnelsyndrom angesehen wird, ohne dass gerade diese Ausstrahlung Anlass dazu geben würde, die Zusammenhänge noch einmal zu überdenken. Bei längerem Bestand der Beschwerden findet man häufig Veränderungen der Nervenleitgeschwindigkeit.

Therapie

Die Therapie besteht in der Druckentlastung des Nerven, zunächst versuchsweise durch eine nächtliche Schienung des Handgelenks, bei Erfolglosigkeit in der operativen **Spaltung des Retinaculum flexorum**. In der Mehrzahl der Fälle findet man intraoperativ keine Veränderungen, also auch nicht die angeschuldigte Ursache einer Medianuskompression. Dementsprechend sind die Operationsergebnisse eher durchwachsen; häufig ist es hinterher auch nicht besser als zuvor. Nur teilweise werden anhaltende Heilungen erzielt.

Zusammenfassung

Karpaltunnelsyndrom: Kompression des N. medianus am volaren Handgelenk
- **Ursachen:**
  - Stoffwechselerkrankungen: Diabetes mellitus, Amyloidose
  - Fehlbelastung bzw. Fehlstellung der Handwurzel
  - Spätschwangerschaft
- **Symptome:**
  - Schmerzen und Parästhesien im Versorgungsgebiet (Finger 1–3, Radialseite des 4. Fingers) besonders morgens
  - Schmerzausstrahlung in Arm und Schulter
  - Besserung der Beschwerden durch Bewegung
  - Thenaratrophie
- **Diagnostik:**
  - Druck- und Klopfschmerz an der Beugeseite des Handgelenks
  - Nervenleitgeschwindigkeit verzögert
- **Therapie:**
  - nächtliche Schienung des Handgelenks
  - operative Spaltung des Retinaculum flexorum

4.14 Dupuytren-Kontraktur

Die Dupuytren-Kontraktur ist eine Erkrankung von **Männern über 40**. Selten entsteht sie bei jüngeren Männern und nur in 10 % der Fälle bei Frauen. Die Erkrankung soll 2 % der Bevölkerung betreffen, wovon aber im medizinischen Alltag nichts zu bemerken ist.

Krankheitsentstehung

Die Ursachen sind unbekannt, doch besteht eine **erbliche Disposition**, eventuell sogar geschlechtsgebunden dominant. Relativ häufig sieht man die Erkrankung bei **Diabetikern**, im Zusammenhang mit einer **Epilepsie**, bei **alkoholkranken Menschen** sowie bei der **Leberzirrhose** auch dann, wenn sie nicht alkoholbedingt ist.

Ursache der Kontraktur ist eine Zellproliferation mit darauf folgender Bildung eines **pathologischen Kollagens**, welches das ursprüngliche Gewebe ersetzt und zur **knotigen Verdickung** und **narbigen Schrumpfung** der großen Faszienplatte der Hohlhand (**Palmaraponeurose**) führt (➤ Abb. 4.29). Dieser Schrumpfungsprozess greift auf die Haut sowie die langen Beugesehnen bzw. deren Septen über, sodass die Finger (3–)4–5 nach palmar gezogen werden und im Extremfall die Handfläche berühren.

Symptomatik

Das Merkmal der Erkrankung besteht in einer **Beugekontraktur** der **Finger 4 und 5**; teilweise ist auch der Mittelfinger in das Geschehen einbezogen. In ⅔ der Fälle sind beide Hände betroffen, in bis zu 10 % der Fälle auch die **Füße** (sog. **Morbus Ledderhose**). Die Greiffunktion der Hand wird zunehmend beeinträchtigt. Schmerzen bestehen üblicherweise nicht bzw. lediglich beim Druck auf die derben Knötchen der Hohlhand, in deren Bereich die Haut eingezogen erscheint.

Die Erkrankung verläuft **schubweise**, kann über Jahre auch zum Stillstand kommen. Der Verlauf ist also nicht vorhersehbar.

Diagnostik

Da es keine veränderten Serumparameter gibt, muss die Diagnose aus dem **klinischen Aspekt** gestellt werden. Andererseits ist das Bild unverwechselbar und kennt auch keine Differenzialdiagnose. Besonders typisch sind neben den Beugekontrakturen die derben Knötchen und umschriebenen Einziehungen im Bereich der Hohlhand.

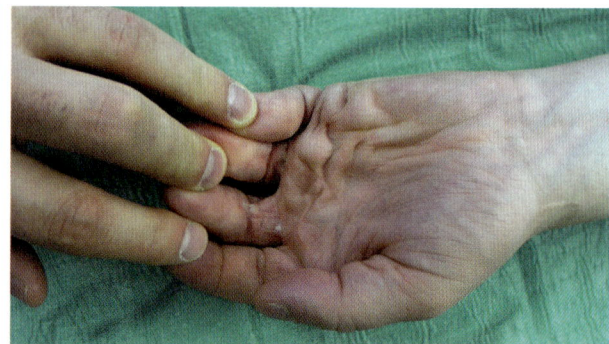

Abb. 4.29 Dupuytren-Kontraktur [16]

Therapie

Die Therapie besteht in der operativen **Spaltung der Palmar-aponeurose** bzw. in der **Entfernung allen erkrankten Gewe-bes**, was sehr viel Können und Erfahrung des Chirurgen vor-aussetzt. **Rezidive** sind **häufig**, sofern nicht die gesamte Palmaraponeurose entfernt wird. Man wartet daher in aller Re-gel, bis die Operation unumgänglich geworden ist.

Eine konservative Therapie durch Medikamente oder Besse-rungen durch krankengymnastische Maßnahmen sind nicht möglich, doch kann durchaus mit Aussicht auf Erfolg in frü-hen Stadien der Erkrankung eine **Strahlentherapie** versucht werden.

Zusammenfassung
Dupuytren-Krankheit: narbige Schrumpfung der Palmarapo-neurose und der langen Beugesehnen
- **Symptome:**
  – Beugekontraktur des 4. und 5. Fingers
  – tritt häufig beiderseits auf
  – eingeschränkte Greiffunktion der Hand
  – keine Schmerzen
  – auch die Füße können betroffen sein (Morbus Ledderhose)
- **Diagnostik:** klinisches Bild mit Einziehungen und derben Knötchen im Bereich der Hohlhand
- **Therapie:** Operation

4.15 Distorsion

Der Begriff Distorsion (**Zerrung**, **Verdrehung**, **Verstauchung**) lässt keine Rückschlüsse auf das Ausmaß der Verletzung zu. Auch die dabei geschädigten Strukturen sind durch diesen Be-griff nicht genau definiert. Im Allgemeinen versteht man dar-unter aber doch primär die Schädigungen der Strukturen, die ein Gelenk umgeben, also die **Gelenkkapsel** sowie die **Bänder**, die das Gelenk stabilisieren. Auch die **Sehnen** derjenigen Mus-keln, die auf das Gelenk einwirken, können von der Überdeh-nung betroffen sein.

Symptomatik

Diese Strukturen können dabei lediglich **überdehnt** werden, woraus höchstens milde **Schwellungen** sowie eventuell auch leichte **Gewebeeinblutungen** resultieren. Sie können aber auch unter stärkerer Einblutung ins Gewebe **zerreißen**. Man spricht dann von Kapsel*riss* bzw. Band*riss* bzw. Sehnen*riss* (= **Ruptur**).

Auch ein **Muskel** kann **gezerrt** werden. Dabei sieht man eventuell eine **Schwellung**. Aufgrund der Schmerzhaftigkeit entsteht häufig eine **Bewegungseinschränkung**. Deformierun-gen oder ein Auseinanderklaffen von Muskelanteilen sind nicht möglich. Dieselben können aber beim **Muskelfaserriss** gesehen werden, bei dem einzelne Faserbündel oder größere Anteile (Sekundärbündel) zerreißen. Hier kommt es dann

auch **in jedem Fall** zu kleineren oder größeren **Hämatomen** (Austritt von Blut aus den Gefäßen ins umgebende Gewebe).

M E R K E
Distorsion und Riss sind also keine synonymen Begriffe, sondern ei-genständige Diagnosen für unterschiedliche Grade eines Traumas.

Oft kann man in der Praxis nicht auf Anhieb erkennen, ob es sich lediglich um eine Distorsion oder bereits z.B. um einen umfangreicheren Einriss einer Gelenkkapsel handelt. Lediglich ausgedehnte Muskelrisse sind durch die entstehenden Lücken mit begleitenden Hämatomen gut zu erkennen. Ebenso auch ein Sehnenabriss, relativ häufig beispielsweise an der Achilles-sehne oder der langen Bizepssehne, bei der der am Oberarm entstehende Muskelbauch deutlich hervortritt. **Einrisse** in Ge-lenkkapseln erkennt man oftmals erst am **langwierigen Hei-lungsverlauf**.

Therapie

Die Therapie besteht v.a. aus **Ruhigstellung** bzw. **Schonung**. Je nach Ausmaß kann zusätzlich mit Homöopathie, Enzymen und Antiphlogistika behandelt werden. Dasselbe gilt für die **Prellung (Contusio)** oder deren „Fortsetzung", die **Quet-schung (Compressio)** eines Gewebes oder Organs.

Zusammenfassung
Distorsion (Zerrung, Verdrehung, Verstauchung): Schädi-gung von Strukturen, die ein Gelenk umgeben (Gelenkkapsel, Bänder, Sehnen)
- **Symptome:**
  – Schwellung
  – Schmerzen
  – Einblutungen
  – Bewegungseinschränkung
- **Therapie:**
  – Ruhigstellung
  – Antiphlogistika, u.U. homöopathische Therapie, Enzyme

4.16 Fraktur

Die Fraktur (Knochenbruch) ist definiert als **Kontinuitätsun-terbrechung eines Knochens**. Im Allgemeinen bedarf eine Fraktur eines adäquaten Traumas, d.h. einer entsprechenden **Gewalteinwirkung**.

Sonderformen

Spontanfraktur
Fehlt ein entsprechendes Trauma, spricht man von einer **Spontanfraktur bzw. pathologischen Fraktur**. Eine Spontan-fraktur hat natürlich ebenfalls eine Ursache. In Frage kommen

Tumoren bzw. **Tumormetastasen**, eine fortgeschrittene **Osteoporose** oder **Osteomalazie** (bzw. **Rachitis** bei Kindern), eine **Osteomyelitis** (Entzündung des Knochenmarks), im Allgemeinen in Kombination mit der Entzündung des umgebenden Knochens **(Ostitis)** sowie Periostes **(Periostitis)**.

Ermüdungsbruch

Die sog. Ermüdungsbrüche („schleichende Frakturen") in der Folge von Mikrotraumen entstehen häufig nach längeren Wanderungen im Bereich des Fußgewölbes (Os metatarsale II–V, sog. **Marschfraktur**). Bei diesen Brüchen sieht man teilweise keine Frakturlinien im Röntgenbild, sondern lediglich Auftreibungen im Bereich des Periosts.

Eine Sonderform der Fraktur ist die **Fissur**, bei der die Kontinuität des Knochens nicht vollständig aufgehoben ist, sondern lediglich ein **Riss** entstand. Das Periost bleibt dabei meist unverletzt.

Grünholzfraktur und Epiphysenlösung

Weitere Sonderformen gibt es bei **Kindern** in Gestalt der Grünholzfraktur sowie der **Epiphysenlösung**, bei der die Fraktur den **Bereich der Knochenwachstumszone** betrifft. Die Besonderheit bei der **Grünholzfraktur** besteht darin, dass das **Periost** auf der **Konkavseite** der Knochenverbiegung **unverletzt bleibt** und so den Knochenbruchstücken noch eine gewisse **Schienung** und einen **Zusammenhalt** bietet. Der Knochen ist bei Kindern aufgrund des enthaltenen Knorpels deutlich biegsamer, also weniger spröde als beim Erwachsenen, und das Periost ist gleichzeitig auch relativ dicker und widerstandsfähiger. Dies ermöglicht das Zustandekommen dieser besonderen Frakturform des Kindes.

Osteochondrosis dissecans

In **größeren Gelenken** (oft Knie oder Ellbogen) kommt es manchmal traumatisch bedingt zur Schädigung von subchondralen Knochenstücken im Bereich der Gelenkfläche. Es entsteht eine **aseptische Knochennekrose**, die demarkiert und abgestoßen werden kann und dann mitsamt dem dazu gehörenden Gelenkknorpel als **freier Gelenkkörper** die Gelenkbewegungen blockiert. Die Entstehung einer Arthrose ist begünstigt. Häufig jedoch bestehen über längere Zeit **keine Symptome**. Es ist zu beachten, dass der Begriff **Osteochondrosis dissecans** wie so häufig lediglich die wörtliche Übersetzung dessen darstellt, was in dem Gelenk passiert ist.

Einteilung und Bezeichnungen

Die Fraktur wird bezeichnet nach dem **Namen** des gebrochenen **Knochens** sowie möglichst auch nach ihrer genaueren **Lokalisation**. Man spricht also z.B. von einer proximalen oder distalen Radiusfraktur bzw. von einer Radius-Schaftfraktur. Ist sie im Epiphysenbereich gelegen, so unterscheidet man in solche **ohne** und in solche **mit Gelenkbeteiligung**.

Abhängig vom Zustand der umgebenden **Haut** spricht man von **offenen** oder **geschlossenen** Frakturen. Offene Fraktur bedeutet also Zerreißung des um den Knochen liegenden Gewebes, sodass ein direkter Kontakt zwischen Knochen und Außenwelt entstanden ist. Offene Frakturen mit Durchspießen der Haut durch Knochensplitter nennt man **kompliziert**. Für die Diagnosestellung einer offenen Fraktur muss allerdings nicht gleich ein Knochenfragment sichtbar sein; es genügt hierfür bereits die Durchtrennung der Haut im Frakturbereich. Solche Frakturen sind in erheblichem Umfang **infektionsgefährdet**. Eine **Infektion** wiederum **verhindert** zuverlässig die **Knochenbruchheilung**.

Je nach der **Anzahl der Bruchstücke** spricht man von einfachen Frakturen, Mehrfragmentfrakturen und Trümmerfrakturen (mehr als 6 Einzelbruchstücke) (➤ Abb. 4.30). Schließlich kann man nach der **Art der Bruchform** unterscheiden in Biegungsfrakturen, Torsionsfrakturen, Abscherfrakturen, Abrissfrakturen, Kompressionsfrakturen, Impressionsfrakturen und weiteren Formen.

Folgen und Komplikationen

Bei jedem Knochenbruch gibt es **Gefäßzerreißungen** zumindest in Markraum und Periost sowie **Zerreißungen und Reizungen sensibler Nerven** in der inneren Schicht des Periosts. Ersteres führt zu mehr oder weniger umfangreichen **Einblutungen** ins umliegende Gewebe (bei einer Oberschenkelhalsfraktur bis zu 2 Liter); Letzteres bedingt die **Schmerzen**, die bei einem Knochenbruch entstehen. Daneben ist nahezu jede Fraktur von einer **Weichteilschädigung** begleitet, aus der es ebenfalls bluten kann. Immer entsteht demnach ein **Hämatom**. Bei ausgedehnten Blutungen besteht die Gefahr eines **hypovolämischen Schocks**, verstärkt durch den Frakturschmerz. Es ist deshalb besonders wichtig, die Schmerzkomponente durch Schienung bzw. Ruhigstellung des betroffenen Abschnitts zu vermindern.

Eine seltene, aber v.a. bei Brüchen von Röhrenknochen mögliche Komplikation besteht darin, dass Fett in Gefäße eingeschwemmt wird. Es kommt zur **Fettembolie**. Diskutiert wird auch die Entstehung solcher Emboli aus einer Präzipitation (Verklumpung, Ausfällung) von Blutfetten, wofür auch spricht, dass sich Fettembolien hauptsächlich im Rahmen eines **Schocks** ereignen.

Als **Folge der Ruhigstellung** über Wochen resultiert in den ruhiggestellten Knochen eine **Osteoporose** und in der ruhigge-

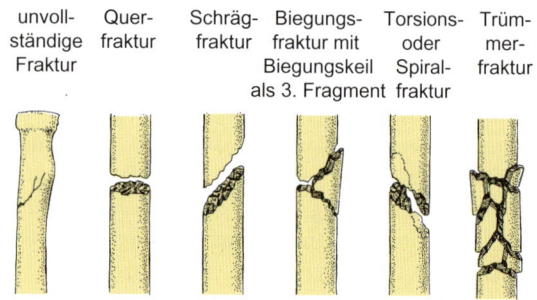

| unvoll-ständige Fraktur | Quer-fraktur | Schräg-fraktur | Biegungs-fraktur mit Biegungskeil als 3. Fragment | Torsions- oder Spiral-fraktur | Trüm-mer-fraktur |

Abb. 4.30 Bezeichnungen von Frakturen nach Art der Bruchform und Anzahl der Bruchstücke. [38]

stellten Muskulatur eine **Atrophie**. In den venösen Gefäßen des ruhiggestellten Abschnitts besteht bis zur vollständigen Mobilisierung die **Gefahr einer Thrombose** mit der Möglichkeit der nachfolgenden **Lungenembolie**. Die diesbezügliche Diagnostik ist schwieriger als üblich, weil ohnehin häufig Schwellungen und Schmerzen nach einer Fraktur bestehen bleiben und der angelegte Gips nicht nur die Diagnostik erschwert, sondern auch selbst wieder Schmerzen und Schwellungen verursachen kann. Es ist deshalb längst medizinischer Brauch, mittels täglicher **Heparingaben** (s. c.) eine **Prophylaxe** vorzunehmen.

Diagnostik

Als **sichere Frakturzeichen** gelten:
- deutliche **Deformierung (Fehlstellung)** einer Extremität
- **abnorme Beweglichkeit**
- tastbare oder sogar hörbare **Krepitation** (= „Knochenreiben") der Frakturenden
- Erkennen von einzelnen **Knochenfragmenten**.

Unsichere Frakturzeichen, am Unfallort als **vollkommen ausreichende Hinweise** zu werten, sind:
- Bewegungseinschränkung
- Schmerzen
- Schwellung durch Hämatom.

Die eigentliche Diagnose wird grundsätzlich aus dem **Röntgenbild** gestellt, das gleichzeitig auch für Verlaufskontrollen unverzichtbar ist.

ACHTUNG
Niemand wird (hoffentlich) am Unfallort versuchen, durch das Auslösen einer abnormen Beweglichkeit oder einer Crepitatio die Diagnose einer Fraktur zu sichern. Eine vermutlich gebrochene Extremität sollte lediglich geschient und stabilisiert werden, um dem Patienten zusätzliche Schmerzen und weitere Traumatisierungen des betroffenen Gewebes während des Transports zu ersparen.

Therapie

Die Frakturheilung erfolgt im Idealfall als **primäre Knochenbruchheilung** ohne Bildung eines Kallus. In diesen Fällen sind die Bruchenden einander so gut angenähert und der Frakturbereich gleichzeitig so konsequent ruhiggestellt, dass die **Osteone** des Knochens den Frakturspalt durchwachsen und in der Folge reguläres Knochengewebe bilden.

Bei der **sekundären Knochenbruchheilung** wird **immer Kallus** gebildet. Kallus entsteht, indem zunächst das Fraktur-Hämatom resorbiert wird und anschließend aus der inneren Schicht des **Periosts** Zellen und Kapillaren (kleinste Blutgefäße) in den Frakturbereich einsprossen. Es entsteht ein weiches und ungewöhnlich gut durchblutetes **Bindegewebe**, das sog. **Granulationsgewebe**. In der Folge formen sich die hier befindlichen Zellen wieder zu Blasten – in Fibroblasten des Bindegewebes, Chondroblasten des Knorpels (bei kindlichen Frakturen) und Osteoblasten des Knochens. Diese Zellen scheinen

sich auch je nach Bedarf ineinander umwandeln zu können. Aus dem zunächst entstehenden bindegewebigen Kallus bildet sich allmählich wieder Knochen, zunächst als **Geflechtknochen**.

Die **sekundäre** Heilung ist die **übliche Heilung** bei **konservativer**, also nichtoperativer **Therapie** einer Fraktur. Wird also keine Osteosynthese benötigt, weil die Frakturfragmente in ausreichender Annäherung achsengerecht stehen, erfolgt die Ruhigstellung im Gips oder durch entsprechende Schienung (➤ Abb. 4.31, ➤ Abb. 4.32). Wird die Fraktur dagegen operativ durch eine **Osteosynthese** versorgt (➤ Abb. 4.33), versucht man, durch möglichst perfekte Annäherung der Frakturenden eine Kallusbildung zu verhindern und die Heilung damit zu beschleunigen **(primäre Heilung)**.

Ein komplikationsloser Knochenbruch heilt beim Erwachsenen und bis zur Bildung eines weitgehend stabilen Geflechtknochens meist innerhalb eines Zeitraums von ca. **6 Wochen.** Die immer entstehende **Osteoporose** und **Muskelatrophie** benötigt bis zur Ausheilung zusätzlich weitere Wochen, abhängig von begleitender Krankengymnastik oder weiterer Aktivitäten und abhängig vom Alter des Patienten und seinen Vorerkrankungen (wie Diabetes mellitus) oder eventuellen Fehlernährungen (z. B. Mangel an Eiweiß, Magnesium oder Vitamin C).

Bei **Kindern** heilt eine Fraktur deutlich **schneller** und komplikationsloser. Eventuell resultierende Achsenfehlstellungen werden im Verlauf des Wachstums meist von alleine ausgeglichen. **Komplizierend** gibt es hier aber die Möglichkeit einer Einbeziehung der **Wachstumsfuge** in die Fraktur. Ein Problem kann sich auch aus der Fraktur eines **Beines** ergeben, indem Ober- oder Unterschenkel nach einer Fraktur zumeist **länger** werden als auf der Gegenseite.

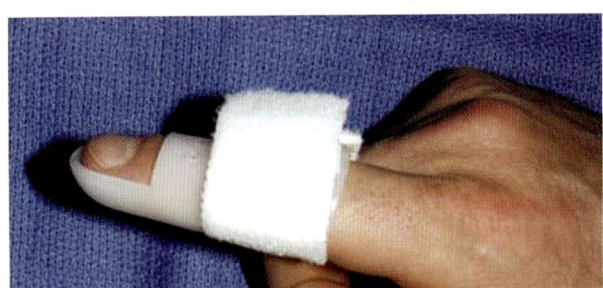

Abb. 4.31 Stack-Schiene zur Ruhigstellung eines Endglieds. [16]

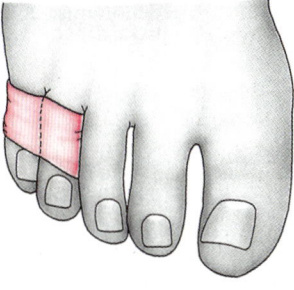

Abb. 4.32 Ruhigstellung einer Zehenfraktur. [32]

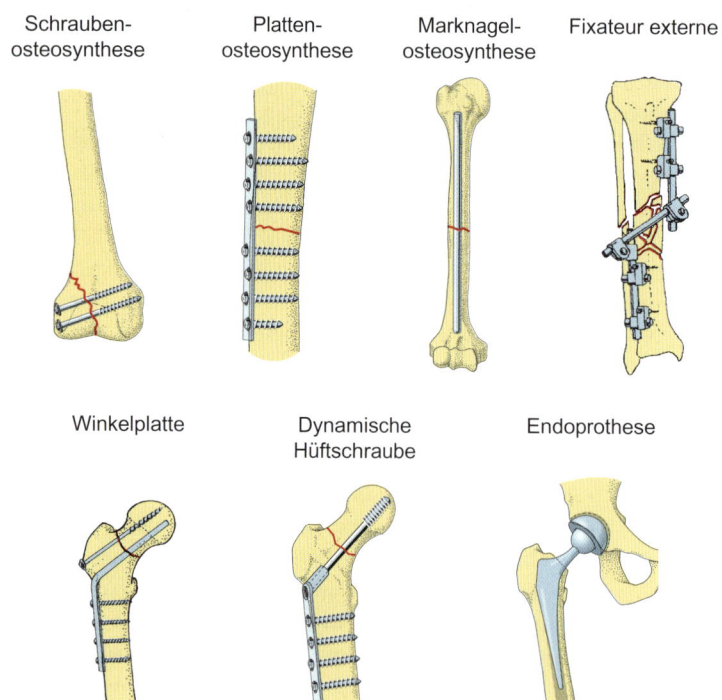

Schrauben-osteosynthese

Platten-osteosynthese

Marknagel-osteosynthese

Fixateur externe

Winkelplatte

Dynamische Hüftschraube

Endoprothese

Abb. 4.33 Beispiele für Osteosynthesen. [38]

Komplikationen

Die wesentlichen Komplikationen bei der sekundären Fraktur-heilung bestehen in einem **zu großen Frakturspalt**, sodass sich zwar Kallus (evtl. verzögert) bilden kann, der dann aber nicht mehr knöchern durchbaut wird. Es entsteht eine **Pseud-arthrose**, also eine Beweglichkeit und Instabilität des betroffe-nen Knochens. Dasselbe passiert bei **unzureichender Ruhig-stellung** einer Fraktur, bei der die ständig erfolgende Bewe-gung im Bereich des Frakturspaltes eine ausreichende Kallus-bildung und knöcherne Durchbauung verhindert. Auch eine **überschießende Kallusbildung** kann Probleme bereiten, in-dem z. B. zwei benachbarte Knochen zusammenwachsen (an Unterarm oder Unterschenkel), wodurch Funktionseinschrän-kungen entstehen. Weitere mögliche Komplikationen nach Frakturen oder Weichteilverletzungen bestehen im Sudeck-Syndrom und im Kompartmentsyndrom.

Sudeck-Syndrom

Der Morbus Sudeck entsteht im Anschluss an die Fraktur einer **distalen Extremität** und lässt sich in **3 Stadien** einteilen:
- **Stadium I:** brennende Schmerzen, Schwellung und Über-wärmung (➤ Abb. 4.34)
- **Stadium II:** Zwischenstadium mit beginnenden Atrophien von Muskulatur und Haut („Glanzhaut")
- **Stadium III:** innerhalb von 12 Monaten kommt es zur voll-ständigen Atrophie von Haut, Unterhaut, Muskulatur und Knochen im betroffenen Bezirk.

Die Beteiligung des **Sympathikus** an der Erkrankung erkennt man an einer **Steigerung der Schweißsekretion** in der betrof-fenen Extremität. **Frauen** erkranken deutlich häufiger als

Männer. Die Sudeck-Dystrophie, früher als sympathische Re-flexdystrophie bezeichnet, kann auch einmal ohne Knochen-bruch lediglich nach einem **Bagatelltrauma** oder einer **Ent-zündung** auftreten.

Krankheitsentstehung

Die pathophysiologischen Zusammenhänge sind nach wie vor noch nicht einmal ansatzweise geklärt. Auffallend ist, dass in der Regel **besonders ängstliche** und **um ihre Verletzung be-sonders besorgte** Menschen erkranken. Die verletzte Extremi-tät wird mehr als üblich geschont, der z. B. betroffene Finger permanent hochgehalten. Dabei kommt es zur Umverteilung mit Minderdurchblutung der Weichteile und relativer Mehr-durchblutung des Knochens. Eine Mehrdurchblutung eines

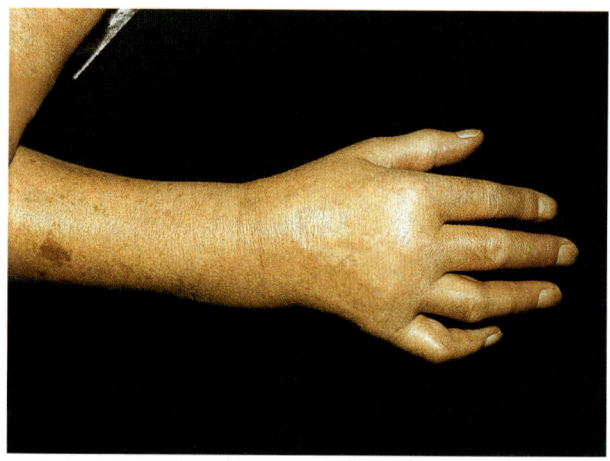

Abb. 4.34 Sudeck-Syndrom Stadium I. [21]

nicht belasteten Knochens bedeutet gleichzeitig auch eine **beschleunigte Osteoporose** – über die immobilisierungsbedingte Osteoporose hinaus. Hierzu passend findet man bereits im Stadium I der Erkrankung einen radiologisch nachweisbaren Knochenabbau.

Therapie

Therapeutisch sollte v. a. **frühzeitig** (krankengymnastisch) **mobilisiert** sowie eine ausreichende **Analgesierung** (Schmerzbekämpfung) angestrebt werden. Calcitonin ist eventuell hilfreich. Die psychische Mitverursachung wird mittels Psychotherapie und Antidepressiva behandelt.

Kompartmentsyndrom

Vor allem in den **Extremitäten** verlaufen **Muskeln** oder Muskelgruppen in ihren bindegewebigen Hüllen (Faszien) teilweise strikt getrennt und „abgeschottet" von ihrer Umgebung in eigenen **Logen** bzw. **Kompartimenten** (➤ Abb. 4.35). Dies gilt entsprechend auch für die Gefäße, die diese Räume benutzen.

Nach Frakturen oder Weichteilverletzungen kommt es zu **Einblutungen**, im Anschluss an das Trauma, eine Verbrennung oder Erfrierung auch häufig zu entzündlichen, ödematösen **Schwellungen**. Wenn diese Flüssigkeit nicht abfließen kann, entsteht im betroffenen Kompartiment ein teilweise derart ausgeprägter **Druck** auf die enthaltenen Strukturen, evtl. nochmals verstärkt oder ausgelöst durch einen schlecht angepassten Gipsverband, dass es über Funktions- und Durchblutungsstörungen bis hin zu **Nekrosen** des Gewebes kommen kann.

ACHTUNG

Der Verdacht auf ein Kompartmentsyndrom stellt einen **hochakuten Notfall** dar.

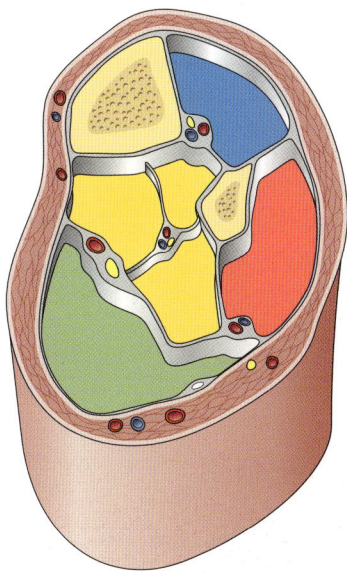

Abb. 4.35 Muskellogen am Unterschenkel. Blau = vorderes Kompartiment, rot = laterales Kompartiment, gelb = tiefes hinteres Kompartiment, grün: oberflächliches hinteres Kompartiment. [47]

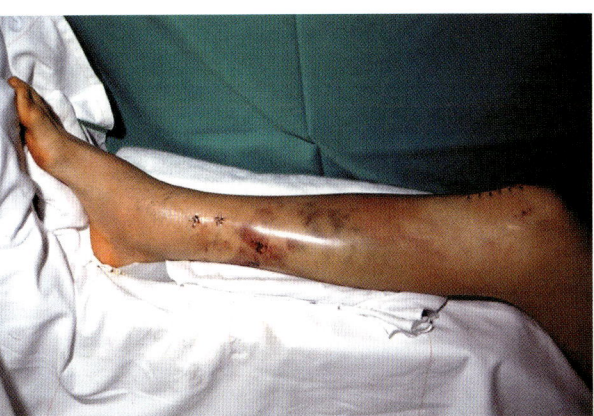

Abb. 4.36 Kompartmentsyndrom [55]

Symptomatik und Diagnostik

Zunächst entwickeln sich relativ zügig **heftige Schmerzen**. Die betroffene Extremität ist **angeschwollen**, derb **verhärtet** und **sehr druckschmerzhaft**, mit auffallend gespannter, glänzender Haut (**Glanzhaut**). Anschließend entstehen **sensible** und **motorische Störungen**. Die Extremität **kühlt** infolge der Ischämie **ab**, ist aber eher **livide** verfärbt als blass (➤ Abb. 4.36).

Schwellung und livide Verfärbung könnten als Hinweis auf eine **Phlebothrombose** fehlgedeutet werden – umso mehr, als nun etliche Zeichen wie diejenigen nach Homans, Payr oder der Kulissen- und Wadendruckschmerz, die als typisch für die Phlebothrombose gelten, positiv werden. Als Schutz vor einer Fehldiagnose sind v. a. die Beachtung des heftigen Schmerzes, ähnlich einem arteriellen Ereignis, sowie die kühle Extremität geeignet. Die Abgrenzung gegenüber einem arteriellen Embolus ist einfach, weil dabei keine Schwellung entsteht und kein Trauma vorausging.

Es kann nicht genug davor gewarnt werden, bei Akutereignissen wie z. B. Phlebothrombose, Kompartmentsyndrom oder Appendizitis „blind" auf die einschlägigen Zeichen zu vertrauen, anstatt denselben das eigene medizinische Verständnis zumindest zur Seite zu stellen: So ist bei einem Appendizitisverdacht der in aller Regel gut tastbare Unterrand des Caecums in unmittelbarer Nachbarschaft zum McBurney weit sicherer für eine erste Diagnose geeignet als z. B. Lanz, Blumberg und Douglas, die auch bei der Adnexitis positiv werden (➤ Fach Verdauungssystem). Für Phlebothrombose und Kompartmentsyndrom gilt vor sämtlichen, zur Verfügung stehenden Zeichen, dass ein Thrombus exakt an der Stelle druckempfindlich ist, an der er sich befindet und der Muskel eben entsprechend seiner Lokalisation und seinem Kompartiment (➤ Fach Herz-Kreislauf-System). Die Venen, die es beim Verdacht auf eine tiefe Thrombose zu beurteilen gilt, verlaufen nun allerdings **zwischen den Bäuchen** des M. gastrocnemius, und diese Bäuche sind unauffällig **weich**, während im Venenverlauf beinahe millimetergenau der **verhärtete Venenstrang** getastet werden kann, wenn man sich mit den Fingerspitzen beider Hände von der Kniekehle aus und streng in der Tiefe zwischen den Muskelbäuchen nach distal vorarbeitet. Und exakt da, wo die Verhärtung palpatorisch beginnt, entsteht erstmals auch der Druckschmerz beim Patienten. Dasselbe gilt für die Muskellücke am medialen Oberschenkel des Patienten beim Verdacht auf ein Vorwachsen des Thrombus nach proximal.

Dagegen ist beim **Kompartmentsyndrom** das **gesamte Gewebe**, also auch die Muskulatur, derb **verspannt** und **extrem druckschmerzhaft**, sodass irgendwelche „Zeichen" keine differenzialdiagnostische Bedeutung haben können. Dies gilt sinngemäß auch für einfache Überlastungen der Unterschenkelmuskulatur, die Schmerzen bereiten, die man mit denjenigen der tiefen Beinvenenthrombose verwechseln könnte. Auch hier wäre z. B. das Zeichen nach Homans (Dehnung des Gewebes bei Dorsalflexion des Fußes) positiv zu erwarten, weil dieses Zeichen nichts anderes besagt, als dass Vene oder Muskel oder die gesamte Muskelloge auf Dehnung mit Schmerzen reagieren. Explizit definiert allerdings ist dieses Zeichen exklusiv für die Thrombose des Unterschenkels – leider auch im Pschyrembel.

Das mögliche (seltene) Kompartmentsyndrom des Bauchraums braucht nicht besprochen zu werden, weil sich die Betroffenen aufgrund ihrer Vorgeschichte üblicherweise bereits in der Klinik, zumindest aber in ärztlicher Behandlung befinden.

Therapie

In der Klinik erfolgt die notfallmäßige Dekompression durch operative **Spaltung der Faszie**.

Zusammenfassung

Fraktur (Knochenbruch):

- **Einteilung:**
  - offen (mit Durchtrennung der Haut im Frakturbereich) oder geschlossen
  - nach Anzahl der Bruchstücke: Einfach-, Mehrfragmentfraktur-, Trümmerfraktur
  - nach Art der Bruchform: Biegungs-, Torsions-, Abscher-, Abriss-, Kompressions-, Impressionsfraktur u. a.
- **Sonderformen:**
  - Spontanfraktur ohne adäquates Trauma, z. B. bei Tumor, Osteoporose
  - Ermüdungsbruch im Fußgewölbe („Marschfraktur") als Folge von Mikrotraumen
  - Osteochondrosis dissecans: aseptische Knochennekrose nach Schädigung von subchondralen Knochenstücken
  - Fissur: Knochenriss mit erhaltenem Periost
  - im Kindesalter: Grünholzfraktur, Epiphysenlösung
- **Symptome:**
  - Schmerzen
  - Schwellung mit Hämatom
  - eventuell Fehlstellung
- **Komplikationen:**
  - hypovolämischer Schock – v. a. nach Frakturen in Becken oder Oberschenkel
  - Fettembolie (sehr selten)
  - Thrombose mit Lungenembolie
  - Muskelatrophie
  - Pseudarthrose
  - Sudeck-Syndrom: Atrophie von Haut, Unterhaut, Muskulatur und Knochen
  - Kompartmentsyndrom: steigender Gewebedruck führt zu Durchblutungsstörungen und schließlich Nekrose
- **Diagnostik:**
  - sichere Frakturzeichen: Deformierung (Fehlstellung), abnorme Beweglichkeit, Krepitation, Erkennen von Knochenfragmenten
  - unsichere Frakturzeichen: Bewegungseinschränkung, Schmerzen, Schwellung durch Hämatom
  - Röntgen
- **Therapie:**
  - Ruhigstellung in Gips oder Schienung bei achsengerechter ausreichender Annäherung der Frakturenden
  - ansonsten Osteosynthese

4.16.1 Oberarmfraktur

Besondere Probleme entstehen bei einer Fraktur im Bereich des Humerus, in der Regel also einer **subkapitalen Fraktur**. Der **Kapsel- und Bandapparat** des Schultergelenks, der im Hinblick auf die extreme Beweglichkeit dieses Gelenks sehr weit und locker das Gelenk umgibt, beginnt bei einer Ruhigstellung bereits **innerhalb weniger Tage** zu **schrumpfen**. Dieser Prozess setzt sich weiter fort, sodass nach der sonst üblichen Ruhigstellung über mindestens 3 Wochen nur eine minimale Restbeweglichkeit erhalten bliebe, die nahezu jede Alltagsverrichtung verunmöglichen würde.

Man schließt deshalb nach einer Fraktur im Bereich des Schultergelenks einen Kompromiss in der Art, dass bereits nach einer Ruhigstellung von **wenigen Tagen** z. B. im **Gilchrist**- (➤ Abb. 4.37) oder **Desault-Verband** (➤ Abb. 4.38) mit der vorsichtigen, krankengymnastischen **Mobilisierung** begonnen wird. Des ungeachtet kommt es nahezu **immer** zu **Bewegungseinschränkungen** nach abgeheilter Fraktur, die z. B. ein Frisieren mit der Hand der betroffenen Seite nicht mehr erlaubt. Es kann v. a. bei älteren Menschen etliche Monate dauern, bis die Beweglichkeit wenigstens einigermaßen wiederhergestellt ist.

> **ACHTUNG**
> Ruhigstellungen im Schultergelenk sind selbst nach Frakturen nur für sehr kurze Zeiträume erlaubt.

4.16.2 Rippenfraktur

Rippenfrakturen sind häufige Ereignisse. In der Regel ist der **mittlere Thoraxbereich** (5.–9. Rippe) betroffen, weil die obersten Rippen durch den Schultergürtel geschützt werden und die untersten Rippen besser nachgeben können.

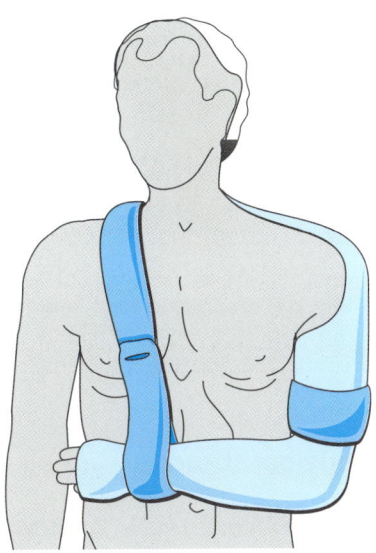

Abb. 4.37 Gilchrist-Verband [49]

Symptomatik und Therapie

Der entstehende **Schmerz**, v. a. bei den Atemexkursionen des Thorax, veranlasst die Patienten zur **oberflächlichen Atmung**. Die wesentlichste therapeutische Maßnahme für die Zeit nach einer Rippenfraktur besteht deshalb in der Verabfolgung von **Analgetika**. Eventuell muss mit Heftpflasterverbänden oder einem Rippengürtel eine Stabilisierung versucht werden.

Diagnostik

Die Diagnostik erfolgt zunächst palpatorisch, indem nicht so selten eine kleine **Stufe** im Rippenverlauf zu tasten ist. Das **Röntgenbild** zeigt die Fraktur, sofern sie im *knöchernen* Anteil einer Rippe liegt, kann aber auch versagen, wenn die Fraktur im *knorpeligen* Anteil aufgetreten ist.

Mögliche **Komplikationen** von Rippenfrakturen bestehen in einer **Lungenkontusion** oder einem **Pneumothorax**, wenn ein Rippenfragment die Pleura durchstoßen hat. Neben einer palpatorischen Untersuchung sollte der Patient deswegen auch auskultiert werden.

MERKE

Ein posttraumatischer Thoraxschmerz über mehr als 1 Woche weist auch dann auf eine Fraktur hin, wenn sie radiologisch nicht diagnostiziert werden konnte.

4.16.3 Rippenserienfraktur

Sind gleichzeitig **3 oder mehr** Rippen auf einer Thoraxseite gebrochen, spricht man von der Rippenserienfraktur. Dabei entstehen besonders häufig Komplikationen in Form von Einblu-

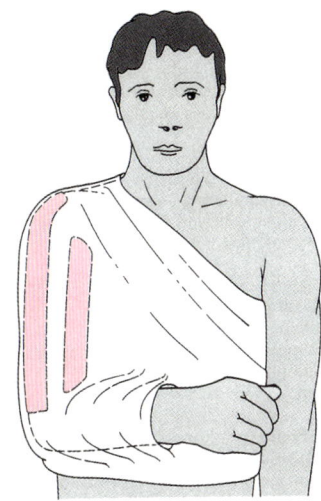

Abb. 4.38 Desault-Verband [32]

tungen (**Hämatothorax**), einem **Pneumothorax** oder **Verletzungen** von **Lunge**, **Herz** oder **Oberbauchorganen**.

Symptomatik

Nicht so selten entsteht bei der Rippenserienfraktur eine **Instabilität des knöchernen Thorax** mit einer sog. **paradoxen Atmung** (sog. Brustwandflattern): Der sich bei der **Inspiration** nach außen und oben bewegende Thorax bleibt im Bereich der Fraktur zurück bzw. wird sogar durch die Retraktionskraft der Lunge **nach innen** gezogen, während er bei der Exspiration hinter der Abwärtsbewegung der übrigen Thoraxanteile zurückbleibt. Es kommt also umschrieben zu einer paradoxen Einwärtsbewegung bei der Inspiration und relativen Auswärtsbewegung bei der Exspiration.

4.16.4 Schenkelhalsfraktur

Die Schenkelhalsfraktur des Oberschenkelknochens ist eine Fraktur **älterer bis alter Menschen**. Bei jüngeren Menschen kommt sie nur bei erheblichen Gewalteinwirkungen (z. B. Motorradunfällen) vor. Trotzdem ist die Fraktur des proximalen Femur (Schenkelhalsfraktur, pertrochantere Fraktur) nach der Rippen-, der Klavikula- und der distalen Unterarmfraktur die **häufigste Fraktur** überhaupt (rund 150.000/Jahr allein in Deutschland). Aufgrund der ausgeprägten Osteoporose vieler alter Menschen genügt hierfür oft schon ein **Bagatelltrauma**.

Symptomatik

Abgesehen von den **Schmerzen** kommt das Bein in der Mehrzahl der Fälle (nicht immer) in eine **Außenrotationsstellung** bei gleichzeitiger **Abduktion** und **Flexion** im Hüftgelenk. Ausgelöst wird dies durch den nun überwiegenden Zug der Mus-

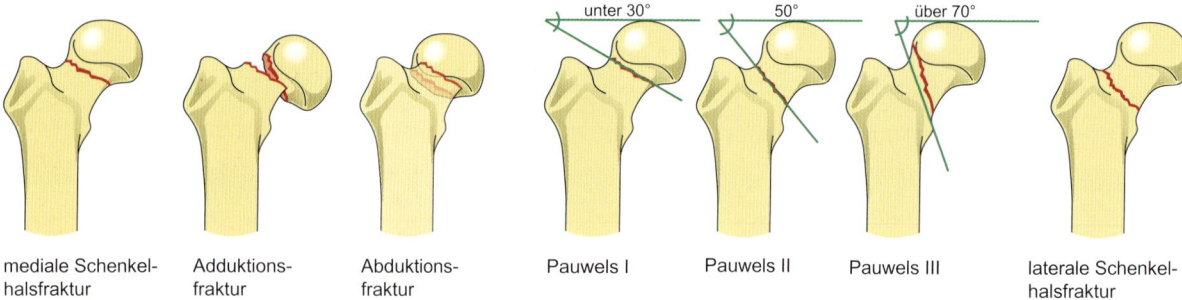

mediale Schenkel-halsfraktur | Adduktions-fraktur | Abduktions-fraktur | unter 30° Pauwels I | 50° Pauwels II | über 70° Pauwels III | laterale Schenkel-halsfraktur

Abb. 4.39 Einteilungsmöglichkeiten der Schenkelhalsfrakturen.

kulatur des M. iliopsoas und der Mm. glutei. Häufig kann dann auch eine leichte **Beinverkürzung** beobachtet werden.

Therapie

Das Anlegen einer **Infusion** ist am Unfallort wegen des zu erwartenden **großen Blutverlustes von bis zu 2 l** bei einer Schenkelhalsfraktur (nach Verständigung des Notarztes) obligatorisch. Weitere Maßnahmen sollten nicht erfolgen, sofern keine Bedrohung der Vitalfunktionen entsteht.

Die **Adduktionsbrüche** mit einer entstehenden Varusstellung (➤ Abb. 4.39) führen sehr oft zu Komplikationen, **heilen** langsam und **schlecht** oder überhaupt nicht mehr. Häufig entstehen **Pseudarthrosen**. Bei der operativen Reposition strebt man deshalb eine leichte Valgisierung an. Die Blutzirkulation ist in Folge der Fraktur oft unterbrochen, häufig irreversibel. Es kommt zu **Hüftkopfnekrosen**, die oft erst Monate später (bis zu einem Jahr) in Erscheinung treten. Bei der für eine möglichst umgehende Mobilisation der (alten) Patienten immer notwendigen Operation entfernt man entweder den abgebrochenen Hüftkopf und ersetzt ihn durch eine **Endoprothese**, eventuell gemeinsam mit der Pfanne als **Totalendoprothese** (= **TEP**) oder stabilisiert die Bruchstücke durch Nagelung oder Platte **(Osteosynthese)**.

Die **Abduktionsbrüche** mit Valgusstellung der Bruchenden (➤ Abb. 4.39) sind mechanisch weit stabiler, sind oft eingekeilt und heilen wesentlich **problemloser** – teilweise sogar unter konservativer Behandlung ohne Operation. Die **pertrochanteren Frakturen** werden zwar operiert, um die Patienten möglichst schnell wieder zu mobilisieren, heilen aber gewöhnlich ebenfalls ohne Komplikationen.

Schenkelhalsfrakturen bei **Kindern** und **jüngeren Erwachsenen** werden **immer operiert**. Die Bruchenden müssen möglichst genau angepasst und verschraubt werden, um einer Kopfnekrose vorzubeugen. Eine Nagelung wie beim osteoporotischen Knochen des alten Menschen ist nicht möglich, weil die hier noch sehr harte Spongiosa darunter zerbrechen würde. Abschließend sei daran erinnert, dass bei jüngeren Patienten durch die häufig veränderte Stellung der artikulierenden Knochen zueinander nicht nur **Hüftkopfnekrose**, **Pseudarthrose** und **Embolien** drohen, sondern auch mittelfristig auch eine **Coxarthrose**.

4.16.5 Schädelbasisbruch

Frakturen knöcherner Strukturen, die das Zerebrum umhüllen, finden wir am konvexen Teil des Schädels, der Kalotte, sowie an seinen basalen Anteilen. Letztere betreffen also die **basalen Anteile** des **Stirnbeins** und **Hinterhauptbeins** sowie der **Schläfen-** und **Keilbeine**. Bei Komprimierung des Schädels kommt es zu einer **Berstungsfraktur**. Wird er durch einen größeren Gegenstand getroffen, entsteht eine **Biegungsfraktur**. Kleinere Gegenstände verursachen **Impressionsfrakturen**. Vor allem bei Kindern kann es auch zu **Nahtsprengungen** kommen.

Im Bereich der **Schädelbasis** entstehen durch bilaterale Kompressionen quer verlaufende Brüche, die zumeist die **mittlere Schädelgrube** betreffen und dadurch gleichzeitig die **Felsenbeine** mit **Mittel-** und **Innenohr** schädigen können.

Bei Gewalteinwirkungen in Längsrichtung, z.B. als Folge schwerer Autounfälle, entstehen Bruchlinien der **vorderen Schädelgrube** mit häufiger Einbeziehung der **Nasennebenhöhlen**. Verlaufen die Bruchlinien durch die zahlreichen **Foramina** der Schädelbasis, können die dort durchtretenden Gehirnnerven oder Blutgefäße geschädigt werden.

Symptomatik und Diagnostik

Schädelbasisfrakturen können wie jede Fraktur **offen** oder **geschlossen** sein. **Offen** bedeutet **Verbindung zur Außenwelt**, wobei in diesem Fall allerdings nicht der Kontakt des Bruches, sondern die Verbindung zwischen **zerebralen Anteilen** und der **Luft der Außenwelt** gemeint ist – bevorzugt durch Brüche in den Nasennebenhöhlen oder in Mastoid oder Gehörgang. In diesen Fällen läuft „Hirnwasser" (Liquor cerebrospinalis) durch Nase und/oder Rachen und/oder Gehörgang „ins Freie".

MERKE
Ein **Nachweis von Liquor** in **Nase**, **Rachen** oder **Ohr** (bevorzugt mittels **Zuckerteststreifen** wegen der im Liquor enthaltenen Glukose) ist als **sicherer Nachweis** einer **offenen Fraktur** zu werten. **Blutungen** aus Nase oder Ohr können immer auch durch Weichteilverletzungen verursacht sein, sind also **kein Hinweis** auf das Vorliegen einer offenen oder geschlossenen Fraktur.

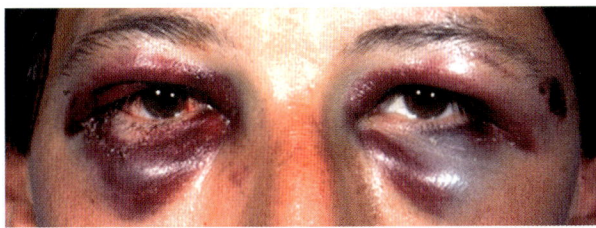

Abb. 4.40 Brillenhämatom [20]

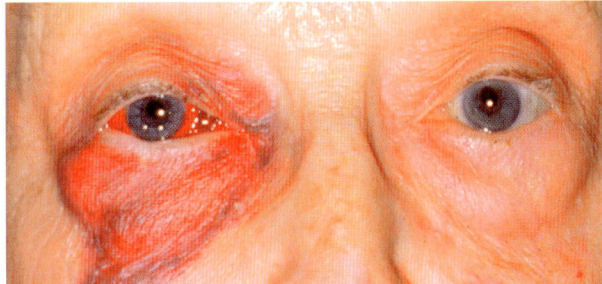

Abb. 4.41 Monokelhämatom [33]

Das **Hämatom der Augenlider** mitsamt der Umgebung des Auges wird in der Regel durch eine **Fraktur der vorderen Schädelgrube** verursacht, bestätigt also zumeist das Vorhandensein einer Fraktur. Bei Beteiligung beider Augen spricht man vom **Brillenhämatom** (➤ Abb. 4.40), bei nur einem Auge vom **Monokelhämatom** (➤ Abb. 4.41). Abzugrenzen hiervon sind Hämatome durch Verletzungen der Weichteile im Bereich des Auges.

Therapie

Grundsätzlich gilt für jede Fraktur des Hirnschädels, dass sie **keiner Therapie** bedarf, solange nicht darunter liegende Strukturen wie Gehirn, Nerven oder Blutgefäße gleichzeitig verletzt worden sind bzw. durch Einblutungen solche Schäden drohen. **Intrazerebrale Blutungen** (Blutungen innerhalb des knöchernen Schädels) müssen **operiert** werden, weil sie durch ihren Druck auf Hirngewebe Schädigungen auslösen würden. Dabei ist zu beachten, dass solche Blutungen im Extremfall noch **Tage** (bis Wochen) **nach** einem Schädel-Hirn-Trauma aus **subduralen Gefäßen** entstehen und Symptome zur Folge haben können (➤ Fach Neurologie).

4.16.6 Schädel-Hirn-Trauma

Frakturen des Schädels sind für sich alleine betrachtet so lange vergleichsweise „harmlos" und folgenlos, wie keine Gehirnsubstanz, Nerven oder Gefäße daran beteiligt sind. Andererseits aber führt die Gewalt eines Traumas, das einen Knochen brechen lässt, doch sehr häufig auch zu **gleichzeitigen Verletzungen innerhalb der Schädelhöhle**, indem z. B. die recht weiche Hirnmasse gegen das Innere des Schädeldaches gepresst wird. Eine **Schädigung von Hirnsubstanz** kann andererseits auch **ohne Fraktur** entstehen. Man spricht vom

Schädel-Hirn-Trauma (**SHT**), das **alle Schweregrade** bis zum Koma umfassen kann:

- Beim **SHT I** sieht man zumindest eine Benommenheit, üblicherweise jedoch eine kürzere oder längere **Bewusstlosigkeit** (Sekunden bis zu maximal 30 Minuten) sowie später eine **Gedächtnislücke** für einige Zeit **vor** dem Unfall (**retrograde Amnesie**), eventuell auch für einige Zeit **nach** dem Unfall (**anterograde Amnesie**). Zumeist besteht **Übelkeit** mit **Erbrechen**. Die **Kopfschmerzen**, teilweise gepaart mit **Schwindel**, können in seltenen Fällen noch Jahre nach dem Unfall weiter bestehen.
- Besteht die **Bewusstlosigkeit** nach dem Unfall über **30 Minuten oder länger**, ist es zu **Quetschungen** der Hirnsubstanz gekommen. Man spricht dann vom **SHT II**. In diesen Fällen können Dauerschäden mit **neurologischen Ausfällen** resultieren.
- Ein **SHT III** verursacht noch weiter ausgedehnte Bewusstlosigkeiten über Tage oder Wochen, oft in Verbindung mit Störungen von Atmung und Kreislauf, eventuell auch Krämpfen. Hier entstehen **immer Folgeschäden**, falls das Trauma überlebt wird.

Das **SHT I** kann man in etwa mit der **Commotio** cerebri (Gehirnerschütterung) gleichsetzen, **SHT II** und **III** mit der **Contusio** cerebri (Gehirnquetschung).

Wacht der Patient nach kürzerer oder längerer Bewusstlosigkeit auf, um dann Stunden später erneut komatös zu werden, ist die wahrscheinlichste Ursache hierfür eine **intrazerebrale Blutung**. Die erste Bewusstlosigkeit wurde dann durch das Trauma selbst verursacht, die zweite durch den sich entwickelnden Druck der Blutung auf die Hirnsubstanz. In diesen Fällen muss umgehend operiert werden.

Ausführlicher besprochen werden die Zusammenhänge im ➤ Fach Neurologie.

4.16.7 Wirbelkörperfraktur

Wirbelkörperfrakturen entstehen aufgrund massiver **Gewalteinwirkungen** oder als Folge einer **Erkrankung des Knochens** bereits durch geringste Belastungen. Bricht lediglich der **Wirbelkörper**, bleiben also Wirbelbogen und Längsbänder intakt, nennt man die Fraktur **stabil**. Die Gefahr einer **Rückenmarkschädigung** ist hier praktisch **nicht gegeben**. Die Behandlung erfolgt meist konservativ unter frühzeitiger Mobilisierung. Lediglich bei einer massiven Abknickung der Wirbelsäule in diesem Bereich versucht man durch eine Extension, eventuell sogar im Gipskorsett, den Knick zu verkleinern. Mögliche Folge einer solchen Wirbelkörperfraktur ist eine bleibende Verkrümmung der Wirbelsäule.

Ist der **Wirbelbogen** ebenfalls gebrochen und sind gleichzeitig die **Längsbänder** gerissen, können sich die Fragmente auch noch sekundär, also nach dem Unfall verschieben und zu **Verletzungen des Rückenmarks** führen, sofern dies nicht ohnehin bereits geschehen ist. Eine solche Fraktur nennt man **instabil**. Sie muss operativ stabilisiert werden (➤ Abb. 4.42).

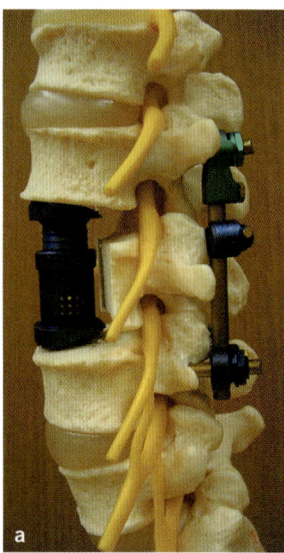
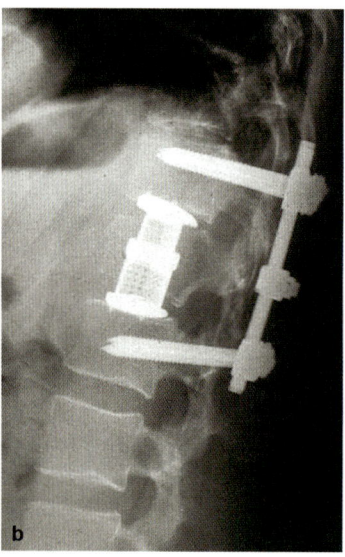

Abb. 4.42 Versorgung einer instabilen Fraktur von BWK 12. [55]

> **ACHTUNG**
>
> Aufgrund der Möglichkeit einer **sekundären Rückenmarksverletzung** durch Knochensplitter oder Bruchstücke von Bandscheiben ist es an der **Unfallstelle** bzw. beim **Transport** wichtig, den **Rücken flach** und möglichst **stabil** zu lagern, bis mittels Röntgenaufnahmen und weiterer Untersuchungen der Umfang der Verletzung ersichtlich geworden ist.

Ist bereits direkt nach dem Unfalltrauma in beliebiger Segmenthöhe ein komplettes **Querschnittssyndrom** aufgetreten, braucht nicht mehr operiert zu werden. Hier ist keine Wiederherstellung der Funktion möglich.

Folgen und Symptomatik

Die Wirbelkörperfraktur aufgrund einer massiven **Osteoporose** besteht in der Regel aus einer **Deckplatten-** oder **Impressionsfraktur**, die bei stabilem Wirbelbogen sowie erhaltenem Bandapparat das Rückenmark zumeist nicht betrifft. Erst wenn Knochensplitter oder Bandscheibenanteile in das Foramen vertebrale eindringen oder das Foramen intervertebrale einengen, entstehen neurologische Probleme.

Schwere **Traumen**, die zur Fraktur eines oder mehrerer Wirbel einschließlich ihrer **Wirbelbögen** unter **Bandzerreißungen** führen, verursachen praktisch immer mehr oder weniger ausgeprägte Schäden an Rückenmark und Nervenwurzeln. Je nachdem, ob Knochenfragmente und abgerissene Zwischenwirbelscheiben-Bruchstücke nur leichte Quetschungen oder schwere Verletzungen des Rückenmarks verursachen, reicht die Palette möglicher Folgeschäden von umschriebenen **Paresen** (Lähmungen) einzelner Muskeln oder Muskelgruppen über **Hemiplegie** (Halbseitenlähmung) und **Paraplegie** (Lähmung beider Beine) bis hin zur **Tetraplegie** (Lähmung aller 4 Extremitäten) bzw. kompletten **Querschnittssyndromen**, bei denen ab der Höhe der Läsion jegliches Nervengewebe und damit Muskelgewebe kaudal davon gelähmt wird. Eingeschlossen hierin ist **stets** die **Lähmung** von **Enddarm** (Mastdarm, Rek-

tum) und **Blase**. Immer **ausgenommen** sind das autonom arbeitende **Herz** (mit Ausnahme einer Bradykardie bei Sympathikusausfall) sowie die **Atmung**, deren Regulationszentrum im **Hirnstamm**, also kranial der HWS liegt. Allerdings wird das Zwerchfell aus C3–C5 versorgt; bei einer Querschnittslokalisation **oberhalb C5** muss deshalb **maschinell beatmet** werden.

Da die Muskeln des Armes aus dem Plexus brachialis versorgt werden, resultiert **oberhalb** von etwa **Th1** stets eine **Tetraplegie** mit Lähmung von Armen und Beinen. Dieser Mensch besteht also sozusagen noch aus einem denkenden Gehirn sowie wenig gestörten Organen wie Leber und Niere, Magen und Milz. Hören, riechen, sehen und eingeschränkt auch sprechen sind durch die entsprechende Versorgung durch die kranial liegenden Hirnnerven möglich, die Nahrungsaufnahme nicht mehr, zumindest nicht ungestört. Die Ausscheidungsorgane **Darm** und **Blase** arbeiten **reflexartig**, abhängig vom Füllungszustand. Die Blase muss, zumindest über längere Zeit, durch einen Dauerkatheter versorgt werden, was aufsteigende Infektionen begünstigt.

Eine **Paraplegie** mit Lähmung beider Beine ergibt sich bei einer Querschnittshöhe **zwischen Th1** und etwa **L2**. Eine Querschnittslokalisation unterhalb L2 betrifft nur noch Teilbereiche der Beine, sodass dann ein Gehen eventuell noch eingeschränkt möglich bleibt.

Kauda-Syndrom

Das Rückenmark ist auf Höhe **L2** zu Ende, sodass es ab hier im eigentlichen Sinn **keine Querschnittssyndrome** mehr geben kann. Allerdings laufen die Nervenwurzeln für die Versorgung von Becken und Bein weiter im Wirbelkanal nach kaudal, sodass dieselben bei entsprechenden Traumen oder Ischämien (Fehlen der Blutversorgung) auch ohne begleitendes Rückenmark geschädigt werden können. Man spricht dann aber nicht mehr von einem Querschnittssyndrom, sondern vom Kauda-Syndrom, weil diese im Wirbelkanal ab L2 nach kaudal laufenden Nervenfasern als Cauda equina (Pferdeschweif) bezeichnet werden. Kauda- und Querschnittssyndrome werden im ➤ Fach Neurologie genauer besprochen.

Zusammenfassung

Oberarmfraktur: meist subkapitale Humerusfraktur
- **Komplikation:** Gefahr der Einsteifung im Schultergelenk
- **Therapie:**
  - Ruhigstellung im Gilchrist- oder Desault-Verband nur für wenige Tage
  - dann vorsichtig Bewegungsübungen

Rippenfraktur: meist 5.–9. Rippe betroffen
- **Symptome:** Schonatmung aufgrund der Schmerzen
- **Diagnostik:**
  - Palpation
  - Lungenauskultation
  - Röntgen
- **Komplikationen:**
  - Lungenkontusion
  - Pneumothorax
- **Therapie:**
  - Analgetika
  - evtl. Heftpflasterverband, Rippengürtel

Rippenserienfraktur: 3 oder mehr Rippen gebrochen, evtl. instabiler Thorax
- **Symptome:**
  - Schonatmung aufgrund der Schmerzen
  - paradoxe Atmung
- **Komplikationen:**
  - Pneumothorax
  - Hämatothorax
  - Verletzung von Lunge, Herz oder Oberbauchorganen

Schenkelhalsfraktur: betrifft v.a. ältere Menschen aufgrund der Osteoporose
- **Symptome:**
  - Schmerzen
  - Außenrotations-, Abduktions- und Flexionsstellung im Hüftgelenk
- **Therapie:**
  - (Total-)Endoprothese
  - Osteosynthese

Schädelbasisbruch:
- **offene Fraktur:** Verbindung des Gehirns zur Luft der Außenwelt (Bruch in Nasennebenhöhlen, Mastoid, Gehörgang)
- **Brillen-, Monokelhämatom:** Hinweis für Fraktur der vorderen Schädelgrube
- häufig begleitet von Schädel-Hirn-Trauma (SHT I–III)
- **Komplikation:** intrazerebrale Blutung

Wirbelkörperfraktur:
- **Formen:**
  - stabil: nur Wirbelkörper betroffen, Wirbelbogen und Längsbänder sind intakt
  - instabil: Wirbelbogen und Längsbänder verletzt, Gefahr der Rückenmarksschädigung

- Deckplatten-, Impressionsfraktur bei Osteoporose
- **Komplikationen:** Rückenmarksschädigung mit Folgeschäden (Parese, Hemi-, Para-, Tetraplegie, Querschnittssyndrom, Kauda-Syndrom)

4.17 Spondylolisthesis

Spondylon heißt Wirbel, Olisthesis bedeutet ausrutschen, abgleiten. Als Spondylolisthesis (Wirbelgleiten) wird der Vorgang bezeichnet, bei dem ein **Wirbel** bzw. **Wirbelkörper** auf dem darunter befindlichen (nach ventral) **abgeglitten** ist.

Der Prozess beginnt bereits im Kindesalter und ist zumeist mit etwa 20 Jahren abgeschlossen. Im höheren Lebensalter kann er, begünstigt durch eine Osteoporose, wieder aktiviert werden. Sehr häufig ist das Wirbelgleiten eine **Zufallsentdeckung**, in früheren Jahren z. B. anlässlich einer Röntgenreihenuntersuchung. Circa 4 % der Bevölkerung sind davon betroffen. Die meisten wissen nichts davon.

Krankheitsentstehung

Die Ursache der Spondylolisthesis ist zumeist eine **angeborene Spondylolyse**. Damit wird ein Defekt im Bereich des **Wirbelbogens** bezeichnet, bei dem die **Gelenkanteile zur Artikulation** mit dem kranial benachbarten Wirbelbogen **falsch angelegt** und darüber hinaus auch zumeist **nicht knöchern** ausgebildet sind, sondern lediglich aus Knorpel oder Bindegewebe bestehen. Es fehlt damit die normale Artikulation und „Befestigung" am Nachbarwirbel. Zusätzlich bestehen in der Regel auch Defekte im Bereich des Wirbelbogens selbst. Der **dorsale Anteil** des Wirbelbogens kann sich in diesem Bereich mitsamt dem Dornfortsatz regelrecht von seinem **ventralen Anteil ablösen**.

Durch das Gewicht der darüber liegenden Wirbelsäule mit allen Anteilen, die sie zu tragen hat, kommt diese auf ihrer Unterlage, dem betroffenen Wirbel, gewissermaßen ins Rutschen und gleitet entsprechend der möglichen Richtung (an der **LWS** lordosebedingt **nach ventral**) soweit aus der Wirbelsäulenachse, wie die haltenden Strukturen (v. a. Zwischenwirbelscheibe und Längsbänder) dies zulassen. Dies geschieht allerdings nicht abrupt, sondern **sehr langsam über Jahre**.

Die Lokalisation der Spondylolisthesis ähnelt derjenigen des Bandscheibenvorfalls. In erster Linie ist das Segment **L5/S1** betroffen, deutlich seltener **L4/L5**. Andere Lokalisationen sind eine Rarität.

Symptomatik

Sofern Symptome auftreten, bestehen sie üblicherweise aus langsam progredienten **Kreuzschmerzen**, die sich unter **Belastung verstärken** und in der Ruhe auch wieder verschwinden können. Ihr Beginn liegt zumeist erst im Alter **zwischen 20 und 25 Jahren**, selten bereits im Kindesalter. Neurologische Erscheinungen oder Ausfälle sind selten, da der Cauda equina im betroffen

Wirbelloch sehr viel Platz zur Verfügung steht. Es kann allerdings zusätzlich ein **Bandscheibenprolaps** entstehen, der dann seinerseits eine Kompression der Nervenwurzel verursacht.

Diagnostik

Bei einer stärkeren Verschiebung lässt sich in der Dornfortsatzreihe eine **Stufe** sehen und tasten (➤ Abb. 4.43). Die eigentliche Diagnose wird aus **Röntgenbild** (➤ Abb. 4.44) bzw. CT gestellt.

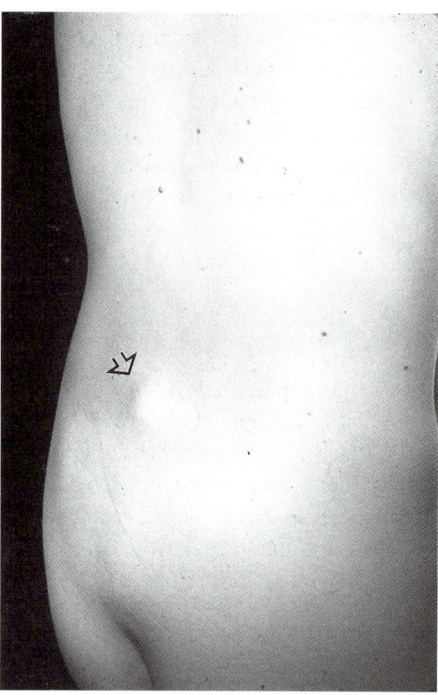

Abb. 4.43 Spondylolisthesis bei L5/S1 mit vorspringendem Dornfortsatz S1 und verstärkter Lendenlordose. [30]

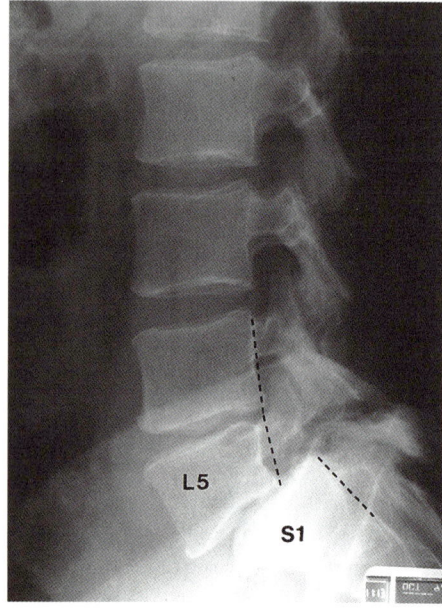

Abb. 4.44 Spondylolisthesis L5/S1 [29]

Therapie

Die Therapie besteht bei Kindern aus einer **operativen** knöchernen Versteifung, sofern der Prozess unter regelmäßigen Kontrollen (1–2 Röntgenaufnahmen/Jahr) progredient ist. Um dies zu verhindern, wird mit stabilisierender **Wirbelsäulengymnastik** therapiert. Bei Erwachsenen ist die Gefahr des weiteren Abgleitens praktisch nicht mehr gegeben.

> **Zusammenfassung**
> **Spondylolisthesis (Wirbelgleiten):**
> - **Ursache:** Defekt im Bereich des Wirbelbogens mit Störung der Verankerung, sodass der darüber befindliche Teil der Wirbelsäule nach ventral abgleiten kann
> - **Symptome:**
>   – Rückenschmerzen (selten), meist Zufallsbefund
>   – bevorzugt Segmente L5/S1 und L4/L5 betroffen
>   – evtl. gleichzeitiger Bandscheibenvorfall, der seinerseits zu Beschwerden führt
> - **Diagnostik:** Röntgen, CT
> - **Therapie:**
>   – Physiotherapie
>   – Röntgenkontrollen
>   – bei Kindern notfalls Operation

4.18 Bandscheibenvorfall

Der Vorfall (Prolaps) der Zwischenwirbelscheibe, bezeichnet auch als **Diskusprolaps** oder **Diskushernie**, ist eine recht häufige Erkrankung. Entsprechend der Spondylolisthesis bleibt sie in vielen Fällen **unbemerkt**. Die Ursache hierfür ist einmal, dass ein Vorfall der Bandscheibe, der keinen Druck auf die Nervenwurzeln des Foramen intervertebrale ausübt, keine Beschwerden verursacht. Andererseits ist es in der Praxis aber so, dass chronisch rezidivierende Kreuzschmerzen häufig lediglich über eine „normale" Röntgenaufnahme abgeklärt werden, auf der ein Bandscheibenvorfall nicht zu sehen ist. Wenn dann zusätzlich keine wesentliche Höhenminderung im Bereich der Zwischenwirbelscheibe sichtbar wird und keine neurologischen Ausfälle wie **Lähmungen** oder **Sensibilitätsstörungen** bestehen, wird häufig nicht an einen Bandscheibenvorfall gedacht.

Krankheitsentstehung

Eine Diskushernie entsteht üblicherweise nicht aufgrund eines besonderen Traumas, sondern auf der Basis **vorbestehender**, **degenerativer Veränderungen** des Bandscheibengewebes. Anlässlich einer **akuten Fehlbelastung** oder **erzwungenen Bewegung**, die dem entsprechenden Segment ohne Vorschädigung überhaupt nichts anhaben könnte, kommt es dann zum Prolaps. Lediglich im Bereich der **HWS** entstehen primär bei Unfällen wie dem **Schleudertrauma** Bandscheibenvorfälle.

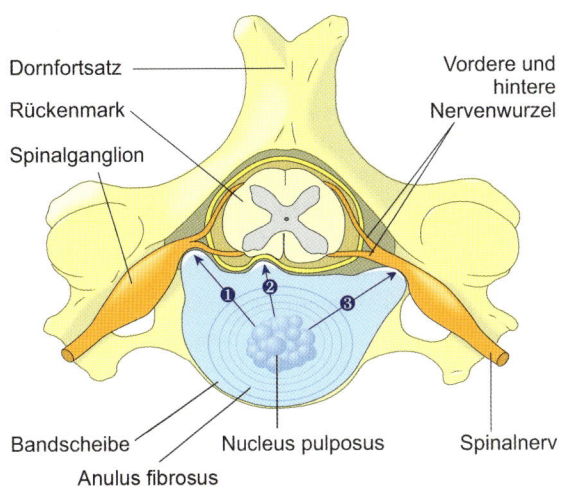

Abb. 4.45 Abhängig von der Richtung eines Bandscheibenvorfalls (1 = mediolateral, 2 = medial, 3 = lateral) werden unterschiedliche Strukturen komprimiert und in ihrer Funktion beeinträchtigt. [40]

Der Faserring (Anulus fibrosus), der den Gallertkern (Nucleus pulposus) umgibt, platzt dabei auf, sodass sich letzterer teilweise durch die entstehende Lücke hindurchzwängen kann. Zumeist nimmt er hierbei wegen des **stabilen hinteren Längsbandes** den Weg **nach dorsal** und **lateral**, also geradewegs in Richtung **Foramen intervertebrale**, durch das die Nerven des Segments aus dem Wirbelkanal heraustreten. Dabei kann der prolabierte Anteil auch abreißen und isoliert, als Sequester, die benachbarten Strukturen bedrängen.

MERKE

Bei der Beschreibung der erfolgten Prolapsrichtung gilt es zu beachten, dass dieselbe nicht nach dem Gallertkern, sondern nach dem Blickwinkel des Beobachters definiert wird. Ein Durchbrechen des hinteren Längsbandes, eigentlich **nach dorsal** in den **Raum von Rückenmark** bzw. Cauda equina, ist deswegen ein **medialer Prolaps**, derjenige in **Richtung Zwischenwirbelloch** ein **mediolateraler** (➤ Abb. 4.45).

Mit > 90 % Anteil dominieren entsprechend der Spondylolisthesis auch beim Diskusprolaps die Segmente **L4/L5** und **L5/S1**, wobei hier aber L4/L5 an erster Stelle steht. Weit dahinter folgen weitere LWS-Segmente und zuletzt die **HWS**, zumeist im Segment **C5/C6** oder **C6/C7** z. B. in der Folge eines Schleudertraumas. Die BWS ist so gut wie nie betroffen.

Symptomatik

In der Mehrzahl aller Bandscheibenvorfälle entstehen keine oder lediglich unspezifische Symptome, weil der Prolaps nicht groß genug ist, um die Nervenwurzel im Bereich des Zwischenwirbellochs mechanisch zu bedrängen. Bei umfangreicheren, symptomatischen Vorfällen kommt es infolge einer Kompression der Nervenwurzeln zwischen **L4** und **S1** zum akut oder rezidivierend auftretenden **Ischiassyndrom** mit

Schmerzen lumbal und Ausstrahlung ins ganze Bein **bis zum Fußaußenrand**. In den zugehörigen Dermatomen bestehen **Sensibilitätsstörungen** (➤ Abb. 4.46). Je nach Ausmaß und Dauer der Wurzelkompression findet man **Reflexabschwächungen** auf der betroffenen Seite oder sogar **muskuläre Lähmungen**. Meist besteht schmerzbedingt eine **Schonhaltung** des Patienten.

In seltenen Fällen tritt ein Bandscheibenanteil auch einmal unter Zerreißung des hinteren Längsbandes in der Medianebene nach dorsal (medialer Prolaps) und bedrängt hier die Cauda equina so weitgehend, dass ein **Kauda-Syndrom** entsteht. Hierbei entstehen dann **heftige Schmerzen** in den Beinen mit zunehmender **schlaffer Lähmung** und ausgedehnten Sensibilitätsstörungen („**Reithosenanästhesie**"). Die **Reflexe** sind **nicht mehr auslösbar**. Zusätzlich kommt es zu **Störungen** der Funktion von **Blase** und **Mastdarm**. Hier muss **innerhalb weniger Stunden operiert** werden, wenn man noch etwas retten will.

Diagnostik

Im Bereich des betroffenen Wirbelsäulenabschnitts bestehen ein **muskulärer Hartspann**, **Druck**- und **Klopfschmerzen**. Neben dem **Schober-Zeichen** ist auch das **Lasègue-Zeichen positiv** – d. h. es kommt beim liegenden Patienten zu Schmerzen in Gesäß und Bein, wenn durch passives Anheben des betroffenen Beines der Druck auf die Nervenwurzel weiter erhöht wird. Die Schmerzhaftigkeit entsteht aus der Einengung und Überdehnung des Ischiasnerven *irgendwo* zwischen L4 und S1. Eine genaue Zuordnung zur Segmenthöhe ist damit nicht möglich.

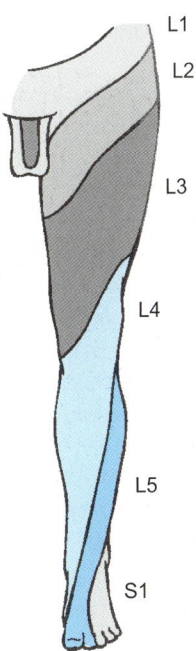

Abb. 4.46 Sensibilitätsstörungen bei Bandscheibenvorfall. [43]

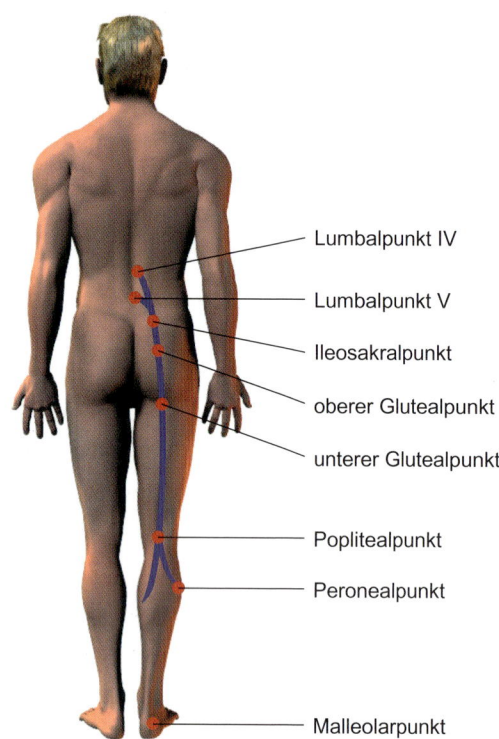

Abb. 4.47 Valleix-Punkte (Nervendruckpunkte) beim Ischiassyndrom. [14]

Lumbalpunkt IV

Lumbalpunkt V

Ileosakralpunkt

oberer Gluteialpunkt

unterer Gluteialpunkt

Poplitealpunkt

Peronealpunkt

Malleolarpunkt

Häufig kann man im Verlauf eines irritierten Nerven Druckschmerzen erzeugen. Diese Nervendruckpunkte werden allgemein als **Valleix-Punkte** bezeichnet (➤ Abb. 4.47). Ist es zu **Reflexabschwächungen** gekommen, betreffen dieselben meist den **ASR**, eventuell auch den **PSR**, sofern die Segmente L2–L4 betroffen sind. Der eigentliche Nachweis einer Diskushernie wird über das **CT** oder (besser) über die **MRT** erreicht.

Lumbago

Gewissermaßen als Teilaspekt oder auch einmal als Vorstadium eines Ischiassyndroms kann man den **Hexenschuss** (Lumbago) betrachten. Hierbei handelt es sich um einen **akut** einsetzenden, segmental in der **Lende** empfundenen, **stechenden Schmerz**, der durch die Schädigung der sensiblen Eigenversorgung der LWS verursacht wird und mit **muskulärem Hartspann**, **Lähmungsgefühl** und **Zwangshaltung** einhergehen kann. Die **Dornfortsatzreihe** ist **druckschmerzhaft**. Die Ischiaswurzel ist in der Regel nicht betroffen, sodass auch keine wesentlichen Ausstrahlungen bestehen.

Mögliche Ursachen sind Bandscheibenvorfälle, Tumoren, eine Spondylolisthesis oder degenerative Veränderungen. In aller Regel jedoch handelt es sich auch anatomisch gewissermaßen um einen Teilaspekt des eigentlichen Vorfalls, indem der Nucleus pulposus gegen einen eingerissenen, im äußeren Anteil jedoch noch intakten Faserring drückt und denselben lediglich vorwölbt (Protrusion).

Therapie

Solange die Spinalnerven „Luft haben" und dem Bandscheibenanteil ausweichen können, wird gar nichts passieren oder höchstens zeitweise, wenn durch entsprechende Haltungen des Wirbelsäulenabschnitts oder durch eine Druckerhöhung im Bauchraum (Valsalva-Manöver, z. B. beim Husten oder Niesen) eine Raumverengung eintritt. In solchen Fällen wird niemals operiert, sondern lediglich **konservativ** durch Wärme, Massagen, angepasste Lagerung, Auftrainieren der Muskulatur und dem Vermeiden von Fehlhaltungen Abhilfe versucht und in aller Regel auch erreicht.

Nur wenn der Raum primär oder sekundär nicht mehr ausreicht und die Nervenwurzel auf eine Weise bedrängt wird, dass nicht nur **Schmerzen**, sondern auch **neurologische Ausfälle** entstehen, ist die **Operation** Mittel der Wahl. Diese hat zum Ziel, die raumbeengenden Anteile des Bandscheibengewebes zu entfernen. Die Methoden hierzu sind in den letzten Jahren mit minimal-invasiven Methoden über Sonden und Katheter immer weiter verfeinert worden (Lasertechnik, Hitze, enzymatische Auflösung durch Papain usw.), sodass sowohl die Belastung der Operation als auch die Gefahr von unerwünschten Folgeerscheinungen deutlich vermindert worden sind.

Sicherlich sinnvoller als die *Therapie* von Lumbago bzw. Bandscheibenvorfall ist es, dieselben durch Kräftigung der Rückenmuskulatur und durch angemessene Haltungen und Bewegungsabläufe **prophylaktisch** zu vermeiden (➤ Abb. 4.48).

Zusammenfassung

Bandscheibenvorfall: Kompression der Nervenwurzel im Foramen intervertebrale durch den Nucleus pulposus; am häufigsten betroffen sind die Segmente L4/L5 und L5/S1, seltener höhere LWS-Segmente oder die HWS

- **Ursache:** degenerative Veränderung des Bandscheibengewebes
- **Symptome:** je nach betroffenem Segment, meist als Ischiassyndrom
  - Rückenschmerzen mit Ausstrahlung ins Bein
  - Sensibilitätsstörungen
  - Reflexabschwächung
  - Lähmungen
  - schmerzbedingte Schonhaltung
  - selten Kauda-Syndrom (Reithosenanästhesie, Störungen der Funktion von Blase und Mastdarm)
- **Diagnostik:**
  - muskulärer Hartspann
  - Druck- und Klopfschmerz
  - Schober-Zeichen positiv
  - Lasègue-Zeichen positiv
  - Valleix-Punkte druckschmerzhaft
  - CT, MRT
- **Therapie:**
  - Physiotherapie
  - bei neurologischen Ausfällen Operation

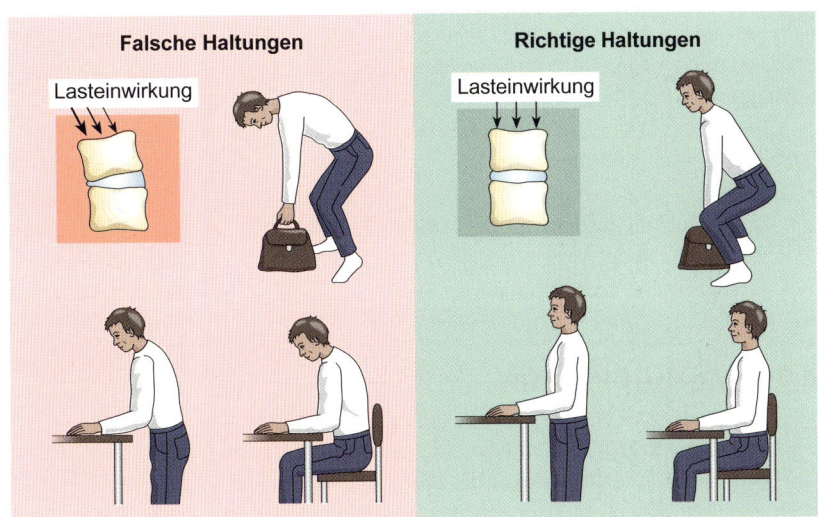

Abb. 4.48 Richtige Haltung zur Prophylaxe von Lumbago und Bandscheibenvorfall. [3]

4.19 Epicondylitis humeri

Die beiden Epikondylen des (distalen) Humerus dienen als Ansatzknochen für die Sehnen von Unterarmmuskeln. Dabei setzen am **lateralen = radialen Epikondylus** überwiegend Muskeln an, die eine **Streckung** (Extension) des **Handgelenks** bewirken, und am **medialen = ulnaren Epikondylus** solche, die eine **Flexion** im **Handgelenk** ermöglichen.

Krankheitsentstehung und Symptomatik

Verschiedene Sportarten führen zu einer Überlastung der Unterarmmuskulatur und dadurch auch teilweise zu einer **Überlastung** der **Sehneninsertion** an den Epikondylen. Bei sich wiederholenden Überlastungen entstehen neben rezidivierenden Tendinosen (Reizzuständen) auch **degenerative Abnutzungen** an den Insertionsstellen. Zusätzlich zum **lokalen Schmerz** am jeweiligen Epikondylus kommt es zu **Ausstrahlungen in die Unterarmmuskulatur**.

Die Epicondylitis humeri **radialis** ist deutlich häufiger als die ulnare Epikondylitis. Nach ihrem besonders häufigen Auftreten bei Tennisspielern bezeichnet man sie auch als **Tennisellenbogen**. Entsprechend wird die **ulnare** Epikondylitis als **Golferellenbogen** bezeichnet.

Diagnostik

Die Diagnose der **lateralen** Epikondylitis erfolgt durch den typischen **Druckschmerz** am Epikondylus sowie dadurch, dass man den Patienten mit der **geschlossenen Faust** eine **Dorsalextension gegen Widerstand** durchführen lässt. Hierbei tritt der typische Schmerz auf. Entsprechend entsteht der Schmerz an **medialem** Epikondylus und Beugemuskulatur bei **Palmarflexion** gegen den Widerstand des Untersuchers. Diese Untersuchungsmethoden sind als **Thomsen-Zeichen** definiert.

Therapie

Zur Therapie infiltriert man den betroffenen Epikondylus mit **Lokalanästhetika**, wobei eventuell der Arm zusätzlich **ruhig gestellt** werden, in jedem Fall aber geschont werden muss. Wenn das nicht ausreicht, kann die sog. **Operation** nach Hohmann (Spaltung der Sehneninsertion) durchgeführt werden. Eine nicht geringe Anzahl von Patienten wird mit oder ohne Operation über längere Zeiträume nicht beschwerdefrei.

HINWEIS DES AUTORS

Auffallend ist bei der Epikondylitis die zuverlässige Übereinstimmung des Krankheitsbildes mit **Blockaden im zugehörigen Wirbelsäulensegment**. Dies gilt ausnahmslos für die zahlreichen Patienten, die trotz typischer Symptomatik keinerlei Überlastungen in der Vorgeschichte aufzuweisen haben. Die Blockade eines Wirbelsäulensegments führt zu Myogelosen im zugehörigen Myotom und dadurch auch zum Dauerzug an den Ansatzsehnen und ihrer Insertion.

Die **Streckmuskulatur** des Unterarms wird überwiegend vom **N. radialis**, die **Flexoren** werden vom **N. medianus** versorgt. Beide Nerven rekrutieren sich aus Anteilen des **Plexus brachialis**, der **N. radialis** überwiegend aus dem **Segment C5/C6**, der **N. medianus** mehr aus **C6/C7**. Entsprechend findet man bei der üblichen Epikondylitis radialis die Blockaden im Segment C5 und C6, und bei der medialen Epikondylitis zwischen C6 und Th1.

Die Therapie besteht sinnvollerweise in der **chirotherapeutischen Deblockierung** der HWS-Blockaden, wobei man danach einige Tage Geduld braucht, weil die Ursache zwar beseitigt ist, nicht aber der Reizzustand im Bereich der Sehneninsertion.

Zusammenfassung

Epicondylitis humeri: Überlastung der Unterarmmuskulatur und Sehneninsertion an den Epikondylen

- radiale Epikondylitis: Streckmuskulatur betroffen, Tennisellenbogen
- ulnare Epikondylitis: Beugemuskulatur betroffen, Golferellenbogen

- **Symptome:** Schmerzen am betroffenen Epikondylus mit Ausstrahlung in die Unterarmmuskulatur
- **Diagnostik:**
  - lokaler Druckschmerz über dem Epikondylus
  - Thomsen-Zeichen positiv
- **Therapie:**
  - Infiltration am Epikondylus mit Lokalanästhetika
  - Ruhigstellung des Armes
  - evtl. Operation nach Hohmann

4.20 Morbus Perthes

Bei der Perthes-Krankheit handelt es sich um eine **aseptische** (nichtinfektiöse) **Knochennekrose** des **Hüftkopfs**, die bei Kindern weit überwiegend im Alter zwischen **3 und 10 Jahren** auftritt und für 3–5 Jahre andauert. **Jungen** sind wesentlich häufiger betroffen als Mädchen. In jedem 5. Fall sind beide Femurköpfe betroffen. Insgesamt geht man von einer Häufigkeit von gut 0,1 % aller Kinder aus.

Ursachen

Die Ursache der Erkrankung ist unklar. Entzündliche Vorgänge finden nicht statt. Man denkt an **Durchblutungsstörungen** im Bereich der proximalen Femurepiphyse, indem im Wachstumsalter, also vor Eintritt der Pubertät, die Vereinigung des epiphysären Blutkreislaufs mit demjenigen der Metaphyse noch nicht vollzogen ist (➤ Abb. 4.49).

Auch **genetische Faktoren** scheinen eine Rolle zu spielen, weil bei 7 % der Erkrankten familiäre Häufungen zu beobachten sind. Die genetische Disposition könnte in Abweichungen der Gefäßversorgung bestehen, die mit zunehmendem Wachstum zu einer Minderversorgung des Hüftkopfs führen. Andererseits kann man bei der Mehrzahl dieser Kinder einen **Rückstand des Skelettalters** gegenüber dem Lebensalter feststellen, weshalb auch an weitere genetische Faktoren zu denken ist.

Der initialen **Nekrose** des Hüftkopfs folgt eine **reaktive Mehrdurchblutung** mit Bildung von Bindegewebe, das anschließend knöchern umgewandelt wird. Dies entspricht den Vorgängen nach einer Fraktur.

Symptomatik

Die ersten Symptome bei den betroffenen Kindern bestehen in **vorzeitiger Ermüdbarkeit** und zunehmendem **Hinken** nach längerem Gehen. Manchmal kommt es auch zu leichten **Schmerzen** in der betroffenen **Hüfte** oder in den **Knien**. Das Hinken kann vorübergehend wieder verschwinden oder auch in ein andauerndes Schonhinken übergehen. Das **Allgemeinbefinden** ist ausnahmslos **ungestört**.

Diagnostik

Die Hinweisdiagnose ergibt sich aus dem **Beschwerdebild** (Hinken) und dem typischen **Alter** der betroffenen (männlichen) Kinder. Die eigentliche Diagnose wird aus **Röntgen** (➤ Abb. 4.50), **Ultraschall**, **MRT** und **Szintigraphie** gestellt. Da es sich um ein rein lokales, nichtentzündliches Geschehen handelt, befinden sich sämtliche Laborparameter im Normbereich.

Therapie

Die wesentliche Therapie besteht in einer **Entlastung des Hüftkopfs**, damit es während der bindegewebigen Umbauvorgänge mit sich anschließender Reossifikation nicht zu bleibenden Verformungen durch die Alltagsbelastungen kommt. Eine mehr oder weniger ausgeprägte Abplattung der Femurepiphyse kann aber trotzdem häufig nicht vermieden werden, wodurch bereits im mittleren Lebensalter eine **Coxarthrose** entstehen kann.

Die Entlastung des Hüftkopfs erfolgte früher durch die sog. **Thomas-Schiene**, die den Kindern durch Abstützung am Tuber ischiadicum ein Gehen an Gehstützen gestattete (➤ Abb. 4.51). Inzwischen verwendet man abgewandelte Konstruktionen (**Orthesen**). Zuvor erfolgt in der Regel die Anlegung eines Beckengipses (später auch Gehgipses), bei dem

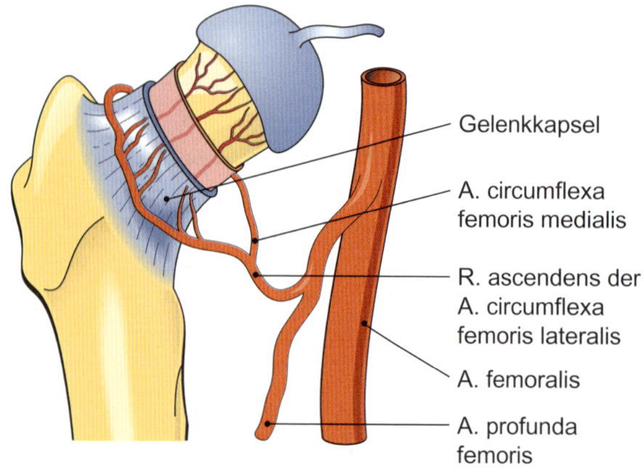

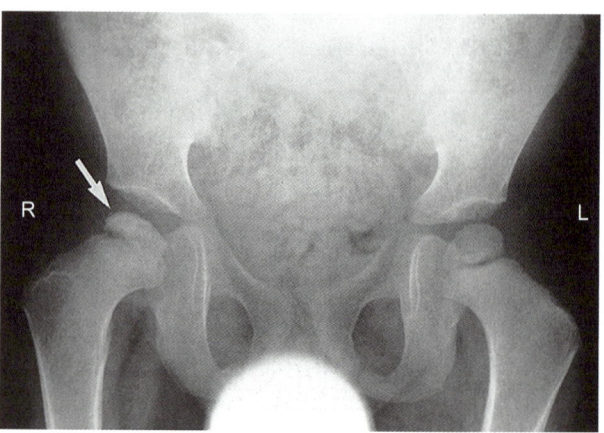

Abb. 4.49 Blutversorgung des Femurkopfs. [47]

Gelenkkapsel

A. circumflexa femoris medialis

R. ascendens der A. circumflexa femoris lateralis

A. femoralis

A. profunda femoris

Abb. 4.50 Hüftkopfnekrose rechts (Morbus Perthes). [31]

der Oberschenkel in leichter **Beugung**, **Abduktion** und **Außenrotation** festgestellt wird. In dieser Position erfolgt die relativ beste Durchblutung der Femurepiphyse durch maximale Entspannung des Kapsel-Band-Apparates. Außerdem wird auf diese Weise der Hüftkopf in der Pfanne zentriert und damit entlastet. Zusätzlich therapiert man mit **Antiphlogistika** und **physiotherapeutischen Mobilisationen**. Abhängig vom Ergebnis wird **operiert**.

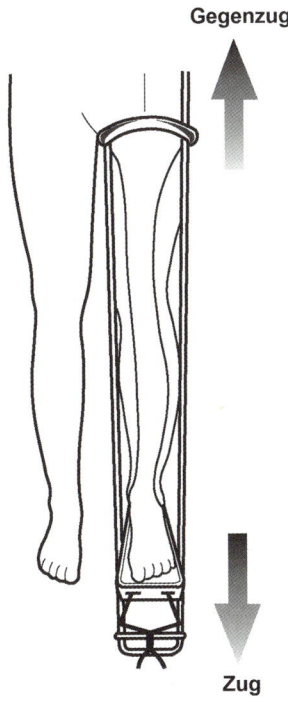

Abb. 4.51 Prinzip der Thomas-Schiene. [35]

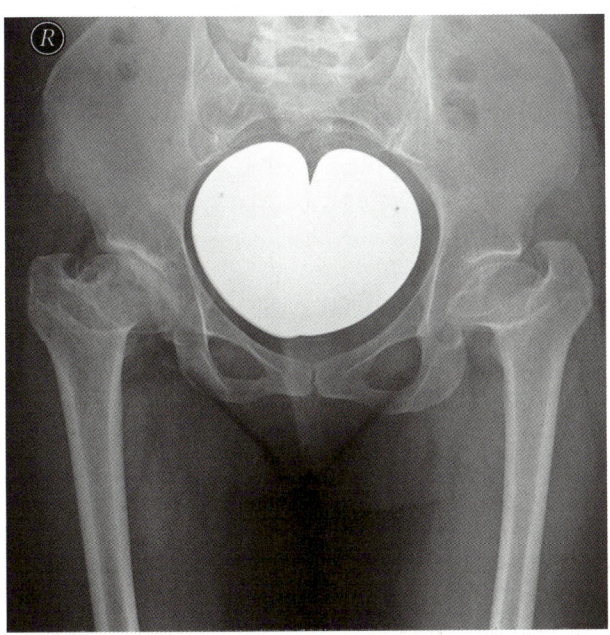

Abb. 4.52 Schlechte Ausheilung mit unvollständigen Hüftköpfen nach Morbus Perthes beiderseits. [19]

Das Tragen von Thomas-Schiene bzw. Orthese und begleitende Krankengymnastik werden bis zum knöchernen Wiederaufbau des Hüftkopfs fortgeführt. Die Prognose ist unter dieser Therapie insgesamt günstig, abgesehen von der Gefahr einer Coxarthrose in späteren Jahren. Allerdings sieht man immer wieder Fälle, bei denen ein regulärer Aufbau des Hüftkopfs nicht gelungen ist (➤ Abb. 4.52).

Zusammenfassung

Morbus Perthes: aseptische Knochennekrose des Hüftkopfes im Kindesalter; Jungen sind häufiger betroffen als Mädchen
- **Ursache:**
  - unklar
  - evtl. Durchblutungsstörungen des Hüftkopfes
  - genetische Faktoren
- **Symptome:**
  - vorzeitige Ermüdbarkeit und evtl. Hinken nach längerem Gehen
  - Schmerzen in Hüfte und Knie
- **Diagnostik:**
  - Röntgen
  - Ultraschall
  - MRT
- **Therapie:**
  - Entlastung des Hüftkopfes durch Orthese und Gehstützen
  - Physiotherapie
  - evtl. Antiphlogistika

4.21 Osteomyelitis

In aller Regel ist die **Entzündung** des **Knochens** (Ostitis) kombiniert mit der Entzündung von **Knochenmark** (eigentliche Osteomyelitis) und **Periost** (Periostitis). Osteomyelitis wird deshalb zumeist als Oberbegriff für die Entzündung aller 3 Strukturen verwendet. Es handelt sich um schwere, langwierige und leicht rezidivierende Entzündungen, die zumeist durch **Bakterien** verursacht werden.

Krankheitsentstehung

Grundsätzlich wird unterschieden einmal nach der Art der Keimeinschleppung in die **hämatogene (endogene)**, also über den Blutweg erfolgende **Infektion** (z. B. aus Eiterherden an Zähnen, Tonsillen oder Haut) und in die **exogene (posttraumatische)** Infektion nach Unfällen oder Operationen (➤ Abb. 4.53). Zum anderen differenziert man in eine **akute** und eine **chronische Form**, wobei die chronische aus der akuten hervorgehen oder primär chronisch entstehen kann. Die Osteomyelitis ist bei **Säuglingen** und **Kindern häufiger** als bei Erwachsenen und nimmt einen anderen Verlauf, weshalb auch diese Formen voneinander unterschieden werden. Schließlich

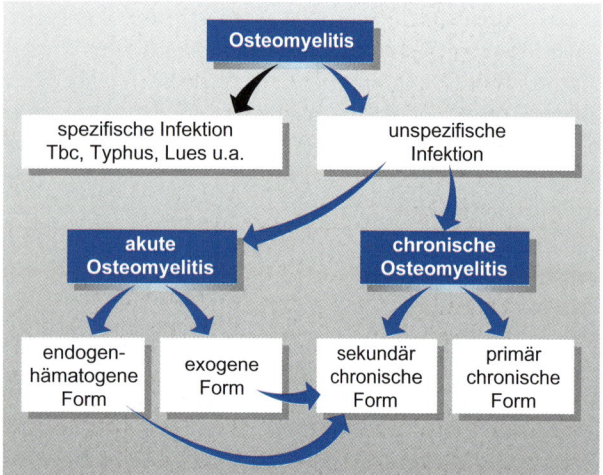

Abb. 4.53 Einteilung der Osteomyelitis. [48]

trennt man die sog. **spezifischen Formen** ab, wie sie bei Syphilis, Typhus oder Tuberkulose entstehen.

In der Mehrzahl der Fälle beginnt die Osteomyelitis bei **Kindern** subperiostal im Bereich der **Metaphysen** und anschließenden Teilen der Epiphysen, um sich eventuell sekundär in die Diaphysen oder in die Gelenke auszubreiten. Bevorzugt betroffen sind die proximale oder distale **Femurmetaphyse**, seltener die Metaphysen von Tibia und Humerus. Wichtigster Keim ist **Staphylococcus aureus**, doch kommen auch Streptokokken, Escherichia coli und andere in Frage.

Bei **Erwachsenen** kommt es überwiegend nur im Rahmen von Verletzungen zu einer Osteomyelitis **(exogene Form)**. Die seltene hämatogene Form entsteht bevorzugt in kurzen Knochen wie den **Wirbelkörpern** (Spondylitis) oder, noch seltener, in den **Diaphysen** der langen Röhrenknochen.

Symptomatik

Im Bereich der Entzündung entstehen **Schmerzen, Schwellungen** und **entzündliche Rötungen**. Zumeist besteht auch ein **schweres, septisches Krankheitsbild** mit **Fieber** und **Schüttelfrost**.

Diagnostik

Labormedizinisch findet man eine **Leukozytose** und **Beschleunigung** der **BKS**. Die Osteomyelitis kann im Frühstadium am besten im **Ultraschall**, **CT** oder im **Szintigramm** sichtbar gemacht werden, während das Röntgenbild erst dann eine Diagnose erlaubt, wenn es zu Osteolysen durch eitrige Knocheneinschmelzungen, zu Reaktionen des Periostes, Sequesterbildungen oder zu umschriebenen Knochenneubildungen gekommen ist.

Therapie

Die Therapie einer Osteomyelitis gestaltet sich außerordentlich **schwierig** und **langwierig**. Die intensive und langandauernde **Antibiotikagabe** reicht häufig nicht aus. Es muss dann lokal

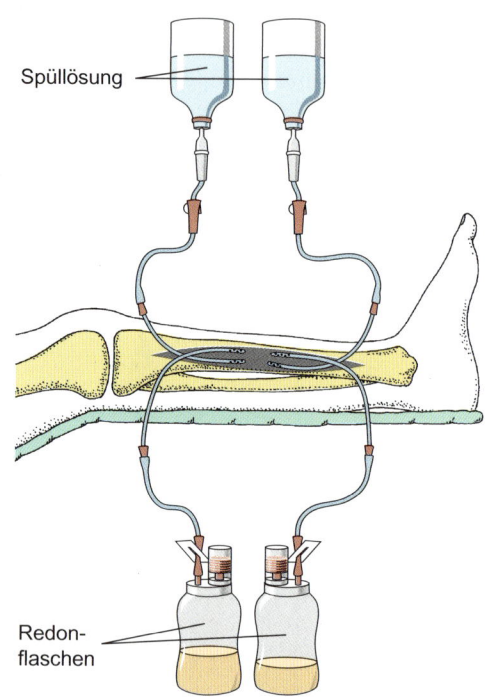

Abb. 4.54 Technik der Spül-Saug-Drainage bei Osteomyelitis. [40]

durch **operative Ausräumung** des Herdes, Einlegen einer **Spül-Saug-Drainage** (➤ Abb. 4.54) und **Ruhigstellung** (Fixateur externe) eine Sanierung versucht werden. Wichtig ist die Erregerisolierung durch Blutkulturen oder Punktate. **Rezidive**, v. a. bei Erwachsenen, sind **häufig**.

Zusammenfassung
Osteomyelitis: Entzündung von Knochen, Knochenmark und Periost
- Einteilung:
  - hämatogen (endogen) v. a. bei Kindern oder posttraumatisch (exogen) als Hauptform der Erwachsenen
  - akut oder chronisch
  - spezifische Osteomyelitis bei Syphilis, Tuberkulose, Typhus
- **Ursache:** meist bakteriell (Staphylococcus aureus)
- **Symptome:**
  - Schmerzen, Schwellung, Rötung
  - Fieber, Schüttelfrost
- **Diagnostik:**
  - Entzündungsparameter im Blut erhöht
  - Erregernachweis aus Blutkultur oder Punktion
  - Ultraschall
  - CT
  - Szintigraphie
- **Therapie:**
  - Antibiotika
  - Ruhigstellung
  - evtl. operative Ausräumung und anschließende Spül-Saug-Drainage

4.22 Gutartige Knochentumoren

Neubildungen (Tumoren) im Bereich des Knochens lassen sich wie üblich unterscheiden in **benigne** und **maligne Formen**, daneben aber auch in **semimaligne**, die zwar analog zum Basaliom der Haut destruierend unter Zerstörung des umliegenden Gewebes wachsen, aber kaum jemals metastasieren. Schließlich kann man diesen **primären Knochentumoren** noch die **sekundären** gegenüber stellen, zu denen die **Metastasen** anderweitiger Tumoren gerechnet werden.

Bei etlichen Knochentumoren lässt sich eine eindeutige Zuordnung zu benignen bzw. malignen Tumoren nicht treffen, weil auch einige primär gutartige Tumore in Blutgefäße einbrechen können und dann verschleppt werden, oder weil sie rezidivieren, solange nicht restlos alles erkrankte Gewebe entfernt worden ist. Schließlich können primär gutartige Tumoren auch entarten; z. B. kann ein Chondrom in ein Chondrosarkom übergehen.

Unter den gutartigen Knochentumoren werden zahllose Formen unterschieden, die entweder vom **Knochen**, vom **Knorpel** oder von **Zellen des Knochenmarks** ihren Ausgang nehmen. Die wesentlichsten sind: Enchondrom, Osteoidosteom, Osteochondrom, Chondroblastom, Chordom, Fibrom, Lipom, Lymphangiom, Zysten (z. B. Epidermoidzyste) und Hämangiome (= häufigste benigne Tumoren der Wirbelsäule). Eine genauere Kenntnis dieser Formen hat für den Heilpraktiker keine Bedeutung.

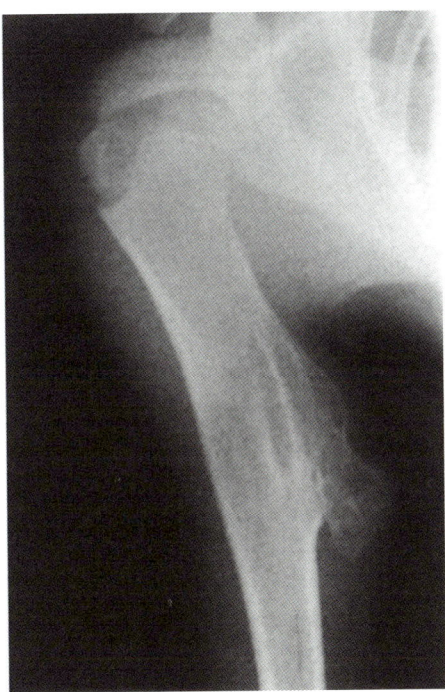

Abb. 4.55 Große Exostose am Humerus. [23]

4.22.1 Tietze-Syndrom

Das Tietze-Syndrom stellt eine tumorartige Neubildung am **Übergang der 2. oder 3. Rippe zum Sternum** dar. Die Rippenknorpel sind **schmerzhaft aufgetrieben**. Die Ursache ist trotz der Häufigkeit dieser Erkrankung immer noch unklar. Man denkt an degenerative Prozesse.

Das Tietze-Syndrom hat mit Ausnahme des zumeist nur leichten Schmerzes keine weitere Bedeutung. Therapeutisch kann die Infiltration von **Lokalanästhetika** versucht werden. Regelmäßig findet sich allerdings auch eine Blockade der entsprechenden Rippe im Kostovertebral- bzw. Kostotransversalgelenk, weshalb man in der Fehlstellung und Bewegungseinschränkung der Rippe mit Dauerreiz des kostosternalen Ansatzes auch die wesentliche Ursache vermuten könnte.

4.22.2 Exostosen

Exostosen sind höckerige oder spornartige **knöcherne Vorsprünge** an einer Knochenoberfläche (➤ Abb. 4.55). Sie finden sich besonders häufig im Bereich von einstrahlenden Sehnen und stellen dann eine **Reaktion** des Knochengewebes auf **Überlastungen** dieser Sehnenansätze dar (→ Fersensporn).

Es gibt aber auch **hereditäre** Formen, bei denen **multiple Exostosen** an allen möglichen Knochen zu beobachten sind. Besonders häufig sieht man kleine Exostosen im Bereich von

Händen und Füßen – an den Füßen z. B. als Haglund-Ferse (Fersensporn).

4.22.3 Überbein

Das Überbein (**Ganglion**) ist im eigentlichen Sinn kein Tumor, kann aber als solcher imponieren. Es entsteht überwiegend im Bereich eines Gelenks als umschriebene **Ausstülpung der Gelenkkapsel**, kann aber auch einmal aus **Schleimbeuteln** oder **Sehnenscheiden** herausgedrückt werden.

Ursache ist eine **Gelenküberlastung**, die durch entsprechende Druckerhöhung zum Ausweiten des Kapselanteiles führt. Entsprechend hat das Überbein Verbindung zum Gelenkraum, ist mit **Synovialflüssigkeit** gefüllt und tastet sich als prall-elastischer, schmerzhafter Tumor. Nach längerem Bestand kann sich der Zysteninhalt verfestigen, sodass sich das Ganglion **sehr derb**, fast knöchern anfühlt. Bevorzugte Lokalisationen für Überbeine sind **Handgelenkstreckseite** (zwischen Mondbein und Kahnbein) und **Fußrücken**.

Die umfassende **operative Entfernung** eines Überbeins ist nicht so ganz einfach, weshalb häufig Rezidive entstehen.

4.23 Bösartige Knochentumoren

4.23.1 Knochenmetastasen

Verschiedene Malignome metastasieren mit einiger Regelmäßigkeit in die Wirbelsäule oder weitere Knochen (➤ Abb. 4.56). Bevorzugt sind dies

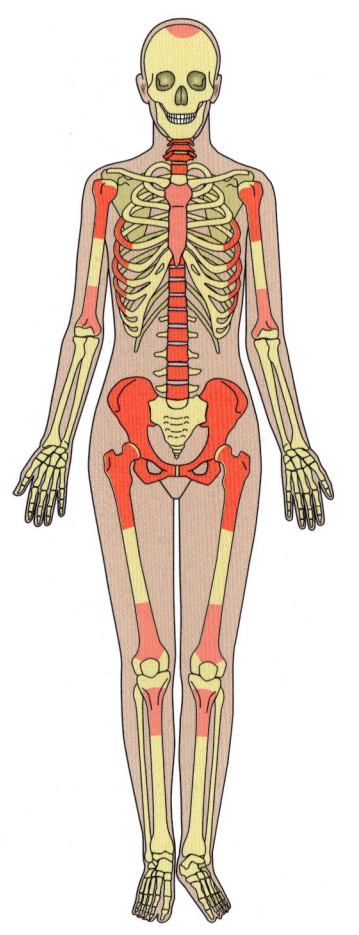

Abb. 4.56 Hauptlokalisationen von Knochenmetastasen. Besonders häufig sind die dunklen Bezirke Wirbelsäule, Becken und Rippen betroffen.

- **Prostatakarzinom**
- **Mammakarzinom**
- **Bronchialkarzinom**
- **Schilddrüsenkarzinom**
- **Nierenkarzinom** (Hypernephrom).

Alle diese Karzinommetastasen verursachen **osteolytische** (= Knochen auflösende) Defekte. Das **Plasmozytom** lässt sich radiologisch dadurch von primären oder sekundären Knochentumoren abgrenzen und wahrscheinlich machen, dass seine Herde im Röntgenbild **wie ausgestanzt** wirken.

4.23.2 Osteosarkom

Das Osteosarkom ist der mit weitem Abstand häufigste maligne Knochentumor. Bevorzugt betroffen sind **Kinder** und **Jugendliche** im Zeitraum der Pubertät. Hauptlokalisationsorte sind das **Kniegelenk** im Bereich der Metaphysen von **Femur** (50 % aller Fälle) und **Tibia** sowie der **proximale Humerus**. Eher selten entsteht es in weiteren Anteilen des Skelettsystems einschließlich des Schädels.

Symptomatik

Der Tumor wächst **sehr schnell**. Erstsymptom sind **Schmerzen** und eine **derbe Schwellung** im betroffenen Bereich. Zum Zeitpunkt der Erstentdeckung bestehen in ¾ der Fälle bereits radiologisch erkennbare **Lungenmetastasen**. In den restlichen Fällen ist die Prognose, im Verein mit der Chemotherapie, inzwischen relativ gut (Heilungsrate 75 %).

Diagnostik und Therapie

Die Diagnose wird **radiologisch** bzw. mittels eines CT gestellt. Die Therapie erfolgt **primär** zunächst durch eine **Chemotherapie**. Erst im Anschluss hieran wird **operiert**.

4.23.3 Chondrosarkom

Beim Chondrosarkom handelt es sich um den zweithäufigsten malignen Tumor des Knochens. Wie der Name ausdrückt, nimmt er seinen Ausgang vom Knorpelgewebe. Betroffen ist im Gegensatz zum Osteosarkom weit überwiegend das **Erwachsenenalter**.

Auch das Chondrosarkom entsteht besonders häufig im Bereich der **Metaphysen**, entweder primär oder sekundär aus einem Enchondrom. Hauptlokalisationen sind **Becken** und **proximaler Femur**, **proximaler Humerus** (➤ Abb. 4.57) und **Rippen**.

Der Tumor wächst **langsam** und unter nur mäßiger Knochenzerstörung, sodass er selten zu Spontanfrakturen führt und oft schon erhebliche Ausmaße erreicht hat, wenn er aufgrund von umschriebenen Schmerzen oder Schwellungen entdeckt wird.

Therapie

Die Therapie besteht deswegen ausschließlich in der **umfassenden Resektion**, was z. B. am Becken zu einer Teilentfernung mit geringer Reststabilität führt. Dafür ist die Überlebenschance bei einer derartigen Radikaloperation mit 80 % ungewöhnlich hoch.

Langsam wachsende Tumoren wie das Chondrosarkom sind weitgehend resistent gegenüber Strahlen- oder Chemotherapie.

4.23.4 Ewing-Sarkom

Das Ewing-Sarkom stellt den dritthäufigsten malignen Knochentumor dar. Es kommt, entsprechend dem Osteosarkom, weit überwiegend bei **Kindern** und **Jugendlichen** im 2. Lebensjahrzehnt, selten auch bei jungen Erwachsenen vor.

Es handelt sich um einen weichen Tumor in den **Diaphysen**, seltener auch Metaphysen der langen Röhrenknochen oder im Becken, ausgehend vom **Knochenmark**. Besonders häufig entsteht es direkt **proximal** oder **distal** des **Kniegelenks** (➤ Abb. 4.58).

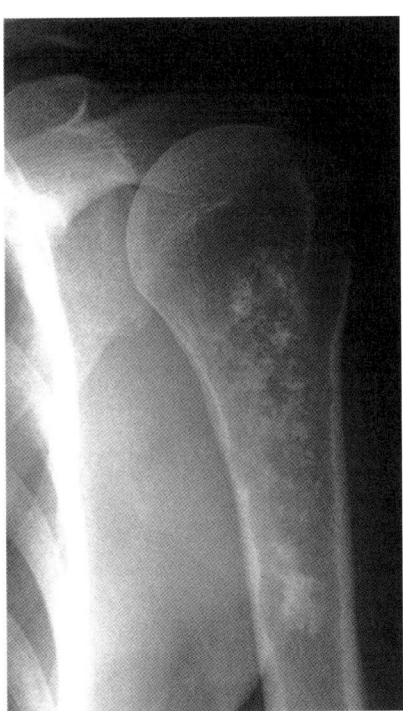

Abb. 4.57 Chondrosarkom des proximalen Humerus. [1]

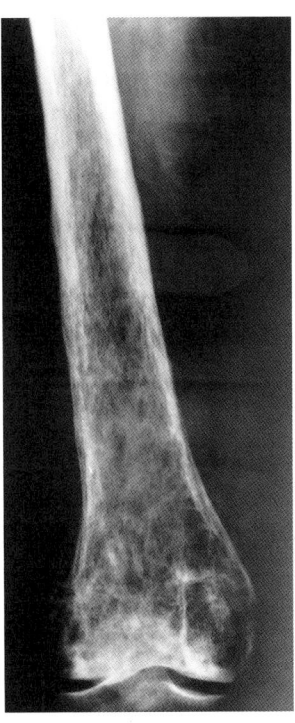

Abb. 4.58 Ewing-Sarkom des distalen Femur. [11]

Das Malignom beginnt mit unspezifischen **Schmerzen** und **Schwellungen** im betroffenen Bereich. Häufig bestehen Allgemeinsymptome wie **Abgeschlagenheit** und **Fieber**. Die Kinder machen einen **schwerkranken Eindruck**, weshalb die Differenzialdiagnose in erster Linie gegen eine Osteomyelitis zu erfolgen hat. Im Blut findet man eine **beschleunigte BKS** und später eine **Anämie**.

Wegen seiner **frühen Metastasierung** in andere Skelettanteile, später auch in die Lunge, war seine Prognose früher infaust (hoffnungslos). Inzwischen bestehen durch **kombinierte Therapien** aus Bestrahlung, Operation und hoch dosierten Zytostatika etwas bessere Chancen. Relativ häufig kommt es allerdings bei den „geheilten" Kindern einige Jahre später am Ort der Bestrahlung zu einem **Osteosarkom**.

Abbildungsnachweis

Der Verweis auf die jeweilige Abbildungsquelle befindet sich bei allen Abbildungen im Buch am Ende des Legendentextes in eckigen Klammern. Alle nicht besonders gekennzeichneten Grafiken und Abbildungen: Adler S., Lübeck, © Elsevier GmbH, München.

[1] Adam A. N., Dixon A. K., Grainger R. G.: Grainger & Allison's Diagnostic Radiology, 5. Aufl., Elsevier, Saunders, 2008

[2] Adler S. in Bruch H.-P., Trentz O.: Berchtold Chirurgie, 6. Aufl., Elsevier GmbH, Urban & Fischer Verlag, 2008

[3] Adler S. in Huch R., Jürgens K. D.: Mensch Körper Krankheit, 5. Aufl., Elsevier GmbH, Urban & Fischer, 2007

[4] Albert D. M., Miller J., Azar D. et al.: Albert & Jakobiec's Principles & Practice of Ophtalmology, 4. Aufl., Elsevier, Saunders, 2008

[5] Barnhill R. L.: Dermatopathology, 3. Aufl., Elsevier, Saunders, 2010

[6] Bickle I.-C., Kelly B., Ter Meulen D.: Crash Course Imaging, 1. Aufl., Elsevier, Mosby, 2008

[7] Bierbach E.: Naturheilpraxis Heute, 4. Aufl., Elsevier GmbH, Urban & Fischer Verlag, 2009

[8] Brenner G. M., Stevens C. W.: Pharmacology, 2. Aufl., Elsevier, 2006

[9] Budowick M. in Welsch U.: Sobotta Lehrbuch Histologie, 3. Aufl., Elsevier GmbH, Urban & Fischer Verlag, 2010

[10] DeLee J. C., Drez D., Miller M. D.: DeLee & Drez's Orthopaedic Sports Medicine, 2. Aufl., Elsevier, Saunders, 2003

[11] Eisenberg R. L.: Comprehensive Radiographic Pathology, 4. Aufl., Elsevier, Mosby, 2007

[12] Elsberger S. in Schweitzer R.: Neurologie und Psychiatrie, 1. Aufl., Elsevier GmbH, Urban & Fischer Verlag, 2011

[13] Elsberger S. in Welsch U.: Sobotta Lehrbuch Histologie, 3. Aufl., Elsevier GmbH, Urban & Fischer Verlag, 2010

[14] Ficklscherer A. in Ficklscherer A.: Basics Orthopädie und Traumatologie, 2. Aufl., Elsevier GmbH, Urban & Fischer Verlag, 2008

[15] Firestein G. S., Budd R. C., Harris E. D. et al.: Kelley's Textbook of Rheumatology, 1. Aufl., Elsevier, Saunders, 2005

[16] Frank J. in Berchtold Chirurgie, 6. Aufl., Elsevier GmbH, Urban & Fischer Verlag, 2008

[17] Franke K. in Liem T., Dobler T. K.: Leitfaden Osteopathie: Parietale Techniken, 3. Aufl., Elsevier GmbH, Urban & Fischer Verlag, 2009

[18] Glass E. N., de Lahunta A.: Veterinary Neuroanatomy and Clinical Neurology, 1. Aufl., Elsevier, Saunders, 2009

[19] Gradinger R., Rechl H. in Berchtold Chirurgie, 6. Aufl., Elsevier GmbH, Urban & Fischer Verlag, 2008

[20] Grevers G. in Menche N.: Pflege Heute, 5. Aufl., Elsevier GmbH, Urban & Fischer Verlag 2010

[21] Gruber G. in Gruber G., Hansch A.: Interaktiver Atlas Blickdiagnostik, 2. Aufl., Elsevier GmbH, Urban & Fischer Verlag, 2005

[22] Herlihy B. L.: The Human Body in Health and Illness, 3. Aufl., Elsevier, Saunders, 2007

[23] Herring J.: Tachdijian's Pediatric Orthopaedics, 4. Aufl., Elsevier, Saunders, 2008

[24] Hockenberry M. J., Wilson D.: Wong's nursing care of infants and children, 8. Aufl. Elsevier, Mosby, 2007

[25] Hübner H. in Scharphuis I.: Die mündliche Amtsarztprüfung, 5. Aufl., Elsevier GmbH, Urban & Fischer Verlag, 2012

[26] Jundt G. in Böcker W., Deck H., Heitz, Moch H.-U. et at.: Pathologie, 4. Aufl., Elsevier GmbH, Urban & Fischer Verlag, 2008

[27] Keller H. in Földi M., Földi E., Kubik S.: Lehrbuch Lymphologie: für Ärzte, Physiotherapeuten und Masseure/med. Bademeister, 7. Aufl., Elsevier GmbH, Urban & Fischer Verlag, 2010

[28] Kunze D. in Putz R., Papst R.: Sobotta Anatomie des Menschen, 22. Aufl., Elsevier GmbH, Urban & Fischer Verlag, 2007

[29] Lovaassen K. R., Swerdtfeger J.: Theory and Practice – ICD-9-CM coding, Elsevier, Saunders, 2008

[30] Magee D. J.: Orthopedic Physical Assessment, 5. Aufl., Elsevier, Saunders, 2008

[31] Mettler F. A.: Klinische Radiologie Basiswissen für alle Fachgebiete, 2. Aufl., Elsevier GmbH, Urban & Fischer Verlag, 2005

[32] Nehren O. in Bruch H.-P., Trentz O.: Berchtold Chirurgie, 5. Aufl., Elsevier GmbH, Urban & Fischer Verlag, 2006

[33] Palay D. A.: Primary Care Ophtalmology, 2. Aufl., Elsevier, Mosby, 2005

[34] Pinkham J., Casamassimo P., Fields H. W. et al.: Pediatric Dentistry: Infancy Through Adolescence, 4. Aufl., Elsevier, Mosby, 2005

[35] Pudner R.: Nursing the surgical patient, 2. Aufl., Elsevier, Bailliere Tindall, 2005

[36] Putz R., Papst R.: Sobotta Anatomie des Menschen, 22. Aufl., Elsevier GmbH, Urban & Fischer Verlag, 2007

[37] Raichle G. in Breusch S., Sabo D., Mau H. et al.: Klinikleitfaden Orthopädie Unfallchirurgie, 6. Aufl., Elsevier GmbH, Urban & Fischer Verlag, 2009

[38] Raichle G. in Huch R., Jürgens K. D.: Mensch Körper Krankheit, 5. Aufl., Elsevier GmbH, Urban & Fischer, 2007

[39] Raichle G. in Menche N.: Pflege Heute, 4. Aufl., Elsevier GmbH, Urban & Fischer Verlag, 2007

[40] Raichle G. in Menche N.: Pflege Heute, 5. Aufl., Elsevier GmbH, Urban & Fischer Verlag 2010

[41] Raichle G. in Menche N.: Biologie Anatomie Physiologie, 5. Aufl., Elsevier GmbH, Urban & Fischer Verlag, 2003

[42] Raichle G. in von zur Mühlen M., Keller C.: Pflege konkret Chirurgie Orthopädie Urologie, 3. Aufl., Elsevier GmbH, Urban & Fischer Verlag, 2009

[43] Raichle G. in Nürnberger H.-R., Hasse F.-M., Pommer A.: Klinikleitfaden Chirurgie, 5. Aufl., Elsevier GmbH, Urban & Fischer Verlag, 2010

[44] Resnick D., Kransdorf M: Bone and Joint Imaging, 3. Aufl., Elsevier, Saunders 2005

[45] Resnick D., Kransdorf M.: Imaging of Arthritis and Metabolic Bone Disease, Elsevier, Saunders 2005

[46] Richardson P., Tibbitts R. in Drake R. L., Vogl W., Mitchell A. W. M.: Gray's Anatomy, 1. Aufl., Elsevier GmbH, Urban & Fischer Verlag, 2007

[47] Rintelen H. in Bruch H.-P., Trentz O.: Berchtold Chirurgie, 6. Aufl., Elsevier GmbH, Urban & Fischer Verlag, 2008

[48] Rintelen H. in Breusch S., Sabo D., Mau H. et al.: Klinikleitfaden Orthopädie Unfallchirurgie, 6. Aufl., Elsevier GmbH, Urban & Fischer Verlag, 2009

[49] Rintelen H. in Nürnberger H.-R., Hasse F.-M., Pommer A.: Klinikleitfaden Chirurgie, 5. Aufl., Elsevier GmbH, Urban & Fischer Verlag, 2010

[50] Rintelen H. in Rössler H., Rüther W.: Orthopädie und Unfallchirurgie, 19. Aufl., Elsevier GmbH, Urban & Fischer Verlag, 2007

[51] Rintelen H. in Schweitzer R.: Basiswissen, 1. Aufl., Elsevier GmbH, Urban & Fischer Verlag, 2010

[52] Rintelen H. in Speckmann E.-J., Hescheler J., Köhling R.: Physiologie, 5. Aufl., Elsevier GmbH, Urban & Fischer Verlag, 2008

[53] Salvo S., Kauffman Anderson S.: Mosby's Pathology For Massage Therapists, 2. Aufl., Elsevier, Mosby, 2009

[54] Swartz M: Textbook of Physical Diagnosis: History and Examination, 5. Aufl., Elsevier, Saunders, 2005

[55] Trentz O., Wanner G. in Bruch H.-P., Trentz O.: Berchtold Chirurgie, 6. Aufl., Elsevier GmbH, Urban & Fischer Verlag, 2008

[56] Walji A.: Crash Course: Musculosceletal System, 1. Aufl., Elsevier Saunders, 2006

[57] Weissman, Adams, Alibadi, Alparslan, Babyn, Bennett: Imaging of Arthritis and Metabolic Bone Disease

[58] Welsch U. in Welsch U.: Sobotta Lehrbuch Histologie, 3. Aufl., Elsevier GmbH, Urban & Fischer Verlag, 2010

[59] Whalen J. P.: Clinical Imaging, 1. Aufl., Elsevier, Saunders, 2005

[60] Zitelli B. J., Davis H. W.: Atlas of Pediatric Physical Diagnosis, 5. Aufl.

Register

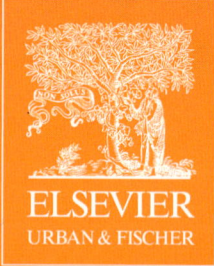
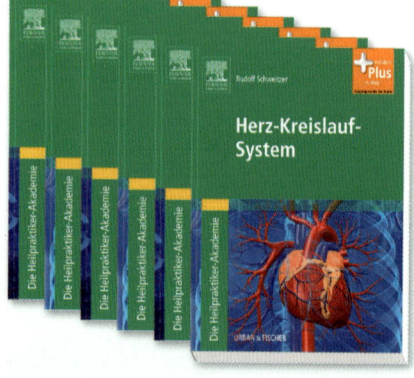
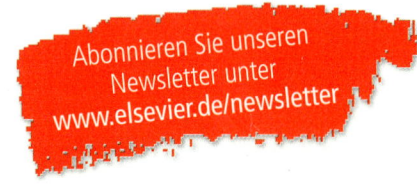